DR. FIONNA ZÖLLNER
DR. JÖRN KLASEN

GESUNDE
ERNÄHRUNG
HEUTE UND MORGEN

Für Clara, Carl & Christian

DR. FIONNA ZÖLLNER
DR. JÖRN KLASEN

GESUNDE ERNÄHRUNG
HEUTE UND MORGEN

Wegweisende Erkenntnisse: Wie wir uns ernähren sollten,
um lange gesund zu leben und den Planeten zu schützen

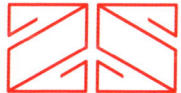

Inhalt

5. Der optimale Speiseplan 188

6. Maßhalten für die Gesundheit 204

7. Die Macht der Gewohnheiten 218

8. Ernährung und Nachhaltigkeit 240

9. Zehn Regeln für eine gesunde Ernährung 254

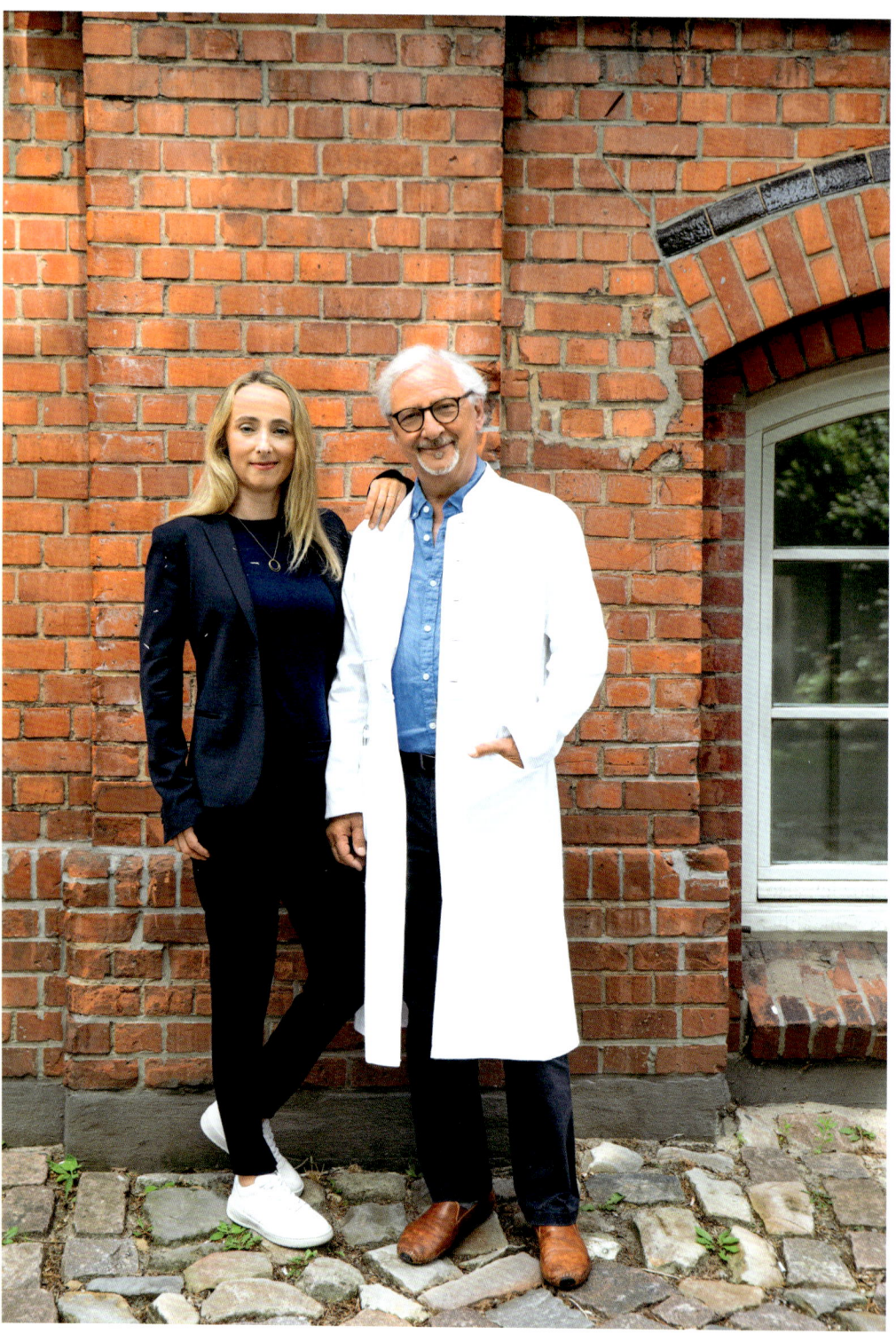

Interview: Die Rettung liegt auf dem Teller

Die Gesundheit des Menschen hängt maßgeblich von seiner Ernährungsweise ab. Aber was ist die richtige Ernährung für ein langes und gesundes Leben? Wie sollen wir uns ernähren, um auch die Gesundheit unseres Planeten zu schützen? Und wie können wir es schaffen, schlechte Ernährungsgewohnheiten abzulegen? Ein Gespräch mit dem Autorenduo Dr. Fionna Zöllner, Psychologin und Gesundheitswissenschaftlerin, und Ernährungsmediziner Dr. Jörn Klasen, einem breiten Publikum als Ernährungs-Doc aus dem NDR Fernsehen bekannt.

Wann habt ihr begonnen, euch mit Ernährung zu befassen?

Jörn: Mein Interesse an Ernährung wurde geweckt, als ich als Zivildienstleistender in dem großen Garten eines Kinder- und Jugendheims arbeitete. Das war Anfang der 1970er-Jahre. Ich habe schon damals die Prinzipien der nachhaltigen Landwirtschaft kennengelernt. Seitdem sind mir vor allem drei Dinge bei Lebensmitteln wichtig: naturbelassen, regional und frisch zubereitet. Mit den eigenen Kindern wurde mir die Bedeutung der Ernährung noch bewusster. So haben wir uns dann zum Beispiel wöchentlich eine Bio-Kiste bestellt.

Fionna: Ja, daran kann ich mich noch gut erinnern. Bei uns wurde sehr gesund gekocht. Meine Mutter hat selbst Sauerteigbrot gebacken und mir als Kind Nüsse und Obst als Süßigkeiten angedreht. Nachdem ich ausgezogen bin und für meine Ernährung selbst verantwortlich war, habe ich mich überhaupt nicht für das Thema interessiert und mich ziemlich ungesund ernährt. Ich habe viel gearbeitet. Kantinenessen, Fertiggerichte und Teilchen vom Bäcker waren bei mir alltäglich. In stressigen Zeiten habe ich nur von Brühe und Brötchen gelebt. Darüber macht sich mein Mann heute noch lustig. Erst als ich mit meinem zweiten Kind in Elternzeit war, habe ich mir endlich die Zeit genommen, etwas durchzuatmen und mich ausführlicher mit Ernährung zu befassen. Ich möchte meinen Kindern einen gesunden Start ins Leben ermöglichen, aber auch etwas tun, um meine eigene Gesundheit möglichst lange zu erhalten. So habe ich also in den letzten Jahren mehr und mehr über Ernährung gelesen. Dabei haben sich mir unzählige Fragen gestellt.

Welche Fragen waren das?

Fionna: Gibt es eine optimale Ernährung für den Menschen? Welche Lebensmittel sind besonders gesund? Sollte ich auf Zucker ganz verzichten? Oder mich glutenfrei ernähren? Sollte ich nach 18 Uhr gar nichts mehr essen? Muss ich Salz sparen? Ist Kaffee nun eigentlich gesund oder ungesund? Was ist mit Milch? Und Käse? Enthält Obst zu viel Zucker? Macht Brot dick? Ist Fisch mit Schwermetallen belastet? Sind Bio-Produkte wirklich besser? Was sind eigentlich Ballaststoffe ganz genau? Wie bereitet man Gemüse schonend zu? Kann man mit Ernährung wirklich das Risiko für chronische Krankheiten wie Krebs und Herz-Kreislauf-Erkrankungen senken? Und noch 1000 weitere Fragen. Als Wissenschaftlerin bin ich es gewohnt, dass jedes Thema zunächst mit vielen Fragen beginnt und dass es zu jedem Thema verwirrend viele unterschiedliche Informationen gibt. Ich habe also begonnen, mir systematisch zu jeder Frage die wissenschaftliche Literatur herauszusuchen und die Fragen Stück für Stück zu bearbeiten. Außerdem habe ich auch mit meinem Vater immer mehr über Ernährung gesprochen. So ist irgendwann die Idee zu diesem Buch entstanden.

Warum ist ein wissenschaftlicher Zugang zum Thema Ernährung so wichtig?
Fionna: Gesundheit ist die Voraussetzung für ein produktives und erfülltes Leben und eines der höchsten Güter des Menschen. Deswegen sollten Informationen, die unsere Gesundheit betreffen, besonders hochwertig sein. Das heißt, auf wissenschaftlichen Studien beruhen und nicht auf Meinungen und Erfahrungen Einzelner. Wir haben für dieses Buch Tausende Studien gelesen. Uns war es auch wichtig, dass die Quellen in dem Buch angegeben sind. In vielen Ernährungsratgebern fehlt das nämlich leider. Oft wird da von Studien berichtet, die angeblich dieses oder jenes zeigen. Ohne Quelle lässt sich die Behauptung jedoch nicht nachprüfen. Oft weiß man nicht, aus welchem Jahr die Studie stammt, welche Methoden für die Datenerhebung verwendet wurden oder wer die Studie finanziert hat. Dem Leser wird so ein Gefühl von Wissenschaftlichkeit vermittelt, das sich allerdings nicht überprüfen lässt. Wir wissen natürlich, dass die meisten Leser aus nachvollziehbaren Gründen die Originalquellen nie nachlesen werden, trotzdem ist es uns sehr wichtig, dass dies zumindest theoretisch möglich ist.

Welche Rolle spielte Ernährung im Medizinstudium?
Jörn: Für mich war seit meiner Jugend immer die zentrale Frage: Was braucht es, damit sich Menschen gesund entwickeln können? Nach einem kurzen Ausflug in die Soziologie und Volkswirtschaftslehre entschloss ich mich, Medizin zu studieren, um der Antwort dieser Frage näherzukommen. Während meines Studiums habe ich viel über Zellen und biochemische Prozesse gelernt. Ich konnte jeden Knochen auf Griechisch und Latein benennen. Über Ernährung hingegen habe ich nichts gelernt. Überhaupt nichts. Weder im Studium noch in der Weiterbildung zum Internisten und in der Gastroenterologie gab es dazu Lehrinhalte. Und so hatte ich nach meinem Studium immer noch keine Antwort auf meine Frage. Ich habe mich auf die Suche begeben und bin dann zusätzlich Arzt für anthroposophische Medizin und Naturheilkunde geworden. Da wurden meine Anliegen behandelt. Am meisten aber habe ich über Ernährung gelernt im täglichen Umgang mit den Patienten während meiner Tätigkeit als Krankenhausarzt und in der Zusammenarbeit mit Ökotrophologen und Ernährungsberatern.

Was ist eine gesunde Ernährung und was kann mit ihr erreicht werden?
Jörn: Es sind nur wenige Elemente, wie wir in diesem Buch wissenschaftlich fundiert herausgearbeitet haben. Dazu gehört eine pflanzenbasierte, mit guten Ölen angereicherte Ernährung mit wenig Fleisch und Zucker. Die Lebensmittel sollten regional und von naturbelassener Qualität, also bio sein. Aber wir wollen nicht zu viel verraten, nur so viel vorab: Mit einer gesunden Ernährung kann viel mehr bewirkt werden, als viele Menschen ahnen. Ernährung ist neben Bewegung und dem Umgang mit Belastungen wie Stress das zentrale Mittel, damit Menschen gesunden beziehungsweise gesund bleiben. Mit der richtigen Ernährung können

wir wirklich Krankheiten vorbeugen und können so auch den Menschen etwas an die Hand geben, um selbst Verantwortung zu übernehmen. Wir müssen nicht ständig warten, bis das „Kind in den Brunnen gefallen ist", so wie wir es heute in der Medizin tun.

Warum habt ihr einen besonderen Fokus auf Klima und Umwelt gelegt?
Fionna: Die Lebensmittelproduktion hat einen hohen CO_2-, Wasser- und Flächen-Fußabdruck und trägt maßgeblich zur Verschmutzung von Böden und Gewässern bei. Gesunde Menschen brauchen aber auch einen gesunden Ort, an dem sie leben können. Deswegen finden wir, dass man das Thema Gesundheit heute nicht mehr ohne die Umweltfragen behandeln kann. In den großen Ernährungsratgebern der letzten Jahre ist dies kaum geschehen und diese Lücke wollten wir gerne füllen. Gesundheit und Nachhaltigkeit sind zum Glück auch überhaupt kein Zielkonflikt, sondern folgen den gleichen Grundprinzipien. Fleisch- und Milchprodukte zu reduzieren, ist dabei der größte Hebel. Niemand muss ganz darauf verzichten, aber unser aktueller Konsum ist einfach viel zu hoch. Wenn wir außerdem saisonale und regionale Lebensmittel aus nachhaltiger Landwirtschaft essen, weniger Lebensmittel wegschmeißen und mit dem Fahrrad oder zu Fuß einkaufen, können wir die Umweltbelastungen deutlich reduzieren.

Ist eine gesunde Ernährung aufwendig?
Fionna: Nein, eine gesunde Ernährung muss nicht aufwendig sein. Aus Sorge davor habe ich jahrelang nicht selbst gekocht. Aber dann habe ich mir eine Wokpfanne zugelegt und gemerkt, dass ich in kürzester Zeit frische und leckere Gerichte für die ganze Familie zubereiten kann. Das schaffe ich inzwischen in 20 Minuten. Ich bekomme so eine sehr gesunde und dazu auch noch ziemlich preiswerte Mahlzeit. Wie das geht, haben wir ebenfalls im Buch beschrieben.

Warum fällt es dann oft so schwer, sich gesund zu ernähren?
Fionna: Unser Ernährungsverhalten besteht zu einem großen Teil aus Gewohnheiten. Die sitzen tief und lassen sich nur schwer ändern. Wir beschreiben aber, wie man Schritt für Schritt vorgehen kann und was man dabei beachten sollte. Außerdem reagieren Belohnungszentren in unserem Gehirn positiv auf ungesunde Lebensmittel mit viel Fett und Zucker. In der Steinzeit waren solche Lebensmittel selten und bedeuteten Vorteile fürs Überleben und damit für die Fortpflanzung. Heute, wo es solche Lebensmittel an jeder Ecke und zu jeder Tageszeit gibt, werden sie zum Gesundheitsrisiko. Wir zeigen psychologische Strategien auf, mit deren Hilfe wir unser Steinzeitgehirn austricksen können.

Jörn: Aus meiner Praxis weiß ich, dass Menschen viel mehr schaffen, als sie für möglich gehalten haben. Mit etwas Anleitung sind sie zu erstaunlichen Veränderungen in der Lage. Ich habe zahlreiche Patienten gesehen, denen es gelungen ist, ihr Verhalten nachhaltig zu ändern. Damit haben sie nicht nur ihr Gewicht reduziert und ihren Gesundheitszustand verbessert, sie hatten auch viel mehr Selbstvertrauen, Freude, weniger Stress und bessere Beziehungen. Eine Ernährungsumstellung ist somit oft der erste Schritt zu einer gesünderen Lebensweise.

Einleitung: Die Schlüsselrolle der Ernährung

Was wir essen, ist für unsere Gesundheit und unseren Planeten von entscheidender Bedeutung. Es ist jedoch ein komplexes Unterfangen herauszufinden, was genau wir essen sollten, um unsere Gesundheit bestmöglich zu fördern und gleichzeitig zur ökologischen Nachhaltigkeit beizutragen. Die Flut an Informationen ist erschlagend; kaum jemand kann für sich herausfiltern, was richtig und wichtig ist.

Deshalb haben wir für dieses Buch Tausende Studien gelesen. Dabei herausgekommen sind ganz konkrete Empfehlungen für eine gesunde Ernährung. Und eine klare Erkenntnis: Eine gesunde und ausgewogene Ernährung ist viel einfacher als oft dargestellt. Der amerikanische Publizist Michael Pollan hat es so zusammengefasst: „Eat food. Not too much. Mostly plants."[1] Also: Essen Sie echte Lebensmittel, nicht zu viel und überwiegend pflanzlich. Wir werden Ihnen in diesem Buch beschreiben, warum er damit recht hat und wie einfach das geht.

Fokus Gesundheit

**»Die Gesundheit ist zwar nicht alles,
aber ohne Gesundheit ist alles nichts.«**
Arthur Schopenhauer (1788–1860)

Wir sind, was wir essen. Das stimmt tatsächlich buchstäblich. Jede Zellfunktion unseres Körpers basiert auf Stoffen, die wir gegessen haben. Nahrung ist nicht nur Energie, sondern vor allem Information für unzählige Stoffwechselvorgänge in unserem Körper. Sie beeinflusst unsere Hormone, die Chemie in unserem Gehirn, den Stoffwechsel, das Immunsystem, das Mikrobiom in unserem Darm und das An- oder Abschalten bestimmter Gene. Dabei spielt es nicht nur eine große Rolle, was wir essen, sondern auch, wann wir es tun und wie viel wir dabei zu uns nehmen.

In diesem Buch stellen wir dar, wie Sie durch Ernährung Ihre Gesundheit fördern und schützen können. Dass unsere tägliche Nahrung für den Erhalt unserer Gesundheit eine zentrale Rolle spielt, zeigen viele Studien. Immer mehr Daten deuten sogar darauf hin, dass unser Essen zu einem der größten Risiken für unsere Gesundheit geworden ist.[2, 3]

Weltweit sind erschreckende zwei Milliarden Menschen übergewichtig.[4] In den USA sind 70 Prozent der Menschen betroffen,[5] in Deutschland sind es auch schon 54 Prozent.[6] Seit 1960 hat Typ-2-Diabetes hierzulande um 800 Prozent zugenommen.[7] Inzwischen ist fast jeder zehnte Erwachsene daran erkrankt.[8] Jährlich sterben weltweit elf Millionen Menschen vorzeitig an den Folgen einer schlechten Ernährung, das sind 22 Prozent aller Todesfälle.[9] Diese Entwicklungen verursachen großes persönliches Leid und kosten unser Gesundheitssystem viele Milliarden. Dabei wäre ein großer Teil durch einen gesunden Lebensstil vermeidbar.

Wie hängt unsere Lebensweise mit diesem enormen Krankheitsgeschehen zusammen? Wir leben heute viel länger als früher. Ein 2021 in Deutschland geborenes Kind hat eine Lebenserwartung von 81 Jahren. Das ist doppelt so viel wie um 1900 und eine spektakuläre Errungenschaft der verbesserten Lebensbedingungen und der modernen Medizin. Wir sterben kaum noch an Infektionskrankheiten, sondern vor allem an chronischen Leiden, die sich über viele Jahre, oft Jahrzehnte entwickeln und stark von unserer Lebensweise beeinflusst werden. Eine schlechte Ernährung, körperliche Inaktivität, Stress, Rauchen und zu viel Alkohol, aber auch Schlafmangel und soziale Isolation gehören zu den Faktoren, die unsere Gesundheit gefährden. Bestehen sie langfristig, führen sie zu körperlichen Struktur- und Funktionsveränderungen, darunter vor allem Übergewicht, hoher Blutdruck, erhöhter Blutzucker und erhöhte Cholesterinwerte. Und diese wiederum gehören zu den Hauptrisiken für die Entstehung von Herz-Kreislauf-Erkrankungen, Krebs und Diabetes.[10]

Bisher greift unser Gesundheitssystem in der Regel erst, wenn diese Entwicklung weit fortgeschritten ist und wir bereits krank sind. Wir selbst ändern meistens auch erst dann etwas, wenn sich durch Beschwerden ein Leidensdruck entwickelt hat. Wer ein langes, gesundes und erfülltes Leben möchte, muss seinen Fokus verschieben. Wir brauchen einen Bewusstseinswandel, der Gesundheit, Lebensqualität und Nachhaltigkeit in den Fokus rückt. Die Ernährung ist dabei ein entscheidender Hebel: Durch eine gesunde Ernährung kann jeder etwas sehr Direktes, Einfaches und relativ Kostengünstiges für seine Gesundheit tun.

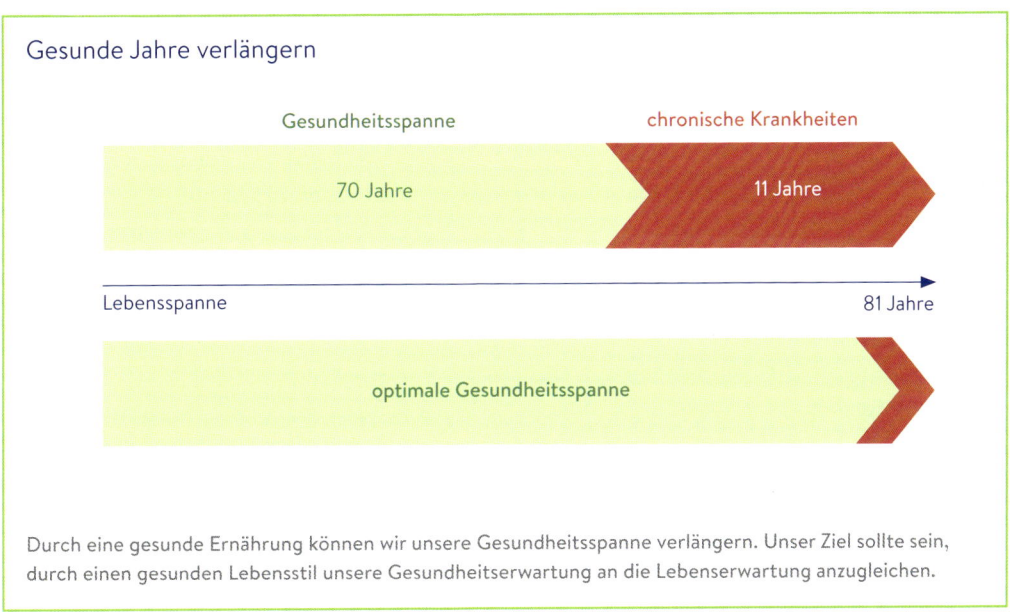

Gesunde Jahre verlängern

Gesundheitsspanne — chronische Krankheiten

70 Jahre — 11 Jahre

Lebensspanne — 81 Jahre

optimale Gesundheitsspanne

Durch eine gesunde Ernährung können wir unsere Gesundheitsspanne verlängern. Unser Ziel sollte sein, durch einen gesunden Lebensstil unsere Gesundheitserwartung an die Lebenserwartung anzugleichen.

Nachdem unsere Lebenserwartung in den letzten Jahrzehnten stetig gestiegen ist, sollten wir unser Augenmerk nun auf die Verlängerung der Gesundheitsspanne legen. Aktuell beträgt sie durchschnittlich 70 Jahre.[11] Das bedeutet, dass wir im Schnitt elf Jahre mit Krankheiten leben – im Einzelfall auch sehr viel länger und oft mit mehreren gleichzeitig. Viele Beispiele aus den sogenannten Blue Zones (▶ Seite 28), den Regionen der Welt, in denen Menschen bei guter Gesundheit besonders alt werden, zeigen, dass es möglich ist, die Gesundheitsspanne so auszudehnen, dass sie fast so lang ist wie die Lebensspanne. Das sollte auch unser Ziel sein.

Fokus wissenschaftliche Studien
»Wer nichts weiß, muss alles glauben.«
Marie von Ebner-Eschenbach (1830–1916)

Welchen Informationen kann man vertrauen? Das ist in Sachen Ernährung eine sehr wichtige Frage, denn es geht dabei um ein existenzielles Thema, bei dem Menschen nach Orientierung und Antworten suchen. Unser Gehirn ist darauf programmiert, ständig die Umgebung nach neuen relevanten Informationen und Gefahren abzuscannen. Dabei kann es interessante und emotionale Geschichten besonders gut verarbeiten und speichern.

Tausende Webseiten, Blogs, Facebook-Einträge, Tweets, Zeitschriftenartikel und Fernsehsendungen „informieren" uns ständig über Ernährung. Im Kampf um Aufmerksamkeit, Klicks und Likes werden kleine Effekte und unklare Ergebnisse zu Durchbrüchen und spektakulären Einsichten aufgebauscht. Es kursieren viele Fake News und Mythen, die für den Laien oft nur schwer als solche zu erkennen sind. Auch sorgfältig arbeitende Journalisten müssen komplexe Inhalte oft in 30 Sekunden Sendezeit oder 250-Wörter-Beiträgen unterbringen. Das ist fast unmöglich. Deswegen sind viele Informationen widersprüchlich, oberflächlich und zusammenhangslos. Zurück bleibt ein verwirrter Mensch, der sich im Dschungel dieser Informationen kaum zurechtfinden kann und sich die Frage stellt: „Was kann/darf/soll ich überhaupt (noch) essen?"

An diesem Punkt setzt unser Buch an: Die hochwertigsten Informationen stammen aus der Wissenschaft, also von Universitäten und Forschungsinstituten. Hier kann nicht jeder einfach seine Meinung kundtun, sondern Erkenntnisse werden nach strengen Kriterien generiert und Daten nach festgelegten Standards erhoben, ausgewertet und veröffentlicht. Alle angewandten Methoden müssen beschrieben werden und die Ergebnisse werden in Fachzeitschriften nach einem aufwendigen Begutachtungsverfahren durch unabhängige Experten (sogenannte Peer-Reviews) veröffentlicht. Außerdem müssen alle Interessenkonflikte, zum Beispiel von wem die Studie finanziert wurde, angegeben werden. In den gesamten wissenschaftlichen Prozess sind viele Qualitätskontrollen eingebaut. Eine solche systematische Herangehensweise ist etwas völlig anderes als die Meinung eines Einzelnen.

Ein so komplexes Thema wie die menschliche Ernährung zu erforschen, ist mit zahlreichen Herausforderungen verbunden und in vielerlei Hinsicht schwierig. Eine der Herausforderungen liegt im Untersuchungsgegenstand selbst. Anders als bei Experimenten in Chemie und Physik müssen in Ernährungsstudien Menschen beobachtet oder befragt werden. Randomisierte Studien, in denen die Untersuchungsteilnehmer nach dem Zufallsprinzip verschiedenen Bedingungen zugeordnet werden und sich zum Beispiel für den Studienzeitraum auf unterschiedliche Weise ernähren, haben von allen Studiendesigns die höchste wissenschaftliche Qualität.

Solche Studien sind aber aus praktischen oder ethischen Gründen oft nicht möglich. Stattdessen werden die Teilnehmer in Ernährungsstudien häufig zu ihren Essgewohnheiten befragt. Ein solcher Bericht unterliegt vielen Verzerrungen: Fragt man Untersuchungsteilnehmer, was sie die letzten zwei Wochen gegessen haben, erinnern sich viele nicht richtig oder sie versuchen, ihre Ernährungsweise positiver darzustellen, als sie tatsächlich ist. Studien, in denen man nicht randomisieren kann, haben das Problem, dass die erfassten Zusammenhänge (Korrelationen) keine kausalen Beziehungen (Ursache/Wirkung) sind.

Zum Beispiel wurde in einer großen Studie herausgefunden, dass diejenigen, die mehr Äpfel essen, weniger chronische Krankheiten haben. Aber ist wirklich der Apfel dafür verantwortlich? Oder sind es andere Dinge, die Menschen, die mehr Äpfel essen, häufiger tun? Vielleicht bewegen sie sich mehr oder essen mehr Gemüse. Deswegen werden in Ernährungsstudien möglichst viele Informationen erhoben. So kann man später mit statistischen Methoden ihren Einfluss analysieren.

Die Grenzen von Ernährungsstudien

Allerdings hat dieser Ansatz Grenzen. Denn bei einem so komplexen Thema wie der Ernährung wird es nur selten gelingen, alle relevanten Variablen zu erfassen. Außerdem muss ein Forscher immer abwägen, wie viele Fragen er den Studienteilnehmern zumuten kann. Diese Herausforderungen in der Ernährungsforschung können zu falschen oder verzerrten Ergebnissen führen – das ist in der Vergangenheit auch immer wieder passiert. So dachte man zum Beispiel lange, dass Kaffee zu chronischen Krankheiten führen würde. Dann stellte man fest, dass die höhere Erkrankungsrate durch das Rauchen erklärt wird und nichts mit dem Kaffee zu tun hat. Weil Raucher oft mehr Kaffee trinken, war zunächst der Kaffee verdächtigt worden. Heute gilt er sogar als gesund. Es ist also ein bisschen wie in der Kriminalistik: Über die Zeit werden die meisten Fälle aufgedeckt, aber zwischendurch muss man auch falsche Fährten verfolgen.

Eine weitere Herausforderung ist, dass Lebensmittel so komplex sind. Sie bestehen oft aus Hunderten Komponenten wie verschiedenen Vitaminen, Mineralien und sekundären Pflanzenstoffen, von denen viele noch nicht einmal umfassend definiert und beschrieben sind. Diese Stoffe wirken einzeln und interagieren miteinander. Solche komplexen Wirkmechanismen sind schwer zu beforschen. Dazu kommt die Tatsache, dass sich viele ernährungsmitbedingte chronische Krankheiten meistens über Jahre, oft über Jahrzehnte entwickeln, sodass man die Studienteilnehmer über viele Jahre immer wieder untersuchen müsste, um sagen zu können, welche Ernährungsweise welche Erkrankungen mitbedingt hat. Solche Studien sind sehr teuer und werden nur selten finanziert.

Wenn Sie sich also zu Recht fragen, warum sich Studien zum selben Thema so oft widersprechen, so liegt es an den zuvor beschriebenen Herausforderungen. Für einen Wissenschaftler sind widersprüchliche Studien übrigens etwas völlig Normales und gehören zum wissenschaftlichen Fortschritt dazu. In der Wissenschaft geht es oft über Jahre für jeden Schritt vorwärts mindestens einen halben wieder zurück, bevor es irgendwann zu einem Durchbruch kommt. Zum Beispiel berichtet eine Studie einen Zusammenhang zwischen gesättigten Fettsäuren und Herzerkrankungen. Wenig später wird eine andere Studie veröffentlicht, die nachweist, dass dieser Zusammenhang nur unter bestimmten Bedingungen gilt oder sie widerlegt ihn sogar.[12] Erst wenn mehrere Studien, die unabhängig voneinander in verschiedenen Regionen von verschiedenen Forschern durchgeführt wurden, die gleichen Ergebnisse produzieren, steigt die Wahrscheinlichkeit, dass es sich um ein wahres Ergebnis handelt. Das bedeutet auch, dass wissenschaftliche Erkenntnisprozesse häufig langsam sind. Sorgfältige Ernährungsforschung ist also mit zahlreichen Herausforderungen konfrontiert. Trotzdem liefert sie durch ihre systematische Herangehensweise die besten Informationen. Winston Churchills viel zitierter Spruch über die Demokratie lässt sich auch auf die Wissenschaft übertragen: Die Wissenschaft ist die schlechteste aller Informationsquellen – abgesehen von allen anderen.

In der medizinischen Literaturdatenbank *PubMed* erscheinen jede Woche allein im Bereich Ernährung ungefähr 1000 neue wissenschaftliche Artikel. Die meisten Menschen lesen verständlicherweise keine Originalarbeiten, denn dies erfordert Übung, Wissen zu Forschungsmethodik und Kenntnis des Fachjargons. Außerdem sind die Artikel häufig in englischer Sprache verfasst. Wir haben uns für dieses Buch sehr bemüht, die wissenschaftlichen Forschungsergebnisse aus Tausenden Fachartikeln in eine allgemein verständliche Sprache zu übertragen, ohne Fremdworte zu benutzen und ohne komplizierte statistische oder methodische Ausführungen. Die Originalquellen finden Sie im Literaturverzeichnis (▸ Seite 266).

Wissen ist erwiesenermaßen eine gute Voraussetzung, um langfristig auf eine gesunde Ernährung umzustellen. Verstehen, was eine gesunde Ernährung ausmacht, ist auch der beste Schutz und Filter gegen die Flut von widersprüchlichen Ernährungsbotschaften, die ständig und überall um unsere Aufmerksamkeit buhlen.

Fokus Klima und Nachhaltigkeit
»Die Lebensmittelproduktion hat das Potenzial, die menschliche Gesundheit zu fördern und die ökologische Nachhaltigkeit zu unterstützen; heute gefährdet sie beides.«
Walter Willett, Johan Rockström et al.[13]

Unser Planet hat ökologische Grenzen – werden diese überschritten, sind die Stabilität des Klimas und die Lebensgrundlagen der Menschheit gefährdet. Diese planetaren Grenzen wurden im Jahr 2009 von einer Forschungsgruppe um Johan Rockström in einem weithin beachteten Fachartikel in *Science* mit dem Titel *„A safe operating space for humanity"* erstmals umfassend beschrieben.[14] Darin wurden neun grundlegende Bereiche für die Stabilität und Widerstandsfähigkeit der Erde definiert (▸ Abbildung rechts).

In vier der Bereiche haben wir die Grenzen der sicheren Zone bereits überschritten: bei Artensterben, Klimawandel, Landnutzungsänderungen sowie Phosphor- und Stickstoffkreisläufen.[15] Experten sind sich weitgehend darin einig, dass ein menschengemachter Klimawandel unsere Erde bedroht und wir nur noch wenig Zeit zum Handeln haben.[16] Immer mehr Forscher warnen davor, dass kritische Schwellenwerte, sogenannte Kipppunkte, schon bald erreicht sein könnten und Prozesse in Gang setzen, die sich nicht mehr umkehren lassen.[17]

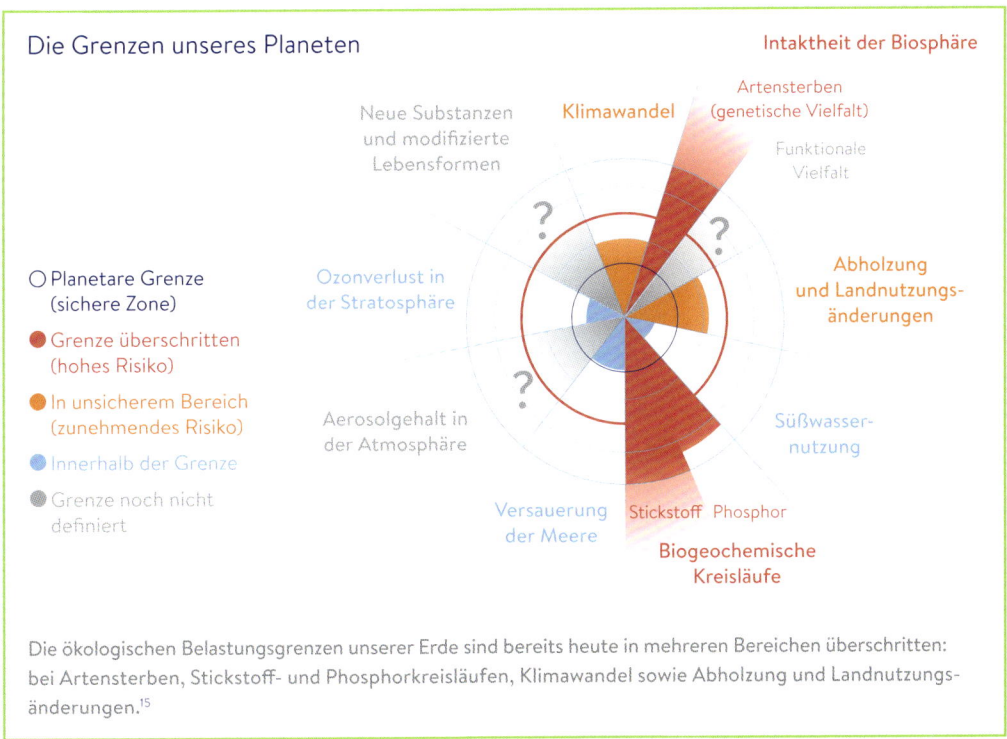

Die Grenzen unseres Planeten

Intaktheit der Biosphäre

Artensterben (genetische Vielfalt)

Klimawandel

Neue Substanzen und modifizierte Lebensformen

Funktionale Vielfalt

○ Planetare Grenze (sichere Zone)

Ozonverlust in der Stratosphäre

Abholzung und Landnutzungsänderungen

● Grenze überschritten (hohes Risiko)

● In unsicherem Bereich (zunehmendes Risiko)

Aerosolgehalt in der Atmosphäre

Süßwassernutzung

● Innerhalb der Grenze

● Grenze noch nicht definiert

Versauerung der Meere

Stickstoff Phosphor

Biogeochemische Kreisläufe

Die ökologischen Belastungsgrenzen unserer Erde sind bereits heute in mehreren Bereichen überschritten: bei Artensterben, Stickstoff- und Phosphorkreisläufen, Klimawandel sowie Abholzung und Landnutzungsänderungen.[15]

Der Nahrungsmittelsektor trägt maßgeblich zum Klimawandel bei.[18] Bewegungen wie *Fridays for Future* zeigen, dass in der Gesellschaft allmählich ein Umdenken stattfindet. Gerade die junge Generation möchte mit ihrem Konsum- und Essverhalten zum Klimaschutz beitragen. Wir schlagen in diesem Buch eine Ernährungsweise vor, die die Gesundheit des Menschen und die des Planeten gleichermaßen in den Fokus rückt. Dabei orientieren wir uns an den Vorgaben der *EAT-Lancet-Kommission*. Diese hochkarätig besetzte Kommission aus 37 führenden Ernährungs- und Klimaexperten hat 2019 konkrete Vorschläge für eine gesunde und nachhaltige Ernährungsweise entwickelt. Geleitet wird der Zusammenschluss von Walter Willett, dem vielleicht weltweit renommiertesten Ernährungswissenschaftler von der *Harvard University*, und dem Klimaforscher Johan Rockström, der das Konzept der planetaren Grenzen entwickelt hat. Auf der Grundlage der aktuellen wissenschaftlichen Literatur wurden Empfehlungen für eine gesunde Ernährungsweise definiert. Dabei gelten vor allem fünf Prinzipien:

▸ mindestens fünf Portionen Gemüse und Obst pro Tag
▸ Kohlenhydrate vor allem aus Vollkornprodukten und wenig raffinierte Stärke und Zucker
▸ Fett überwiegend aus ungesättigten pflanzlichen Fettsäuren
▸ Eiweiß überwiegend aus pflanzlichen Quellen wie Hülsenfrüchten und Nüssen, moderate Mengen an Fisch, Geflügel und Eiern sowie wenig rotes und verarbeitetes Fleisch
▸ moderate Mengen an Milchprodukten[19]

Für jede Lebensmittelgruppe wurden ganz konkret Verzehrempfehlungen erstellt. Dabei sind die Ernährungsempfehlungen keineswegs starr; sie lassen viel Spielraum für individuelle Anpassungen (▶ Seite 197). Auf diesen Empfehlungen bauen wir das Buch auf und werden immer wieder darauf zu sprechen kommen.

Außerdem hat die Kommission die ökologischen Grenzwerte in fünf für den Nahrungsmittelsektor relevanten Bereichen definiert. Diese Bereiche sind:

▶ Treibhausgasemissionen
▶ Ausdehnung von landwirtschaftlichen Nutzflächen
▶ Frischwasserverbrauch
▶ Artensterben
▶ Belastung der Böden und Meere durch Stickstoff und Phosphor

Durch aufwendige Analysen zeigt die Kommission, dass die Lebensmittelproduktion innerhalb der ökologischen Grenzen funktionieren kann. Die Strategien dafür sind:

▶ eine überwiegend pflanzliche Ernährungsweise
▶ Qualität und Vielfalt statt Quantität in der Landwirtschaft
▶ eine nachhaltige Intensivierung der Landwirtschaft
▶ die Einhaltung strenger ökologischer Vorgaben für die Nutzung von Land und Meer
▶ die Halbierung von Lebensmittelabfällen[19]

Die Ernährung wird im 21. Jahrhundert sowohl für unsere individuelle Gesundheit als auch für die Gesundheit des Planeten eine Schlüsselrolle spielen. Oft sind wir angesichts der Bedrohung durch den Klimawandel gelähmt, aber mit dem Bericht der *EAT-Lancet-Kommission* liegen uns ganz konkrete Empfehlungen vor, was wir tun können. Das gilt für jeden Einzelnen im Rahmen seiner Ernährung, aber auch in Produktion, Landwirtschaft und vor allem Politik

Der Bericht der *EAT-Lancet-Kommission* ist in deutschen Ernährungsratgebern bisher kaum angekommen. Wir möchten Ihnen mit diesem Buch Zugang dazu verschaffen und beschreiben, wie eine gesunde und nachhaltige Ernährung funktionieren kann.

Viel Freude beim Lesen und alles Gute für Ihre Gesundheit!

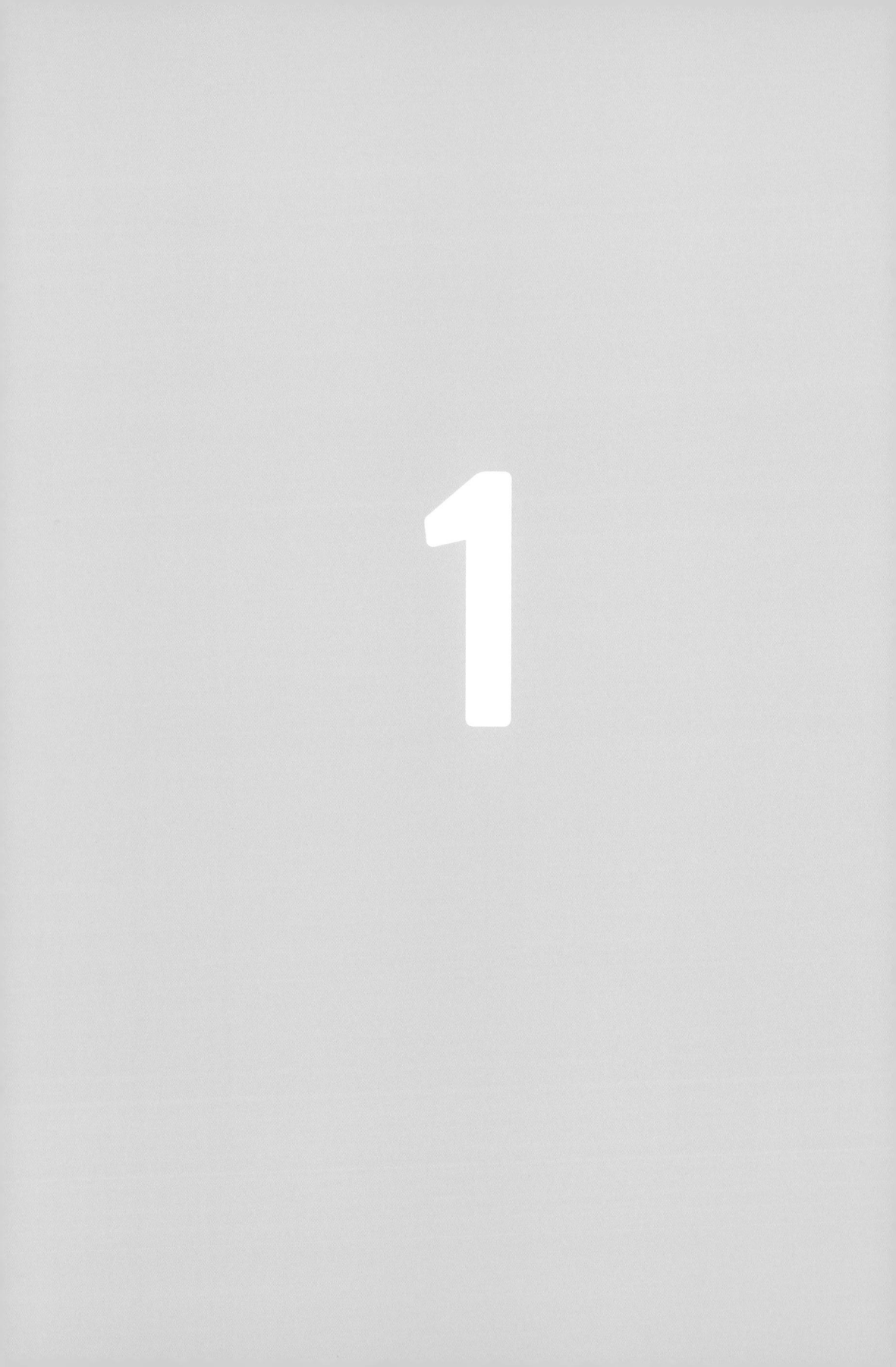

Was ist eine gesunde Ernährung?

Auf der Suche nach der optimalen Ernährung für den Menschen erkunden wir in diesem Kapitel, was unsere Vorfahren in der Steinzeit aßen. Denn daran sind wir evolutionär wahrscheinlich besonders gut angepasst. Außerdem schauen wir uns an, was die Menschen essen, die heute besonders gesund alt werden.

Der Speiseplan unserer Vorfahren

Was haben unsere Vorfahren gegessen?
Was ist eine Paleo-Ernährung?
Waren unsere Vorfahren gesünder als wir heute?
Bestand die Steinzeiternährung vor allem aus Fleisch?
Sollten wir wie in der Steinzeit essen,
um chronischen Erkrankungen vorzubeugen?

Unser Verdauungs- und Stoffwechselsystem hat sich über Millionen Jahre entwickelt und ist vermutlich am besten an die Steinzeitkost angepasst. Denn fast die gesamte Menschheitsgeschichte spielte in der Steinzeit. Diese begann vor etwa 2,5 Millionen Jahren mit dem Auftreten der ersten Menschengattung (homo) und endete mit dem Ende der letzten Eiszeit vor ca. 10.000 Jahren. Menschen lebten in der Steinzeit als Jäger und Sammler. Genetische Veränderungen, die sich durch evolutionäre Anpassung über viele Generationen durchsetzen, sind sehr langsame Prozesse, sodass wir davon ausgehen können, dass unser Genom noch fast genauso ist wie damals.[20]

Allerdings hat sich unsere Ernährung seit der Steinzeit stark verändert. Vor gut 10.000 Jahren wurde der Mensch sesshaft und begann, Ackerbau zu betreiben. Damit veränderte sich auch seine Ernährungsweise erheblich. Milch- und Getreideprodukte fanden Einzug in den Speiseplan. Die Ernährung wurde einseitiger und bestand immer häufiger aus wenigen Grundnahrungsmitteln wie Weizen und Mais. Mit der industriellen Revolution vor rund 200 Jahren veränderte sich unsere Ernährung nochmals in nie dagewesenem Ausmaß – vor allem durch das Aufkommen der Lebensmittelindustrie. Durch neue Technologien konnten völlig neuartige Lebensmittel hergestellt werden. Produkte wie Frühstückscerealien, Softdrinks und Tiefkühlkost wurden im Laufe des 20. Jahrhunderts immer populärer. Industriell hergestellte Lebensmittel mit viel Zucker, Salz, Transfetten (sie entstehen bei der chemischen Härtung von Fett) und künstlichen Zusatzstoffen veränderten unsere Ernährung grundlegend. Evolutionär angepasst an all das sind wir nicht. Die Paleo-Bewegung behauptet daher – Paleo steht für englisch paleolithic, also für die Altsteinzeit (Paläolithikum) –, dass uns die modernen Lebensmittel krank machen und für die Zunahme von Zivilisationskrankheiten wie Allergien, Diabetes und Krebs verantwortlich sind.[21, 22] Und die davon abgeleitete Empfehlung lautet, wer gesund bleiben will, sollte sich „artgerecht" wie unsere Vorfahren ernähren.

Aber was haben die genau gegessen? Vermutlich bestand ihre Ernährung aus Blättern, Wurzeln, Früchten, Beeren, Nüssen, Samen, Wildfleisch, Eiern und Fisch sowie geringen Mengen Honig. Der Speiseplan war reich an Ballaststoffen (▶ Seite 74ff.), Vitaminen und sekundären Pflanzenstoffen (▶ Seite 79).[23] Außerdem hatte er eine geringe glykämische Last, das heißt, er beinhaltete vorwiegend Lebensmittel, die den Blutzuckerspiegel nur langsam ansteigen lassen. Getreide, Milchprodukte, Hülsenfrüchte, Speiseöle, Salz, zugesetzte Zucker und alkoholhaltige Getränke standen gar nicht oder nur in sehr geringen Mengen auf dem Speiseplan.[21]

Viel wird darüber debattiert, wie hoch der Fleischanteil in der steinzeitlichen Ernährung war. Einiges deutet daraufhin (Gebiss, Darmlänge, wenig Magensäure), dass der Mensch immer ein Allesfresser (Omnivore) war und sich weder rein vegetarisch noch als reiner Fleischfresser ernährt hat.[21] Bis zur letzten Jahrtausendwende vermutete man, dass die Steinzeiternährung überwiegend pflanzlich und fettarm war.[24]

Heute geht man eher davon aus, dass die Steinzeitkost vergleichsweise fettreich war (bis zu 40 Prozent Fett) und einen hohen Fleisch- und Fischanteil (etwa die Hälfte der Nahrungsmenge) hatte.[23, 21] Wer aber daraus schließt, dass er große Steaks von sojagefütterten Rindern als gesunde Paleo-Diät in sich hineinstopfen könne, hat sich viel zu oberflächlich mit der Steinzeitkost befasst und setzt sich einem erheblichen Gesundheitsrisiko aus. Paleo-Jünger sollten nicht vergessen, dass es in der Steinzeit nur das magere Fleisch von Wildtieren gab, von denen auch die Innereien und das Knochenmark verzehrt wurden. Außerdem war die oft stundenlange Jagd nach diesen Tieren mit viel Bewegung verbunden.

Zudem enthielt die Steinzeitkost sehr viele Ballaststoffe. Früchte, Knollen und Blätter hatten viel härtere Schalen und Fasern. Diese wurden aus heutigen Lebensmitteln über die letzten Jahrzehnte mehr und mehr weggezüchtet (▸ Seite 74ff.).

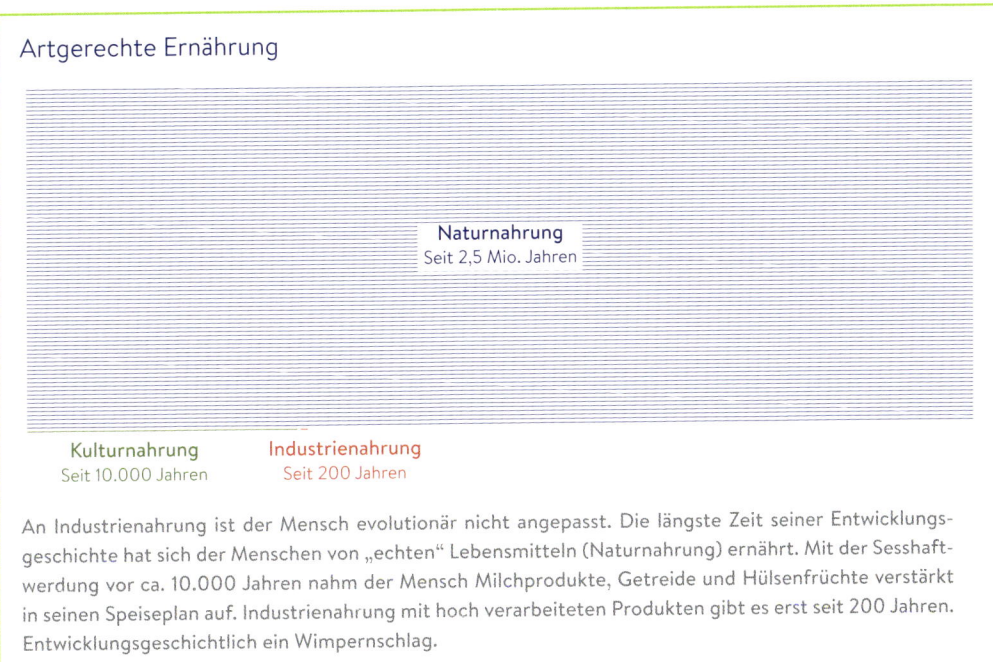

Artgerechte Ernährung

Naturnahrung
Seit 2,5 Mio. Jahren

Kulturnahrung
Seit 10.000 Jahren

Industrienahrung
Seit 200 Jahren

An Industrienahrung ist der Mensch evolutionär nicht angepasst. Die längste Zeit seiner Entwicklungsgeschichte hat sich der Menschen von „echten" Lebensmitteln (Naturnahrung) ernährt. Mit der Sesshaftwerdung vor ca. 10.000 Jahren nahm der Mensch Milchprodukte, Getreide und Hülsenfrüchte verstärkt in seinen Speiseplan auf. Industrienahrung mit hoch verarbeiteten Produkten gibt es erst seit 200 Jahren. Entwicklungsgeschichtlich ein Wimpernschlag.

Es gibt nicht die eine Paleo-Diät

Umstritten ist, ab wann der Mensch Feuer selbst entzünden konnte. Wahrscheinlich schon seit mehr als einer Million Jahre durch das Aneinanderreiben von Steinen. Eine reine Rohkosternährung in der Steinzeit ist daher unwahrscheinlich. Durch das Erhitzen von Nahrung wie von Fleisch und stärkereichen Wurzelknollen konnte der Mensch deren Energie viel effizienter aufnehmen. Das kam dem Wachstum des menschlichen Gehirns zugute und verhalf Menschen zu mehr Zeit für Aktivitäten, die nicht der Nahrungssuche dienten.[21]

Fest steht auch, dass unsere Vorfahren regelmäßig gefastet haben oder fasten mussten. Manchmal war die Jagd nicht erfolgreich, eine Dürre ließ fast alle Pflanzen vertrocknen oder es war schlicht Winter. Unser Körper ist daher an Fasten sehr gut angepasst und kommt damit bestens zurecht. Er scheint sogar längere Phasen des Nichtessens regelrecht zu brauchen, um sich zu regenerieren und gesund zu bleiben (▸ Seite 206ff.).

Wer sich nun fragt, wie die Zusammensetzung der Steinzeitkost genau war, stößt schnell an Grenzen. Alles, was uns aus dieser Zeit bleibt, sind ein paar Knochen und Steinwerkzeuge. Moderne chemisch-physikalische Analysetechniken wie das Isotopenverfahren erlauben zwar, aus Knochen und Zähnen Rückschlüsse auf die Ernährung anzustellen. Allerdings bleibt es äußerst schwierig, die einzelnen Lebensmittel und ihre Zusammensetzung genau zu rekonstruieren.

Die Ergebnisse sind bestenfalls grobe Annäherungen. Als Modell der steinzeitlichen Ernährung dienen daher oft die Ernährungsweisen von sogenannten Naturvölkern, die heute noch als Jäger und Sammler leben. Diese zeichnen sich aber durch eine große Heterogenität aus. Inwieweit sie tatsächlich mit der Steinzeitkost vor Hundertausenden von Jahren übereinstimmen, bleibt unklar.

Wir müssen uns damit begnügen, dass wir heute vor allem eines wissen: Es gibt nicht die eine Paleo-Diät. Es gab viele verschiedene Ernährungsweisen in der Steinzeit, die von Zeitraum, Region und Klima abhingen.[21] Manche Gruppen ernährten sich pflanzenbasiert, andere eher fleischlastig. Die Steinzeit umfasst einen Zeitraum von rund 2,5 Millionen Jahren, in denen sich die Menschheit weiterentwickelte, große klimatische Veränderungen stattfanden und sich die Lebensräume mehrmals drastisch veränderten. An jede dieser Veränderungen wurde die Ernährung angepasst. Interessanterweise scheint es vor allem die große Flexibilität zu sein, auf die der evolutionäre Erfolg der Spezies Mensch beruht.[21] Es entbehrt daher jeder wissenschaftlichen Grundlage, wenn Gurus, Autoren, Blogger oder Verkäufer die Steinzeit-Diät zu einem simplen Ernährungsgrundsatz machen.

Wie empfehlenswert ist die moderne Paleo-Kost?

Bringt es uns gesundheitliche Vorteile, wenn wir uns an der Steinzeitkost orientieren? Dazu müssen wir uns zunächst klarmachen, dass wir uns – selbst wenn wir wüssten, wie die Steinzeit-Diät wirklich aussah – heute nicht mehr entsprechend ernähren könnten. Viele der wilden Pflanzen und Tierarten von damals gibt es schlicht nicht mehr. Heutiges Fleisch, insbesondere Industriefleisch, ist in seiner Zusammensetzung ganz anders als mageres Wildfleisch. Auch Gemüse und Obst haben sich durch Züchtungen stark verändert. Zum Beispiel gab es in der Steinzeit keinen Brokkoli. Genau wie Blumenkohl, Kohlrabi, Weißkohl und Rosenkohl ist auch der Brokkoli aus einer einzigen Art, Brassica oleracea, der Wildform des Gemüsekohls, gezüchtet worden. Außerdem hatte „Steinzeitgemüse" viel mehr Bitterstoffe und schwer verdauliche Schalen, die weggezüchtet wurden. Die Professorin Christina Warinner vom *Max-Planck-Institut für Menschheits-*

geschichte in Jena ist Expertin für alte Ernährungsweisen. In ihrem sehr sehenswerten TED Talk *„Debunking the paleo diet"* entlarvt sie viele Mythen rund um die altsteinzeitliche Kost.

Ernährungswissenschaftler sind sich weitgehend darin einig, dass eine moderne, vielfältige Paleo-Ernährung gesund ist, die Gemüse, Salate, Pilze, Nüsse, Obst, Fisch und mageres Fleisch aus artgerechter Hal-tung enthält und Zucker sowie alle hoch verarbeiteten Lebensmitteln meidet. Mit einem Aber: Lebensmittel wie Vollkorngetreide und Hülsenfrüchte, die in der Paleo-Ernährung gemieden werden, haben eine wissenschaftlich nachgewiesene gesundheits-fördernde Wirkung. Neben der Ernährung spielen ohne Zweifel auch die anderen Aspekte des Lebensstils der Steinzeitmenschen eine wichtige Rolle für deren Gesundheit: Dazu gehören viel Bewegung, ausreichend Schlaf, enge soziale Bindungen mit wenig psychosozialem Stress, Licht- und UV-Exposition und keine Zigaretten.[21, 23]

Eine abschließende Bewertung der modernen Paleo-Kost steht aber noch aus, da es einfach zu wenig wissenschaftliche Studien gibt und die bisherigen Ergebnisse uneinheitlich sind. Zwar existieren erste Hinweise, dass eine Paleo-Ernährung beim Abnehmen helfen kann, deutliche Vorteile gegenüber anderen Ernährungsweisen, die auch auf wenig Zucker setzen, aber Hülsenfrüchte, gesunde pflanzliche Öle, Milch- und Vollkornprodukte beinhalten, ließen sich dagegen nicht nach-weisen.[21] Verglichen mit einer Junkfood-Ernährung schneidet die Paleo-Kost gut ab, was wenig überraschend ist.

▸▸▸ AUF EINEN BLICK **PALEO**

Es gibt nicht die eine Paleo-Ernährungsweise, die als Modell für eine „artgerechte" Ernährung für den heutigen Menschen dienen könnte. Ein Ernährungsdogma, wie es manche Paleo-Anhänger propagieren, lässt sich aus dem aktuellen Stand des Wissens nicht seriös ableiten. Der Mensch zeichnet sich vor allem durch eine hohe metabolische Anpassungs-fähigkeit und Flexibilität aus.

Trotzdem können folgende Prinzipien aus der Paleo-Ernährung auch für eine moderne Lebensweise und gesunde Ernährung angewendet werden:
- ▸ Essen Sie viel Gemüse, Salate, Pilze, Nüsse, Obst, Fisch und mageres Fleisch.
- ▸ Essen Sie möglichst frische und saisonale Lebensmittel.
- ▸ Konsumieren Sie wenig Zucker, kaum Alkohol und möglichst wenig verarbeitete Lebensmittel.
- ▸ Fasten Sie regelmäßig, zum Beispiel mit Intervallfasten (▸ Seite 214).
- ▸ Achten Sie auf viel Bewegung, ausreichend Schlaf und pflegen Sie enge soziale Bindungen.
- ▸ Bedenken Sie, dass auch Lebensmittel, die nicht in die typische Paleo-Diät gehören, wie Vollkorngetreide, Hülsenfrüchte, pflanzliche Öle und fermentierte Milchprodukte, nach aktuellem wissenschaftlichem Stand einen gesundheitsfördernden Effekt haben.

Die Blue Zones

Wo leben Menschen, die besonders gesund alt werden?

Was essen sie?

Ist die Ernährung der gesunden 100-Jährigen überall gleich?

Wie ist der Lebensstil der gesunden 100-Jährigen?

Was können wir aus den gesündesten Ernährungsweisen der Welt lernen?

Wie können wir chronischen Krankheiten vorbeugen?

Unzählige Wissenschaftler stellen sich die Frage, was die Menschen auszeichnet, die besonders gesund alt werden und nie oder erst spät Anzeichen für die typischen chronischen Alterskrankheiten entwickeln.

Im 20. Jahrhundert ist die menschliche Lebensspanne enorm angestiegen. Die große Herausforderung im 21. Jahrhundert wird es sein, unsere Gesundheitsspanne daran anzupassen (▸ Seite 15). Gesundheit und Langlebigkeit gehören zu unseren wichtigsten individuellen Wünschen und Zielen. Wir alle möchten geistig rege und körperlich fit alt werden. Nun stellt sich die Frage, was wir dafür tun können? Welche Ernährung begünstigt ein langes und gesundes Leben und hält uns vital und klar im Kopf?

Diese Fragen stellte sich auch der Wissenschaftsjournalist Dan Buettner und ist für *National Geographic* um die Welt gereist auf der Suche nach den Orten, an denen die Menschen gesund besonders alt werden. Dabei hat er folgende fünf Regionen entdeckt, die er auf seiner Karte blau markierte und die seitdem als Blue Zones bezeichnet werden:

- ▸ Italien (Sardinen) > Mediterrane Küche
- ▸ Griechenland (Ikaria) > Mediterrane Küche
- ▸ Japan (Okinawa)
- ▸ die Siebenten-Tags-Adventisten in Loma Linda (Kalifornien, USA)
- ▸ Costa Rica (Nicoya-Halbinsel)

Im Jahr 2005 veröffentlichte Dan Buettner seine erste Reportage mit dem Titel „*The Secrets of a Long Life*".[25] Er beschreibt darin seine spannende Reise zu den Menschen, die bei erstaunlicher Gesundheit über 100 Jahre alt werden. Sie essen hauptsächlich Obst, Gemüse und Milchprodukte sowie moderate Mengen an Fisch und Fleisch. In Sardinien stehen vor allem Fenchel, Tomaten, Bohnen, Olivenöl und Ziegenmilch auf dem Speiseplan, während auf der Insel Okinawa Süßkartoffeln, Soja und mit Kurkuma gewürzter Reis auf den Tisch kommen.

Die einzelnen Nahrungsmittel unterscheiden sich erheblich zwischen den Regionen. Gemein ist ihnen, dass fast alle Lebensmittel lokal produziert werden und naturbelassen sind. Getrunken wird überwiegend Wasser. An allen Orten, an denen Dan Buettner unterwegs war, sind Nüsse der Snack der Langlebigen. Auch das Nachmittagsnickerchen oder die Iss-in-

Maßen-Regel zeigen sich als wichtige Komponenten der gesunden Lebensweise. Neben Ernährung spielen in allen fünf Blue Zones Faktoren wie intakte Beziehungen, viel in den Alltag integrierte Bewegung und soziales Engagement eine große Rolle.

Andere Forscher haben weitere gesunde Küchen der Welt beschrieben. Denn neben den Blue Zones gibt es selbstverständlich noch andere äußerst gesundheitsfördernde Küchen, zum Beispiel in Skandinavien, der Schweiz, Israel oder Australien.[26] Das zeigt sich auch im *Bloomberg Global Health Index*. Danach leben aktuell die gesündesten Menschen der Welt in diesen sechs Ländern: Spanien, Italien, Island, Japan, Schweiz und Schweden. Deutschland liegt auf Platz 23, die USA rangieren auf Platz 35.[27]

Mediterrane Ernährung

Zu den berühmtesten und am besten untersuchten gesunden Ernährungsweisen der Welt gehört die traditionelle mediterrane Küche. Sie besteht zum größten Teil aus pflanzlichen Lebensmitteln wie Gemüse, Obst, Nüsse, Kräuter und Vollkornprodukte sowie reichlich Olivenöl. Außerdem beinhaltet sie moderate Mengen an Fisch, Milchprodukten, Geflügel und Eiern. Süßspeisen und verarbeitetes Fleisch werden eher selten konsumiert.[28] Alkohol wird in Maßen getrunken, vorwiegend roter Wein.[29]

Unzählige Studien, darunter viele hochwertige kontrollierte und randomisierte Studien, haben nachgewiesen, dass die mediterrane Ernährung vor chronischen Krankheiten wie Diabetes,[30] Herz-Kreislauf-Erkrankungen[31, 32] und Brustkrebs[33] schützt. Auch eine sehr umfangreiche wissenschaftliche Überblicksarbeit, in der die Daten von über zwölf Millionen Menschen analysiert wurden, wies eindeutig die heilsame Wirkung der mediterranen Kost nach.[34] Die Lebensmittel der mediterranen Ernährung haben antioxidative, antientzündliche und blutzuckerregulierende Wirkungen.[29, 28] Manchen mag es vielleicht überraschen, dass sich mit der fettreichen Mittelmeer-Diät sogar Gewicht reduzieren lässt.[35] Doch es ist in der Tat inzwischen wissenschaftlich nachgewiesen, dass gesunde pflanzliche Öle wie Olivenöl gesund und schlank machen (▶ Seite 62). Außerdem begünstigt die mediterrane Ernährungs- und Lebensweise das gesunde Altern.[36]

Neben der guten Ernährung beinhaltet der traditionelle Lebensstil in der Mittelmeerregion weitere Faktoren, die das gesunde Altwerden erklären: Mahlzeiten werden grundsätzlich gemeinsam eingenommen, das Beisammensein mit Familie und Freunden hat einen hohen Stellenwert. Außerdem gehören moderate körperliche Aktivität (mindestens 30 Minuten pro Tag) und ein Nickerchen am Nachmittag zum mediterranen Lebensstil.

Okinawa-Ernährung

Japan zählt zu den Ländern mit der höchsten Lebenserwartung. Zu weltweiter Bekanntheit hat es die traditionelle Ernährungsweise auf der japanischen Insel Okinawa gebracht. Hier essen die Menschen viel Gemüse, Sojaprodukte und Fisch, aber kaum Milchprodukte.[37] Das wichtigste Grundnahrungsmittel sind Süßkartoffeln, auch Kurkuma und Algen spielen eine große Rolle. Die traditionelle Okinawa-Kost besteht zu 80 Prozent aus Kohlenhydraten.[38] Vor jeder

WIE MEDITERRAN IST IHRE ERNÄHRUNG?

Wer sich die Ernährungsform der Mittelmeerbewohner als Vorbild nimmt, macht schon vieles richtig. Überprüfen Sie doch einmal, inwieweit Ihre Ernährungsweise der gesunden Mittelmeerkost entspricht. Wissenschaftler haben dafür Kriterien entwickelt. Jede Frage, die Sie mit Ja beantworten können, gibt einen Punkt. Je mehr Punkte Sie in dem Fragebogen erreichen, desto „mediterraner" ist Ihre Ernährungsweise.[39]

Benutzen Sie Olivenöl als primäre Fettquelle beim Kochen?	Ja
Wie viel Olivenöl konsumieren Sie pro Tag?	≥ 4 EL
Wie viele Portionen Gemüse essen Sie pro Tag? (1 Portion = 200 Gramm)	≥ 2 Portionen
Wie viele Portionen Obst essen Sie pro Tag?	≥ 3 Portionen
Wie viele Portionen Hülsenfrüchte (z. B. Linsen, Bohnen) essen Sie pro Woche? (1 Portion = 150 Gramm)	≥ 3 Portionen
Wie viele Portionen Nüsse essen Sie pro Woche? (1 Portion = 30 Gramm)	≥ 3 Portionen
Wie viele Portionen Fisch essen Sie pro Woche? (1 Portion = 150 Gramm)	≥ 3 Portionen
Wie oft in der Woche essen Sie Gerichte mit einer Sauce aus Tomaten, Zwiebeln, Knoblauch und Olivenöl?	≥ 2 Portionen
Wie viele Portionen Butter, Margarine oder Sahne essen Sie pro Tag? (1 Portion = 12 Gramm)	< 1 Portion
Bevorzugen Sie weißes Fleisch (Huhn, Pute) gegenüber rotem (Rind, Schwein) und verarbeitetem Fleisch (Hamburger, Wurst)?	Ja
Wie oft essen Sie rotes oder verarbeitetes Fleisch pro Tag? (1 Portion = 100 bis 150 Gramm)*	< 1
Wie viele gesüßte Getränke konsumieren Sie pro Tag?	< 1
Wie oft pro Woche essen Sie kommerziell hergestellte Süßigkeiten und Backwaren wie Kekse und Kuchen? (Selbst gemachte Süßspeisen werden nicht mitgezählt.)	< 2

* Wir empfehlen deutlich weniger (▸ Speiseplan, Seite 197).

Anmerkungen: Zur traditionellen mediterranen Küche gehört auch Rotwein. Wir führen Alkohol hier nicht auf, weil er nach aktuellen Erkenntnissen auch in geringen Mengen als gesundheitsschädlich gilt (▸ Seite 183).

Mahlzeit rezitieren die Okinawaer die traditionelle Phrase „Hara hachi bu". Übersetzt bedeutet das: „Iss in Maßen" oder „Hör auf zu essen, wenn du zu 80 Prozent gefüllt bist". Sehr wahrscheinlich trägt diese alte Weisheit entscheidend zur Langlebigkeit bei. Außerdem haben fast alle 100-Jährigen auf Okinawa einen Garten. Die Gartenarbeit verschafft viel Bewegung und Zugang zu frischem Gemüse und frischen Kräutern. Neben der Ernährung ist die gesamte Lebensweise ausschlaggebend für die außergewöhnliche Gesundheit der betagten Inselbewohner. Dazu gehören viel Bewegung, enge soziale Bindungen zu Familie und Freunden sowie ein tief verankertes Gefühl für den Sinn im Leben. Wer sein „Ikigai" gefunden hat, weiß, wofür er morgens aufsteht. Es ist die japanische Lebensphilosophie über das Suchen und Finden von Freude und Sinn im Leben.

Die vegetarische Ernährung der Siebenten-Tags-Adventisten

Auch in den USA, sonst eher nicht für ihre Langlebigkeitsküche bekannt, gibt es eine Blue Zone. Sie liegt in Kalifornien nahe von Los Angeles in Loma Linda. Dort leben besonders viele Siebenten-Tags-Adventisten. Die Anhänger der protestantischen Freikirche gelten als sehr zufrieden, gesund und aktiv. Für sie ist ihr Körper das Haus Gottes. Sie ernähren sich überwiegend vegetarisch, rauchen nicht und trinken keinen Alkohol.

Der Gesundheitszustand der Adventisten wird seit den 1950er-Jahren von Wissenschaftlern der *Loma Linda University* untersucht und mit den Daten von anderen US-Amerikanern verglichen. Die Studien bieten die Gelegenheit, größere Gruppen von Veganern, Vegetariern, Pescetariern (Vegetarier, die Fisch essen) und Flexitariern (Fleisch weniger als einmal/Woche) zu untersuchen.[40] Die Ergebnisse weisen nach, dass Menschen, die sich überwiegend pflanzlich ernähren, deutlich niedrigere Raten von Herz-Kreislauf-Erkrankungen, Diabetes und Übergewicht zeigen und fast zehn Jahre länger leben als Nicht-Vegetarier.[38]

Zu den langlebigkeitsfördernden Lebensmitteln der Adventisten gehören Hülsenfrüchte, Nüsse, Haferbrei, Vollkornbrot, ungesüßte Sojamilch und Lachs. Insgesamt essen sie kaum verarbeitete Lebensmittel. Außerdem sind sie dafür bekannt, dass sie fast ausschließlich Wasser trinken. Sieben Gläser Wasser pro Tag werden den Gläubigen empfohlen.[38]

Die meisten Adventisten sind körperlich auch bis ins hohe Alter sehr aktiv und halten sich viel im Freien auf. Die Verankerung in ihrem Glauben gibt ihrem Leben eine Sinnhaftigkeit und eine soziale Einbettung, die ebenfalls lebensverlängernd wirken dürften.

Nordische Ernährung

Die Küche rund ums Mittelmeer ist seit Langem das Vorzeigemodell einer gesunden Ernährungsweise. Zunehmend rückt aber auch die nordeuropäische Küche in den Blick, da sie als genauso gesund gilt und ebenfalls die Langlebigkeit fördert.[41] Die Chefköche eines der weltbesten Restaurants, des *NOMA* in Kopenhagen, haben den Geschmack und die Identität der nordischen Küche, die sich durch Einfachheit, Frische und Nachhaltigkeit auszeichnet, in einem Manifest beschrieben und so einem Publikum weit über die Grenzen Skandinaviens hinaus bekannt gemacht.

Die „Nordic Diet" besteht aus Kohl- und Wurzelgemüse (Brokkoli, Weißkohl, Möhren), wild wachsenden Beeren und Obst (Äpfel, Birnen), Vollkorngetreide (Roggen, Hafer, Sauerteigbrot), Nüssen, Kräutern, fermentierten Milchprodukten (Joghurt, Quark) Rapsöl und Fisch. Sie ist damit reich an Omega-3-Fettsäuren, Ballaststoffen sowie Antioxidantien und sie beinhaltet wenig zugesetzte Zucker.

Die Ernährungsweise des Nordens wirkt antientzündlich,[42] beugt Übergewicht vor und kann nachweislich chronischen Krankheiten wie Bluthochdruck und einem erhöhten Cholesterinspiegel entgegenwirken.[43] Wie jede traditionelle Küche besteht sie aus biologisch erzeugten, wenig verarbeiteten und unverpackten Lebensmitteln. Sie ist für weite Teile Deutschlands eine regionale Küche. Das spart lange Transportwege und beheizte Gewächshäuser und ist damit gut für Klima und Umwelt.

Die Jäger-und-Sammler-Ernährung der Tsimane

Die bolivianischen Tsimane, die noch weitgehend unberührt von den Einflüssen der Zivilisation im Amazonasgebiet leben, sind erstaunlich gesund. Forscher sind von ihnen fasziniert, weil sie auch im hohen Alter kaum chronische Krankheiten entwickeln. Sie haben die niedrigste Quote von Herz-Kreislauf-Erkrankungen, die jemals bei einer Menschengruppe nachgewiesen wurde. Die typischen Risikofaktoren für chronische Erkrankungen, unter denen große Teile der westlichen Bevölkerung leiden, fehlen bei ihnen. Die Tsimane haben niedrige LDL-Cholesterinwerte, niedrigen Blutdruck, niedrige Blutzuckerwerte und ein normales Körpergewicht.[44]

Ein wesentlicher Faktor für ihre erstaunliche Gesundheit ist die Ernährung. Die Tsimane leben bis heute als Jäger, Gartenbauer und Sammler. Ihre Hauptnahrungsmittel sind Kochbananen, Maniok, Reis, Nüsse und Obst. Der Kohlenhydratgehalt ihrer Ernährung liegt bei 72 Prozent, während der Fettanteil mit 14 Prozent vergleichsweise niedrig ist. Die restlichen 14 Prozent der Energie werden in Form von Eiweiß aufgenommen – vor allem aus Fisch, seltener aus Fleisch.[44] Wie ihr Lebensstil vermuten lässt, sind alle Lebensmittel der Tsimane frisch und unverarbeitet. Außerdem enthält ihre Ernährung viele Ballaststoffe, wenig gesättigte Fettsäuren und kaum „schnelle" Zucker. Sechs Stunden am Tag sind sie körperlich aktiv und in Bewegung. Nur 10 Prozent des Tages verbringen sie sitzend.[44] Selbst über 60-Jährige kommen auf über 15.000 Schritte pro Tag. Die Tsimane leben in kleinen Gemeinschaften von 50 bis 500 Personen, in denen jeder jeden kennt.[45] Ihre Ernährungsweise, kombiniert mit der vielen Bewegung und den engen sozialen Kontakten, gehört zu den Faktoren, die vermutlich ihre erstaunliche Herzgesundheit erklären kann.

Zunehmend kommen aber auch die Tsimane in Kontakt mit der Außenwelt und konsumieren dadurch immer mehr Zucker und Öl. In der Folge steigen der Körperfettanteil und der BMI (▸ Seite 65).[46] Es ist zu erwarten, dass diese Einflüsse sich langfristig negativ auf ihre Gesundheit auswirken und auch die Tsimane an Herzkrankheiten leiden werden – wie alle Bevölkerungsgruppen, die mit hoch verarbeiteten Nahrungsmitteln in Kontakt gekommen sind. Das trifft übrigens auch auf die jüngere Bevölkerung anderer Blue Zones zu.

Interessanterweise variiert der Anteil der Hauptnährstoffe in den gesunden traditionellen Küchen erheblich. Während die Mittelmeerkost fettreich ist, ernähren sich die Okinawaer und die Tsimane kohlenhydratlastig. Vielleicht ist also das ganze Gerangel über den richtigen Anteil von Kohlenhydraten und Fetten in unserer Ernährung der falsche Weg und die entscheidenden Faktoren für Gesundheit und Langlebigkeit liegen neben einem gesunden Lebensstil in der Qualität der Ernährungsweise.

▸▸▸ AUF EINEN BLICK **BLUE ZONES**

Was können wir aus den gesündesten Ernährungs- und Lebensweisen der Welt lernen?

- ▸ Essen Sie möglichst frisch zubereitete Mahlzeiten aus unverarbeiteten Lebensmitteln.
- ▸ Essen Sie viel Gemüse und viele Ballaststoffe.
- ▸ Essen Sie wenig Zucker.
- ▸ Essen Sie in Maßen. Hör Sie auf zu essen, wenn Sie zu 80 Prozent gesättigt sind („Hara hachi bu").
- ▸ Integrieren Sie viel Bewegung in Ihren Alltag (mindestens 30 Minuten pro Tag).
- ▸ Pflegen Sie enge soziale Beziehungen zu Familie und Freunden.

2

Woraus bestehen unsere Lebensmittel?

Lebensmittel setzen sich aus verschiedenen Nährstoffen zusammen, die in Makro- und Mikronährstoffe unterteilt werden. In diesem Kapitel lernen Sie die Funktion und den Gesundheitswert von Kohlenhydraten, Fetten, Eiweißen und Ballaststoffen kennen und erfahren, wie essenziell Vitamine, Mineralstoffe, Spurenelemente und sekundäre Pflanzenstoffe für uns sind.

Kohlenhydrate

Was sind Kohlenhydrate?
Welche Lebensmittel sind reich an Kohlenhydraten?
Machen Kohlenhydrate dick?
Was sind „schnelle" Zucker?
Wie viel Kohlenhydrate sollte man essen?
Darf man Kohlenhydrate abends essen?

Kohlenhydrate gehören neben Fetten und Eiweißen zu den drei Hauptnährstoffen (auch Makronährstoffe) unserer Ernährung und sind wichtige Energielieferanten. Der menschliche Körper benötigt ständig Energie – auch im Schlaf. Der größte Teil fließt in den sogenannten Grundumsatz, der Funktionen wie Atmung, Herzschlag, Stoffwechsel und Körpertemperatur reguliert. Darüber hinaus brauchen wir Energie für jegliche körperliche Aktivität und auch unser Gehirn ist ständig darauf angewiesen. Viele wichtige Grundnahrungsmittel wie Weizen, Hafer, Reis, Kartoffeln, Bohnen und Linsen haben einen hohen Kohlenhydratgehalt. Bei den meisten Menschen machen Kohlenhydrate den größten Nährstoffanteil in der Ernährung aus.

Es gibt verschiedene Arten von Kohlenhydraten. Chemisch gesehen sind sie Zucker (auch Saccharide), weil sie aus Zuckermolekülen aufgebaut sind. Das führt oft zu Verwirrung, denn umgangssprachlich nennen wir nur die weiße, grobkörnige Substanz, die wir im Supermarkt zum Backen und Süßen kaufen, „Zucker". Der sogenannte Haushaltszucker ist aber nur eine Zuckervariante unter vielen anderen. Kohlenhydrate werden nach der Anzahl der verknüpften Zuckerbausteine in drei Gruppen unterteilt:

▶ **Einfachzucker** (chem. Monosaccharide) bestehen nur aus einem Zuckerbaustein. Zu den Einfachzuckern gehören Traubenzucker (chem. Glukose), Fruchtzucker (chem. Fruktose) und Schleimzucker (chem. Galaktose). Glukose ist der am häufigsten vorkommende und biologisch wichtigste Einfachzucker, der in fast allen kohlenhydratreichen Lebensmitteln enthalten ist. Fruktose kommt vor allem in Obst und Honig vor und Schleimzucker in Milch.

▶ **Zweifachzucker** (chem. Disaccharide) bestehen aus zwei aneinandergekoppelten Zuckermolekülen. Haushaltszucker (chem. Saccharose) ist ein typischer Vertreter dieser Gruppe (▶ Seite 160ff.). Er ist aus je einem Glukose- und einem Fruktosemolekül aufgebaut und wird vor allem aus Zuckerrüben und Zuckerrohr gewonnen. Milchzucker (chem. Laktose) ist ebenfalls ein Zweifachzucker, der aus den beiden Molekülen Galaktose und Glukose zusammengesetzt ist.

▶ **Mehrfachzucker** (chem. Polysaccharide) bestehen aus langen Ketten von Zuckermolekülen. Der häufigste Mehrfachzucker ist Stärke – sie besteht aus Tausenden von aneinandergekoppelten Glukosemolekülen. Stärkereiche Lebensmittel sind zum Beispiel Getreideprodukte, Kartoffeln oder Hülsenfrüchte. Mehrfachzucker werden auch als komplexe

Kohlenhydrate bezeichnet, wenn sie in unverarbeiteten Lebensmitteln im Verbund mit Ballaststoffen in den intakten Strukturen des Lebensmittels vorliegen.

Da die Darmschleimhaut nur Einfachzucker aufnehmen kann, müssen Kohlenhydrate im Verlauf der Verdauung in ihre Grundbausteine zerlegt werden – also beispielsweise die Zweifach- und Mehrfachzucker aus Obst, Gemüse und Getreide in ihre Einfachzucker Glukose und Fruktose. Das dauert unterschiedlich lange, je nachdem, in welchen Strukturen die Kohlenhydrate vorliegen. Die so zerlegten Glukose- und Fruktosemoleküle werden dann wiederum im Körper auf unterschiedliche Weise aufgenommen, transportiert und gespeichert.

Glukose, der häufigste Zucker

Glukose ist der mit Abstand häufigste Zuckerbaustein in unserer Ernährung. Sie ist ein wichtiger, schnell verfügbarer Energielieferant für Blut, Gehirn und Muskeln. Ein bestimmter Glukosegehalt im Blut, auch Blutzuckerkonzentration genannt, ist für uns lebenswichtig und darf nicht unterschritten werden. Sobald Glukose ins Blut gelangt, wird das Hormon Insulin ausgeschüttet. Dieses wichtige Hormon kennt inzwischen jeder, weil es bei einer der häufigsten Krankheiten unserer Zeit, dem Diabetes, eine zentrale Rolle spielt. Das 1921 entdeckte Insulin wird in der Bauchspeicheldrüse produziert. Wir können uns das Hormon wie eine Art Schlüssel vorstellen, der die

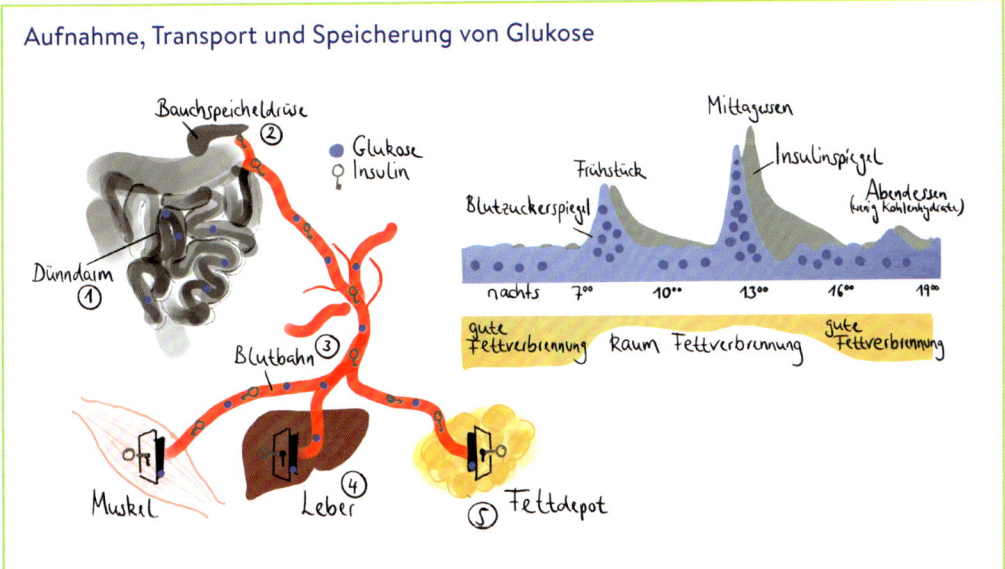

Aufnahme, Transport und Speicherung von Glukose

(1) AUFNAHME Im Dünndarm werden Kohlenhydrate zerlegt. Der Einfachzucker Glukose gelangt durch die Darmwand ins Blut. (2) Dadurch steigt der Blutzuckerspiegel und die Bauchspeicheldrüse schüttet Insulin aus. (3) TRANSPORT Insulin schließt die Körperzellen für den Zucker auf, vor allem die der Muskeln, der Leber und des Fettgewebes. (4) SPEICHERUNG Zucker, der nicht sofort als Energie verbraucht wird, wird in Leber- und Muskelzellen in Glykogen umgewandelt und gespeichert. (5) Da die Speicher nicht unendlich viel Glykogen aufnehmen können, wird überschüssige Glukose in Fett umgewandelt und gespeichert.

Zellmembran der energiebenötigenden Körperzellen aufschließt. Insulin bindet an Rezeptoren auf der Zellmembran und daraufhin kann die Glukose in die Körperzelle gelangen. Dort wird die Glukose entweder direkt als Energie verbraucht oder in Leber- und Muskelzellen in Glykogen umgewandelt und gespeichert. Dieses kann bei Bedarf, zum Beispiel in Hungerphasen, wieder in Glukose umgewandelt und dem Körper als Energie zur Verfügung gestellt werden. Da die Speicherkapazität für Glykogen begrenzt ist, wird überschüssige Glukose in Blutfette, also Triglyzeride und Cholesterin, umgebaut (▶ Seite 60).[47]

Vielen ist der Sachverhalt unbekannt, dass Kohlenhydrate im Körper in Fett umgewandelt werden können und dann in die Fettdepots eingelagert werden. Außerdem verhindert ein hoher Insulinspiegel, dass Körperfett als Energie verbrannt wird. Denn reichlich Insulin im Blut signalisiert unserem Körper, dass wir gerade gegessen haben, also ausreichend mit Energie versorgt sind, und die Fettreserven daher besser für magere Zeiten aufheben sollten.

Für diesen Prozess ist vor allem auch entscheidend, wie die Zucker in den Lebensmitteln verbaut sind. „Leicht verdauliche" Kohlenhydrate aus Weißmehl und Softdrinks rauschen direkt ins Blut und verursachen eine schnelle und starke Insulinausschüttung (▶ Seite 42). „Langsame" Kohlenhydrate hingegen, die in komplexen Strukturen verbaut sind und mit Ballaststoffen und Eiweißen in Lebensmitteln wie zum Beispiel Hülsenfrüchten vorkommen, gelangen nach und nach ins Blut. Die leicht verdaulichen Zucker aus Weißmehl und Softdrinks führen nachweislich zu Übergewicht,[48, 49] während Hülsenfrüchte beim Abnehmen helfen können (▶ Seite 125ff.). „Kalorie ist eben nicht gleich Kalorie", weil die verschiedenen Nährstoffe, je nachdem in welcher Zusammensetzung sie vorliegen, sehr unterschiedlich auf unseren Stoffwechsel wirken.

Fruktose – ist sie gefährlich?

Ein weiterer wichtiger Einfachzucker in unserer Ernährung ist die Fruktose, auch Fruchtzucker genannt. Für viele klingt der Name gesund und wird mit Obst und Vitaminen assoziiert. Andererseits hören wir seit Jahren immer öfter, dass gerade Fruktose zu Fettleber und Übergewicht führt. In den USA gilt sie inzwischen als Dickmacher Nummer eins. Auch wenn Frucht- und Traubenzucker die gleiche Kalorienmenge haben (etwa 4 Kilokalorien pro Gramm), ist Fruchtzucker doppelt so süß wie Glukose und kommt mit einem Anteil von 1 bis 7 Prozent vor allem in Früchten vor, zum Beispiel in Äpfeln, Birnen, Beeren oder Trauben.[47] Fruktose lässt sich aber auch in nahezu allen Gemüsesorten, Zwiebeln und Kräutern nachweisen. Allerdings mit wesentlich geringeren Anteilen.

Viele sind überrascht, wenn sie hören, dass der normale Haushaltszucker zur Hälfte aus Fruktose besteht, und auch Honig hat mit 40 Prozent einen hohen Anteil. Auch der berüchtigte High Fructose Corn Syrup (deutsch: Fruktosesirup), der sehr preisgünstig aus Mais produziert werden kann, enthält 55 Prozent Fruktose und wird von der Nahrungsmittelindustrie seit Jahrzehnten zahlreichen Produkten zugesetzt. Besonders viel enthalten Softdrinks, Müsliriegel und hoch prozessierte Fertigprodukte. Der Fruktosekonsum ist vor allem seit den 1980er-Jahren drastisch angestiegen.[50]

FRUKTOSEGEHALT VERSCHIEDENER LEBENSMITTEL

Lebensmittel	Fruktosegehalt in g/100 g
Honig	39
Rosinen	33
Trauben	7
Apfel	6
Banane	3
Blaubeeren	3
Möhren	1
Paprika	1
Brokkoli	1

Die Aufnahme von Fruktose in den Körper verläuft anders als bei Glukose und führt immer über die Leber. Bei der Fruktoseaufnahme wird kein Insulin ausgeschüttet. In der Schleimhaut des Dünndarms befinden sich kleine Transporteiweiße (GLUT-5), die den Fruchtzucker ins Blut bringen. Von dort gelangt er über die Pfortader in die Leber (▶ Abbildung Seite 40). Wird mehr Fruktose aufgenommen, als die Leber verarbeiten kann, wandelt diese den überschüssigen Fruchtzucker in Fett um. Ein Teil des Fettes wird direkt in der Leber gespeichert, ein weiterer Teil ins Fettgewebe transportiert. Es existiert kein Regulationsmechanismus, der die Leber vor zu viel Fruktose schützen würde. Sie speichert einfach immer mehr Fett, bis sie krankhaft verfettet ist, genau wie bei zu viel Alkohol. Das betrifft erschreckend viele Menschen. Von einer sogenannten nichtalkoholischen Fettleber (NAFL) sind in Deutschland inzwischen 23 Prozent der Erwachsenen betroffen.[51]

Die Leber ist das zentrale Stoffwechselorgan des Menschen und wird oft in ihrer Bedeutung für unsere Gesundheit unterschätzt. Ist sie durch Verfettung in ihrer Funktion eingeschränkt, können in der Folge zahlreiche Stoffwechselprobleme auftreten, zum Beispiel Störungen in der Insulinproduktion. Fatalerweise galt Fruktose jahrelang als idealer „Diabetikerzucker". Man dachte, da Fruktose ohne Insulinbeteiligung in den Körper aufgenommen wird, könnten Zuckerkranke ohne Probleme fruktosegesüßte Produkte essen. Erst später stellte man fest, dass Fruktose negativ auf den Insulinstoffwechsel wirkt und die Symptomatik von Zuckerkranken damit verstärkt. Seit 2010 gibt es solche speziellen Diabetikerprodukte nicht mehr.

Fruktose hemmt außerdem das Hormon Leptin, das für unser Sättigungsgefühls zuständig ist. Das Hormon befindet sich im Blut und signalisiert dem Gehirn, dass der Körper keine weitere Nahrung benötigt. Die Hemmung von Leptin löst einen fatalen Teufelskreis aus, der dazu führt, dass wir immer mehr von den ungesunden zuckerhaltigen Lebensmitteln essen wollen und dabei nie lange satt sind.

Wenn Fruktose Beschwerden macht

Viele Menschen berichten, dass sie Fruktose nicht vertragen. Vermutlich ist einer von drei Erwachsenen betroffen; bei Kleinkindern sollen es sogar zwei von dreien sein.[52] Die Menge der Transporteiweiße (GLUT-5) für Fruktose ist begrenzt, sodass jeder Mensch nur eine bestimmte Menge an Fruchtzucker verträgt. Die Kapazitätsgrenze ist individuell sehr unterschiedlich. Können Menschen nur sehr wenig Fruktose aufnehmen, spricht man von einer Fruktoseintoleranz (auch Fruktose-Malabsorption oder intestinale Fruktoseintoleranz).

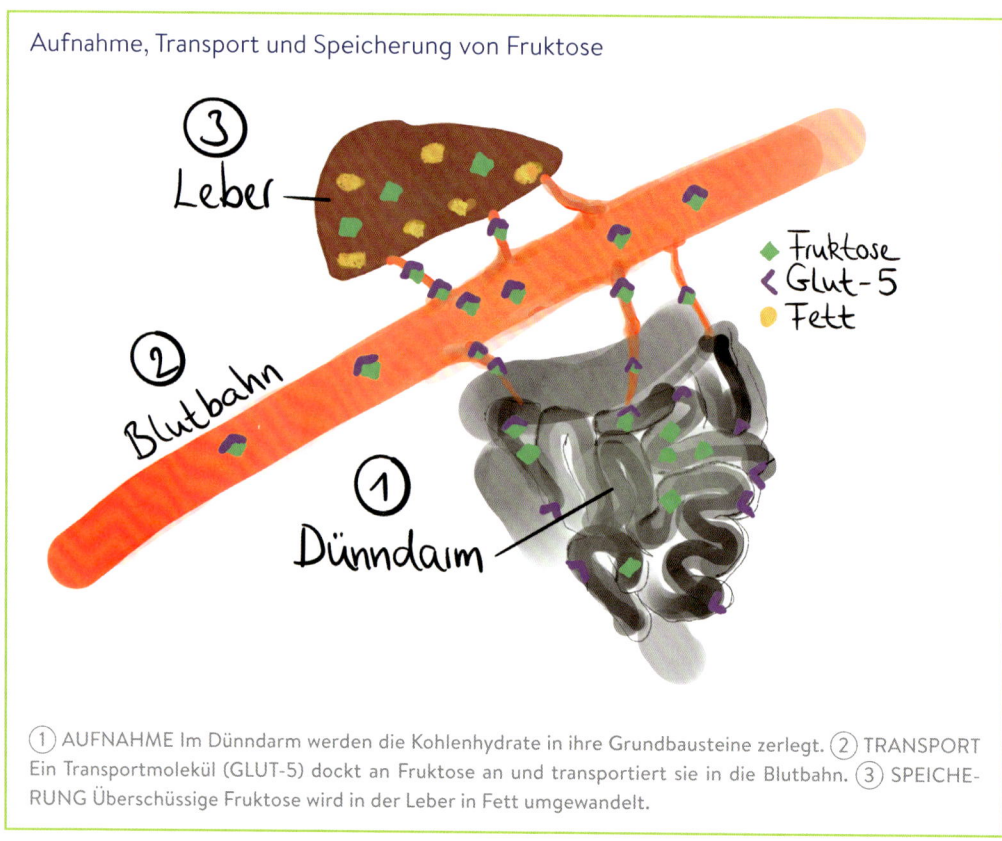

Aufnahme, Transport und Speicherung von Fruktose

① AUFNAHME Im Dünndarm werden die Kohlenhydrate in ihre Grundbausteine zerlegt. ② TRANSPORT Ein Transportmolekül (GLUT-5) dockt an Fruktose an und transportiert sie in die Blutbahn. ③ SPEICHERUNG Überschüssige Fruktose wird in der Leber in Fett umgewandelt.

Menschen mit einer Fruktose-Malabsorption können Fruchtzucker nicht richtig im Dünndarm aufnehmen. So gelangt er in den Dickdarm, wo er von Bakterien zersetzt wird. Die dabei entstehenden Gase verursachen Beschwerden wie Blähungen, Übelkeit, Bauchschmerzen und Verstopfung, aber auch unspezifische Symptome wie Müdigkeit oder Kopfschmerzen. Es gibt zudem eine angeborene Form der Fruktoseintoleranz (hereditäre Fruktoseintoleranz), die aber selten ist. Dabei handelt es sich um eine Enzymstörung. Schon kleinste Mengen Fruktose können dann für den Betroffenen bereits gefährlich werden.

Die Symptome der Fruktose-Malabsorption treten meist 30 bis 90 Minuten nach dem Verzehr von fruktosehaltigen Lebensmitteln auf. Die Therapie besteht vor allem in einer

Ernährungsumstellung. Betroffene müssen meist nicht völlig auf Obst verzichten, kleine Mengen werden normalerweise vertragen. Vielen Betroffenen geht es dann schnell besser. Getestet wird auf Fruktose-Malabsorption mit einem speziellen Wasserstoff-Atemtest (H2-Atemtest).

Kohlenhydrate und Gesundheit

Zucker hat also über verschiedene Mechanismen einen erheblichen Einfluss auf unseren Stoffwechsel. Ein hoher Zuckerkonsum, wie wir ihn heute oft haben, wird in Zusammenhang mit vielen Stoffwechselproblemen und chronischen Krankheiten gebracht. Dazu zählen vor allem Übergewicht, Fettleber und Diabetes, aber auch erhöhte Blutfettwerte und Herz-Kreislauf-Erkrankungen sowie vorzeitige Alterung.

Im Zusammenhang mit Zucker ist auch oft von Insulinresistenz die Rede. Doch was ist damit eigentlich genau gemeint? Dadurch, dass unsere heutige Ernährung einen hohen Anteil an leicht verdaulichen Kohlenhydraten hat, muss unsere Bauchspeicheldrüse fortwährend Insulin produzieren, um den Zucker abzutransportieren und den Blutzuckerspiegel konstant zu halten. Irgendwann sind die Rezeptoren der Körperzellen, an die das Insulin andocken will, überlastet. Wenn wir uns Insulin, wie beschrieben, als eine Art Schlüssel vorstellen, so bedeutet das: Das „Schloss" ist irgendwann defekt. Der Zucker kann nicht mehr in die Zellen gelangen. Dann spricht man von einer Insulinresistenz. Die Folge: Immer mehr Zucker befindet sich im Blut. Die Bauchspeicheldrüse reagiert darauf, indem sie die Insulinproduktion ankurbelt, um das Mehr an Zucker zu absorbieren. Doch das Insulin kann nicht an die insulinresistent gewordenen Rezeptoren der Zellen andocken. Besteht dieser Zustand dauerhaft, ist die Bauchspeicheldrüse irgendwann erschöpft und produziert immer weniger Insulin. Ein Typ-2-Diabetes hat sich entwickelt.

Viele wissen nicht, dass ein hoher Zuckerkonsum nicht nur zu der klassischen „Zuckerkrankheit" führen kann, sondern auch das Risiko für Herz-Kreislauf-Erkrankungen erhöht. Wir haben bereits beschrieben, dass der Körper zu viel Zucker in Blutfette umwandelt. Erhöhte Blutfette sind einer der Hauptrisikofaktoren für kardiovaskuläre Erkrankungen.[53] Sie können sich an den Wänden der Blutgefäße ablagern und diese verstopfen. Damit führen nicht nur ungesunde Fette aus der Nahrung, sondern auch ein Zuviel an Kohlenhydraten zu Arterienverstopfung und in der Folge zu Bluthochdruck, Schlaganfall und Herzinfarkt.

Durch übermäßigen Zuckerkonsum können sich mehrere Risikofaktoren für schwere Krankheiten gleichzeitig entwickeln, so zum Beispiel beim metabolischen Syndrom.[54] Es umfasst das gemeinsame Auftreten von Übergewicht, kombiniert mit erhöhten Blutzucker-, Blutfett- und Blutdruckwerten. Das Syndrom wird auch als „tödliches Quartett" bezeichnet, weil es das Risiko für Herzerkrankungen, Schlaganfall und Diabetes signifikant erhöht.

Außerdem trägt Zucker zur vorschnellen Alterung bei. Prof. Cynthia Kenyon von der *University of California* gehört zu den einflussreichsten Altersforschern. Bei Experimenten mit Würmern (caenorhabditis elegans) hat sie bereits vor zehn Jahren gezeigt, dass Zuckerkonsum Alterungsprozesse beschleunigt.[55] Das Leben der Würmer verkürzte sich nach der Aufnahme von Zucker um erstaunliche 20 Prozent. Der lebensverkürzende Effekt hängt mit dem

Zuckerstoffwechsel zusammen, der Einfluss hat auf Gene und Hormone, vor allem aber auf den Insulin- und IGF-1-Stoffwechsel (▶ Seite 68). Prof. Kenyon berichtet, dass sie nach dieser Entdeckung ihre Essgewohnheiten geändert habe: „Ich verzichte seitdem meistens auf den Nachtisch."[56] Sehenswert ist in diesem Zusammenhang auch ihr TED Talk „Experimente, welche auf längeres Leben hinweisen".

Durch rechtzeitige Reduktion des Zuckerkonsums kann die Entwicklung von Insulinresistenz, Adipositas, Fettleber und Diabetes verhindert, ja sogar in einem frühen Stadium meist auch wieder vollständig rückgängig gemacht werden. Die Ergebnisse des *Diabetes Remission Clinical Trial (DiRECT)* zeigen zum Beispiel, dass eine Ernährungsumstellung zu Gewichtsabnahme und einer Heilung von Diabetes Typ 2 führen können.[57] Diese Ergebnisse machen Mut und bestätigen eindrucksvoll, was durch eine geänderte Ernährungsweise alles erreichbar ist. Wenn Sie selbst zu den Betroffenen zählen, finden Sie in dem Buch „*Die Ernährungs-Docs – Diabetes heilen: Wie Sie mit der richtigen Ernährung Diabetes Typ 2 heilen und Typ 1 verbessern können*" zahlreiche Rezepte, die Ihnen den Weg in die Ernährungsumstellung erleichtern.

Die Qualität der Kohlenhydrate ist entscheidend

Kohlenhydrate können also viel Schlimmes anrichten, aber machen sie wirklich per se krank? Schließlich stellen sie bei den meisten Menschen den größten Teil ihrer Ernährung dar. Auch die besonders gesund alt werdenden Menschen auf der japanischen Insel Okinawa ernähren sich primär von Kohlenhydraten und auch die sehr herzgesunden Tsimane essen eine „highcarb diet" (▶ Seite 32). Wie lässt sich das erklären? Sind Kohlenhydrate nun gesund oder ungesund? Auch wenn die Diskussion darum wahrscheinlich nie ein Ende haben wird, steht eine Sache fest: Es geht vor allem um die Qualität der Kohlenhydrate.

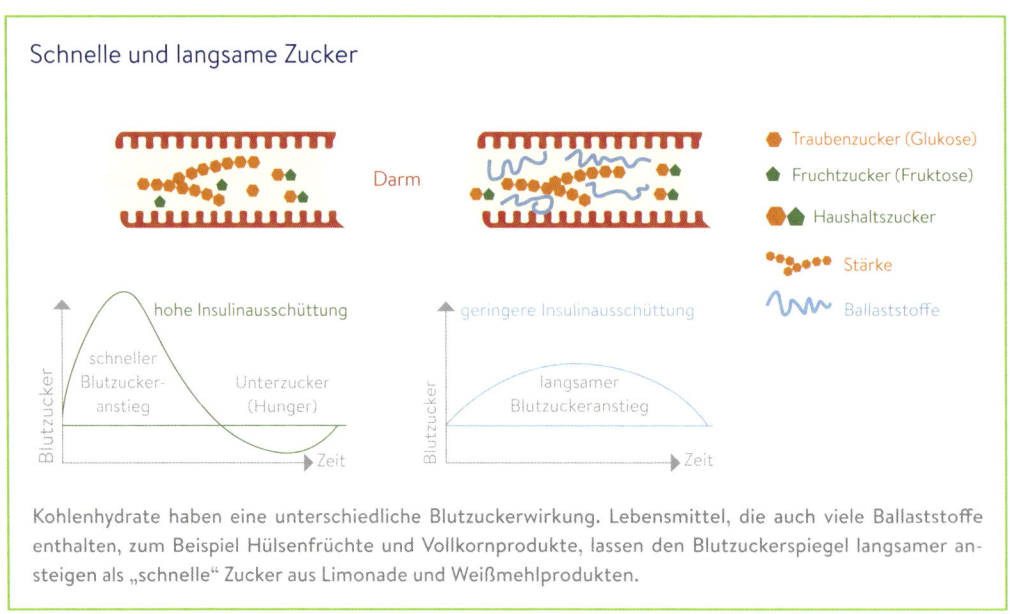

Schnelle und langsame Zucker

Darm

● Traubenzucker (Glukose)
● Fruchtzucker (Fruktose)
⬡ Haushaltszucker
•••• Stärke
〰 Ballaststoffe

hohe Insulinausschüttung

Blutzucker

schneller Blutzuckeranstieg — Unterzucker (Hunger)

Zeit

geringere Insulinausschüttung

Blutzucker

langsamer Blutzuckeranstieg

Zeit

Kohlenhydrate haben eine unterschiedliche Blutzuckerwirkung. Lebensmittel, die auch viele Ballaststoffe enthalten, zum Beispiel Hülsenfrüchte und Vollkornprodukte, lassen den Blutzuckerspiegel langsamer ansteigen als „schnelle" Zucker aus Limonade und Weißmehlprodukten.

GLYKÄMISCHER INDEX UND GLYKÄMISCHE LAST

Um den Gesundheitswert eines Lebensmittels einschätzen und vergleichen zu können, ist es wichtig zu wissen, wie schnell die enthaltenen Kohlenhydrate den Blutzuckerspiegel ansteigen lassen. Genau dies beschreibt der glykämische Index. Der britische Professor David Jenkins hat das Maß 1981 zur Beurteilung der Qualität von Kohlenhydraten eingeführt.[58] Der glykämische Index misst, wie stark der Verzehr von 50 Gramm Kohlenhydraten eines Lebensmittels den Blutzucker ansteigen lässt. Der Wert von Glukose ist dabei auf 100 Prozent festgelegt. So lassen zum Beispiel Linsen den Blutzucker viel weniger ansteigen als Kartoffeln oder Weißbrot.[59]

Der glykämische Index berücksichtigt jedoch nicht, wie hoch der Anteil von Kohlenhydraten in einem Lebensmittel ist. Das führt zu Verzerrungen. Zum Beispiel haben Möhren und Baguette den gleichen Wert. Da aber der Kohlenhydratanteil in Möhren sehr viel geringer ist als in Baguette, müsste man sehr viel mehr Möhren essen, um auf den gleichen Wert zu kommen wie bei einem Stück Baguette. Ein unfairer Vergleich also – und irgendwie ahnen wir ja auch bereits, dass Möhren gesünder sind als Weißbrot.

Daher ist das Maß glykämische Last, das den Anteil der Kohlenhydrate eines Lebensmittels berücksichtigt, aussagekräftiger. Die glykämische Last von Baguette ist demnach auch sieben Mal höher als die von Möhren. Berechnet wird die glykämische Last mittels folgender Formel:

$$\text{Glykämische Last} = \frac{(\text{glykämischer Index des Lebensmittels} \times \text{Menge der Kohlenhydrate je 100 g})}{100}$$

Als grobe Orientierung lassen sich Werte von unter 10 als niedrig und von über 20 als hohe glykämische Last einteilen. So punkten Blaubeeren oder Nüsse mit besonders niedrigen Werten, wohingegen Natur-Basmatireis eine glykämische Last von 32 aufweist. Falls Sie noch nie von glykämischen Werten gehört haben, geht es Ihnen wie vielen. Die Werte haben sich wohl auch deswegen nicht in der Breite durchgesetzt, weil sie von zahlreichen Faktoren wie zum Beispiel dem Anbaugebiet, dem Reifegrad, der Sorte, dem Zerkleinerungsgrad und der Garzeit eines Lebensmittels abhängen[60] und dadurch für die einzelnen Lebensmittel stark schwanken. Es gibt aber durchaus umfangreiche Tabellen und immer mehr Apps, mit deren Hilfe sich die glykämischen Werte von Lebensmitteln bestimmen lassen. Wer viel Gemüse, Obst, Vollkornprodukte und Hülsenfrüchte sowie wenig Softdrinks, Fruchtsäfte, Süßigkeiten, Weißmehlprodukte und Fertiggerichte zu sich nimmt, braucht keine Tabellen für glykämische Last und muss sich um den Anteil von Kohlenhydraten in seiner Ernährung keine Gedanken machen.

Größere Mengen raffinierte Kohlenhydrate aus industriell verarbeiteten Lebensmitteln, zum Beispiel Haushaltszucker oder Stärke, sind „schlechte" Kohlenhydrate. Diese „leicht verdaulichen" Kohlenhydrate etwa in Brötchen, Pizza, Pommes, Süßigkeiten, Fertiggerichten und vor allem auch Softdrinks und Fruchtsäften werden sofort von den Darmzellen absorbiert und gelangen sehr schnell in die Blutbahn. Der Blutzuckerspiegel steigt rapide in die Höhe, woraufhin viel Insulin ausgeschüttet wird, das den Zuckermolekülen den Weg in die Zellen öffnet. Dadurch fällt der Zuckergehalt im Blut rasch wieder ab, oft unter das Ausgangsniveau. Dieser sehr niedrige Blutzuckerspiegel löst ein Hungergefühl aus. Um den Hunger zu stillen, greifen wir oft erneut zu leicht verdaulichen Kohlenhydraten, zum Beispiel zu Brezeln, Brötchen oder Keksen. Und diese treiben den Blutzucker wieder rapide in die Höhe. Ein Teufelskreis beginnt, der sich durch schnelle und hohe Schwankungen im Blutzuckerspiegel auszeichnet und langfristig gesehen oft in Übergewicht und Diabetes endet. Leider besteht ein großer Teil der heutigen Ernährung aus minderwertigen Kohlenhydraten. So ist der Zuckerkonsum in den letzten 200 Jahren um satte 1600 Prozent gestiegen.[61] Allein der Haushaltszucker (Saccharose) macht mehr als ein Drittel unserer Kohlenhydratzufuhr aus.[62] Backwaren, Nudeln und Pizza sind fast immer aus schnell verdaulichem Weißmehl hergestellt, das kaum noch Ballast- und Nährstoffe enthält, und viele greifen zu Säften, Softdrinks und Smoothies.

„Gute" Kohlenhydrate (auch komplexe Kohlenhydrate oder Slow Carbs) hingegen werden deutlich langsamer ins Blut aufgenommen. Reich an komplexen Kohlenhydraten sind unverarbeitete Lebensmittel wie Gemüse, Obst, Hülsenfrüchte (Linsen, Bohnen, Erbsen), Vollkornprodukte (Brot, Nudeln), Vollkornreis, Quinoa und Nüsse. Diese Lebensmittel enthalten viele Ballaststoffe und die Zucker sind in Strukturen gebunden, die während der Verdauung erst langsam zerlegt werden müssen. Sie haben dadurch eine längere Verweildauer in Magen und Darm. Es kommt also nicht nur auf die Inhaltsstoffe eines Lebensmittels an, sondern auch auf die Konsistenz, in der die Inhaltsstoffe vorliegen. Wenn die Glukose zum Beispiel in einem Korn verbaut ist, müssen die harten Fasern während der Verdauung erst langsam aufgeschlossen werden, während die gleichen Inhaltsstoffe aus einem fein ausgemahlenen Mehl viel schneller aufgenommen werden können.

Das gleiche Prinzip gilt für die intakten Strukturen von Obst. Der Zucker aus Apfelsaft gelangt fast direkt ins Blut, während bei Apfelmus immerhin einige Strukturen verdaut werden müssen. Beim ganzen Apfel (insbesondere wenn wir ihn mit Schale essen) sind die Zucker dagegen in deutlich festeren Strukturen verbaut, die während der Verdauung langsam zerlegt werden müssen. Daher ist aus gesundheitlicher Sicht immer das ganze Obst dem Saft vorzuziehen. Auch Obst-Smoothies sollten wir deswegen nur in Maßen konsumieren.

Slow Carbs führen also zu einem geringeren und langsameren Blutzuckeranstieg, sie machen uns länger satt und Heißhungerattacken sind seltener. Bevorzugen Sie am besten immer die Vollkornvariante bei Brot, Pizza und Nudeln und genießen Sie Obst im Ganzen. Studien weisen nach, dass Slow Carbs für die Gesundheit förderlich sind und vor chronischen Zivilisationskrankheiten schützen.[63] (▶ Mehr dazu erfahren Sie in den jeweiligen Abschnitten zu Gemüse, Obst, Hülsenfrüchten, Nüssen und Vollkornprodukten.)

KOHLENHYDRATGEHALT VERSCHIEDENER LEBENSMITTEL		
Lebensmittel	Kohlenhydratgehalt in g/100 g	davon Zucker
Honig	75	75
Rosinen	68	68
Haferflocken	59	1
Roggenvollkornbrot	39	2
Vollkornnudeln, gegart	26	–
Tomatenketchup	24	24
Bananen	20	17
Reis, gegart	19	–
Süßkartoffeln, gegart	18	6
Kartoffeln, gegart	15	1
Honigmelone	12	12
Apfel	11	10
Walnüsse	11	–
Linsen, gegart	11	–
Möhren, gegart	3	3
Brokkoli, gegart	2	2

Wie viel Kohlenhydrate sollten wir essen?

Studien zeigen, dass es für die Gesundheit wohl am besten ist, wenn wir 50 bis 55 Prozent unseres täglichen Energiebedarfs durch Kohlenhydrate decken.[64] In diesem Bereich liegen auch die Empfehlungen der meisten Institutionen. So rät die *Europäische Behörde für Lebensmittelsicherheit* zu einem täglichen Kohlenhydratanteil von 45 bis 60 Prozent[65] und die *Deutsche Gesellschaft für Ernährung (DGE)* von mindestens 50 Prozent.[66] Nach aktuellen Erkenntnissen sollte die Kohlenhydratmenge aber auch nicht über 60 Prozent liegen.[67] Was bedeutet das für den Alltag? Das aufwendige Berechnen von Kohlenhydratanteilen in Lebensmitteln mit Apps oder anderen Hilfsmitteln ist zeitaufwendig und meist nicht nötig. Wer die hier vorgeschlagenen Ernährungsleitlinien beachtet (▶ Seite 197/256), muss sich über die Kohlenhydratmenge in seiner Ernährung keine Gedanken machen.

Wichtig ist allerdings, nicht ständig zu essen (▶ Seite 206). Denn ein fortwährend hoher Insulinspiegel führt langfristig zu chronischen Krankheiten. Für unsere Gesundheit ist daher sehr förderlich, erstens weniger zu essen und zweitens immer wieder Phasen des Nichtessens einzuhalten. Mehr zu Zucker und wie wir ihn reduzieren können, lesen Sie auf Seite 167.

Atkins und die Low-Carb-Bewegung

Übergewicht, Diabetes und vorschnelle Alterung: Bei vielen Menschen haben Kohlenhydrate einen schlechten Ruf. Bereits im Jahr 1972 begründete der dadurch berühmt gewordene amerikanische Arzt Robert Atkins eine Ernährungsrevolution: die Atkins-Diät oder Low-Carb-Bewegung. Die einfache Regel lautet: mehr Fett, weniger Kohlenhydrate.

Diättreibende auf der ganzen Welt verzichten nach den Low-Carb-Regeln weitestgehend auf Kohlenhydrate, dürfen aber fett- und eiweißhaltige Speisen ohne Einschränkung essen. In der Praxis bedeutet das: kaum Kartoffeln, Nudeln und Brot sowie wenig Zucker und Obst. Dafür aber viel Fleisch, Fisch, Käse, Eier, Wurst und Butter. Gemüse ist weitestgehend erlaubt.

Tatsächlich zeigt sich auch in Studien, dass eine kohlenhydratarme Ernährung beim Abnehmen helfen kann.[64] Aber dabei wird oft vergessen, dass die langfristigen gesundheitlichen Folgen einer solchen Ernährung auch heute immer noch nicht ausreichend untersucht sind und eine fleisch- und fettreiche Diät beziehungsweise Ernährung mit erheblichen gesundheitlichen Risiken verbunden ist (▸ Seite 136). So wundert es nicht, dass ausgerechnet Robert Atkins im Alter von 72 Jahren an Herzschwäche und Fettleibigkeit verstarb. Ein Umstand, den seine Anhänger lieber verschwiegen hätten.[68]

Es gibt aber auch immer wieder Einzelberichte und Studien, die von positiven Effekten einer stark kohlenhydratreduzierten Diät berichten. Das trifft in den letzten Jahren besonders für die ketogene Ernährung zu, einer extremen Variante der Low-Carb-Diät, auf die weltweit viele Gesundheitsbewusste schwören. Die Kohlenhydratzufuhr wird dabei sehr stark reduziert und dafür die Fettzufuhr erhöht. Die zugeführte Kohlenhydratmenge beträgt meist weniger als 50 Gramm pro Tag beziehungsweise weniger als 10 Prozent des täglichen Energiebedarfs.

Da Glukose im Körper aus Eiweiß und Fett hergestellt werden kann, könnte ein Mensch auch ohne Kohlenhydrate überleben. Durch die Kohlenhydratreduktion verändert sich der Stoffwechsel und gerät in die sogenannte Ketose. Die Leber beginnt, aus Fettsäuren Ketonkörper zu bilden. Gehirn und Körperzellen nutzen nun nicht mehr Glukose, sondern diese Ketone als Energielieferanten. Um einen normalen Fettstoffwechsel zu gewährleisten und Proteinabbau zu vermeiden, sollte jedoch der Wert von mindestens 10 Prozent des täglichen Energiebedarfs aus Kohlenhydraten nicht unterschritten werden.[47]

Aus welchen Nahrungsmitteln besteht eine ketogene Ernährung? Auf den Teller kommen Fleisch, Wurst, Fisch, Milchprodukte, Eier, Nüsse, Samen, kohlenhydratarmes Gemüse wie Spinat und Tomaten sowie pflanzliche Öle wie Oliven- und Kokosöl. Zucker, Kuchen und Süßigkeiten sind absolut tabu, aber auch Getreideprodukte, Hülsenfrüchte, Knollen- und Wurzelgemüse sowie Obst werden vom Speiseplan gestrichen.

Es gibt viele Einzelberichte von Menschen, die sich mit einer ketogenen Ernährung wohler und leistungsfähiger fühlen. In Studien zeigten sich eine Verbesserung der Gedächtnisleistung und sogar eine lebensverlängernde Wirkung – bisher allerdings nur im Mausmodell.[69] Auch Gewicht lässt sich mit einer ketogenen Ernährung nachweislich reduzieren.[70] Erfolge konnten zudem bei Menschen mit Epilepsie und Alzheimer erzielt werden.[71] Auch wenn in Einzelberichten erstaunliche Steigerungen des Wohlbefindens berichtet werden und eine von der Norm abweichende Ernährungsform unser Interesse weckt, wollen wir ganz eindeutig darauf hinweisen, dass es über die Langzeitwirkungen der ketogenen Ernährung noch zu wenig Wissen gibt. Wir raten deswegen nicht zu einer Umstellung. Falls Sie dennoch eine ketogene Ernährung in Erwägung ziehen, sollten Sie dies immer in Rücksprache mit einem Ernährungsmediziner tun.

▸▸▸ AUF EINEN BLICK **KOHLENHYDRATE**

Die Qualität der Kohlenhydrate ist für unsere Gesundheit entscheidend. Lebensmittel mit leicht verdaulichen („schnellen") Kohlenhydraten sollten Sie möglichst meiden, komplexe Kohlenhydrate sollten hingegen ruhig auf Ihrem Speiseplan stehen.

▸ Essen Sie Vollkornprodukte. Egal ob Nudeln, Brot oder Reis – die Vollkornvariante ist immer die gesündere. Stark ausgemahlenes Mehl und weißer Reis enthalten fast nur noch leicht verdauliche Zucker und sind daher nicht gesundheitsfördernd.

▸ Essen Sie möglichst wenig Fertiggerichte wie Pizza, Pommes, Teilchen vom Bäcker usw. und meiden Sie Softdrinks. Sie enthalten viele „schlechte" Kohlenhydrate, zum Beispiel in Form von raffinierter Stärke oder zugesetztem (Frucht-)Zucker.

▸ Essen Sie viele ballaststoffreiche Lebensmittel wie Gemüse, Obst und Hülsenfrüchte. Sie geben den Zucker langsamer ins Blut ab.

▸ Verwenden Sie wenig Haushaltszucker und andere süßende Substanzen wie Honig. Auch Süßigkeiten und Schokolade mit niedrigem Kakaoanteil sollten nur selten genascht werden.

▸ Legen Sie Phasen des Nichtessens ein. Durch das dauernde Essen gerät unsere Blutzuckerregulation aus dem Gleichgewicht. Insulinresistenz und Diabetes sind die langfristigen Folgen. Dehnen Sie zum Beispiel das Nachtfasten aus und essen Sie 14 oder 16 Stunden pro Tag nichts (Intervallfasten). Essen Sie kleinere Portionen, indem Sie zum Beispiel kleinere Teller verwenden. Viele Studien zeigen, dass unsere Gesundheit von weniger Nahrung enorm profitiert (▸ Seite 207).

Fette

Welche Nahrungsfette gibt es?
Machen Fette dick? Wie viel Fett sollten wir essen?
Welche Fette sind gesund und welche ungesund?
Wie viel Omega-3-Fettsäuren brauchen wir?
Sind fettreduzierte Produkte sinnvoll?
Ist Cholesterin gefährlich?

Fette (auch Lipide) sind nichtwasserlösliche Substanzen. Sie haben viele wichtige biologische Funktionen und sind neben Kohlenhydraten die Hauptlieferanten für Energie. Fette sind darüber hinaus wichtige Baustoffe für Zellwände sowie Hormone und helfen uns, die wichtigen fettlöslichen Vitamine E, D, K und A zu verwerten. Außerdem schützen sie als Fettgewebe unsere Organe wie Polster vor Verletzungen und Kälte. Der Körper kann Fette selbst herstellen oder aus der Nahrung extrahieren. Fettreiche Lebensmittel sind Öle, Nüsse, Samen, Fisch, Fleisch und Milchprodukte. Obst und Gemüse enthalten kaum Fett, meistens deutlich weniger als 1 Gramm pro 100 Gramm. Der Körper kann Fette aber auch aus Kohlenhydraten selbst herstellen (▶ Seite 38).[47] Nahrungsfette haben durch ihre lange Verweildauer im Magen einen hohen Sättigungsgrad.

Die Ernährungsweisen in den einzelnen Blue Zones (▶ Seite 28ff.), in denen besonders gesunde Menschen leben, unterscheiden sich in Bezug auf ihren Fettanteil erheblich. Die traditionelle Ernährung der Japaner besteht nur zu 15 Prozent aus Fett, während die mediterrane Küche mit 40 Prozent sehr fettreich ist.

Es gibt unterschiedliche Arten von Fetten. Die einfachsten und häufigsten sind die Triglyzeride. Sie sind aus einem Glyzerinmolekül und drei Fettsäuren aufgebaut und machen 90 Prozent der Nahrungsfette aus.[47] Die Fettsäuren der Triglyzeride bestehen aus Kohlen-, Wasser- und Sauerstoff und unterscheiden sich in ihrer Kettenlänge und ihrem Sättigungsgrad. Die Kettenlänge der Fettsäuren wird nach der Anzahl ihrer Kohlenstoffatome (C-Atome) in kurzkettig (vier bis sechs C-Atome), mittelkettig (acht bis zwölf C-Atome) und langkettig (mehr als zwölf C-Atome) unterschieden.[47]

Außerdem gibt es gesättigte und ungesättigte Fettsäuren. Bei gesättigten Fettsäuren sind alle Kohlenstoffatome jeweils mit zwei Wasserstoffatomen (H-Atome) besetzt, also chemisch gesättigt. Bei ungesättigten Fettsäuren sind einzelne Kohlenstoffatome an bestimmten Stellen nicht gesättigt und gehen dadurch untereinander Doppelbindungen ein. Sie können einfach oder mehrfach ungesättigt sein (▶ Abbildung rechts). An der ungesättigten Stelle sind die Fettsäuren „geknickt".[72] Sie verklumpen dadurch weniger als die schnurgeraden, gesättigten Fettsäuren und neigen weniger zu Ablagerungen. Außerdem wirken sie sich positiv auf die Durchlässigkeit und Flexibilität von Zellwänden aus. Jede menschliche Zelle ist von einer Membran umschlossen, die aus einer Doppelschicht von Fettsäuren besteht. Diese Membran schützt die Zelle und transportiert wichtige Nährstoffe. Ungesättigte Fettsäuren in cis-Konfiguration machen eine Membran flexibel und durchlässig, während eine Membran aus überwiegend gesättigten Fettsäuren rigide und starr ist. Diese Tatsache kann erklären, warum sich ungesättigte Fettsäuren positiv auf die Blutgefäße auswirken und so vor Herz-Kreislauf-Erkrankungen schützen.[73]

Die wichtigsten ungesättigten Fettsäuren sind Omega-3- und Omega-6-Fettsäuren. Die Zahl im Namen der Fettsäuren steht für die Position des ersten ungesättigten Kohlenstoffatoms in der Fettsäurekette. Dabei wird vom Omega-Ende hergezählt, also von hinten, denn Omega ist der letzte Buchstabe im griechischen Alphabet. Diese Fettsäuren verhalten sich unterschiedlich in unserem Körper und haben verschiedene Funktionen. Mehr dazu lesen Sie ab Seite 53.

Dann gibt es noch die berüchtigten Transfettsäuren. Sie sind ungesättigte Fettsäuren mit einer oder mehreren Kohlenstoffdoppelbindungen, aber nicht in cis-Konfiguration wie bei den bisher beschriebenen ungesättigten Fettsäuren, sondern in trans-Konfiguration. Die beiden Wasserstoffatome liegen nicht mehr auf einer Seite (lat. cis = diesseits), sondern eines springt hinüber auf die andere Seite (lat. trans = hinüber). Dadurch haben die Molekülketten eine andere räumliche Form – sie sind gerade, ähnlich wie die gesättigten Fettsäuren,[74] und dies scheint zu ihrer gesundheitsschädlichen Wirkung beizutragen (▸ Seite 59).[75]

Transfette entstehen vor allem in industriell hergestellten Fetten, die für verarbeitete Lebensmittel wie Croissants, Donuts, Pommes, Pizza, Trockensuppen, Chips und Müsliriegel verwendet werden. Natürlicherweise kommen Transfette nur in der Milch von Wiederkäuern vor. Außerdem entstehen sie beim Erhitzen von Pflanzenölen bei hohen Temperaturen (über 130 °C).

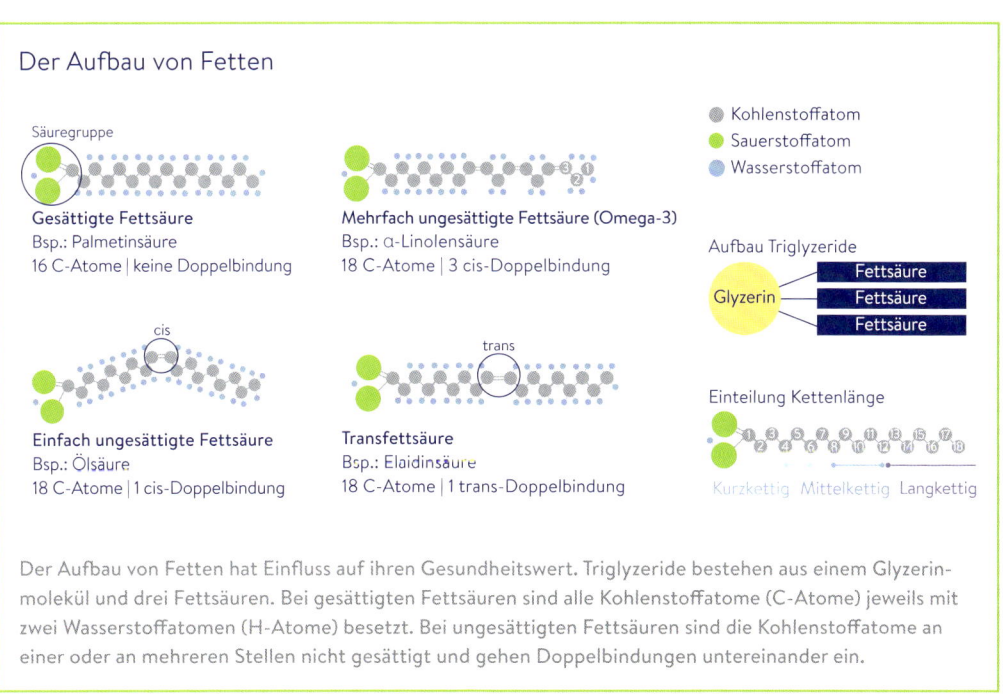

Der Aufbau von Fetten

Säuregruppe

○ Kohlenstoffatom
● Sauerstoffatom
○ Wasserstoffatom

Gesättigte Fettsäure
Bsp.: Palmetinsäure
16 C-Atome | keine Doppelbindung

Mehrfach ungesättigte Fettsäure (Omega-3)
Bsp.: α-Linolensäure
18 C-Atome | 3 cis-Doppelbindung

Aufbau Triglyzeride

Glyzerin — Fettsäure / Fettsäure / Fettsäure

cis

trans

Einfach ungesättigte Fettsäure
Bsp.: Ölsäure
18 C-Atome | 1 cis-Doppelbindung

Transfettsäure
Bsp.: Elaidinsäure
18 C-Atome | 1 trans-Doppelbindung

Einteilung Kettenlänge

Kurzkettig   Mittelkettig   Langkettig

Der Aufbau von Fetten hat Einfluss auf ihren Gesundheitswert. Triglyzeride bestehen aus einem Glyzerinmolekül und drei Fettsäuren. Bei gesättigten Fettsäuren sind alle Kohlenstoffatome (C-Atome) jeweils mit zwei Wasserstoffatomen (H-Atome) besetzt. Bei ungesättigten Fettsäuren sind die Kohlenstoffatome an einer oder an mehreren Stellen nicht gesättigt und gehen Doppelbindungen untereinander ein.

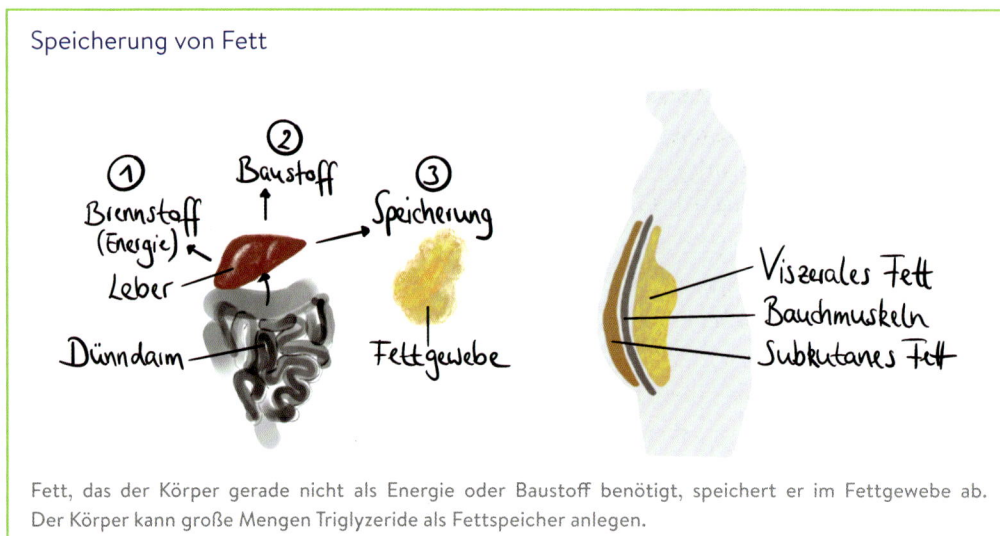

Speicherung von Fett

① Brennstoff (Energie)
Leber
② Baustoff
③ Speicherung
Dünndarm
Fettgewebe

Viszerales Fett
Bauchmuskeln
Subkutanes Fett

Fett, das der Körper gerade nicht als Energie oder Baustoff benötigt, speichert er im Fettgewebe ab. Der Körper kann große Mengen Triglyzeride als Fettspeicher anlegen.

Da Fette in Wasser unlöslich sind, bringen Transportmoleküle sie durchs Blut zu den Körperzellen, die Energie benötigen. In der Leber werden die Triglyzeride mit Proteinen zu sogenannten Lipoproteinen verbunden, die dann als Transporter fungieren und sich durch die Blutbahnen bewegen können. Fett, das der Organismus gerade nicht als Energie oder Baustoff benötigt, speichert er im Fettgewebe ab. Der Körper kann große Mengen Triglyzeride als Fettspeicher anlegen – beim gesunden Mann 8 bis 15 Kilogramm, bei der gesunden Frau 10 bis 20 Kilogramm.[47]

Es gibt zwei Arten von Fettgewebe, das subkutane und das viszerale Fett. Subkutanes Fett sitzt zum Beispiel an Po und Hüfte und ist als Reserve für schlechte Zeiten gedacht. Viszerales Fett lagert sich um Organe wie Leber und Darm an und zeigt sich äußerlich an einem erhöhten Bauchumfang. Daher wird es auch oft als inneres Bauchfett bezeichnet. Während subkutanes Fett in Maßen kein Problem darstellt, zeichnet sich viszerales Fett dadurch aus, dass es stoffwechselaktiv ist. Das heißt, es setzt Botenstoffe frei, die chronische Entzündungen auslösen und in Zusammenhang mit zahlreichen Erkrankungen stehen.[76] Ein normaler Bauchumfang ist damit ein wesentlicher Indikator für Gesundheit (▸ Seite 65).

Der Fette-Irrtum

Die Bedeutung der Fette für unsere Gesundheit hat eine turbulente Geschichte mit vielen Irrtümern hinter sich. In den 1950er-Jahren herrschte in der westlichen Welt, vor allem in den USA, eine große Angst vor Herz-Kreislauf-Erkrankungen, die zur häufigsten Todesursache aufgestiegen waren. Immer mehr Männer im besten Alter starben an plötzlichen Herzattacken. Auch der damalige US-Präsident Dwight Eisenhower erlitt 1955 öffentlich einen Herzinfarkt. Niemand wusste genau, was diese Herzattacken verursachte. Man brauchte dringend eine Erklärung und vor allem einen Schuldigen. Da kam der ehrgeizige Wissenschaftler Ancel Keys gerade recht. Mit seiner *Sieben-Länder-Studie* zeigte er, dass in den USA, wo

Herzerkrankungen besonders häufig auftraten, auch der Konsum von gesättigten Fetten besonders hoch war, während zum Beispiel in Italien und Japan wenig gesättigte Fette gegessen wurden und auch weniger Menschen an Herzerkrankungen starben.[77]

Ohne die Ergebnisse ausreichend zu prüfen, sprangen alle auf diese Erklärung auf – die großen Gesundheitsinstitutionen genauso wie die Industrie. Fortan gab man den Fetten die Schuld an den Herz-Kreislauf-Erkrankungen. Die Lebensmittelindustrie erkannte schnell ihre Chance und flutete die Supermärkte mit unzähligen fettreduzierten Produkten – der Beginn einer gigantischen Erfolgsgeschichte für die kommenden Jahrzehnte.

Später stellte sich zwar heraus, dass Keys aus den Daten von insgesamt 22 Ländern nur die sieben Länder herausgesucht hatte, die seine Hypothese bestätigten. Aber da war es schon zu spät. Fette machen krank – dieses Dogma war bereits etabliert. Die Zuckerindustrie tat alles, was in ihrer Macht stand, um den Glauben daran zu fördern und damit erfolgreich von Zucker abzulenken, der bis dahin zu den Hauptverdächtigen gezählt hatte.

Es gab vor allem zwei starke Annahmen über Fette, die sich später als falsch erwiesen. Erstens: Fette machen dick. Man dachte damals, dass sich alle Kalorien im Körper gleich verhalten, und da Fette doppelt so viele Kalorien pro Gramm enthalten (9 kcal) wie Kohlenhydrate und Eiweiße (jeweils 4 kcal), schien es, als sage bereits der gesunde Menschenverstand: Fett macht fett. Das andere Dogma lautete, dass gesättigte Fettsäuren zu Herz-Kreislauf-Erkrankungen führen, so wie es Ancel Keys gezeigt hatte. Dabei war die gängige Meinung, dass gesättigte Fettsäuren den Cholesterinspiegel ansteigen lassen und sich Cholesterin in den Blutgefäßen ablagert. In der Folge würden die Arterien verstopfen und so Hirnschlag und Herzinfarkt verursachen. Heute weiß man, dass das Cholesterin aus der Ernährung eine viel kleinere Rolle spielt als damals gedacht. Dazu später mehr (▶ Seite 59).

Um Fettleibigkeit und Herzattacken vorzubeugen und entgegenzuwirken, empfahlen ab den 1950er- und 1960er-Jahren immer mehr Ärzte eine kohlenhydratreiche und fettarme Ernährung.[78] In den 1980er- und 1990er-Jahren spitzte sich die Fettphobie noch weiter zu. Die Ernährungsempfehlungen der westlichen Länder simplifizierten die Low-Fat-Meinung immer stärker.[79] Fette wurden verteufelt und aus der Ernährung verbannt. Jahrzehntelang futterten Menschen Unmengen von Nudeln, Brezeln und Toastbrot und wurden immer dicker und dicker. In den frühen 1980ern lag die Fettleibigkeitsrate, also die Rate derjenigen mit starkem Übergewicht, die sogenannte Adipositas, in den USA noch bei 10 Prozent. Heute ist sie auf 40 Prozent gestiegen.[79] Bei den Kindern ist inzwischen jedes fünfte von krankhafter Fettleibigkeit betroffen.[80] 70 Jahre nach der *Keys-Studie* ist die Menschheit dicker als jemals zuvor. Erschreckende zwei Milliarden Menschen sind übergewichtig.[4] Herz-Kreislauf-Erkrankungen sind immer noch die häufigste Todesursache und weltweit für ungefähr 30 Prozent der Todesfälle verantwortlich.[81]

Seit der Jahrtausendwende gibt es immer mehr große epidemiologische Studien, die zeigen, dass weniger die Fette, sondern vielmehr die Zucker und leicht verdaulichen Kohlenhydrate für die modernen Epidemien von Fettleibigkeit, Diabetes und Herz-Kreislauf-Erkrankungen verantwortlich sind.[82, 83] Heute sind die Fette rehabilitiert und viele gelten als gesund. Ein großer Schritt bestand darin, dass im Jahr 2015 die offiziellen Ernährungsrichtlinien der USA geändert wurden. Alle Warnungen und Beschränkungsempfehlungen für Cholesterin und Gesamtfett wurden gestrichen.[84] Nur die Warnung vor gesättigten Fettsäuren und Transfetten blieb erhalten. Bis sich allerdings die Meinung in der breiten Öffentlichkeit korrigieren lässt, ist es noch ein langer Weg. Es gibt nach wie vor viele Menschen (darunter auch Ernährungsberater und Ärzte), die an der überholten Meinung festhalten und zu wenig wertvolle Fette zu sich nehmen beziehungsweise ihren Patienten empfehlen.

DIE REHABILITATION DER FETTE

Für Wirbel sorgten die Ergebnisse der *PREDIMED-Studie.* Sie hatte das Ziel, die Wirkung der fettreichen mediterranen Küche zu untersuchen.[31] In den Jahren 2003 bis 2010 wurden an elf Krankenhäusern in Spanien knapp 7500 Männer und Frauen im Alter von 55 bis 80 Jahren in die Studie eingeschlossen. Aufnahmekriterium war dabei ein hohes Risiko für Herz-Kreislauf-Erkrankungen. Die Probanden hatten entweder Typ-2-Diabetes oder mehr als drei kardiovaskuläre Risikofaktoren wie Rauchen, Übergewicht, Bluthochdruck oder einen hohen LDL-Cholesterinwert.

Die Personen wurden drei Gruppen zugeordnet. Die ersten beiden bekamen entweder 30 Gramm gemischte Nüsse pro Tag (15 Gramm Walnüsse, 7,5 Gramm Haselnüsse und 7,5 Gramm Mandeln) oder 1 Liter natives Olivenöl pro Woche. Die dritte Gruppe sollte möglichst fettarm essen. Ihr wurde also eine Ernährung empfohlen, zu der Experten seit Jahrzehnten rieten, um Übergewicht und Herz-Kreislauf-Erkrankungen zu vermeiden.

Die spektakulären Ergebnisse wurden in einem der angesehensten medizinischen Fachjournale, dem *New England Journal of Medicine*, veröffentlicht. Die Gruppen, die sich im Sinne der mediterranen Kost mit gesunden pflanzlichen Fetten ernährt hatten, zeigten deutlich weniger Herzinfarkte und Schlaganfälle. Auch die Wahrscheinlichkeit, an Krebs zu erkranken, war gesunken.[31]

Weitere Auswertungen der *PREDIMED-Daten* durch Prof. Ramon Estrich von der *Universität Barcelona* wiesen nach, dass die beiden fettreichen Diäten darüber hinaus einen günstigen Einfluss auf das Körpergewicht hatten, obwohl der Fettgehalt hoch war.[35] Die Studie musste nach einer Laufzeit von fünf Jahren vorzeitig abgebrochen werden. Die Auswertungen zeigten so klare Vorteile der mediterranen Diät, dass es ethisch nicht vertretbar schien, Menschen im Rahmen einer Studie die gesündere fettreichere Diät vorzuenthalten. Diese spektakulären Daten trugen zu einem Umdenken hinsichtlich pflanzlicher Fette bei und gelten in diesem Sinne als bahnbrechend. Fazit der Studie ist: Pflanzliche Fette machen gesund und sogar schlank.

Fette und Gesundheit

Im folgenden Abschnitt haben wir zusammengetragen, was die Wissenschaft seit der Jahrtausendwende zum Gesundheitswert der Fette herausgefunden hat. Zunächst schauen wir uns die einzelnen Fettsäuren und dann das Cholesterin etwas genauer an.

Die einzelnen Fettsäuren und ihre Bedeutung für die Gesundheit

Die verschiedenen Fettsäuren wirken sich unterschiedlich auf unsere Gesundheit aus. In einer groß angelegten *Harvard-Studie* wurde der Fettkonsum von rund 125.000 Menschen über 32 Jahre untersucht (▶ Abbildung unten). Die Ergebnisse zeigen, dass einfach ungesättigte und insbesondere mehrfach ungesättigte Fettsäuren einen hohen Gesundheitswert haben und vor Krankheiten schützen, während Transfette zu einer signifikant höheren Sterblichkeit führen.[85] Gesättigte Fettsäuren liegen in der Mitte.

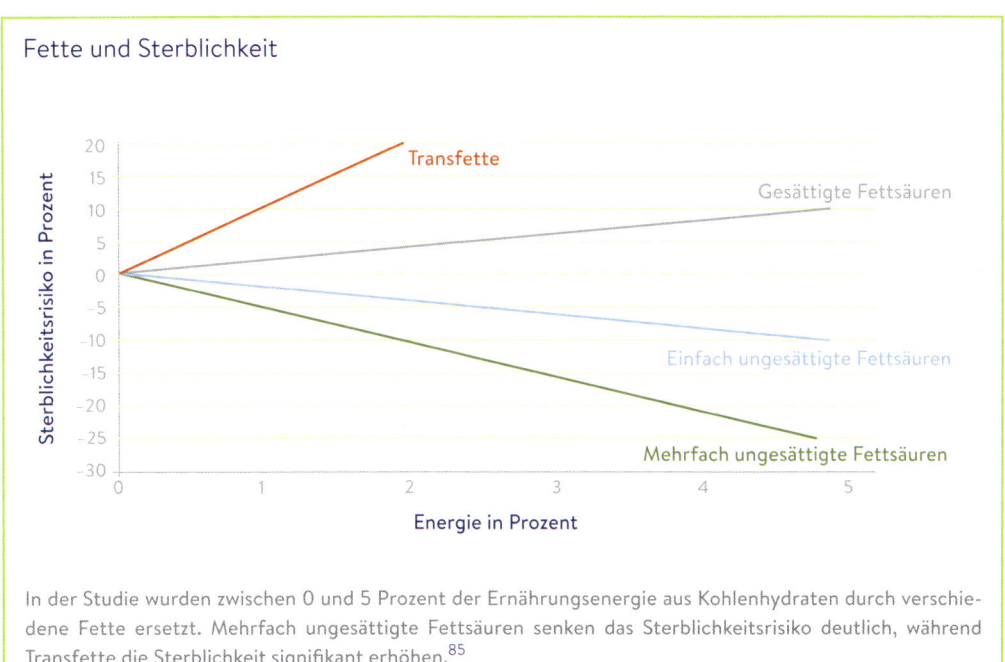

Fette und Sterblichkeit

In der Studie wurden zwischen 0 und 5 Prozent der Ernährungsenergie aus Kohlenhydraten durch verschiedene Fette ersetzt. Mehrfach ungesättigte Fettsäuren senken das Sterblichkeitsrisiko deutlich, während Transfette die Sterblichkeit signifikant erhöhen.[85]

Mehrfach ungesättigte Fettsäuren – Omega-3 und Omega-6

Unter den Fetten wirken die mehrfach ungesättigten Fettsäuren besonders günstig auf unsere Gesundheit.[85] Die Omega-3- und Omega-6-Fettsäuren sind die wichtigsten Vertreter.

Omega-3-Fettsäuren, die Superhelden unter den Fetten

Als besonders gesund haben sich die Omega-3-Fettsäuren erwiesen. Sie sind wesentliche Strukturfette für unser Gehirn und an zahlreichen Stoffwechselvorgängen beteiligt. Bereits im Mutterleib sorgen sie für die Entwicklung des Gehirns und der Retinafunktion des Kindes.

Auch im Erwachsenenalter schützen sie vor zahlreichen Erkrankungen.[86] Zu den wichtigen Omega-3-Vertretern zählt die Alpha-Linolensäure. Sie ist für uns essenziell, weil der Körper sie nicht selbst herstellen kann, sondern über die Ernährung aufnehmen muss. Sie kommt vor allem in Lein-, Hanf- und Rapsöl sowie Walnüssen, in kleineren Mengen aber auch in grünem Blattgemüse wie Kopfsalat und Spinat vor. Besonders gesund sind die langkettigen, maritimen Omega-3-Fettsäuren, Eicosapentaensäure (EPA; das „A" steht für acid, das englische Wort für Säure) und Docosahexaensäure (DHA), die vor allem in fettem Fisch wie Lachs, Sardine, Makrele und Hering sowie Algen (zum Beispiel Schizochytrium) enthalten sind. Algen sind die einzigen Organismen, die größere Mengen von EPA und DHA selbst herstellen können. Fische nehmen die gesunden Fettsäuren erst über die Nahrungskette auf. Wissenschaftler arbeiten daran, Landpflanzen so zu verändern, dass sie die gesunden langkettigen Omega-3-Fettsäuren herstellen können. Mit dem Leindotter ist dies bereits gelungen. Der Körper kann nicht, wie manchmal behauptet, ausreichend EPA und DHA aus Alpha-Linolensäure selbst herstellen, sondern wir müssen diese durch die Ernährung aufnehmen.[87]

EPA und DHA haben einen wichtigen Einfluss auf die Entwicklung und Funktionsweise von Gehirn und Augen[88] und wirken sich positiv auf Blutdruck, Blutfettwerte, die Insulinsensitivität und das Immunsystem aus.[89, 90] Außerdem sind sie entzündungshemmend und können vor zahlreichen chronischen Krankheiten schützen, darunter Herz-Kreislauf-Erkrankungen, Krebs, Diabetes und Alzheimer.[90] In Studien wies man nach, dass Menschen, die ausreichend EPA und DHA aufnehmen, länger leben.[91] Auch für unser psychisches Wohlbefinden sind die gesunden Fette bedeutsam, denn niedrige Omega-3-Spiegel werden mit Depression in Verbindung gebracht.[92] Auch Wochenbettdepression[93] und sogar Suizide sind bei einem niedrigen Omega-3-Gehalt im Körper signifikant häufiger. Das Fazit: Omega-3-Fette machen uns schlank, gesund und schlau.

Die beeindruckende Liste an gesundheitsfördernden Effekten ist vielen Menschen noch nicht ausreichend bekannt. Die kollektive Furcht vor Fetten als Fettmacher sitzt immer noch tief. Hier findet jedoch gerade ein Umdenken statt. Heute raten Gesundheits- und Ernährungsexperten nahezu ausnahmslos, unsere Omega-3-Versorgung zu optimieren und dabei auch auf die Omega-Balance zu achten.

Omega-6-Fettsäuren – auf das richtige Verhältnis kommt es an

Die andere wichtige Gruppe der Omega-Fette sind die Omega-6-Fettsäuren. Sie sind wesentliche Bestandteile der Zellmembranen in Knochen, Haut und Haaren und werden für Wachstums- und Reparaturprozesse benötigt. Besonders reich an Omega-6-Fettsäuren sind bestimmte pflanzliche Öle (zum Beispiel Distelöl, Sonnenblumenöl, Sojaöl, Weizenkeimöl), Fleisch, Eier, Nüsse und Samen (Walnüsse, Sonnenblumenkerne, Sesam, Mandeln, Cashewkerne, Haselnüsse und Kürbiskerne), Amarant und Getreide.

Es gibt verschiedene Omega-6-Fettsäuren: Die Linolsäure kommt heute sehr häufig in unserer Ernährung vor, insbesondere durch den hohen Verbrauch an Omega-6-reichen Ölen, die viel in verarbeiteten Produkten eingesetzt werden. Die langkettige Arachidonsäure befindet sich vor allem in tierischen Lebensmitteln wie Fleisch (insbesondere Schweinefleisch), Butter, Schmalz, Eigelb und Fisch aus Aquakulturen. Ein Teil der Arachidonsäure wird im Körper aus Linolsäure gebildet. Arachidonsäure ist die Ausgangssubstanz zur Bildung von Gewebshormonen wie Prostaglandinen und Leukotrienen. Sie kommen beispielsweise in Mastzellen vor und dienen der Infektabwehr, indem sie die Blutgefäße erweitern und die Gefäßdurchlässigkeit erhöhen. Nehmen wir große Mengen an Omega-6-Fettsäuren auf, kann das das Entzündungsgeschehen im Körper übermäßig steigern.[94]

Omega-6-Fettsäuren sind also nicht, wie manchmal behauptet wird, per se ungesund – wir brauchen sie sogar –, nur nehmen wir mit unserer modernen Ernährung zu viele von ihnen auf (vor allem aus Sonnenblumenöl, Fleisch und verarbeiteten Lebensmitteln). Dadurch stimmt unsere Omega-Balance nicht mehr. Wir haben zu viele Omega-6-Fettsäuren im Verhältnis zu Omega-3-Fettsäuren im Körper. Das Omega-Ungleichgewicht wird noch verstärkt, weil die gesunden langkettigen Omega-3-Fettsäuren (EPA und DHA) und die Arachidonsäure um dieselben Enzyme konkurrieren, die sie für weitere wichtige Stoffwechselvorgänge benötigen. Sind alle Enzyme mit Omega-6-Fettsäuren „besetzt", wird weniger Omega-3 aufgenommen.[95]

Wissenschaftliche Nachforschungen zeigen, dass unsere Vorfahren in der Steinzeit in der Ernährung ein Omega-6- zu Omega-3-Verhältnis von etwa 1:1 hatten.[96] Fleisch, Fisch, wilde Pflanzen und Nüsse hatten einen viel höheren Omega-3-Gehalt als heute. In den letzten 150 Jahren hat sich dieses Verhältnis stark verschoben. Es liegt in der heutigen westlichen Ernährung bei 10:1 bis zu 25:1 zugunsten von Omega-6.[97] Als Folge dieses Ungleichgewichts können Entzündungen vermutlich nicht ausreichend gestoppt werden. Dies ist besonders relevant, weil fast alle chronischen Erkrankungen eine entzündliche Komponente haben. Fachgesellschaften wie die *Deutsche Gesellschaft für Ernährung* empfehlen daher die Aufnahme von Omega-6- im Verhältnis zu Omega-3-Fettsäuren von maximal 5:1.[98] Dies erreichen Sie, indem Sie weniger tierische und stark verarbeitete Produkte essen und dafür mehr Omega-3-reiche pflanzliche Öle wie Lein- oder Rapsöl sowie fettreichen (See-)Fisch zu sich nehmen.

Wie bekommen wir ausreichend Omega-3?
In Europa sind unglaubliche 76 Prozent der Menschen nicht ausreichend mit Omega-3 versorgt, wie der Kardiologe und Omega-3-Experte Prof. Clemens von Schacky von der *Ludwig-Maximilians-Universität München* herausgefunden hat.[87] In Japan oder Südkorea ist kaum jemand von einem Mangel betroffen. Das hat eindeutig mit unseren Ernährungsgewohnheiten zu tun – Fisch und Algen stehen bei uns vergleichsweise selten auf dem Speiseplan.

Da stellt sich sofort die Frage: Sollen wir Omega-3 über Nahrungsergänzungsmittel zuführen? So werden zum Beispiel zahlreiche Fischöl- und Krillölpräparate als Nahrungsergänzungsmittel angeboten, als pflanzliche Alternative sind Algenöle auf dem Markt. Dass Omega-3-Fettsäuren äußerst wichtig für unsere Gesundheit sind, ist inzwischen unstrittig. Um die Wirksamkeit der Präparate gibt es allerdings Diskussionen. Groß angelegte Studien überraschten mit der Erkenntnis, dass Supplemente nicht vorbeugend gegen Herz-Kreislauf-Erkrankungen wirken – auch nicht, wenn man mehrere Jahre lang täglich 1 Gramm Omega-3-Präparate nimmt.[99,100]

Die Omega-3-Spiegel variieren sehr stark von Mensch zu Mensch. Wie gut jemand mit Omega-3 versorgt ist, hängt nicht nur von der Zufuhr ab, sondern auch von den Genen, dem Stoffwechsel und anderen Faktoren.[87] Zudem unterscheiden sich Menschen in ihrer Omega-3-Aufnahmefähigkeit erheblich, nämlich bis um das 13-Fache. Experten vermuten, dass deswegen die relative niedrige Dosierung in den Studien keine Effekte zeigten. Denn bei hohen Dosen erlitten die Patienten tatsächlich seltener einen Herzinfarkt oder Schlaganfall.[101]

Das macht allgemeine Dosierungsempfehlungen schwierig, weil die Dosis, die für den einen zu niedrig ist, für den anderen bereits viel zu hoch sein kann. Omega-3-Experte Prof. Schacky hält daher allgemeine Empfehlungen sogar für sinnlos. Er rät, immer erst den individuellen Omega-3-Spiegel zu bestimmen.[87] Dieser kann über einen Bluttest ermittelt werden (HS-Omega-3 Index®). Dabei wird der prozentuale Anteil von EPA und DHA in den roten Blutkörperchen (Erythrozyten) gemessen. Der HS-Omega-3 Index® hat sich als guter Biomarker herausgestellt. Er sollte im Zielbereich von 8 bis 11 Prozent liegen und 16 Prozent nicht überschreiten.[87] Leider werden die Kosten von den gesetzlichen Krankenkassen derzeit (noch) nicht übernommen (ca. 70 Euro, Stand: Juli 2021).

Die sinnvolle Forderung nach einer Testung ist unrealistisch, solange der Test so teuer ist. Als Faustregel gilt: Wer regelmäßig fetten Fisch wie Lachs oder Hering isst, braucht vermutlich keine Omega-3-Nahrungsergänzung. Aus Nachhaltigkeitsgründen sollten es aber möglichst nicht viel mehr als 200 Gramm pro Woche sein (▶ Seite 134). Wer sich allerdings fischlos ernährt, sollte erwägen, seine Ernährung mit DHA-reichen Ölen aus Mikroalgen (zum Beispiel aus Schizochytrium) zu ergänzen. Weil Schwangere einen höheren Bedarf haben, wird ihnen eine Supplementation empfohlen.[87] Sprechen Sie diese aber immer mit Ihrem Arzt ab.

Der *Arbeitskreis Omega-3* empfiehlt gesunden Menschen, pro Tag eine Menge von mindestens 0,3 Gramm Omega-3-Fettsäuren (EPA und DHA) zu sich zu nehmen.[102] Eine Aufnahmemenge von bis zu 5 Gramm EPA und DHA (in Kombination) beziehungsweise 1,8 Gramm EPA (einzeln) pro Tag sind für Erwachsene gemäß der *Europäischen Behörde für Lebensmittelsicherheit* als gesundheitlich unbedenklich anzusehen. Nehmen Sie ein Omega-3-Präparat immer zur Hauptmahlzeit ein, dadurch erhöht sich die Bioverfügbarkeit erheblich.[87]

Einfach ungesättigte Fettsäuren – nicht zu unterschätzen

Einfach ungesättigte Fettsäuren dienen als Strukturfett und Energielieferant. Sie neigen weniger zu schädlichen Oxidationsprozessen als die mehrfach ungesättigten Fettsäuren.[62] Denn wenn Fette mit Sauerstoff reagieren, oxidieren sie und werden ranzig.

Die wichtigste einfach ungesättigte Fettsäure ist die Ölsäure (auch Oleinsäure). Einfach ungesättigte Fettsäuren sind vor allem in Olivenöl, Avocados, Nüssen und Samen enthalten, kommen aber auch in Fleisch und anderen tierischen Lebensmitteln vor. Probieren Sie doch mal Nussmus zum Beispiel aus Mandeln, Haselnüssen oder Cashewkernen für Saucen oder als Aufstrich. Die als sehr gesund geltende traditionelle mediterrane Küche ist bekannt für ihren hohen Anteil an einfach ungesättigten Fettsäuren. Zahlreiche Studien weisen nach, dass einfach ungesättigte Fettsäuren das Risiko für chronische Krankheiten reduzieren.[31, 103]

Besonders gut ist das für Olivenöl nachgewiesen. Insgesamt sind die einfach ungesättigten Fettsäuren aber international viel weniger Gegenstand von Forschung und Ernährungsdebatten als die anderen Fettgruppen.

Gesättigte Fettsäuren – besser als ihr Ruf?

Gesättigte Fettsäuren dienen als Energiequelle und als Strukturfett für die Körperzellen, außerdem sind sie für den Transport von fettlöslichen Vitaminen zuständig. Sie kommen besonders in tierischen Produkten wie Butter, Schmalz, Fleisch und Milch(produkten) vor. Aber auch einige Pflanzenfette enthalten viele gesättigte Fettsäuren – wie Kokosfett, Palmöl und Kakaobutter. Da gesättigte Fettsäuren die Konsistenz eines Fettes festigen, gilt als Faustregel: Je fester ein Fett, desto mehr gesättigte Fettsäuren sind enthalten.

Gesättigte Fettsäuren zählen neben Zucker zu den Nährstoffen mit dem schlechtesten Ruf. Studien zeigen, dass ein hoher Anteil von gesättigten Fetten in der Ernährung in gefährliches Bauchfett umgewandelt wird (▸ Seite 50) und den ungünstigen LDL-Cholesterinspiegel anhebt (▸ Seite 60). Damit erhöhen sie das Risiko für Herz-Kreislauf-Erkrankungen.[85]

DAS MUFFIN-EXPERIMENT

Wie stark der Einfluss von Fett auf die Gesundheit ist, zeigt eine Studie, die im Jahr 2014 publiziert wurde. Sie macht deutlich, dass Fett keineswegs gleich Fett ist, sondern dass es auf die Zusammensetzung der Fettsäuren ankommt. Für das sogenannte Muffin-Experiment baten Wissenschaftler die Teilnehmer, über einen Zeitraum von sieben Wochen jeden Tag drei Muffins zu essen. Die eine Gruppe der Probanden erhielt Muffins mit ungesättigten Fettsäuren (Sonnenblumenöl), die andere Gruppe Muffins mit vielen gesättigten Fettsäuren (Palmöl) (▸ Seite 155). Ansonsten waren die Muffins in Bezug auf Kalorien und alle anderen Zutaten identisch.

Nach dem Experiment hatten beide Gruppen deutlich an Gewicht zugelegt, immerhin hatten sie während des Experiments 147 Muffins zusätzlich zu ihrer normalen Ernährung gegessen. Aber es gab signifikante Unterschiede. Wer Sonnenblumenöl-Muffins verzehrt hatte, also besonders viel ungesättigte Fette, reicherte weniger Körperfett und mehr Muskelmasse an. Palmöl-Muffins-Esser hingegen, die viel gesättigte Fettsäuren gegessen hatten, lagerten nicht nur insgesamt mehr Körperfett ein, auch ihre Leber war deutlich stärker verfettet.[104] Die Untersuchung zeigt, dass zusätzliche Kalorien zu einer Gewichtszunahme führen, aber dass es erhebliche Unterschiede gibt, wenn man genauer hinschaut. Ein weiteres Beispiel dafür, dass eine Kalorie eben nicht nur eine Kalorie ist. Dieses Experiment verdeutlicht, dass gesättigte Fette zur Erhöhung des gefährlichen Bauchfettes führen (▸ Seite 50), unsere Organe verfetten und im Zusammenhang mit chronischen Entzündungsprozessen stehen.[104]

Ernährungsrichtlinien empfehlen daher, nicht mehr als 10 Prozent des täglichen Energieverbrauchs über gesättigte Fettsäuren abzudecken.[105, 84] Vor allem tierische gesättigte Fettsäuren, wie sie in Wurst, Fleisch und Milchprodukten enthalten sind, sollten reduziert werden (▶ Seite 136). Nichtsdestotrotz ist sich die Wissenschaft heute weitgehend darin einig, dass die jahrzehntelange Verteufelung der gesättigten Fettsäuren inzwischen überholt ist und diese Fettsäurengruppe differenzierter betrachtet werden muss.[79] Auch wenn die Datenlage bisher nicht eindeutig ist, zeigen viele neuere Studien an großen Bevölkerungsgruppen keinen pauschalen Zusammenhang von gesättigten Fettsäuren und Herz-Kreislauf-Erkrankungen.[106, 107] Bereits 1996, mitten in der Hochphase des Anti-Fett- und Pro-Kohlenhydrate-Dogmas, wiesen Forscher der *Harvard University* in einer Studie mit 43.757 Teilnehmern nach, dass es keinen Zusammenhang zwischen gesättigten Fetten und Herzerkrankungen gibt, wenn reichlich Ballaststoffe und wenig Zucker gegessen werden.[108] Ein weiterer Beweis dafür, dass es immer auf die Qualität und Zusammensetzung der Ernährung insgesamt ankommt und nicht nur auf die einzelnen Nährstoffe.

Außerdem weiß man inzwischen, dass es viele verschiedene Arten von gesättigten Fettsäuren gibt. Kurzkettige (zum Beispiel Essigsäure, Buttersäure und Propionsäure) und mittelkettige (zum Beispiel Capron-, Capryl-, Caprin- und Laurinsäure) gesättigte Fettsäuren scheinen überwiegend neutral oder günstig auf unsere Gesundheit zu wirken. Mehrere Studien wiesen nach, dass mittelkettige gesättigte Fettsäuren sogar sehr gesund sind und beim Abnehmen helfen können.[109] Sie kommen in Kokosöl, Palmkernöl und in Butter vor. Es gibt inzwischen zahlreiche sogenannte MCT-Öle (MCT steht für englisch medium-chain triglycerides) auf dem Markt. Es sind also vermutlich vor allem die langkettigen gesättigten Fettsäuren, die den Cholesterinspiegel erhöhen und langfristig zur Entstehung von Herz-Kreislauf-Erkrankungen beitragen. Untersucht wird aktuell, inwieweit die langkettige Palmitinsäure an der Entstehung von zahlreichen chronischen Krankheiten beteiligt ist.[110]

Obwohl der Gesundheitswert der einzelnen gesättigten Fettsäuren noch näher erforscht werden muss, ist die eindimensionale Einteilung in „schlechte" gesättigte Fettsäuren und „gute" ungesättigte Fettsäuren überholt. Wenn die *Deutsche Gesellschaft für Ernährung* dazu aufruft, gesättigte Fettsäuren zu reduzieren, sind damit vor allem die eher langkettigen tierischen Fette, wie sie in Wurst, rotem Fleisch und Butter vorkommen, gemeint. Der Konsum ist in Deutschland eindeutig zu hoch. Sie machen annähernd 50 Prozent des Gesamtfettverzehrs aus.[105]

Studien zeigen, dass Menschen, die gesättigte Fettsäuren in ihrer Ernährung reduzieren, diese häufig mit Produkten ersetzen, die viel raffinierte Stärke und damit Zucker enthalten.[111] Damit kommen sie vom Regen in die Traufe. Denn zu hohe Mengen an Zucker sind gesundheitsschädlich und werden zudem im Körper zu Fett umgewandelt. Ersetzen Sie daher gesättigte Fette aus tierischen Produkten durch Gemüse, Obst, Hülsenfrüchte, Nüsse, Samen und pflanzliche Öle (zum Beispiel Olivenöl, Rapsöl, Leinöl) und achten Sie auf ausreichend Omega-3-Fettsäuren. Es gibt Hinweise, dass gesättigte Fette vor allem bei einem Omega-3-Mangel zu gesundheitlichen Problemen führen.[112]

Transfette sind tödlich

Eindeutig die Finger lassen sollten Sie von industriell hergestellten Transfetten. Sie entstehen vor allem dann, wenn ursprünglich gesundes Pflanzenöl industriell gehärtet wird. So stellt die Lebensmittelindustrie aus flüssigem Öl streichfeste Produkte her, die sich als Margarine auf Brot auftragen lassen oder als günstiges Fett in zahlreichen Fertigprodukten wie Chips, Keksen, Backwaren und Cornflakes verarbeitet werden können. Bei diesem Prozess wird die chemische Struktur des Fettes künstlich verändert – mit desaströsen gesundheitlichen Folgen für den Konsumenten. Ab den 1960er-Jahren wurden die Transfette immer häufiger eingesetzt. Weil ihre Basis pflanzlich ist, hielt man sie lange für gesund.[113]

Inzwischen ist es wissenschaftlicher Konsens, dass Transfette krank machen. Sie erhöhen signifikant das Risiko für Herz-Kreislauf-Erkrankungen.[106, 75] Schätzungen gehen davon aus, dass sie weltweit für mehr als 500.000 Todesfälle pro Jahr verantwortlich sind.[114] Dementsprechend warnt die *Weltgesundheitsorganisation (WHO)* vor Transfetten und fordert mit der *REPLACE-Kampagne* dazu auf, diese weltweit bis 2023 komplett aus allen Lebensmitteln zu eliminieren und durch gesündere Fette zu ersetzen. Auch deutsche und US-amerikanische Ernährungsrichtlinien raten vom Konsum ab.[105, 84] In den USA sind Transfette bereits verboten und in der EU gilt seit April 2021 endlich eine Obergrenze. In Deutschland gab es davor keinen Grenzwert und es gibt immer noch keine Deklarationspflicht. Wir Verbraucher haben daher kaum eine Chance herauszufinden, wo diese schädlichen Fette überall enthalten sind. Kennzeichnungen in der Zutatenliste wie „(teilweise) gehärtete Fette" deuten darauf hin. Die erfolgreichste Strategie, um Transfette zu umgehen, ist, hoch verarbeitete Lebensmittel wie Pommes und Pizza ganz zu meiden – das hat auch darüber hinaus viele gesundheitliche Vorteile. Ein grundsätzliches Verbot von industriell hergestellten Transfetten in Deutschland ist überfällig und sollte schnellstmöglich erfolgen.

Die Rolle des Cholesterins

Cholesterin (auch Cholesterol) ist eine in allen tierischen Zellen vorkommende fettähnliche Substanz. Als Hauptbestandteil der Plasmamembran von Zellen erhöht es deren Stabilität und ist an der Ein- und Ausschleusung von Signalstoffen beteiligt. Außerdem ist Cholesterin die Vorstufe von Vitamin D3 und wird für die Herstellung von vielen Hormonen benötigt. Auch unser Gehirn ist ein sehr cholesterinreiches Organ: Rund ein Viertel des Gesamtcholesterins befindet sich hier. Cholesterin ist also zunächst ein lebenswichtiger Baustein für unseren Körper. Das meiste Cholesterin, um die 90 Prozent, wird im Körper selbst hergestellt – ca. 1 bis 2 Gramm pro Tag, nur ein kleiner Teil wird folglich mit der Nahrung aufgenommen. Und zwar ausschließlich über tierische Lebensmittel, denn pflanzliche enthalten kein Cholesterin.

Von Cholesterin haben wir alle schon viel gehört – vor allem Schlechtes – und viele der älteren Generation haben darunter gelitten, dass ihnen das Frühstücksei über Jahre regelrecht verboten wurde. Was hat es also mit dem Cholesterin auf sich? Ist es wirklich so schlecht, wie jahrzehntelang gepredigt wurde? Und können wir mit unserer Ernährung Einfluss auf den Cholesterinspiegel nehmen?

Der Körper produziert Cholesterin in der Leber, die den größten Teil davon ins Blut abgibt. Da Cholesterin nicht wasserlöslich ist, verbindet es sich im Blut mit anderen Fetten (Triglyzeriden) und Eiweißen zu Lipoproteinen, also Fett-Eiweiß-Verbindungen, die sich dann als Transportmoleküle durchs Blut bewegen können. Diese Lipoproteine, die Cholesterin aufgenommen haben, werden nach ihrer Größe und Dichte in verschiedene Arten eingeteilt und mit ihren englischen Akronymen bezeichnet.

- **VLDL** (Very Low Density Lipoproteine)
- **LDL** (Low Density Lipoproteine)
- **sd-LDL** (small dense Low Density Lipoproteine)
- **HDL** (High Density Lipoproteine)

VLDL-Partikel sind relativ große Transportmoleküle, die mit Cholesterin und anderen Fetten (Triglyzeriden) beladen durch die Blutbahn wandern.[47] Unterwegs werden die Triglyzeride abgebaut. Jetzt bezeichnet man das Transportmolekül als LDL-Cholesterin. Unter diesen Verbindungen gibt es kleine und dichte Moleküle, sogenannte sd-LDL, die besonders schädlich sind und oxidieren können. Heute weiß man, dass es vor allem diese Moleküle sind, die sich an Arterienwänden ansammeln und damit das Risiko für Gefäßverkalkung (Arteriosklerose) und in der Folge für Bluthochdruck, Herzinfarkt oder Schlaganfall erhöhen.[115, 116] LDL-Cholesterin, insbesondere das kleine sd-LDL, wird deshalb als „schlechtes" Cholesterin bezeichnet.

Es gibt aber auch das „gute" Cholesterin, das sogenannte HDL-Cholesterin. HDL transportiert Cholesterin in die entgegengesetzte Richtung, nämlich von den Körperzellen in die Leber, wo es abgebaut wird. Außerdem ist HDL in der Lage, überschüssiges LDL-Cholesterin, das in die Gefäßwände eingelagert wurde, wieder zu entfernen.[117] Damit schützt es die Gefäße und reduziert das Risiko für Herzerkrankungen.

Eier haben viel Cholesterin und hatten lange einen schlechten Ruf. Heute weiß man, dass ein maßvoller Eierkonsum (weniger als sieben Eier pro Woche) den Cholesterinspiegel nicht negativ beeinflusst. Verschiedene Studien zeigten, dass der Eierkonsum sich eher auf die großen LDL- und HDL-Partikel auswirkt und damit in Maßen wahrscheinlich sogar vor Arteriosklerose schützen kann (▸ Seite 144).[118]

Zu viel gesättigte Fettsäuren und vor allem Transfette in unserer Nahrung erhöhen den ungünstigen LDL-Cholesterinspiegel.[113] Einer der wichtigsten Hebel, um die Cholesterin- und Fettwerte positiv zu beeinflussen, ist die Reduktion von leicht verdaulichen Kohlenhydraten aus Süßigkeiten, Limonaden, Weißmehlbackwaren und Fertigprodukten. Zucker regt die Leber dazu an, Fett und Cholesterin zu produzieren. Zudem erhöht er vor allem die kleinen LDL-Moleküle, also das schlechte Cholesterin, und senkt das gute HDL-Cholesterin (▸ Seite 41).[111]

Wer also seinen Cholesterinspiegel positiv beeinflussen möchte, sollte Fertigprodukte, die viel Zucker und ungesunde Fette enthalten, reduzieren oder am besten ganz meiden. Günstig auf den Cholesterinspiegel wirkt eine überwiegend pflanzliche, ballaststoffreiche Ernährung.[47] Studien zeigen zudem, dass insbesondere Nüsse, die lange als Dickmacher verteufelt wurden, das gefährliche sd-LDL senken.[119] Die Cholesterinkonzentration im Blut unterliegt großen und unregelmäßigen Schwankungen und wird neben der Ernährung auch von Stressniveau und Bewegungslevel stark beeinflusst.

Zusammenfassend lässt sich also sagen, dass es sich bei Cholesterin um eine wertvolle, überlebenswichtige Bausubstanz handelt und dass es eine kleine Untergruppe gibt, die zu Arterienverkalkung führen kann. Ein bahnbrechender Artikel im renommierten *New England Journal of Medicine* zeigte bereits 2005, dass nicht Cholesterin, sondern chronische Entzündungen eine der Hauptursachen für Herzerkrankungen sind.[120] Heute weiß man, dass das Risiko für Herzerkrankungen durch eine Vielzahl von Faktoren erhöht wird, darunter neben Entzündungen auch Insulinresistenz, hohe Triglyzeridwerte, niedrige HDL-Werte, erhöhte Anzahl der LDL-Teilchen und geringe Größe der LDL-Teilchen.[121]

Wer erhöhte Blutfettwerte hat, kann selbst viel dagegen tun – ganz ohne Medikamente. Als „Lipidsenker" empfehlen wir in Anlehnung an den Ernährungsexperten Prof. Hans Konrad Biesalski:[122]

- ▶ viele Ballaststoffe, Nüsse und Gemüse in der Ernährung
- ▶ die Reduktion von Zucker und Weißmehl sowie gesättigten Fettsäuren
- ▶ mäßige, aber regelmäßige körperliche Bewegung
- ▶ das Einüben von Kompetenzen im Umgang mit Stress

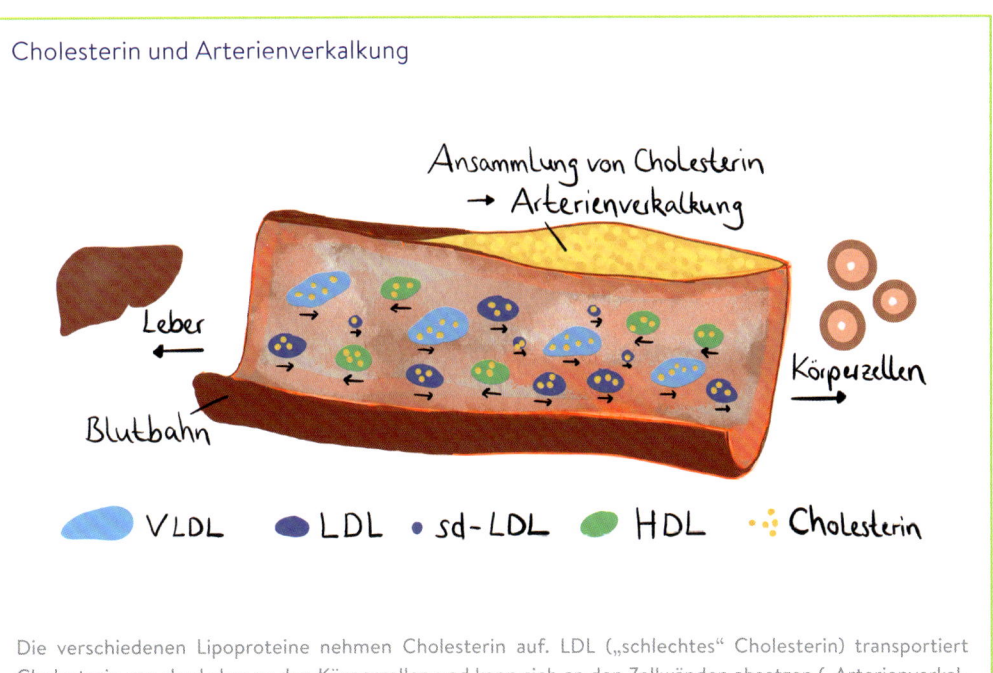

Cholesterin und Arterienverkalkung

Ansammlung von Cholesterin → Arterienverkalkung

Leber

Blutbahn

Körperzellen

VLDL ● LDL • sd-LDL ● HDL ∴ Cholesterin

Die verschiedenen Lipoproteine nehmen Cholesterin auf. LDL („schlechtes" Cholesterin) transportiert Cholesterin von der Leber zu den Körperzellen und kann sich an den Zellwänden absetzen („Arterienverkalkung"). HDL („gutes" Cholesterin) nimmt das Cholesterin aus den Körperzellen auf und transportiert es zur Leber zurück.

DIE BESTIMMUNG DER BLUTFETTWERTE

Die Bestimmung der Blutfettwerte wird für Menschen ab dem 35. Lebensjahr alle zwei Jahre empfohlen. Die Untersuchungsergebnisse sind als „normal" einzustufen,[121] wenn:

- ▸ Gesamtcholesterin < 200 mg/dl (5,2 mmol/l)
- ▸ Triglyzeride < 150 mg/dl (1,70 mmol/l)
- ▸ LDL-Cholesterin < 115 mg/dl (3 mmol/l)
- ▸ HDL-Cholesterin
  - Frauen > 45 mg/dl (1,2 mmol/l)
  - Männer > 40 mg/dl (1 mmol/l)

Qualität ist das, was zählt

Was heißt das für unsere Ernährung? Für unsere Gesundheit ist vor allem die Qualität der Fette wichtig. Kalt gepresste pflanzliche Öle wie Olivenöl, Leinöl und Rapsöl (▸ Seite 155) sind ein bedeutender Bestandteil einer gesunden Fettaufnahme. Auch Nüsse und Samen enthalten wertvolle Fette, genauso wie Avocados (rund 20 Gramm gesundes Fett pro 100 Gramm). Fette Seefische wie Lachs, Sardine, Hering und Makrele sind reich an wertvollen Omega-3-Fettsäuren. Milchprodukte und Fleisch sollten von grasgefütterten Tieren aus artgerechter Bio-Haltung stammen. Diese Art der Tierhaltung erhöht die Qualität der Fette. Fettreduzierte Lebensmittel, sogenannte Light-Produkte, sind oft zuckerhaltig und teuer. Sie haben keinen Nutzen für die Gesundheit, sodass wir grundsätzlich davon abraten, solche Produkte zu essen. In der Tabelle rechts finden Sie noch einige Angaben zu Fettanteilen in Lebensmitteln.

Welche Lebensmittel welche Art von Fetten enthalten, können Sie zum Teil der Lebensmittelkennzeichnung entnehmen. Auf allen Produkten ist der Anteil der verschiedenen Fettsäuren angegeben. Leider müssen bislang die Omega-3- und Omega-6-Fettsäuren nicht einzeln ausgewiesen werden. Die Deklaration der ungesunden Transfette fehlt, wie zuvor beschrieben, fatalerweise ganz.

Wie viel Fett sollten wir essen?

Nach den Empfehlungen der *Deutschen Gesellschaft für Ernährung* sollten wir 30 Prozent des täglichen Energiebedarfs aus Fetten aufnehmen,[98] davon ungefähr zwei Drittel aus ungesättigten und ein Drittel aus gesättigten Fettsäuren.[47] Die Deutschen liegen deutlich über dieser Empfehlung: 36 bis 40 Prozent der Nahrungsenergie werden derzeit aus Fett aufgenommen. Allerdings wird durchaus diskutiert, ob die Fett-Richtlinien der *Deutschen Gesellschaft für Ernährung* nicht geändert werden und wir mehr Fett essen sollten. Werte bis zu 40 Prozent Fettanteil sind in der Diskussion.[62]

Unbestritten ist, dass die Deutschen zu viele gesättigte Fettsäuren essen. Diese sollten ca. 10 Prozent der Gesamtnahrungsenergie ausmachen, liegen aber bei 14 bis 17 Prozent.[105]

Das können Sie am besten reduzieren, indem Sie weniger Wurst, Fleisch, Milch(produkte) und hoch verarbeitete Lebensmittel essen. Weniger tierische Lebensmittel zu essen, ist außerdem der wichtigste Hebel, um den ökologischen Fußabdruck der Ernährung zu mindern (▶ Seite 247).

Der Konsum von einfach ungesättigten Fettsäuren sollte bei ca. 13 Prozent liegen[123] und kann vor allem durch das gesunde Olivenöl abgedeckt werden. Der Anteil mehrfach ungesättigter Fettsäuren an der Energiezufuhr soll etwa 7 Prozent betragen. Die beiden essenziellen Fettsäuren, die Linolsäure, eine Omega-6-Fettsäure, und Alpha-Linolensäure, eine Omega-3-Fettsäure, sollen mit 2,5 beziehungsweise 0,5 Prozent zur täglich aufgenommenen Energiemenge beitragen.[98] Der Bedarf der besonders gesunden Omega-3-Fettsäuren ist bereits mit 1 Esslöffel Rapsöl (Leinöl beinhaltet noch mehr) pro Tag und 2 Portionen (à 100 Gramm) fetthaltigem Fisch pro Woche abgedeckt. Wer sich nach unseren Empfehlungen überwiegend pflanzlich und vorwiegend von unverarbeiteten Lebensmitteln ernährt (▶ Seite 256), braucht sich über die komplizierten Prozentangaben zu Fettsäuren keine Gedanken zu machen.

Abnehmen – besser Fette oder Kohlenhydrate reduzieren?

Die Übergewichtspandemie ist eine der größten Gesundheitsherausforderungen des 21. Jahrhunderts. Viele Strategien zur Gewichtsabnahme wurden ausprobiert, die häufigsten sind Low Fat (wenig Fett) oder Low Carb (wenig Kohlenhydrate). Mit beiden Strategien lässt sich Gewicht reduzieren. Aber welche von beiden ist erfolgreicher? Wurden die beiden Diätkonzepte in Studien verglichen, waren die Unterschiede in der Gewichtsreduktion meist nicht groß. Übergewichtige scheinen sowohl von fettreduzierten als auch von kohlenhydratreduzierten Diäten zu profitieren.[124] Allerdings variieren die individuellen Erfolge beim Abnehmen oft sehr stark,[125, 126] sodass man sich fragte, ob eventuell genetische Unterschiede oder

FETTGEHALT VERSCHIEDENER LEBENSMITTEL			
Lebensmittel	Fettgehalt in g/ 100 g	davon gesättigte FS	davon Omega-3-FS
Leinöl	100	10	53
Olivenöl	100	14	1
Butter	83	54	–
Walnüsse	63	7	8
Camembert (50 % Fett)	26	15	–
Gouda	25	19	–
Avocado	24	2	–
Lachs	12	2	2
Milch (3,8 % Fett)	4	2	–
Rindersteak (Hüfte)	3	1	–

Unterschiede im Insulinstoffwechsel eine Rolle spielen könnten. Eine neue hochwertige Studie zeigt jetzt, dass die genetische Prädisposition und die individuelle Insulinsekretion das Abnehmergebnis kaum beeinflussen. Übergewichtige nehmen sowohl bei einer fett- als auch einer kohlenhydratreduzierten, gesunden Diät ab.[127] Entscheidend für den Diäterfolg ist die Qualität der Ernährung. In einer Studie sollten sowohl die Teilnehmer in der Low-Carb- als auch in der Low-Fat-Gruppe möglichst viel Gemüse essen und Zuckerzusätze, Weißmehlprodukte sowie Transfettsäuren meiden. Außerdem wurde den Studienteilnehmern empfohlen, nährstoffreiche, wenig verarbeitete Lebensmittel zu konsumieren und ihre Mahlzeiten so oft wie möglich zu Hause selbst zuzubereiten. Nach zwölf Monaten gab es keinen Unterschied zwischen einer gesunden Low-Fat-Diät und einer gesunden Low-Carb-Diät.[127]

Das Fazit lautet also: Wer sich abwechslungsreich von wenig verarbeiteten Lebensmitteln ernährt, braucht sich keine Gedanken über den Anteil von Kohlenhydraten oder Fetten in seiner Nahrung zu machen. Und wer abnehmen will, kann sowohl Fette als auch Kohlenhydrate reduzieren. Solange er dabei auf die Qualität der Lebensmittel achtet, kann er mit beiden Strategien gesund Gewicht verlieren.

▸▸▸ AUF EINEN BLICK **FETTE**

Die meisten Fette sind gesund. Wir brauchen sie für den Aufbau unserer Zellmembranen und die Herstellung zahlreicher Hormone. Außerdem sättigen Fette gut und machen viele Gerichte erst richtig lecker. Hochwertige Fette machen nicht dick und führen nicht zu Herzerkrankungen.

▸ Wenn Sie die Qualität Ihrer Fettzufuhr verbessern wollen, essen Sie mehr
- kalt gepresste, native pflanzliche Öle (Olivenöl, Leinöl und Rapsöl) (▸ Seite 155)
- Nüsse und Samen (▸ Seite 128ff.)
- fetten Seefisch wie Lachs, Sardinen, Hering und Makrele, möglichst aus nachhaltiger Fischzucht (▸ Seite 133ff.)

▸ Wir Deutsche nehmen eindeutig zu viel gesättigte Fettsäuren zu uns. Reduzieren Sie Wurst, Fleisch und Milchprodukte. Essen Sie Fleisch und Milchprodukte möglichst nur von grasgefütterten Tieren aus artgerechter Bio-Haltung.

▸ Transfette machen krank und sollten am besten ganz gemieden werden. Sie sind in Fertigprodukten wie Pizza, Pommes und Chips enthalten. Leider gibt es keine verpflichtende Lebensmittelkennzeichnung.

▸ Wer abnehmen will, kann Fette oder Kohlenhydrate reduzieren. Solange er dabei auf die Qualität der Ernährung achtet, kann er mit beiden Strategien Gewicht verlieren.

BMI, BAUCHUMFANG UND TAILLE-GRÖSSE-VERHÄLTNIS

Wer besser isst und mehr komplexe Kohlenhydrate und gesunde Fette zu sich nimmt, wird schnell überschüssiges Gewicht verlieren. Viele Abnehmwillige haben dabei den Wunsch, ihr Gewicht und auch die Fortschritte beim Abnehmen zu quantifizieren. Folgende drei Maße haben sich dafür etabliert.

Der **BMI (Body-Mass-Index)** gilt als Standardmaß zur Gewichtsbeurteilung. Dabei wird das Körpergewicht ins Verhältnis zur Körpergröße gesetzt. Berechnet wird er mit folgender Formel: BMI = Körpergewicht in Kilogramm durch Körpergröße in Metern zum Quadrat. Beispiel: 65 kg/(1,65 m)^2 = 24. Viele Webseiten bieten BMI-Rechner an. Nach der Einteilung der *Weltgesundheitsorganisation* haben Menschen im Bereich von 18,5 bis 24,9 einen normalen BMI[128] (ab 65 Jahren bis 29). Ein kleinerer Wert bedeutet Untergewicht, Werte über dieser Spanne werden als Übergewicht eingestuft. Ein BMI von 30 oder mehr gilt als behandlungsbedürftiges Übergewicht, sogenannte Adipositas (auch Fettleibigkeit). Fettansammlungen in der Körpermitte sind besonders schädlich (▶ Seite 50). Ein großer Nachteil des BMI ist, dass er die Verteilung des Körperfettes nicht berücksichtigt. Ein trainierter Mensch kann hier den gleichen Wert haben wie eine Couch-Potato, weil Muskeln schwerer sind als Fett. Deswegen sollten Sie zusätzlich den Bauchumfang in die Beurteilung mit einbeziehen.

Der **Bauchumfang (auch Taillenumfang)** dient als Maß, um auf die Menge des schädlichen Bauchfettes zu schließen. So misst man ihn: Stellen Sie sich mit freiem Oberkörper aufrecht vor einen Spiegel. Legen Sie ein Maßband um Ihre Taille zwischen der untersten Rippe (Rippenbogen) und der Oberkante Ihres Hüftknochens (Beckenkamm). Führen Sie das Maßband eng um die Taille, etwa auf der Höhe des Bauchnabels. Entspannen Sie Ihren Bauch und atmen Sie aus. Lesen Sie nun die Maßzahl ab. Der Bauchumfang sollte bei Frauen unter 80 cm und bei Männern unter 94 cm liegen. Die *Weltgesundheitsorganisation* warnt, dass ein Bauchumfang von mehr als 88 cm bei Frauen und mehr als 102 cm bei Männern mit einem erheblichen Risiko für diverse chronische Krankheiten einhergeht.[129]

Beim Taillenumfang wird allerdings nicht die Größe eines Menschen berücksichtigt. Daher ist das beste Maß der drei hier vorgestellten das **Taille-Größe-Verhältnis.** Es berücksichtigt das innere Bauchfett und bringt es ins Verhältnis zur Körpergröße. Forschern zufolge ist es ein guter Indikator, um das Risiko für chronische Krankheiten einzuschätzen.[130] Die Formel lautet: Bauchumfang in Zentimetern dividiert durch die Größe in Zentimetern. Zum Beispiel 89 cm ÷ 172 cm = 0,52. Als erstrebenswert gelten Werte unter 0,5.[131] Lassen Sie sich nicht entmutigen, wenn Sie die Zielwerte momentan überschreiten. Nehmen Sie dies aber als Anreiz, Ernährung und Lebensstil umzustellen (▶ Seite 220ff.).

Eiweiße

Welche Rolle spielen Eiweiße?
Gibt es aus gesundheitlicher Sicht Unterschiede
zwischen tierischem und pflanzlichem Eiweiß?
Sollte man im Alter mehr Eiweiß essen?
Hat eine eiweißreiche Ernährung gesundheitliche Gefahren?
Kann man mit eiweißreicher Kost abnehmen?

Eiweiße (auch Proteine) sind neben Kohlenhydraten und Fetten der dritte Hauptnährstoff unserer Ernährung. Dieser grundlegende Stoff wurde im Eiklar des Hühnereis entdeckt – daher der Name. Erst später wurde deutlich, dass sich Proteine auch im Eigelb und in allen unseren Körperzellen befinden. Eiweiße sind aus Ketten von Aminosäuren komplex zusammengesetzt. Es gibt 20 verschiedene Aminosäuren. Sie haben alle eine Grundstruktur, die aus Kohlenstoff, Wasserstoff, Sauerstoff und Stickstoff besteht. Proteine werden im Stoffwechsel von Menschen, Tieren, Pflanzen, Pilzen, Bakterien und Hefen gebildet.

Eiweiße liefern uns wie Kohlenhydrate und Fette Energie. Sie haben aber eine Sonderstellung, weil sie vor allem als Struktur- und Baumaterial für unsere Zellen von großer Bedeutung sind. Ob Muskelgewebe, Organe, Blut oder Immunsystem, an allen Zellen sind Eiweiße strukturell beteiligt. Außerdem haben sie als Bestandteil von Enzymen und Hormonen wichtige regulierende Funktionen. Insulin, das den Blutzuckerspiegel reguliert, ist ein Beispiel dafür. Auch wichtige Schutzfunktionen für unseren Körper übernehmen Eiweiße. Die Antikörper des Immunsystems sind aus Aminosäuren aufgebaut. Sie binden eingedrungene Fremdstoffe und Krankheitserreger und machen sie auf diese Weise unwirksam.

Aus den 20 Aminosäuren werden um die 100.000 verschiedene Proteine in unserem Körper zusammengesetzt.[132] Die Baupläne der Proteine sind im genetischen Code, der DNA, festgelegt. Einige Eiweiße sind nur aus zwei Aminosäuren aufgebaut, andere aus 30.000. Neun der 20 Aminosäuren (Isoleucin, Leucin, Lysin, Methionin, Phenylalanin, Threonin, Tryptophan, Valin, Histidin), die für die Konstruktion von Eiweißen benötigt werden, können im menschlichen Organismus nicht neu aufgebaut werden: Sie sind daher essenziell (unentbehrlich), wir müssen sie mit der Nahrung aufnehmen.

Um die 75 bis 80 Prozent der freien Aminosäuren im Körper befinden sich in der Muskulatur, der Rest in Leber, Darmschleimhaut, Gehirn und im Blut.[47] Eiweiße aus der Nahrung werden von unserem Verdauungssystem so lange zerlegt, bis nur noch einzelne Aminosäuren übrig sind. Die Darmzellen nehmen sie auf und transportieren sie über die Blutbahn zu den Körperzellen. Dort werden sie zu verschiedenen Eiweißen zusammengebaut, die der Körper benötigt. Beim Eiweißstoffwechsel entstehen auch Abbauprodukte, die entsorgt werden müssen. Dies geschieht in der Leber. Die Fettdepots speichern so gut wie keine Eiweiße. Nicht benötigte Aminosäuren werden in ihre Stickstoffverbindungen zerlegt und von den Nieren ausgeschieden. Der kontrollierte Auf-, Um- und Abbau von Aminosäuren ist für den menschlichen Organismus essenziell und überlebenswichtig.[47]

Viele wissen nicht, dass zu viel Protein in der Nahrung auch zu Übergewicht führen kann. Nehmen wir größere Mengen Eiweiß zu uns, zum Beispiel bei einem Grillabend, wandelt der Körper überschüssige Aminosäuren durch Gluconeogenese in Zucker um. Sind die Glukosespeicher voll, wird die Glukose in Fett umgewandelt und eingelagert. Über diesen Mechanismus kann eine hohe Proteinaufnahme zu einer Insulinausschüttung und langfristig zu Übergewicht führen.[133]

In fast allen Lebensmitteln – pflanzlichen wie tierischen – kommen Eiweiße vor. Besonders proteinreiche Lebensmittel sind: Fisch, Fleisch, Ei, Milch, Käse, Hülsenfrüchte (Bohnen, Linsen), Nüsse und Vollkornprodukte. Sehen Sie dazu auch die Tabelle auf Seite 71.

Während die Kalorienmenge, die wir aus Zuckern und leicht verdaulichen Kohlenhydraten zu uns nehmen, seit den 1970er-Jahren stark angestiegen ist,[134] liegt der Proteinanteil in der Ernährung westlicher Länder seit Jahrzenten relativ stabil bei etwa 16 Prozent.[135] Auch die verschiedenen Ernährungsweisen der Blue Zones (▶ Seite 28ff.) haben einen Eiweißanteil von 14 bis 17 Prozent.[136]

Eiweiße und Gesundheit

Im Vergleich zu Fetten und Kohlenhydraten, die abwechselnd immer wieder verteufelt wurden, haben Proteine einen viel besseren Ruf und spielen in den meisten Diäten eine wichtige Rolle. Auch viele Sportler schwören auf eine proteinreiche Kost, um ihre Leistungsfähigkeit zu steigern. Die Industrie nutzt dieses positive Image und bewirbt proteinreiche Lebensmittel als besonders gesund. So ist nach Angaben der *Gesellschaft für Konsumforschung* der Umsatz von proteinreichen Produkten 2020 im Vergleich zu 2019 um satte 26 Prozent gestiegen.

Proteinverdünnung in hoch verarbeiteten Lebensmitteln

Im Jahr 2005 formulierten zwei Forscher von der *University of Sydney,* Stephen J. Simpson und David Raubenheimer, erstmals ihre Hypothese von der Proteinverdünnung in unserer Ernährung.[137] Viele der modernen, hoch verarbeiteten Lebensmittel werden mit ungesunden Fetten und schnell verdaulichen Kohlenhydraten angereichert und haben dadurch im Verhältnis einen kleineren Proteinanteil als wenig verarbeitete Lebensmittel. Die Proteine werden sozusagen „verdünnt". Die Hypothese besagt, dass Proteine so wichtig für unser Überleben sind, dass wir erst satt sind, wenn wir ausreichend Proteine aufgenommen haben.[137] Sättigungsgefühl und Proteinaufnahme hängen eng zusammen, wie viele Studien bestätigen.[138] Die beiden Forscher nehmen an, dass wir uns auf der Suche nach ausreichend Proteinen, die unser Körper braucht, mit Fetten und Kohlenhydraten in den verarbeiteten Lebensmitteln überessen.[139] Wir nehmen auf diese Weise ständig zu viel zu uns und sind trotzdem nie lange satt. Dieser Effekt könnte ganz erheblich zu der globalen Übergewichts- und Fettleibigkeitsepidemie beitragen.

Wer aus der These zur Proteinverdünnung nun den Schluss zieht, dass es gesund sei, ganz viel Eiweiß zu essen, hat sie gründlich missverstanden. Die Autoren betonen immer wieder ausdrücklich, dass es bei einer optimalen Ernährung vor allem um die ausgewogene Zusammensetzung der Lebensmittel geht.[139] Wir sollten also abwechslungsreiche und unverarbeitete Lebensmittel essen. Dann nehmen wir auch die drei Hauptnährstoffe im richtigen Verhältnis zueinander auf und verhindern, dass wir ständig zu viel essen und trotzdem dauernd Heißhunger haben.

Helfen Proteine beim Abnehmen?

Im Alltag und in wissenschaftlichen Studien hat sich immer wieder bestätigt, dass man mit einer eiweißreichen Diät innerhalb von kurzer Zeit ziemlich viel Gewicht abbauen kann.[140] Eine solche Diät sättigt, wirkt sich positiv auf den Blutzucker aus und hat eine bessere Energiebilanz als andere Diätformen.[138] Sollten wir dann nicht alle viel mehr Protein essen? Nein, denn wie so oft gibt es eine Kehrseite. Eine proteinreiche Ernährung wirkt sich zwar positiv auf Gewicht und den Blutzucker aus, langfristig führt sie aber zu vorzeitiger Alterung und erhöht das Risiko für Krebs.[141]

Ein Zuviel an Proteinen ist gesundheitsschädlich

Durch zu viel Eiweiß geraten regulierende Stoffwechselmechanismen aus dem Gleichgewicht. Protein bedeutet immer Wachstum von Zellen. Dabei wachsen aber nicht nur Muskelzellen, sondern auch Zellen, die unserer Gesundheit schaden, wie Krebszellen. Einer der wichtigsten Altersforscher, Valter Longo von der *University of Southern California*, konnte mit seinem Team zeigen, dass ein hoher Proteinkonsum das Risiko für Krebs eindeutig erhöht.[141] Eine eiweißreduzierte Kost hat dagegen eine lebensverlängernde Wirkung bei Mäusen[142, 143] und auch beim Menschen.[141] An diesen erstaunlichen Ergebnissen scheinen zwei bestimmte wachstumsregulierende Moleküle mit den kryptischen Namen mTOR und IGF-1 beteiligt zu sein.

Das Eiweiß mTOR (mammalian target of rapamycin) kommt in allen Zellen von Säugetieren vor. Es überwacht die Nahrungs- und Energieversorgung. Wenn genug Nahrung da ist, gibt es den Zellen das Signal zu wachsen. Umgekehrt signalisiert es bei Nahrungsmangel, dass sich Zellen seltener teilen, dafür aber alte Zellbestandteile repariert werden. In der heutigen Zeit, in der wir durchgehend Zugriff auf Nahrung haben und nie hungern, bekommen die Zellen also fortwährend Wachstumssignale. Damit bewirkt mTOR auch, dass Krebszellen wachsen. Möglicherweise erklärt das, warum Überernährung und Krebs zusammenhängen.[144] Außerdem könnte es die gesundheitsfördernde Wirkung des Fastens erklären, denn mTOR aktiviert bei Nahrungsmangel die Autophagie und damit das Zellreparaturprogramm (▶ Seite 216).

IGF-1 (insulin-like growth factor 1) ist ebenfalls ein Eiweiß und gehört zu den Hormonen. Es ist strukturell dem Insulin sehr ähnlich und wie mTOR ein wesentlicher Faktor für die Steuerung des Zellwachstums. Es wird überwiegend in der Leber hergestellt und reguliert Wachstum, Differenzierung und Vermehrung von Zellen. Zwischen dem IGF-1-Spiegel und der Sterblichkeit ließ sich ein enger Zusammenhang herstellen.[145] Ein erhöhter Eiweißkonsum hängt mit höheren IGF-1-Werten zusammen und diese erhöhen das Risiko für Krebs und andere chronische Erkrankungen – das ließ sich besonders für einen hohen Anteil von tierischem Protein in der Nahrung nachweisen.[141]

Eine erhöhte Proteinzufuhr steigert also den Level der Wachstumsfaktoren mTOR und IGF-1 und beschleunigt damit den Alterungsprozess und das Wachstum von Krebszellen. Über komplexe Stoffwechselprozesse sind mTOR und IGF-1 auch an der Entstehung von Übergewicht und Diabetes beteiligt. Positiv lassen sich die beiden Wachstumsfaktoren durch Kalorienreduktion beeinflussen, zum Beispiel mit Fasten.[146, 147] Die Reduktion der Wachstumsfaktoren könnte ein wichtiger Mechanismus für ein gesundes, langes Leben sein.[148]

Sind pflanzliche oder tierische Proteine gesünder?

Wir Deutsche beziehen unsere Proteine vor allem aus tierischen Lebensmitteln wie Fleisch, Wurst, Milch, Käse und Butter. Seit vielen Jahren gibt es eine hitzige Debatte darüber, ob tierische oder pflanzliche Eiweiße gesünder für den Menschen sind. Grundsätzlich sind beide Eiweißarten aus den gleichen 20 Aminosäuren aufgebaut. Sie unterscheiden sich allerdings zum Teil erheblich in ihrer Zusammensetzung und darin, wie effizient sie zur Bildung von körpereigenem Protein genutzt werden können. Man nennt das die biologische Wertigkeit. Zur Berechnung wurde Volleiprotein willkürlich als Referenzprotein mit einer biologischen Wertigkeit von 100 festgelegt.[47]

Der Aufbau von tierischen Eiweißen ist menschlichen Eiweißen ähnlicher und dadurch haben diese Eiweiße eine besonders hohe biologische Wertigkeit. Aber auch zahlreiche pflanzliche Eiweißquellen können mit einer sehr guten Wertigkeit aufwarten. Dazu gehören Bohnen, Linsen, Soja, Leinsamen, Nüsse, Getreide, Buchweizen und Algen. Durch die geschickte Kombination von Lebensmitteln kann die Wertigkeit verbessert werden, sogar über 100. Kombiniert man Ei und Kartoffeln, kann man zum Beispiel eine Wertigkeit von bis zu 136 erreichen[47], Kartoffeln mit Rindfleisch weisen eine Wertigkeit von bis zu 114 auf. Auch rein pflanzliche Kombinationen können mit einer hohen biologischen Wertigkeit überzeugen: Soja und Reis kombiniert, weisen Werte von bis zu 111 auf, der Mix aus Bohnen und Mais bis zu 99.

Viele Wissenschaftler und Ernährungsberater empfehlen wegen der hohen Wertigkeit, tierische Eiweißquellen für eine optimale Gesundheit zu nutzen. Der Langlebigkeits-Forscher David A. Sinclair ist Professor für Genetik an der *Harvard Medical School* und beschreibt in seinem Buch *„Das Ende des Alterns"*, dass wir die Aminosäuren aus tierischen Quellen zwar gut verwerten können, dass wir aber eindeutig weniger davon essen sollten, als wir es tun.[149] Denn größere Mengen rotes oder verarbeitetes Fleisch (wie zum Beispiel Wurst) schaden unserer Gesundheit und wurden von der *Weltgesundheitsorganisation* als krebserregend eingestuft (▶ Seite 137). Viele Studien weisen nach, dass der hohe Konsum von tierischen Aminosäuren zu zahlreichen negativen Stoffwechselvorgängen und chronischen Krankheiten führt. Prof. Mingyang Song, ebenfalls von der renommierten *Harvard Medical School* in Boston, wertete Datensätze von 85.013 Frauen und 46.329 Männern aus. Danach zeigen Menschen, die mehr tierisches Eiweiß essen, ein deutlich höheres Sterblichkeitsrisiko als Menschen, die hauptsächlich pflanzliches Protein essen.[150] Diverse Studien belegen außerdem, dass eine Ernährung, die vorwiegend aus pflanzlichen Proteinen besteht, für ein normales Körpergewicht vorteilhaft ist.[151]

Für eine ausgewogene Ernährung empfehlen wir:
▸ ein Drittel tierisches Eiweiß; dabei sollten Sie möglichst auf verarbeitetes Fleisch verzichten und helles Fleisch bevorzugen
▸ zwei Drittel pflanzliches Eiweiß aus Hülsenfrüchten wie Kichererbsen, Linsen und Bohnen, Nüssen und Vollkorngetreide

Lebensmittel tierischer Herkunft belasten Klima und Umwelt besonders stark. Auch deswegen sind pflanzliche Eiweißquellen zu bevorzugen. Allerdings zeigen Studien, dass viele Veganer deutlich weniger Eiweiße zu sich nehmen als Nicht-Veganer.[152] Zudem können die Eiweiße, die sie essen, oft schlechter vom Körper verwertet werden. Veganer sollten daher auf einen ausreichenden Anteil an Eiweiß in ihrer Ernährung achten. Wie beschrieben, kann dabei die geschickte Kombination von Lebensmitteln die Bioverfügbarkeit optimieren.

Insekten – eine gesunde und ökologische Eiweißalternative?

Was für viele unvorstellbar klingt, gehört in weiten Teilen der Welt selbstverständlich auf den Teller: Insekten. Zwei Milliarden Menschen dienen sie als wichtige Eiweißquelle. In den Küchen Lateinamerikas, Afrikas und Asiens werden 2000 unterschiedliche Arten aufgetischt.[153] Insekten gelten als die Nahrungsquelle der Zukunft. Sie haben neben Vitaminen, Mineralstoffen und Omega-3-Fettsäuren einen besonders hohen Proteinanteil, der durchschnittlich bei 35 bis 61 Prozent ihrer Trockenmasse liegt, aber auch bis zu 77 Prozent betragen kann.[154] Zum Vergleich: Rinder-, Schweine- und Hühnerfleisch enthalten nur rund 20 Prozent. Insekten benötigen zudem kaum Wasser und Futtermittel. Ihre CO_2-Bilanz ist im Vergleich zu herkömmlichem Fleisch hervorragend.

Speiseinsekten, die im deutschen Lebensmittelhandel angeboten werden, stammen ausschließlich aus kontrollierter Aufzucht und brauchen eine Zulassung (Novel-Food-Verordnung). Die *Verbraucherzentrale* warnt aber, dass die hygienischen Bedingungen bei der Produktion noch unzureichend geregelt sind. Insekten aus Zoo- und Angelfachhandel eignen sich für den menschlichen Verzehr nicht und auch Allergiker sollten aufpassen. Wer auf Schalentiere allergisch reagiert, könnte auch auf Insekten anschlagen.

Ob Grashüpfer und Raupen bald auf unseren Tellern landen, bleibt abzuwarten. Insektenburger und Proteinriegel sind aber bereits bei ausgewählten (Internet-)Anbietern zu bekommen. Experten gehen davon aus, dass verarbeitete Produkte auf Insektenbasis unsere Supermärkte in naher Zukunft erobern werden.

EIWEISSGEHALT VERSCHIEDENER LEBENSMITTEL

Lebensmittel	Eiweißgehalt in g/100 g	Portionsgröße	Eiweißgehalt in g/Portion
Pflanzliche Lebensmittel			
Vollkornnudeln, roh	13	100 g	13
Amarant, roh	16	60 g	10
Quinoa, roh	15	60 g	9
Tofu	9	100 g	9
Erbsen, grün, gegart	6	150 g	9
Haferflocken	14	6 EL (60 g)	8
Linsen, gegart	7	120 g	8
Kichererbsen, gegart	7	120 g	8
Sojadrink	4	1 Glas (200 ml)	8
Champignons, gegart	4	200 g	8
Sonnenblumenkerne	26	20 g	7
Vollkornbrot	7	2 Scheiben (100 g)	7
Hirse, roh	11	60 g	7
Buchweizen, roh	10	60 g	6
Walnüsse	17	30 g	5
Kartoffeln, geschält, gegart	2	250 g	5
Tierische Lebensmittel			
Schweinefilet	22	1 Stück (150 g)	33
Hühnchenbrust	22	1 Stück (150 g)	33
Forelle	20	150 g	30
Lachs, gegart	20	150 g	30
Kabeljau	18	150 g	27
Quark (mind. 20 % Fett i. Tr.)	12	150 g	18
Parmesan	35	40 g	14
Emmentaler (mind. 20 % Fett i. Tr.)	29	2 Scheiben (40 g)	12
Mozzarella	20	½ Kugel (60 g)	12
Ei, gekocht	13	1 Stück (60 g)	8
Kuhmilch (1,5 % Fett)	3	1 Glas (200 ml)	6

Wie viel Proteine sollten wir essen?

Die *Deutsche Gesellschaft für Ernährung* empfiehlt, dass normalgewichtige Erwachsene täglich 0,8 Gramm Eiweiß pro Kilogramm Körpergewicht zu sich nehmen sollten.[155] Das sind bei einem Körpergewicht von 65 Kilogramm gerundet 50 Gramm Eiweiß pro Tag und bei einem Körpergewicht von 80 Kilogramm gerundet 65 Gramm pro Tag. Die neuen Referenzwerte machen dabei keine prozentualen Angaben mehr für den Anteil der Eiweiße an der Gesamtenergiezufuhr. Denn auch wenn Kalorien reduziert werden, sollten die zuvor empfohlenen Richtwerte für den Eiweißkonsum nicht unterschritten werden.

Beim Thema Eiweiß gilt es – wie bei den meisten Ernährungsfragen –, das richtige Maß zu finden. Nicht zu viel und nicht zu wenig. Bekommt der Körper über die Ernährung nicht genug Eiweiß, holt er es sich aus den Muskeln. Das wollen wir natürlich vermeiden. Bekommt unser Organismus aber zu viel Protein, werden Alterungsprozesse beschleunigt und das Risiko für chronische Krankheiten ist erhöht (▸ Seite 68) – das wollen wir ebenfalls vermeiden.

Die Höhe der optimalen Eiweißzufuhr hängt auch vom Lebensalter ab. Bahnbrechende wissenschaftliche Arbeiten haben gezeigt, dass wir im mittleren Alter von einer Ernährung mit eher weniger Eiweiß profitieren, weil dies Krebs und vorzeitiger Alterung vorbeugt.[141] Das erreichen Sie, indem Sie den Fleisch- und Wurstkonsum reduzieren und den Gemüse- und Obstanteil erhöhen. Menschen ab 65 Jahren sollten mehr Eiweiß zu sich nehmen, mindestens 1 Gramm Eiweiß pro Kilogramm Körpergewicht.[155] Im Alter geht die Muskelmasse zunehmend verloren – ab 65 Jahren bis zu 5 Prozent in zwölf Monaten, wenn man nichts dagegen tut. Außerdem schwinden Kraft und Ausdauer. Deswegen wirkt sich eine erhöhte Proteinzufuhr in dieser Altersgruppe positiv auf die Gesundheit aus.[156]

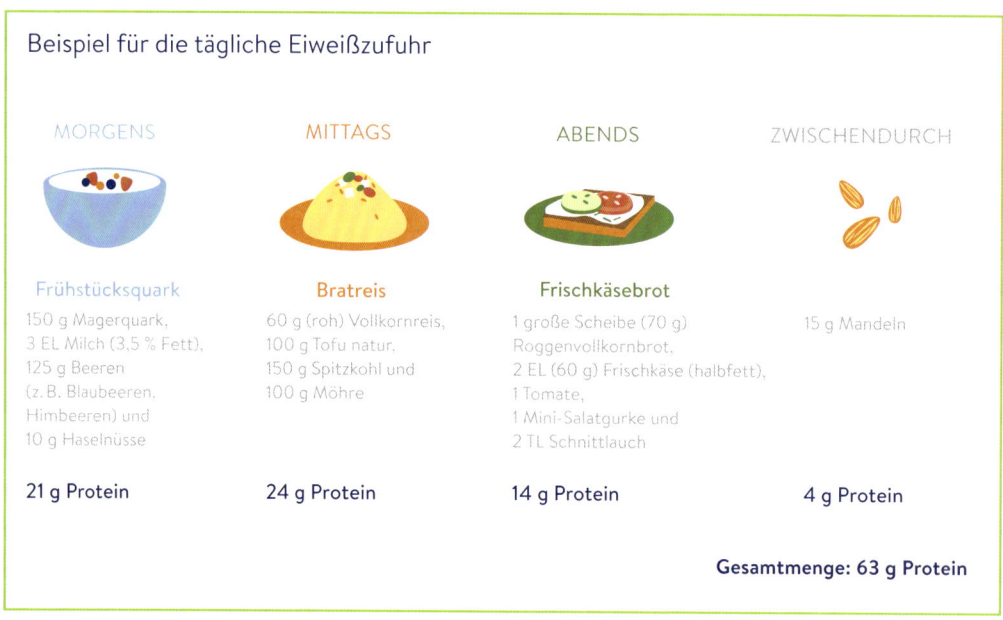

Beispiel für die tägliche Eiweißzufuhr

MORGENS	MITTAGS	ABENDS	ZWISCHENDURCH
Frühstücksquark	**Bratreis**	**Frischkäsebrot**	
150 g Magerquark, 3 EL Milch (3,5 % Fett), 125 g Beeren (z. B. Blaubeeren, Himbeeren) und 10 g Haselnüsse	60 g (roh) Vollkornreis, 100 g Tofu natur, 150 g Spitzkohl und 100 g Möhre	1 große Scheibe (70 g) Roggenvollkornbrot, 2 EL (60 g) Frischkäse (halbfett), 1 Tomate, 1 Mini-Salatgurke und 2 TL Schnittlauch	15 g Mandeln
21 g Protein	**24 g Protein**	**14 g Protein**	**4 g Protein**

Gesamtmenge: 63 g Protein

Auch Sportler und Schwangere benötigen mehr Eiweiß. Wer abnehmen will, kann kurzfristig seinen Proteinanteil hochfahren. Langfristig ist dies aber wegen der zuvor beschriebenen Risiken nicht empfehlenswert. Die besten Proteine liefert die Natur – wer auf eine proteinreiche Ernährung achtet, braucht keine Proteinpulver oder -shakes.

▸▸▸ AUF EINEN BLICK **EIWEISSE**

Eiweiße werden als Baustoffe für alle unsere Körperzellen benötigt. Sie regulieren viele wichtige Stoffwechselfunktionen und machen uns lange satt.

- ▸ Proteinreiche Lebensmittel sind Fisch, Fleisch, Ei, Milch(produkte), Hülsenfrüchte (wie Bohnen, Linsen), Nüsse und Vollkornprodukte.
- ▸ Wahrscheinlich sind pflanzliche Proteine gesünder als tierische.
- ▸ Pro Tag sollten wir 0,8 bis 1 Gramm Eiweiß pro Kilogramm Körpergewicht essen.
- ▸ Kurzfristig kann eine eiweißreiche Ernährung beim Abnehmen helfen. Langfristig fördert zu viel Protein den Alterungsprozess und erhöht das Risiko für chronische Erkrankungen wie Krebs.
- ▸ Protein sollte möglichst aus unverarbeiteten Lebensmitteln aufgenommen werden.

Ballaststoffe

Was sind Ballaststoffe?
Wie gesund sind Ballaststoffe?
Welche Lebensmittel sind ballaststoffreich?
Wie viel Ballaststoffe brauchen wir pro Tag?
Verursachen Ballaststoffe Blähungen?
Worauf sollte man beim Verzehr achten?

Immer mehr Studien zeigen, dass Ballaststoffe für unsere Gesundheit viel wichtiger sind, als man lange dachte. Sie kommen nur in Pflanzen vor und sind für uns unverdaulich. So hielt man sie lange für nutzlos, eben für reinen „Ballast". Heute weiß man, dass das Gegenteil richtig ist. Chemisch gesehen, gehören Ballaststoffe zu den Kohlenhydraten, weil sie aus langkettigen Zuckern aufgebaut sind.[62] Da sie in unserer Ernährung eine ganz andere Funktion erfüllen als die übrigen Zucker, widmen wir ihnen ein eigenes Kapitel.

Vollkornprodukte, Hülsenfrüchte, Samen und Nüsse, aber auch Gemüse und Obst enthalten besonders viele Ballaststoffe. Da unser Dünndarm Ballaststoffe nicht aufspalten kann, gelangen sie unverdaut in den Dickdarm. Ein Teil von ihnen ist unlöslich und besteht vor allem aus Zellulose, dem Hauptbestandteil der pflanzlichen Zellwände. Diese unlöslichen Ballaststoffe kommen in erster Linie in Vollkornprodukten und Hülsenfrüchten vor. Durch ihre faserige Beschaffenheit verlangsamen sie die Verdauung und „putzen" den Darm regelrecht wie kleine Besen. Durch ihre Fähigkeit zu quellen, erhöhen sie das Volumen der Nahrung. Sie halten dadurch länger satt, beugen Verstopfung vor und binden Schadstoffe. Die zweite Gruppe der Ballaststoffe sind die löslichen wie Pektin und Inulin, die vor allem in Obst und Gemüse stecken. Sie dienen Billionen Bakterien als Nahrung und werden auch als Präbiotika bezeichnet.

Die Ballaststoffe reinigen also den Darm, fördern die Verdauung und ernähren die Darmbakterien. Wie wichtig eine gesunde Darmflora für fast alle Aspekte unserer Gesundheit ist, haben wir ab Seite 94 beschrieben.

Die moderne Ernährung besteht zu einem erheblichen Anteil aus Fertigprodukten, die in der Regel ballaststoffarm sind. Während die noch heute als Jäger und Sammler lebenden Hadza in Uganda 100 Gramm Ballaststoffe am Tag verzehren,[157] kommen wir in Deutschland gerade einmal auf 24 Gramm,[158] US-Amerikaner nur noch auf 16 Gramm.[159] Essen wir nicht genug Ballaststoffe, hungern die Bakterien in unserem Darm und können ihre gesundheitsfördernden Funktionen nicht mehr erfüllen. Außerdem beginnen sie, unsere Darmschleimhaut zu zersetzen. Der Darm wird dadurch anfälliger für Entzündungen.[160]

Wie gesund Ballaststoffe sind, weisen inzwischen auch Hunderte Studien nach. Ihr Verzehr verlängert buchstäblich das Leben. Wer viele Ballaststoffe (mehr als 28,5 Gramm pro Tag) zu sich nimmt, kann sein Sterblichkeitsrisiko um satte 24 Prozent gegenüber Zeitgenossen senken, die wenig Ballaststoffe (unter 16,4 Gramm pro Tag) essen.[161] Menschen, die sich ballaststoffreich ernähren, sind außerdem dauerhaft schlanker und gesünder.[162] Dabei helfen Ballaststoffe in der Ernährung nicht nur Gesunden, schlank zu bleiben, sie unterstützen auch stark Übergewichtige bei der Gewichtsreduktion.[163] Aus Ballaststoffen stellen bestimmte Bakterien durch Fermentierung äußerst gesunde kurzkettige Fettsäuren her. Dazu gehören Buttersäure, Essigsäure und Propionsäure.[164] Diese schützen den Darm und gelangen über die Darmzellen auch in die Blutbahn. Sie beugen Arterienverkalkung vor, stärken das Immunsystem und reduzieren chronische Entzündungen. Immer mehr Studien zeigen, dass Ballaststoffe das Risiko für die typischen Zivilisationserkrankungen senken. Nachgewiesen ist das zum Beispiel für Herz-Kreislauf-Erkrankungen, Diabetes und Krebs.[165, 166] Das *Deutsche Institut für Ernährungsforschung* in Potsdam hat kürzlich den Einfluss von Ballaststoffen auf das Diabetesrisiko untersucht. Die 180 Studienteilnehmer hatten bereits eine Vorstufe des Typ-2-Diabetes. Die eine Hälfte erhielt zwei Jahre lang zweimal täglich unlösliche Ballaststoffe aus Hafer als Getränk, die andere Hälfte bekam einen gleich aussehendes Placebo-Getränk ohne Ballaststoffe. Die Ergebnisse zeigten: Während die Blutzuckerwerte in der Placebo-Gruppe kontinuierlich stiegen, blieben sie in der Ballaststoff-Gruppe konstant.[167] Wer bis ins hohe Alter gesund bleiben will, das heißt, seine Gesundheitsspanne signifikant verlängern möchte, sollte ausreichend Ballaststoffe zu sich nehmen.

Zu viel Ballaststoffe kann man eigentlich nicht essen. Bei einer Umstellung auf eine ballaststoffreiche Ernährung können allerdings zunächst Beschwerden wie Bauchschmerzen und Verdauungsprobleme auftreten. Geben Sie Ihrem Darm Zeit, sich umzugewöhnen. Essen Sie zunächst nur kleine Mengen und erhöhen Sie den Anteil an ballaststoffreichen Lebensmitteln langsam über einen Zeitraum von mehreren Wochen. Nach dieser Umstellungszeit vertragen die meisten Menschen eine ballaststoffreiche Ernährung gut. Damit kann man übrigens nicht früh genug starten – auch Kinder profitieren davon.[168]

BALLASTSTOFFE SIND ALLES ANDERE ALS „BALLAST". SIE ...

▸ erhöhen den Kauaufwand → verbessern die Sättigung → sind blutzuckersenkend
▸ erhöhen die Magen- und Darmfüllung → verbessern die Sättigung und vermindern die Verstopfungsgefahr
▸ beschleunigen die Passagezeit des Nahrungsbreis → senken das Darmkrebsrisiko
▸ binden Gallensäure → wirken cholesterinsenkend
▸ binden Schadstoffe → unterstützen das Immunsystem
▸ dienen Bakterien als Nahrung, die gesunde kurzkettige Fettsäuren herstellen → reduzieren Entzündungen

All diese Eigenschaften tragen dazu bei, dass Ballaststoffe so gesund sind. Eine ballaststoffreiche Ernährung senkt das Risiko für chronische Krankheiten wie Diabetes und Herz-Kreislauf-Erkrankungen.

Wie viel Ballaststoffe sollten wir essen?

Die *Deutsche Gesellschaft für Ernährung* empfiehlt als Richtwert für die Zufuhr von Ballaststoffen bei Erwachsenen eine Menge von mindestens 30 Gramm pro Tag. Nur 29 Prozent der Deutschen erreichen diesen Wert.[158] Enthält ein Lebensmittel mehr als 5 Gramm Ballaststoffe pro 100 Gramm, gilt es als ballaststoffreich. Flohsamenschalen, Weizenkleie und Leinsamen zählen zu den Spitzenreitern unter den Lieferanten (siehe Tabelle). Die Angabe zu Ballaststoffen in Nährstofftabellen auf Lebensmittelverpackungen ist freiwillig und fehlt deshalb leider bei vielen Produkten. Tierische Nahrungsmittel wie Fleisch und Eier enthalten gar keine Ballaststoffe. Das ist auch einer der Hauptgründe, warum Ernährungsexperten empfehlen, sich pflanzenbetont zu ernähren.

BALLASTSTOFFGEHALT VERSCHIEDENER LEBENSMITTEL

Lebensmittel	Ballaststoffgehalt in g/100 g	Portionsgröße	Ballaststoffgehalt in g/Portion
Linsen, gegart	17	120 g	20
Vollkornnudeln, roh	12	100 g	12
Flohsamenschalen	80	1 EL (10 g)	8
Roggenvollkornbrot	8	2 Scheiben (100 g)	8
Haferflocken	10	6 EL (60 g)	6
Brokkoli, roh	3	200 g	6
Weizenkleie	45	1 EL (10 g)	5
Mandeln	14	30 g	4
Möhren, roh	4	100 g	4
Fenchel, roh	2	200 g	4
Leinsamen, geschrotet	39	1 EL (10 g)	4
Äpfel	2	1 Apfel (150 g)	3
Walnüsse	6	30 g	2
Blaubeeren	5	30 g	2
Himbeeren	5	30 g	2

Leinsamen haben neben Ballaststoffen auch heilsame Öle im Gepäck – deswegen sind sie eines unserer persönlichen Superfoods. Bei Familie Zöllner kommen sie jeden Morgen geschrotet ins Müsli.

Essen Sie möglichst alle Getreideprodukte in der Vollkornvariante. Vollkornnudeln und -brot enthalten viele Ballaststoffe und sind damit den Weißmehlvarianten aus gesundheitlicher Sicht sehr überlegen (▶ Seite 115).

Beispiel für die tägliche Ballaststoffzufuhr

MORGENS	MITTAGS	ABENDS	ZWISCHENDURCH
Müsli	Gemüse-Pasta	Veggie-Schnitten	
60 g Haferflocken, 1 TL geschroteter Leinsamen, 150 g Joghurt (3,5 % Fett), ½ Banane (75 g) und 1 Clementine (80 g)	100 g Vollkornnudeln (eifrei), 100 g Brokkoli, 100 g Möhren und 10 g Sonnenblumenkerne	2 Scheiben (à 50 g) Vollkornbrot, ½ Avocado (90 g) und 100 g rote Paprikaschote	40 g Walnüsse, 1 Apfel
10 g BST	18 g BST	14 g BST	4 g BST

Gesamtmenge: 46 g Ballaststoffe

Um auf die empfohlene Ballaststoffmenge zu kommen, müssen Sie nicht kompliziert abwiegen und herumrechnen. Ernähren Sie sich einfach mit reichlich Gemüse, Obst, Hülsenfrüchten und Vollkorngetreideprodukten.

Auch ein Teil der Stärke in Getreide, Brot oder Reis wird als Ballaststoff eingeteilt. Wir können die sogenannte resistente Stärke nicht verdauen. Sie dient als Futter für unsere Darmbakterien. Wir nehmen pro Tag jedoch nur wenige Gramm (etwa 3 Gramm) davon auf. Wussten Sie, dass in Kartoffeln, Reis oder Nudeln, die nach dem Kochen mehrere Stunden abkühlen, ein weiterer Teil der enthaltenen Stärke in resistente Stärke umgewandelt wird? Kalt oder wieder erwärmt, haben diese Lebensmittel daher weniger Kalorien. Good News für Kartoffel- und Nudelsalatliebhaber. Wer ballaststoffreich isst, sollte unbedingt auf genug Flüssigkeit achten. Nur damit können die Ballaststoffe im Darm quellen. Mindestens 2 Liter Wasser oder ungesüßte Tees sollten gesunde Erwachsene pro Tag trinken (▸ Seite 178).

▸▸▸ AUF EINEN BLICK **BALLASTSTOFFE**

Ballaststoffe können von uns nicht verdaut werden. Sie sind aber ein wertvoller Bestandteil einer gesunden Ernährungsweise, da sie als Nahrung für unser Mikrobiom dienen, die Verdauung verlangsamen und das Sättigungsgefühl erhöhen. Außerdem beugen sie zahlreichen chronischen Krankheiten vor und verlängern sogar das Leben.

▸ Essen Sie mindestens 30 Gramm Ballaststoffe pro Tag. Das erreichen Sie durch viel Gemüse, Obst und Hülsenfrüchte sowie Vollkorngetreideprodukte (Brot, Nudeln, Reis).
▸ Wer ballaststoffreich isst, sollte viel trinken, mindestens 2 Liter pro Tag.

Vitamine, Mineralstoffe & sekundäre Pflanzenstoffe

Welche Vitamine gibt es?
Werden Vitamine beim Kochen zerstört?
Wozu benötigen wir Mineralstoffe?
Was sind sekundäre Pflanzenstoffe?
Sollte man Vitamine und Mineralstoffe über
Nahrungsergänzungsmittel zuführen?

Wir nehmen von ihnen pro Tag nur wenige Gramm oder Mikrogramm zu uns, trotzdem sind die Mikronährstoffe essenziell für unser Überleben. Anders als Makronährstoffe liefern sie zwar keine Energie, sind aber für eine Vielzahl von Funktionen im Körper Voraussetzung. Die Mikronährstoffe werden in Vitamine, Mineralstoffe und sekundäre Pflanzenstoffe unterteilt.

Vitamine

Es gibt 13 verschiedene Vitamine. Die lebenswichtigen Stoffe können vom Körper nicht selbst hergestellt werden – eine Ausnahme ist das Vitamin D. Wir müssen sie also über die Nahrung aufnehmen. Vitamine sind fett- (A, D, E und K) oder wasserlöslich (C und die B-Vitamine). Die meisten Vitamine können nur wenige Tage (B1, B5, B7) oder Wochen (E, D, K, C, B2, B3, B6) gespeichert werden.[62] Mehrere Monate hingegen können Folsäure (B9, 2 bis 3 Monate) und Vitamin A (9 bis 12 Monate) im Körper eingelagert werden. Vitamin B12 kann sogar bis zu 3 Jahre in der Leber gespeichert werden. Vitamine kommen in allen tierischen und pflanzlichen Lebensmitteln vor. Vitamin C zum Beispiel in Zitrusfrüchten und Paprika, Vitamin E in pflanzlichen Ölen und grünem Blattgemüse und Folsäure in Spinat und Spargel (▸ Abbildung Seite 80).

Immer wieder hört man, dass Vitamine durch zu heißes und langes Kochen zerstört werden. Da ist tatsächlich etwas dran. Viele Vitamine sind hitze-, luft- oder lichtempfindlich. Allein zu diesem Thema lässt sich ein ganzes Buch schreiben. Wenn Sie jedoch diese einfachen Tipps berücksichtigen, werden Sie den Großteil der Vitamine erhalten:

▸ Obst und Gemüse nicht zu lange lagern
▸ aufgeschnittenes Obst möglichst sofort essen
▸ Gemüse schonend zubereiten, das heißt, in Wasserdampf garen oder mit wenig Wasser bei mittlerer Hitze dünsten
▸ Gemüse auch mal roh essen

Wer sich abwechslungsreich mit viel Obst und Gemüse ernährt, nimmt in der Regel ausreichend Vitamine zu sich. Lesen Sie dazu auch Seite 100ff.

Mineralstoffe

In unserem Körper befinden sich insgesamt 46 Mineralstoffe, bei denen zwischen Mengenelementen und Spurenelementen unterschieden wird. Wie der Name schon vermuten lässt, kommen Mengenelemente in größeren Mengen im Körper vor (etwa 50 Milligramm pro Kilogramm Körpergewicht). Dazu gehören zum Beispiel Kalzium, Magnesium und Natrium. Spurenelemente wie Eisen, Fluor, Jod, Kupfer, Selen und Zink liegen im Körper dagegen nur in geringeren Mengen vor (weniger als 50 Milligramm pro Kilogramm Körpergewicht).

Mineralstoffe erfüllen viele lebensnotwendige Funktionen: Kalzium als Baustein für Knochen und Zähne, Eisen als Baustein des roten Blutfarbstoffs (Hämoglobin) und für den Transport des Sauerstoffs im Körper, Jod für eine normale Schilddrüsenfunktion, Magnesium als Aktivator vieler Enzyme des Energiestoffwechsels. Um nur einige zu nennen. Auch über die Funktionen der Mineralstoffe im Körper ließe sich mühelos ein ganzes Buch füllen. Hier gilt wie bei den Vitaminen: Wer sich ausgewogen mit möglichst unverarbeiteten Lebensmitteln ernährt, nimmt ausreichend Mineralstoffe zu sich.

Sekundäre Pflanzenstoffe

Unter dem Sammelbegriff „sekundäre Pflanzenstoffe" (auch Phytonährstoffe) werden um die 100.000 in Pflanzen auftretende Verbindungen zusammengefasst,[62] von denen schätzungsweise 5000 bis 10.000 in der menschlichen Nahrung vorkommen.[169] Sie dienen den Pflanzen als Abwehr-, Farb-, Duft- und Aromastoffe sowie als Wachstumsregulatoren und stecken daher in allen pflanzlichen Lebensmitteln – von Obst und Gemüse über Hülsenfrüchte und Nüsse bis hin zu Brot und Kräutern. Auch in Kaffee und Tee sind sie enthalten. Der Name „sekundäre Pflanzenstoffe" bezieht sich auf die Unterscheidung von den primären Pflanzenstoffen. Das sind Kohlenhydrate, Fette und Eiweiße, die vorwiegend am Stoffwechsel und Aufbau der Pflanzenzellen beteiligt sind.

Wir nehmen pro Tag etwa 1 Gramm an sekundären Pflanzenstoffen auf.[62] Bei Vegetariern und bei traditioneller asiatischer oder mediterraner Ernährungsweise auch deutlich mehr. Sekundäre Pflanzenstoffe sind zwar nicht essenziell, das heißt, dass wir auch ohne sie überleben können, aber sie haben zahlreiche gesundheitsfördernde Wirkungen. Je nach Stoffgruppe sind sie antikanzerogen, antimikrobiell, antioxidativ, immunmodulierend, entzündungshemmend, blutdruckregulierend, cholesterinspiegelsenkend und verdauungsfördernd.[170] Kein Wunder also, dass diese beeindruckende Liste an positiven Wirkungen in den letzten Jahren zu einem sehr regen Interesse geführt hat und diese Mikronährstoffe in aller Munde sind.

Sekundäre Pflanzenstoffe werden anhand ihrer chemischen Grundstruktur in neun Gruppen eingeteilt. Eine Auflistung findet sich zum Beispiel auf der Homepage der *Deutschen Gesellschaft für Ernährung*.[169] Die bekannteste Gruppe sind die Flavonoide, die zu den Polyphenolen gehören. Sie kommen unter anderem in Äpfeln, Birnen, Trauben, Kirschen, Pflaumen, Beeren, Zwiebeln, Grünkohl, Auberginen, Soja und Tee vor. Flavonoide verleihen Obst und Gemüse die leuchtenden Farben, wirken antioxidativ und entzündungshemmend und senken das Risiko für Herz-Kreislauf-Erkrankungen.[169]

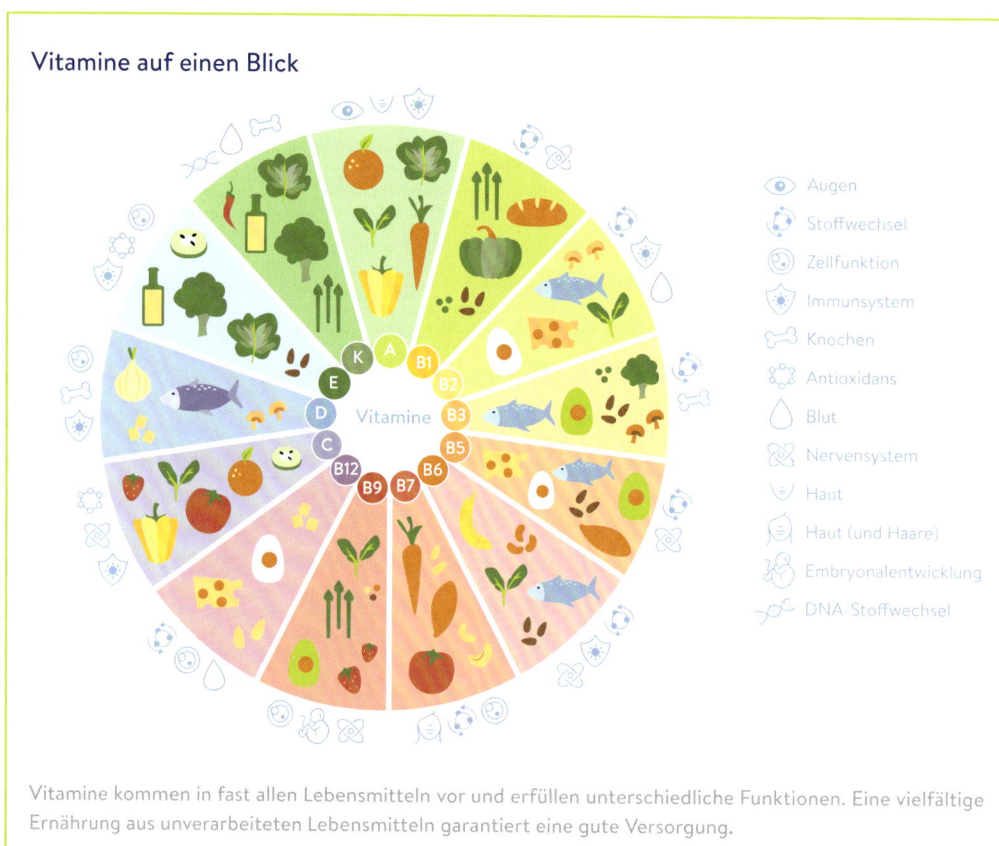

Vitamine auf einen Blick

- Augen
- Stoffwechsel
- Zellfunktion
- Immunsystem
- Knochen
- Antioxidans
- Blut
- Nervensystem
- Haut
- Haut (und Haare)
- Embryonalentwicklung
- DNA-Stoffwechsel

Vitamine kommen in fast allen Lebensmitteln vor und erfüllen unterschiedliche Funktionen. Eine vielfältige Ernährung aus unverarbeiteten Lebensmitteln garantiert eine gute Versorgung.

Über kaum ein Flavonoid wurde in den letzten Jahren so viel geredet und publiziert wie über Resveratrol, das in besonders hoher Konzentration in der Schale von roten Weintrauben als Schutzfaktor gegen Pilze und UV-Schädigung gebildet wird. Es kommt aber auch in niedrigerer Dosierung in Erdnüssen und Blaubeeren vor. Resveratrol kann Stoffwechselkrankheiten wie extremes Übergewicht, Insulinresistenz, Bluthochdruck und Fettleber positiv beeinflussen,[171] aber auch das Risiko für chronische Erkrankungen wie Krebs[172] und Alzheimer senken.[173] In Hefen und sogar in Wirbeltieren konnte Resveratrol die Lebensspanne verlängern.[174] Inwieweit sich diese spannenden Ergebnisse auf den Menschen übertragen lassen, ist aber noch unklar.

Ein anderer sekundärer Pflanzenstoff, der besonders viel beforscht wurde, ist das Sulforaphan. Es gehört in die Gruppe der Glucosinolate und ist in allen Kohlarten (zum Beispiel in Brokkoli) enthalten. Auch Sulforaphan kann das Risiko für zahlreiche chronische Erkrankungen senken. Mehr dazu lesen Sie auf Seite 102.

Eine weitere interessante Gruppe der sekundären Pflanzenstoffe sind die Bitterstoffe. Wer Schwierigkeiten mit der Hungerregulation hat, sollte es mal mit Bitterstoffen versuchen. Mehr dazu auf Seite 212.

Obwohl die Erkenntnisse in den letzten Jahren stark zugenommen haben, steckt die Wissenschaft zum Gesundheitswert von sekundären Pflanzenstoffen noch in den Kinderschuhen. Polyphenole, Flavonoide, Sulforaphan: Diese Begriffe sind schwer zu merken. Das brauchen Sie aber auch gar nicht. Essen Sie abwechslungsreich viele pflanzliche Nahrungsmittel und variieren Sie auch die Zubereitungsart (▶ Seite 106). So profitieren Sie von den positiven Effekten der sekundären Pflanzenstoffe und müssen sich keine Gedanken über komplizierte Begriffe und bislang noch wenig erforschte Zusammenhänge zu machen.

Was sind Antioxidantien?

Sogenannte freie Radikale entstehen im Körper fortwährend als Nebenprodukte bei einer Vielzahl von Stoffwechselvorgängen. Dabei handelt es sich um aggressive Sauerstoffverbindungen, die im Körper Schaden anrichten können, in der Immunabwehr aber auch positive Funktionen haben. Zu viel freie Radikale verursachen den sogenannten oxidativen Stress. Bestimmte Mikronährstoffe können die Oxidation anderer Substanzen durch freie Radikale verlangsamen oder verhindern, man nennt sie daher Antioxidantien. Zu den Antioxidantien zählen bestimmte Vitamine (zum Beispiel Vitamin C und E), Mineralstoffe (wie Selen und Zink) und sekundäre Pflanzenstoffe (zum Beispiel Beta-Carotin und Resveratrol).

Lebensmittel mit einer besonders hohen antioxidativen Wirkung sind vor allem Kräuter und Gewürze, aber auch Beeren, Früchte, Gemüse, Nüsse und Schokolade mit einem Kakaoanteil von mehr als 70 Prozent.[175]

Die Schutzfunktion von Antioxidantien gilt als noch nicht ausreichend wissenschaftlich gesichert. Deswegen darf in der EU nur auf wenigen Lebensmitteln mit dem Schutz vor freien Radikalen (oxidativem Stress) geworben werden. Zulässig ist zum Beispiel der Satz „Olivenöl-Polyphenole tragen dazu bei, die Blutfette vor oxidativem Stress zu schützen".

Wie gut ist unsere Nährstoffversorgung?

Weltweit gibt es neben den 800 Millionen Menschen, die mangelernährt sind, etwa zwei Milliarden Menschen, die nicht genug Vitamine und Mineralstoffe bekommen.[176] Man nennt das auch „verborgener Hunger", weil diese Menschen zwar genug Kalorien aufnehmen, aber nicht ausreichend mit den für ihre Gesundheit wichtigen Mikronährstoffen versorgt sind. Der Mangel an Mikronährstoffen betrifft zwar vor allem Entwicklungsländer, er ist aber auch in den USA und Europa keine Seltenheit.[47] Denn unsere Kost hat heute einen hohen Anteil an verarbeiteten Lebensmitteln, die reich an Zucker und gesättigten Fetten sind und oft nur wenig Mikronährstoffe enthalten. Auch bei uns betrifft der Nährstoffmangel oft die ärmeren Bevölkerungsgruppen. Gerade für die Entwicklung von Kindern kann dieser Effekt sehr negative Konsequenzen haben.[176]

Angaben, wie viel wir von den einzelnen Vitaminen und Mineralstoffen pro Tag zu uns nehmen sollten, werden von der *Deutschen Gesellschaft für Ernährung* veröffentlicht und können auf deren Homepage eingesehen werden. Allerdings helfen die Angaben in Gramm und Mikrogramm, das heißt Tausendstelgramm, im Alltag wenig weiter, da sie sich nicht berechnen lassen. In Studien lässt sich das durchführen. In der *Nationalen Verzehrsstudie II* wurde die Versorgung mit Vitaminen und Mineralstoffen aufwendig erfasst.[177] Es zeigte sich, dass die überwiegende Zahl der Menschen in Deutschland ausreichend mit Vitaminen und Mineralstoffen versorgt ist. Allerdings gibt es zum Teil auch große Mängel. Das betrifft nicht nur das viel diskutierte Vitamin-D-Defizit – 30 Prozent der Deutschen haben einen Vitamin D-Mangel und weitere 30 Prozent eine suboptimale Versorgung[178] –, sondern auch Vitamin E, C, B1, B2, B12 und Folat sowie die Mineralstoffe Kalzium, Magnesium, Eisen, Jod und Zink. Sie alle konnten bei 20 Prozent und mehr der Deutschen nicht ausreichend im Körper nachgewiesen werden.[47]

Falls Sie überprüfen möchten, ob Sie unter einem Nährstoffmangel leiden, können Sie Ihre Mikronährstoffversorgung ganz einfach testen lassen. Oft stellt sich dabei jedoch die Frage, was aus der Vielzahl der möglichen Parameter denn nun untersucht werden soll. Auch der Hausarzt weiß manchmal nicht weiter. Falls es keine klare Indikation für bestimmte Messwerte gibt, rät Jörn, folgende Parameter über eine zusätzliche Blutuntersuchung beim Hausarzt bestimmen zu lassen:

▸ Vitamin D
▸ Vitamin B12 (Serumspiegel)
▸ Holo-Transcobalamin (aktive Form des Vitamin B12)*
▸ Folsäure
▸ Ferritin (Eisenspeicher)
▸ Magnesium
▸ Selen
▸ Zink

* Bei Vitamin-B12-Werten unter 400 ng/l kann ein funktioneller Mangel vorliegen. Deshalb wird dann das Transportprotein Holo-Transcobalamin bestimmt, das bei einem Wert unter 35 pmol/l anzeigt, dass die Speicher bereits leer sind.

Die gesetzlichen Krankenkassen in Deutschland bezahlen solche Untersuchungen als präventive Maßnahme nicht. Die Bestimmung der vorgeschlagenen Werte ist daher leider mit erheblichen Kosten von um die 150 Euro verbunden.

Von Pillen und Pülverchen – sind Nahrungsergänzungsmittel sinnvoll?

Da viele Menschen von einem Mikronährstoffmangel betroffen sind oder vermuten, an einem Mangel zu leiden, greifen sie zu Nahrungsergänzungsmitteln. Das Geschäft mit den Pillen und Pülverchen boomt. Nahrungsergänzungsmittel enthalten Nährstoffe wie Vitamine oder Mineralstoffe in konzentrierter Form.[47] Es gibt sie inzwischen fast an jeder Ecke in unzähligen Läden und Online-Shops. Die Qualität der Produkte und ihr Nutzen sind kaum zu beurteilen, schon gar nicht für Laien mit geringem Fachwissen. Und so ist das Ganze vor allem ein Milliardengeschäft. Allein in Deutschland werden jährlich zwei Milliarden Euro umgesetzt. Nach Angaben von *Statista* nehmen 25 Prozent der Deutschen regelmäßig und weitere 37 Prozent gelegentlich Nährstoffpräparate ein.

Sind diese Mittel überhaupt wirksam? Und wenn ja, wie? Die Produktpalette ist so vielfältig und der Markt so unübersichtlich, dass eine allgemeine Einschätzung schwierig ist. Auf jeden Fall steht aber fest, dass die Wirksamkeit für viele Produkte unzureichend belegt ist. Im Jahr 2017 haben Forscher im Fachblatt *Advances in Nutrition* eine ausführliche Metaanalyse vorgelegt. Ihr Ziel war es zu klären, ob Nährstoffpräparate chronischen Krankheiten wie Krebs und Herz-Kreislauf-Erkrankungen vorbeugen können.[179] Dafür haben sie in einem aufwendigen Prozess aus 21.600 Artikeln die 49 besten Studien zum Thema herausgefiltert und Daten von insgesamt 287.304 Teilnehmern analysiert. Egal ob Vitamin D, C und K, Zink oder Magnesium – es zeigte sich, dass Nahrungsergänzungsmittel chronische Erkrankungen nicht verhindern können. Im Gegenteil, manche Präparate wie Vitamin A und Beta-Carotin erhöhten sogar das Risiko.[179]

Eine weitere Einschränkung von Nahrungsergänzungsmitteln ist, dass meist nur eine Substanz isoliert wird. Lebensmittel enthalten dagegen oft Hunderte oder sogar Tausende aktive Stoffe, die einzeln wirken und zusätzlich miteinander interagieren. Diese Komplexität ist selten ausreichend untersucht und noch viel seltener in einem Präparat abgebildet. Da wir aktuell schlicht zu wenig wissen, raten wir davon ab, dass gesunde Menschen Präparate zur Vorbeugung von chronischen Krankheiten schlucken. Die Zufuhr von Nahrungsergänzungsmitteln, deren Wirksamkeit nicht ausreichend belegt ist, birgt die Gefahr einer suboptimalen oder sogar schädlichen Überdosierung. Eine ausgewogene Ernährung, an die wir über Jahrmillionen evolutionär angepasst sind, kann vermutlich am besten vor chronischen Krankheiten schützen. Wir schlagen in diesem Buch eine abwechslungsreiche pflanzenbetonte Kost vor (▶ Seite 190ff.). Wenn Sie sich entsprechend ernähren, sind sie ausreichend mit allen Vitaminen, Mineralstoffen und sekundären Pflanzenstoffen versorgt.

Vitamin D – die Ausnahme

Eine Sonderrolle spielt Vitamin D. Das „Sonnenschein-Vitamin" bilden wir aus Cholesterin, wenn der UV-B-Anteil in der Sonneneinstrahlung auf unsere Haut trifft. Deswegen ist es streng genommen auch gar kein Vitamin, sondern ein Hormon.

60 Prozent der Deutschen sind nicht optimal mit Vitamin D versorgt (Serumkonzentration von 25-Hydroxy-Vitamin-D < 50 nmol/l).[175] Im Winter sind es sogar 84 Prozent.[180] Und deshalb empfehlen wir Ihnen, falls Sie sich wenig im Freien aufhalten, ein Vitamin-D-Präparat einzunehmen. Sprechen Sie dies aber auch immer mit Ihrem Hausarzt ab.

Was ist Vitamin D? Unter dem Sammelbegriff werden mehrere fettlösliche Verbindungen zusammengefasst. Vitamin D3 (Cholecalciferol) und Vitamin D2 (Ergocalciferol) sind die beiden wichtigsten.[47] Nur einen kleinen Teil des Vitamin D nehmen wir aus der Nahrung auf, ca. 80 bis 90 Prozent bilden wir mithilfe der Sonnenstrahlen. Wie viel Vitamin D in der Haut entsteht, hängt von vielen Faktoren ab, zum Beispiel vom Breitengrad, der Jahres- und Tageszeit, der Witterung, der Kleidung, der Aufenthaltsdauer im Freien und davon, ob Sonnenschutzcreme aufgetragen wurde.[181, 180] In unseren Breiten bilden wir in den Sommermonaten ausreichend Vitamin D, wenn wir uns 5 bis 25 Minuten pro Tag mit unbedecktem Gesicht, unbedeckten Händen und Armen der Sonne auszusetzen[181] – am besten zwischen 10 und 15 Uhr. Allerdings liegt Deutschland so nördlich, dass zwischen Oktober und April die für die Vitamin-D-Synthese benötigte UV-B-Strahlung nicht ausreicht.[47]

Vitamin D ist nur in wenigen Lebensmitteln in meist sehr geringen Mengen enthalten, zum Beispiel in fettem Fisch (Lachs, Makrele und Hering) und Speisepilzen. In den USA werden Grundnahrungsmittel wie Frühstücksflocken mit Vitamin D angereichert.[182] In Deutschland ist das wegen der Gefahr einer Überdosierung verboten. Davon ausgenommen sind manche Produkte wie zum Beispiel Margarine oder Milch.

Welche Bedeutung hat Vitamin D für unsere Gesundheit? Es ist maßgeblich am Kalzium- und Phosphatstoffwechsel beteiligt und spielt für die Knochengesundheit eine zentrale Rolle. Bei Kindern beugt es Knochenverformungen (Rachitis) vor und bei Erwachsenen schützt es vor Knochenerweichung (Osteomalazie) und einer Abnahme der Knochendichte (Osteoporose). Neuere Forschungen zeigen, dass Vitamin D aber nicht nur für die Knochen, sondern insgesamt für die Gesundheit von großer Bedeutung ist. Zum Beispiel stärkt Vitamin D das menschliche Immunsystem und schützt vor Atemwegsinfekten.[183] Außerdem haben Menschen mit einem niedrigen Vitamin-D-Spiegel ein erhöhtes Risiko, an Herz-Kreislauf-Erkrankungen oder Krebs zu sterben.[184] Langzeitbeobachtungen zeigen darüber hinaus, dass eine höhere Vitamin-D-Zufuhr (über 500 I. E. pro Tag) im Vergleich zu einer niedrigeren Vitamin-D-Zufuhr (weniger als 200 I. E.) das Risiko für Typ-2-Diabetes um 13 Prozent senkt.[185] Auch ein Zusammenhang von Vitamin-D-Mangel und Depression wird vermutet.[186] Allerdings müssen die Wirkzusammenhänge zwischen Vitamin D und der Entstehung der einzelnen Erkrankungen noch genauer erforscht werden.

Wie bestimmt man einen Vitamin-D-Mangel? Der Vitamin-D-Spiegel lässt sich über einen Bluttest feststellen. Als bester Indikator wird die Konzentration von 25-Hydroxy-Vitamin-D im Blut gemessen.[180] Ein Vitamin-D-Blutspiegel von über 50 nmol/l, noch besser über 75 nmol/l (entspricht mehr als 30 ng/ml), wird als wünschenswert angesehen.[47]

Da inzwischen hinreichend bekannt ist, dass große Teile der Bevölkerung unter einem Mangel leiden und unser Lebensstil dazu führt, dass wir immer weniger Zeit im Freien verbringen, raten viele Experten auch gesunden Menschen, täglich ein Vitamin-D-Präparat einzunehmen, um der Entwicklung von Mangelzuständen vorzubeugen. Besonders Risikogruppen für eine Vitamin-D-Unterversorgung werden Nahrungsergänzungsmittel empfohlen. Dazu gehören:

▸ Menschen, die sich wenig im Freien aufhalten: Viele von uns sitzen den ganzen Tag im Büro und sind gerade zu den Zeiten, in denen die Sonneneinstrahlung für die Vitamin-D-Produktion ausreicht, nicht draußen (nine to five). Auch viele Kinder sind heute nur noch selten draußen.

▸ Ältere Menschen: Ab 65 Jahren nimmt die Fähigkeit der Haut ab, Vitamin D zu bilden. Im Vergleich zum jüngeren Lebensalter kann sie auf weniger als die Hälfte reduziert sein.[181]

▸ Säuglinge, da der Vitamin-D-Gehalt von Muttermilch sehr gering ist und Säuglinge grundsätzlich nicht einer direkten Sonnenbestrahlung ausgesetzt werden sollen. In Deutschland wird für Babys bis zum zweiten erlebten Frühsommer die Gabe von Vitamin D (400 bis 500 I. E.; siehe unten) empfohlen.[182]

▸ Menschen mit dunklerem Hauttyp: Sie können weniger Vitamin D bilden als Menschen mit hellerer Haut.

▸ Übergewichtige Menschen: Auch sie haben oft ein zu niedriges Vitamin-D-Niveau. Der genaue Mechanismus dahinter ist allerdings noch nicht ausreichend bekannt. Es wird vermutet, dass Vitamin D in Fettdepots angereichert wird und bei Übergewichtigen dem Körper weniger zur Verfügung steht.[187]

In Apotheken sind verschiedene Vitamin-D2- und -D3-Präparate erhältlich, die nicht verschreibungspflichtig sind. Vitamin D3 hat sich als die effizientere Variante erwiesen.[188] Als Mengenangabe für Vitamin D dienen die sogenannten Internationalen Einheiten (I. E.): 1 μg Vitamin D3 oder D2 sind 40 I.E.

Viele Länder, darunter die USA, Australien und mehrere europäische Länder, haben in den letzten zehn Jahren ihre Richtlinien zur Supplementierung von Vitamin D überarbeitet. Die Empfehlungen unterscheiden sich. Zusammenfassend wird Erwachsenen, die sich wenig in der Sonne aufhalten, empfohlen, täglich zwischen 200 I. E. und 2000 I. E. Vitamin D einzunehmen.[189] Die *Deutsche Gesellschaft für Ernährung* liegt in der Mitte und rät seit 2012 zu einer Aufnahme von 800 I. E. Vitamin D3 pro Tag (= 20 μg).[181]

Eine Überdosierung durch Sonneneinwirkung oder Ernährung ist kaum möglich,[189, 181] durch Präparate aber sehr wohl. Bei einer Überdosierung (mehr als 160 ng/ml) droht ein erhöhter Kalziumspiegel im Blut mit Nierensteinen und der Verkalkung von Organen wie Blutgefäßen, Herz, Lunge und Knochen als Folge. Die US-amerikanischen und die europäischen Richtlinien empfehlen als unbedenkliche Obergrenze für Kinder 2000 I. E. und für Erwachsene 4000 I. E. pro Tag.[189] Am wirksamsten ist es, wenn Sie die Einnahme mit einer Mahlzeit kombinieren.[190]

Ich, Fionna, nehme in den Wintermonaten und an Tagen, an denen ich kaum draußen bin, 1.000 I.E. pro Tag. Meine Kinder im Alter von vier und sieben Jahren bekommen in den Wintermonaten prophylaktisch ein Vitamin-D3-Präparat mit 500 I.E. pro Tag. Und zwar nicht als Tabletten, sondern in Form von Öltropfen, weil Vitamin D fettlöslich ist.

Wenn Sie zu einer Risikogruppe gehören oder unsicher sind, lassen Sie Ihren Vitamin-D-Wert bestimmen und sprechen Sie mit Ihrem Arzt darüber. Eine Vitamin-D-Bestimmung wird leider immer noch nicht von den gesetzlichen Krankenkassen übernommen, sie kostet aktuell um die 20 Euro.

Vitamin B12 für Veganer

Die Gruppe der B-Vitamine (Vitamin-B-Komplex) umfasst acht Vitamine, die typischerweise von Pflanzen gebildet werden. Eine Ausnahme ist das Vitamin B12 (Cobalamin), es kommt nur in tierischen Lebensmitteln vor und sollte deswegen von allen, die kaum oder gar keine tierischen Produkte essen, im Blut bestimmt und gegebenenfalls als Nahrungsergänzung genommen werden. Der Körper benötigt Vitamin B12 für den Energiestoffwechsel, zur Bildung von

ANTI-AGING-FOOD – WARUM UNS EINE ANTIENTZÜNDLICHE ERNÄHRUNG JUNG HÄLT

Eine akute Entzündung, zum Beispiel nach einer Hautverletzung, ist ein wichtiger Bestandteil des Heilungsprozesses. Die Haut rötet sich und es werden viele verschiedene Abwehrzellen aktiviert, die das Eindringen von Keimen verhindern. Chronische Entzündungen allerdings sind für den Körper schädlich. Oft bleiben sie jahrelang unerkannt. Entzündungsstoffe, die dauerhaft abgesondert werden, greifen die Gefäße und Gelenke an und scheinen auf zellulärer Ebene eine wichtige Komponente des Alterns zu sein („inflammaging").[191, 192] Zudem weisen immer mehr Studien nach, dass fast alle chronischen Erkrankungen wie Bluthochdruck, Osteoporose, Arthrose (Arthritis), Multiple Sklerose, Diabetes, Alzheimer oder Krebs auf der Basis einer chronischen Entzündung entstehen. Die Ursachen für chronische Entzündungen sind vermutlich vielfältig, aber die Ernährung scheint eine zentrale Rolle zu spielen.[193] Mit diesen vier Strategien können Sie vorzeitiger Alterung und chronischen Krankheiten vorbeugen:

▶ Essen Sie reichlich antientzündlich wirkende Nährstoffe. Dazu gehören vor allem Omega-3-Fettsäuren (▶ Seite 53), Ballaststoffe (▶ Seite 74ff.), sekundäre Pflanzenstoffe (▶ Seite 79), Mineralstoffe, Vitamine (▶ Seite 80), Antioxidantien (▶ Seite 81) und Bitterstoffe (▶ Seite 212). Diese Lebensmittel haben reichlich antientzündliche Inhaltsstoffe: Gemüse, Obst und Beeren, fetter Seefisch, gesunde pflanzliche Öle, Hülsenfrüchte, Vollkorngetreide, Nüsse, Gewürze und Kräuter, fermentierte Lebensmittel, Tee, schwarzer Kaffee und Schokolade mit einem Kakaoanteil von über 70 Prozent.

▶ Mindestens genauso wichtig ist es, die entzündungsfördernden Nährstoffe wegzulassen. Dazu gehören einige Omega-6-Fettsäuren, vor allem Arachidonsäure, sowie die Transfette, aber vor allem Zucker, Weißmehlprodukte und Zusatzstoffe in Fertiggerichten. Auch zu viel Salz kann Entzündungen befeuern. Diese Lebensmittel haben einen hohen Anteil an entzündungsfördernden Substanzen: Süßigkeiten, Softdrinks, Getreideprodukte aus Weißmehl, Wurst, rotes Fleisch und fast alle Fertiggerichte.

▶ Achten Sie auf Ihr Gewicht, insbesondere darauf, dass Ihr Bauchumfang im Normbereich bleibt (▶ Seite 65). Das viszerale Bauchfett sondert entzündungsfördernde Stoffe ab und trägt zu vorzeitiger Alterung bei.

▶ Auch das Timing des Essens ist ein wichtiger Baustein der Anti-Aging-Ernährung. Fasten wirkt antientzündlich und hält jung, weil es die Zellreparaturprogramme (Autophagie) aktiviert.[194] Begrenzen Sie die Zeitspanne, innerhalb derer Sie essen, auf höchstens 12 Stunden pro Tag (▶ Seite 211).

Neben der Ernährung sind ausreichend Schlaf, Bewegung sowie Stressreduktion wichtige Komponenten einer jung haltenden, antientzündlich wirkenden Lebensweise.

Blutzellen und zum Aufbau der Nervenhüllen. Vitamin B12 wird von Bakterien und Blaualgen produziert und reichert sich über die Nahrungskette in höheren Tieren an. Es ist in Fleisch, Fisch, Eiern sowie Milch und Milchprodukten enthalten.

Bis zu 86 Prozent der Veganer, die keine Vitamin-B12-Präparate einnehmen, zeigen eine Vitamin-B12-Unterversorgung beziehungsweise einen Mangel.[195] Die Symptome dafür sind unspezifisch und unterschiedlich. Muskelschwäche, Müdigkeit und Kopfschmerzen treten häufig auf. Oft wird ein Mangel erst nach Jahren festgestellt, weil die Leber B12 speichern und bei Bedarf abgeben kann. Damit kann eine mangelnde Zufuhr über Jahre ausgeglichen werden.

Die Vitamin-B12-Versorgung kann anhand verschiedener Biomarker beurteilt werden. Dazu zählen die beiden Statusparameter Gesamtvitamin B12 und Holo-Transcobalamin im Blut (▶ Seite 82).[196] Wer kaum oder gar keine tierischen Lebensmittel isst, sollte seinen Vitamin-B12-Status über einen Bluttest überprüfen lassen. Insbesondere schwangere Veganerinnen müssen unbedingt auf eine ausreichende Vitamin-B12-Versorgung achten,[195] weil ein Mangel schwere neurologische Schäden beim ungeborenen Kind verursachen kann.[197]

Der Tagesbedarf für Jugendliche und Erwachsene liegt bei 4 µg.[196] Die für Veganer und Vegetarier empfohlene Menge für ein Präparat sind mindestens 250 µg Cyanocobalamin täglich.[198] Cyanocobalamin ist die synthetische Form von Vitamin B12. Es kommt nur ein Bruchteil der aufgenommenen Substanz im Körper an, deswegen ist die Supplementierungsmenge viel höher als der empfohlene Referenzwert.

▸▸▸ AUF EINEN BLICK MIKRONÄHRSTOFFE

Wer viel Obst und Gemüse, Vollkornprodukte, gesunde Öle und Hülsenfrüchte zu sich nimmt sowie wenig Zucker und Fertigprodukte konsumiert, braucht sich mit Angaben für Vitamine, Mineralstoffe und sekundäre Pflanzenstoffe nicht zu beschäftigen. Durch eine solche Ernährung ist ein Mangel an diesen gesundheitsfördernden Substanzen bei Gesunden praktisch nicht möglich. Achten Sie daher auf Folgendes:

▸ Ernähren Sie sich abwechslungsreich und farbenfroh.
▸ Bevorzugen Sie Gemüse und Obst der Saison.
▸ Essen Sie Gemüse auch mal roh.
▸ Gesunde brauchen keine Nahrungsergänzungsmittel. Eine Ausnahme ist Vitamin D und für Veganer Vitamin B12.

LEBENSMITTELKENNZEICHNUNG: DAS GIBT ES, DAS FEHLT

Zutatenliste und Nährwerttabelle

Jedes verpackte Produkt muss in einer Zutatenliste über die Zusammensetzung des Lebensmittels informieren. Hieran können Sie erkennen, ob das Produkt Zutaten enthält, die Sie vermeiden möchten. Die Zutaten müssen in absteigender Reihenfolge ihres Gewichtsanteils genannt werden. So können Sie schnell sehen, ob ein Produkt viel Zucker enthält. Fast immer gilt: Je kürzer die Liste, desto gesünder ist das Produkt.

In Deutschland muss die Lebensmittelkennzeichnung seit Dezember 2016 entsprechend den EU-Vorschriften zur Information der Verbraucher auf jedem Produkt in Form einer Nährwerttabelle erfolgen. In dieser finden sich Angaben zu Energiegehalt, Fett, Kohlenhydraten, Eiweiß und Salz. Leider gibt es keine verpflichtenden Angaben zu Ballaststoffen und Omega-3-Fettsäuren. Die Pflicht zur Nährwertkennzeichnung gilt nur für vorverpackte Lebensmittel.

Nutri-Score

Seit November 2020 gibt es auch in Deutschland den Nutri-Score. Der Nutri-Score soll die einzelnen Inhaltsstoffe wie Eiweiß, Fett, Zucker, Salz und Ballaststoffe sowie den Gemüse- und Obstanteil eines Lebensmittels anhand eines einfachen Wertes auf einer fünffach gestuften Skala von Grün (A – besonders hoher Gesundheitswert) bis Rot (E) einschätzen. Dadurch sollen die Verbraucher den Gesundheitswert eines Lebensmittels schnell erfassen und vergleichen können. Leider ist die Kennzeichnung der Lebensmittel mit diesem Label derzeit nur freiwillig, was dazu führt, dass vor allem gesunde Nahrungsmittel gekennzeichnet werden. Es bleibt zu hoffen, dass der Nutri-Score Hersteller dazu motiviert, die Rezepturen ihrer Produkte im Sinne einer gesünderen Ernährung zu verändern. Auch Frankreich, Belgien, Spanien, Portugal, die Schweiz und Luxemburg nutzen das Label.

Klima- und Ökobilanz

Wer sich nachhaltig ernähren möchte, bekommt aktuell beim Einkauf keine ausreichenden Informationen. Zwar gibt es einen regelrechten Dschungel an Nachhaltigkeitssiegeln, deren Kriterien sind aber uneinheitlich und intransparent. Zur CO_2-Bilanz von Lebensmitteln erfahren wir meistens nichts. Wir wissen zum Beispiel nichts über die Transportwege. Dabei hat Flugobst eine 25-mal schlechtere Klimabilanz als das gleiche Obst, das per Schiff gekommen ist.[199] Wir erfahren auch nichts über Produktionsbedingungen, zum Beispiel, ob eine Tomate aus einem Gewächshaus stammt, das mit fossilen Brennstoffen beheizt wird. Unsere Ernährung hat einen großen Einfluss auf die Umwelt. Viele Verbraucher unterschätzen zum Beispiel die Klimabilanz ihrer Ernährung. Die Klimabilanz (auch CO_2-Bilanz oder CO_2-Fußabdruck) ist ein Maß für den Gesamtbetrag an Treibhausgasen, die bei der Erzeugung eines Lebensmittels entstehen. Bei der Berechnung werden die Emissionen aller Treibhausgase berücksichtigt, darunter neben Kohlenstoffdioxid (CO_2) vor allem Methan (CH_4) und Lachgas (N_2O), und in CO_2-Äquivalente umgerechnet. Man kalkuliert dabei Emissionen von Produktionsort, Produktionsmethode, Transporten, Verarbeitung, Verpackung und Lagerung anteilig ein.[200] Die CO_2-Bilanz von Lebensmitteln bewerten wir im Verlauf des Buchs folgendermaßen:

- **gut**   < 1,0 kg CO_2-Äquivalente/kg Lebensmittel
- **mittel**   1,0 bis 2,5 kg CO_2-Äquivalente/kg Lebensmittel
- **schlecht**   > 2,5 kg CO_2-Äquivalente/kg Lebensmittel

Diese Einteilung beruht nicht auf wissenschaftlichen Kriterien, sondern ist als grobe Orientierung zur Einschätzung der CO_2-Bilanzen von Lebensmitteln gedacht.

Neben den Emissionen haben Lebensmittel weitere Umwelteinflüsse, die in der aktuellen Diskussion oft unter den Tisch fallen. Zum Beispiel werden bei ihrer Herstellung Flächen, Wasser, Energie und Düngemittel verbraucht. Wird auch der Einfluss dieser Aspekte berücksichtigt, sprechen wir von der Ökobilanz (auch ökologischer Fußabdruck) eines Lebensmittels. Weitere wichtige ökologische Fußabdrücke sind der Wasser-, Flächen- und Phosphat-Fußabdruck. Solche Berechnungen sind komplex und werden bislang nur selten durchgeführt. Das renommierte *Institut für Energie- und Umweltforschung Heidelberg* ist eines der wichtigsten Forschungsinstitute zu Umwelt- und Nachhaltigkeitsthemen in Deutschland. Die Experten haben die ökologischen Fußabdrücke für viele Lebensmittel berechnet und die Ergebnisse auf der Homepage des Instituts publiziert.

Aktuell erhalten Verbraucher kaum Informationen über die ökologischen Fußabdrücke der Lebensmittel, die sie einkaufen. Wir brauchen in Deutschland dringend ein verbindliches staatliches Siegel, das Verbraucher über die ökologische Bilanz eines Lebensmittels informiert. Das empfiehlt auch der *Wissenschaftliche Beirat für Agrarpolitik, Ernährung und gesundheitlichen Verbraucherschutz* in seinem aktuellen Gutachten „*Politik für eine nachhaltigere Ernährung*".[201] Solange es keine ausreichenden Informationen auf Produkten gibt, müssen sich Verbraucher mit Faustregeln zufriedengeben. Pflanzliche Lebensmittel wie Gemüse, Obst, Getreide oder Hülsenfrüchte haben in der Regel eine gute Klima- und Ökobilanz, vor allem wenn sie aus nachhaltiger, regionaler und saisonaler Landwirtschaft stammen. Tierische Lebensmittel, insbesondere Rindfleisch und Butter, wirken sich dagegen besonders nachteilig auf Klima und Umwelt aus (▶ Seite 251).[202, 18] Wir werden im Folgenden immer wieder auf die ökologischen Fußabdrücke von Lebensmitteln zu sprechen kommen. Dabei beziehen wir uns vor allem auf die Berechnungen des *Instituts für Energie- und Umweltforschung Heidelberg*.[200]

3

Unsere Verdauung: ein faszinierendes System

Wie das Verdauungssystem funktioniert und wie wichtig es für unser Wohlbefinden ist, erfahren Sie in diesem Kapitel. Im Darm werden auf wunderbare Weise Lebensmittel in ihre Bausteine zerlegt, damit der Körper sie aufnehmen kann. Hier leben Billionen Bakterien, die von erstaunlicher Bedeutung für unsere Gesundheit sind.

Das Verdauungssystem

Wie verarbeiten wir Lebensmittel in Magen und Darm?
Welche Ernährung ist verdauungsförderlich?
Welche Rolle spielt die Leber?
Wofür brauchen wir Bakterien im Darm?
Sind Antibiotika schlecht für das Mikrobiom?
Sollte man sein Mikrobiom testen lassen?

Wir brauchen regelmäßig Energie und Nährstoffe. Das Verdauungssystem hilft uns, Lebensmittel in ihre Grundbausteine zu zerlegen, damit wir sie in den Körper aufnehmen und als Energie, Bausubstanz für Zellen und Hormone sowie als Informationen für Gene nutzen können. Daher ist die Qualität der Nahrung entscheidend – nach dem Motto „Du bist, was du isst". Der Mensch hat einen Verdauungsapparat mit einem Darm von insgesamt etwa 7 Meter Länge. Zu seinen wichtigsten Aufgaben gehören die Aufnahme und Verwertung von Nährstoffen und Wasser. Die vollständige Verdauung einer ausgewogenen Mahlzeit unterliegt individuellen Schwankungen. Vom Zeitpunkt der Nahrungsaufnahme bis zur Ausscheidung dauert sie zwischen 33 und 43 Stunden.[203] Die zugeführte Nahrung passiert dabei die Stationen Mund, Magen, Dünndarm und Dickdarm, ehe sie über den Enddarm ausgeschieden wird.

- ▸ **Schritt 1:** Im Mund werden die Nahrungsmittel mechanisch durch das Kauen zerkleinert und mit Speichel vermengt. Gründliches Kauen verbessert diesen ersten Verdauungsschritt. So entsteht im Mund ein schluckfähiger Brei, der über die Speiseröhre in den Magen gelangt. Das Speichelenzym Amylase beginnt bereits im Mund, Mehrfachzucker zu Einfachzucker zu zerlegen.
- ▸ **Schritt 2:** Im Magen wird die aufgenommene Nahrung durch die Magensäure desinfiziert. Jetzt beginnt die eigentliche Verdauung. Es wird das Enzym Pepsin produziert, das den Abbau von Eiweißen einleitet. Darüber hinaus bildet der Magen Salzsäure (pH-Wert 1,5), die schädliche Stoffe und Bakterien zerstört. Der Speisebrei bleibt je nach Zusammensetzung der Mahlzeit 1 bis 3 Stunden im Magen – je fettreicher, desto länger. Die Hauptaufgabe des Magens ist es, die Nahrung vorübergehend zu speichern und durch wellenartige Kontraktionen portionsweise zur weiteren Verdauung an den Dünndarm abzugeben. Ohne diese Speichermöglichkeit müsste der Mensch sehr viele kleine Portionen pro Tag essen.
- ▸ **Schritt 3:** Der Dünndarm ist bis zu 5 Meter lang. Hier wird die Nahrung über viele Stunden in ihre Grundbausteine zerlegt und in die Blutbahn weitergeleitet. Kohlenhydrate werden zu Einfachzuckern (Glukose und Fruktose), Fette zu Fettsäuren sowie Eiweiße zu Aminosäuren abgebaut. Im Dünndarm sorgen Gallensäfte und Sekrete aus der Bauchspeicheldrüse dafür, dass die Nahrungsbestandteile weiter zerlegt werden können. Dabei wird zum

Beispiel jedes Fetttröpfchen von Gallenflüssigkeit aus der Leber umlagert (Micellbildung), damit Enzyme (Lipasen) aus der Bauchspeicheldrüse andocken können. Die Dünndarmschleimhaut nimmt auch Wasser auf. Anders als viele denken, ist der Dünndarm sehr sauber, rosig und nahezu geruchlos. Wie im Magen sorgen auch im Dünndarm rhythmische Bewegungen dafür, dass der Speisebrei durchmischt und weitergeleitet wird. Ballaststoffreiche Ernährung fördert die Transportfähigkeit. Der Dünndarm ist gefaltet und mit etwa vier Millionen winzigen Ausstülpungen, den Darmzotten, besetzt. Dadurch hat er eine 100-fach vergrößerte Oberfläche, die ca. 32 Quadratmeter beträgt.[204] Diese große Fläche ist nötig, um die Millionen Nahrungspartikel aufzunehmen. In jeder Darmzotte befindet sich ein winziges Blutgefäß, das Nahrungsmoleküle absorbiert und über die Blutbahn zur Leber transportiert. Hier werden die Nährstoffe überprüft, verarbeitet und weitergeleitet (▸ Kasten Seite 94).

▸ **Schritt 4:** Der Dickdarm (auch Kolon) ist deutlich kürzer als der Dünndarm, ca. 1,5 Meter, und hat einen größeren Durchmesser. Er umgibt den Dünndarm wie ein Rahmen. Unverdauliche Reste gelangen in den Kolon und bleiben dort 25 bis 30 Stunden, wobei ihnen Wasser und Mineralien entzogen werden. Der Dickdarm bereitet den Speisebrei für die Ausscheidung vor. Er ist auch von besonderer Bedeutung, weil er Billionen Mikroorganismen beherbergt, das sogenannte Mikrobiom.

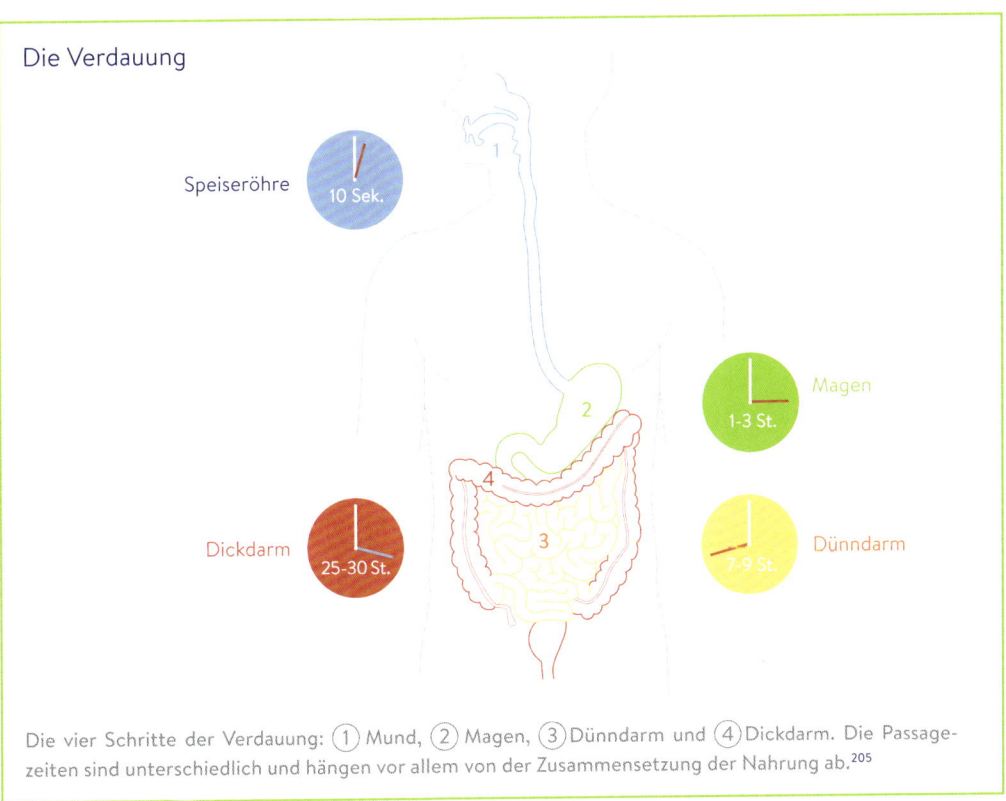

Die Verdauung

Speiseröhre — 10 Sek.

Magen — 1-3 St.

Dünndarm — 7-9 St.

Dickdarm — 25-30 St.

Die vier Schritte der Verdauung: ① Mund, ② Magen, ③ Dünndarm und ④ Dickdarm. Die Passagezeiten sind unterschiedlich und hängen vor allem von der Zusammensetzung der Nahrung ab.[205]

DIE LEBER – UNSER ZENTRALES STOFFWECHSELORGAN

Die Leber liegt im rechten Oberbauch und erfüllt viele lebenswichtige Aufgaben. Sie speichert, entgiftet, baut um und kontrolliert. Sie macht aus Zucker Glykogen und lagert ihn als Energiereserve. Und sie produziert Galle für die Verdauung der Fette. Außerdem bildet sie einen Filter zwischen dem Darm und dem restlichen Körperkreislauf. Krankheitserreger oder Schadstoffe werden von ihr herausgefiltert und umgewandelt, damit sie mit dem Urin ausgeschieden werden können. Das gesamte Blutvolumen (4,5 bis 6 Liter) fließt täglich 350- bis 500-mal durch die Leber.[203] Viele Menschen wissen nicht, welche lebenswichtigen Funktionen die Leber jeden Tag für sie ausführt. Seien Sie also gut zu diesem „stillen" Organ und überschütten Sie es nicht mit Zucker und Alkohol.

Mikrobiom – die gesunden Darmbakterien

Das Mikrobiom (auch Darmflora oder Mikrobiota) besteht aus Billionen Bakterien in unserem Darm und spielt für unsere Gesundheit eine wichtige Rolle. Die Bakterien befinden sich vor allem im Dickdarm. Das Wissen über die Darmflora ist in den letzten zehn Jahren explodiert. Aktuell laufen Hunderte Studien, um mehr zu diesem Thema zu erforschen. Wir wissen heute, dass die Funktion und Zusammensetzung des Mikrobioms äußerst komplex sind. Es besteht aus zehn bis 100 Billionen Mikroorganismen – davon 99 Prozent Bakterien – und wiegt 1 bis 2 Kilogramm.[206, 207] Es hat etwa zehnmal mehr Zellen als der menschliche Körper und besteht aus unfassbaren zwei Millionen Genen. Das sind 100-mal mehr Gene, als sie das menschliche Genom hat.[207] Das wichtigste Prinzip einer gesunden Darmflora ist die Vielfalt der Bakterien. Wir haben mindestens 1000 verschiedene Arten der winzigen Mitbewohner.[202] Die Zusammensetzung der Bakterien spielt bei vielen Krankheiten eine Rolle.

Im Mutterleib ist der Mensch in der Fruchtblase steril, also völlig keimfrei. Während und nach der Geburt beginnt eine rapide Besiedlung mit Milliarden von Keimen. Im Alter von ungefähr zwei Jahren ähnelt das kindliche Mikrobiom dann dem eines Erwachsenen. Die Darmflora ändert sich zwar ständig durch Nahrung, Alter, geografische Einflüsse, Stress und Medikamenteneinnahme, sie ist aber andererseits in weiten Teilen recht stabil.[207] Jedes Mikrobiom ist so individuell wie ein Fingerabdruck und unterscheidet sich daher von allen anderen.[207] Im Jahr 2012 gelang es erstmals, sämtliche Gene eines menschlichen Mikrobioms vollständig zu entschlüsseln.[208]

Die Kleinstorganismen in unserem Darm haben viele wichtige Funktionen bei der Verdauung und im Immunsystem. Sie bekommen von uns im Gegenzug ihre Nahrung, idealerweise in Form von Ballaststoffen.[209] Die Darmbakterien helfen uns darüber hinaus bei der Aufnahme von Nährstoffen und unterstützen uns bei der Produktion von Vitaminen wie verschiedenen B-Vitaminen und Vitamin K. Außerdem ist das Mikrobiom wichtig für die Barrierefunktion des Darms und reguliert zahlreiche Stoffwechselvorgänge. In einem gesunden Darm stellt die Darmschleimhaut eine Barriere zwischen Darminhalt und Blut dar. So wird verhindert, dass unverdaute Nahrungsbestandteile, Bakterien oder Giftstoffe in die Blutbahn geraten. Auch an der Regulation des Hungergefühls ist das Mikrobiom beteiligt.[210]

Die Vielfältigkeit (Diversität) des Mikrobioms hat sich durch die moderne Lebensweise in Industriegesellschaften reduziert. Menschen aus den USA haben ein deutlich weniger vielfältiges Mikrobiom als Menschen aus einer ursprünglichen Agrarkultur in Malawi oder aus einer Jäger- und Sammlerkultur in Venezuela.[211] Inzwischen wissen wir, dass die Zusammensetzung und Vielfalt des Mikrobioms eine Rolle bei Übergewicht und vielen chronischen Erkrankungen spielt. Ein aus dem Gleichgewicht geratenes Mikrobiom ist naheliegenderweise an Darmerkrankungen, aber auch an Diabetes und bestimmten Krebsarten beteiligt.[207] Depressive Symptome hängen ebenfalls mit Darmbakterien zusammen. Das fand man in einer Studie mit sterilen Ratten heraus. Die Tiere bekamen Darmbakterien von depressiven Menschen und entwickelten danach interessanterweise ebenfalls depressive Verhaltensweisen.[212]

Den Darm kann man sich wie einen Garten vorstellen. Wir beeinflussen durch unsere Ernährung, was darin gedeiht und was eingeht. Veränderungen in der Ernährung zeigen sich bereits nach wenigen Tagen in der Zusammensetzung der Bakterien im Darm.[213] Eine möglichst vielseitige Ernährung unterstützt dabei auch die Diversität der Darmbakterien.[214] Rezeptideen, mit denen Sie Ihren Darm gesund halten, finden Sie beispielsweise in dem Buch *„Gute Verdauung: Die besten Ernährungsstrategien bei Reizdarm, Zöliakie, Morbus Crohn & Co."* von den Ernährungs-Docs.

Besonders günstig wirken sich ballaststoffreiche Lebensmittel (Präbiotika) auf das Mikrobiom aus.[160] Sie kommen vor allem in Vollkorngetreide, Gemüse und Obst oder in Form von resistenter Stärke in Kartoffeln, Reis und Nudeln vor. Einzelne Lebensmittel mit besonders viel Präbiotika sind Chicorée, Spargel, Kichererbsen, Topinambur, Zwiebeln, Schwarzwurzeln, Artischocken und Bananen. Günstig auf unsere Darmflora wirken auch sogenannte Probiotika, das sind Lebensmittel, die lebende Mikroorganismen enthalten. Es gibt ca. 400 verschiedene probiotische Bakterien, die häufigsten sind die Milchsäurebakterien. Sie kommen natürlicherweise in milchsauren Produkten wie Joghurt, Kefir und Buttermilch vor, aber auch in Sauerkraut, Kimchi und Miso. Probiotika fördern die guten und verdrängen die ungünstigen Darmbakterien. Fleisch, Zucker, Alkohol, Süßstoff und Fast Food sollten dagegen möglichst selten auf dem Speiseplan stehen, weil sie die ungünstigen Bakterienstämme gedeihen lassen und die Vielfalt des Mikrobioms reduzieren.

Auch die Industrie hat das Potenzial von Prä- und Probiotika erkannt und stellt eine Vielzahl an pro- und präbiotischen Produkten her. Der Umsatz von probiotischen Lebensmitteln steigt von Jahr zu Jahr und lag 2018 bei 150 Millionen Euro.[215] Besonders bekannt sind probiotische Joghurts, denen größere Mengen von Bakterien zugefügt werden. Ob die Produkte bei gesunden Menschen zu einer besseren Darmflora beitragen, ist allerdings wissenschaftlich umstritten.[215] Es ist bisher noch nicht einmal eindeutig geklärt, ob diese Produkte gesundheitlich unbedenklich sind.[62] Außerdem enthalten zahlreiche Produkte viel zu wenig Bakterien, um überhaupt einen Effekt zu haben. Oft werden sie auch nicht richtig gelagert, sodass die Bakterien absterben. Die EU hat Werbung mit dem Begriff „Probiotika" untersagt. Bereits seit

Dezember 2012 ist beispielsweise der Slogan „Probiotische Joghurts wirken positiv auf das Immunsystem" verboten. Aktuell scheinen pro- und präbiotische Produkte ihr Geld noch nicht wert zu sein. Gesundheitsbewusste verzehren daher Pro- und Präbiotika am besten in Form von „echten" Lebensmitteln wie Vollkornprodukten, Gemüse, Obst, sauren Milchprodukten und fermentiertem Gemüse.

Nicht nur die Ernährung, sondern auch andere Aspekte des Lebensstils haben Einfluss auf die Darmflora. Bewegung unterstützt unsere Verdauung und unser Mikrobiom.[216] Steigen Sie Treppen, fahren Sie Rad, gehen Sie spazieren und treiben Sie regelmäßig Sport (▸ Seite 234). Auch Intervallfasten hat einen positiven Effekt auf das Mikrobiom und fördert die guten Bakterien (▸ Seite 214). [217, 218] Unzureichender Schlaf und chronischer Stress wirken sich dagegen negativ auf die Darmflora aus (▸ Seite 235).[219]

ANTIBIOTIKA – GIFT FÜRS MIKROBIOM

Antibiotika haben die Medizin revolutioniert und maßgeblich dazu beigetragen, dass wir länger leben und viel seltener an bakteriellen Infektionskrankheiten sterben. Antibiotika töten aber auch gesundheitsfördernde Bakterien ab und haben dadurch einen negativen Effekt auf unser Mikrobiom. Das erholt sich zwar meist innerhalb von wenigen Wochen nach einer Behandlung mit Antibiotika weitgehend, aber einige Bakterienarten bleiben dauerhaft verschwunden.[220] Es gibt zunehmende Anhaltspunkte, dass insbesondere Antibiotika, die in früher Kindheit eingenommen werden, im späteren Leben das Risiko für Übergewicht, Asthma oder chronisch-entzündliche Darmerkrankungen erhöhen.[207] Man sollte immer streng abwägen, ob es sinnvoll ist, Antibiotika zu nehmen oder nicht. Inzwischen werden Antibiotikatherapien häufig mit der Gabe von Probiotika kombiniert, um die durch Antibiotika reduzierte Darmflora gleich wieder aufzubauen. Es gibt aber auch Hinweise in Studien, dass die Kombination von Antibiotika mit Probiotika nicht immer von Vorteil ist[221] und manchen Patienten sogar schaden könnte.[215] Daher sollten Sie die Einnahme immer mit einem Arzt besprechen.

Es gibt inzwischen immer mehr Möglichkeiten, die Zusammensetzung des Mikrobioms testen zu lassen. Dabei wird eine Stuhlprobe analysiert. Solche Analysen werden im Internet für ca. 150 Euro angeboten (Stand: Juli 2021). Die *Deutsche Gesellschaft für Gastroenterologie, Verdauungs- und Stoffwechselkrankheiten (DGVS)* rät allerdings davon ab und hält sie aktuell für „zu teuer und sinnlos".[222] Da die genauen Zusammenhänge zwischen Mikrobiom und Gesundheit noch zu wenig verstanden sind, ist es zu früh, um aus den umfangreichen Daten solcher Analysen sinnvolle Schlüsse zu ziehen. Wir dürfen aber erwarten, dass durch technische Innovationen bereits in wenigen Jahren sinnvolle Tools zur Analyse des Mikrobioms angeboten werden, die bei der Vorbeugung und Behandlung von Krankheiten helfen.[209]

Im Magen-Darm-Trakt werden Lebensmittel durch komplexe Verdauungsprozesse zerlegt und damit für die Stoffwechselvorgänge im Körper bereitgestellt. Die Bakterien im Darm stehen in engem Zusammenhang mit unserem Wohlbefinden. Inzwischen zeigen viele Forschungsergebnisse, dass Beeinträchtigungen unseres Mikrobioms das Risiko für zahlreiche chronische Erkrankungen erhöhen. Wir empfehlen folgende Maßnahmen zur Förderung des Mikrobioms:

▸ Eine möglichst vielseitige Ernährung unterstützt die Vielfalt der Darmbakterien.
▸ Eine ballaststoffreiche Ernährung ist gut für die Darmflora. Jeden Tag sollten Sie mindestens 30 Gramm Ballaststoffe zu sich nehmen (▸ Seite 76), zum Beispiel durch
  • Vollkornbrot, Vollkornreis, Vollkornpasta
  • ballaststoffreiches Gemüse wie Brokkoli, Fenchel, Spinat, Steckrüben, Weißkohl, Süßkartoffeln, Kürbis, Rote Bete
  • „resistente" Stärke aus Kartoffeln, Reis und Nudeln (dafür müssen Kartoffeln oder Reis nach dem Kochen erkalten – sie können dann kalt oder wiedererwärmt gegessen werden)
▸ Verzehren Sie natürliche probiotische, fermentierte Lebensmittel, zum Beispiel in Joghurt, Kefir, Buttermilch, Sauerkraut, Kimchi, Miso und Tofu.
▸ Zucker, Süßstoff, Fleisch und Alkohol wirken sich negativ auf das Mikrobiom aus.
▸ Sorgen Sie täglich für Bewegung (▸ Seite 234) und legen Sie regelmäßig Essenspausen ein (▸ Seite 213).
▸ Gehen Sie zurückhaltend mit Antibiotika um und nehmen Sie diese nur, wenn sie wirklich notwendig sind. Sprechen Sie mit Ihrem Arzt darüber. Grundsätzlich gilt: Je breiter das Wirkspektrum und je länger die Therapiedauer eines Antibiotikums, desto stärker ist die Schädigung des Mikrobioms.

4

Lebensmittel: Was sollen wir essen?

Von Gemüse und Obst über Fleisch und Milchprodukte
bis hin zu Wasser: Wir beschreiben die wichtigsten Lebensmittel,
ihre Zusammensetzung und welche Funktionen sie für unsere
Gesundheit haben. Dabei tragen wir die aktuelle Forschung
zum Gesundheitswert eines jeden Lebensmittels zusammen.

GEMÜSE

Wie viel Gemüse sollten wir pro Tag essen?
Was bedeutet „Eat the Rainbow"?
Wie versorge ich mich optimal mit Nährstoffen?
Machen Kartoffeln dick?
Was muss ich bei der Zubereitung von Gemüse beachten?
Wie ist die Klimabilanz von Gemüse?

Als Gemüse bezeichnet man Blätter, Knollen, Früchte, Stängel oder Wurzeln von meist ein-jährigen essbaren Pflanzen, die roh oder gekocht verzehrt werden. Gemüse ist reich an Wasser, aber auch an Kohlenhydraten, Eiweißen und wertvollen Ballaststoffen. Außerdem hat es eine hohe Nährstoffdichte mit vielen Vitaminen (wie A beziehungsweise die Vorstufe Beta-Carotin, K, C, B6), Mineralstoffen (wie Kalium, Kalzium, Magnesium) und sekundären Pflanzenstoffen.

Vermutlich bestand die menschliche Ernährung schon immer, also seit der Steinzeit, zu einem hohen Prozentsatz aus Pflanzenteilen. Die traditionelle mediterrane und asiatische Küche in den sogenannten Blue Zones, in denen die ältesten und gesündesten Menschen leben, zeichnen sich durch einen hohen Anteil an Gemüse aus (▶ Seite 28ff.). Forscher gehen davon aus, dass die Ballaststoff- und Mikronährstoffdichte aus Gemüse ein Faktor für die Langlebigkeit der Blue-Zones-Bewohner und deren niedrige Rate an chronischen Krank-heiten ist.[223]

Laut *Ernährungsreport 2021 des Bundesministeriums für Ernährung und Landwirtschaft* essen 76 Prozent der Deutschen täglich Obst und Gemüse.[224] Im Durchschnitt verzehren wir knapp 300 Gramm Gemüse pro Tag (▶ Seite 199). Das beliebteste Gemüse der Deutschen ist die Kar-toffel, von der wir durchschnittlich jährlich 55 Kilogramm verdrücken. Auf Platz zwei liegt die Tomate, gefolgt von der Möhre, der Zwiebel und der Gurke.

Früher galt Gemüse als Beilage. Man legte sich ein paar verkochte Möhren und Erbsen neben einen Berg aus Kartoffeln und Fleisch. Heute weiß man, dass für eine gesundheitsfördernde Ernährung mindestens der halbe Teller mit nichtstärkehaltigem Gemüse gefüllt sein sollte.[13]

Mengenmäßig wird für Gemüse und Obst die „5 am Tag"-Regel empfohlen: drei Handvoll Gemüse und zwei Handvoll Obst. Mehr dazu können Sie auch unter https://www.5amtag.de lesen. Kinder sollten so früh wie möglich an Gemüse gewöhnt werden. Richten Sie kleine Tel-ler mit geschnittenem farbenfrohem Gemüse an, zum Beispiel mit Möhren, Gurken, Paprika und Kohlrabi.

Gemüse und Gesundheit

Wir wissen es alle, was auch in unzähligen Studien nachgewiesen wurde: Ein hoher Anteil von Gemüse hält uns gesund und verringert das Risiko für chronische Krankheiten wie Krebs und Herz-Kreislauf-Erkrankungen.[225]

Gemüse enthält Tausende der gesunden sekundären Pflanzenstoffe, deren heilsame Wirkung in den letzten Jahren immer mehr Studien belegen (▶ Seite 79). Außerdem ist Gemüse reich an Ballaststoffen und die sind wichtig für unser Sättigungsgefühl und vor allem für eine gesunde Darmflora (▶ Seite 74ff.). Damit ist Gemüse besonders reich an zwei der Superhelden der Ernährung.

Um optimal von den gesunden Inhaltsstoffen der Gemüse zu profitieren, ist vor allem eines für Ihre Ernährung wichtig: Vielfalt – oder anders formuliert: „Eat the Rainbow". Leider hat unsere Ernährung in den letzten 50 Jahren immer mehr an Diversität verloren. Wenn sich Ihr Gemüseverzehr wie bei den meisten US-Amerikanern aus Dosentomaten, Kartoffeln und Eisbergsalat zusammensetzt, geht Ihnen viel an kulinarischer Vielfalt und vor allem an Gesundheitswert dieser wertvollen Lebensmittelgruppe verloren. Studien zeigen, dass für unsere Gesundheit die Vielfalt im Gemüseverzehr sogar wichtiger ist als die Menge Gemüse, die wir täglich essen.[214]

Durch Vielfalt beim Gemüseverzehr lassen sich chronische Entzündungen reduzieren, die für Alterungsprozesse und die Entstehung von chronischen Krankheiten verantwortlich sind.[226] Sogar das Risiko für Krebs kann man reduzieren, wie eine groß angelegte Studie mit 452.187 Teilnehmern nachgewiesen hat.[227] Essen Sie mindestens 25 verschiedene Gemüsesorten pro Woche, um optimal mit Vitaminen, Mineralien und sekundären Pflanzenstoffen versorgt zu sein.[228] Auch wenn das Gewohnheitstier in uns dazu neigt, immer das Gleiche zu essen, möchten wir Sie dazu ermuntern, immer wieder neue Gemüse auszuprobieren – idealerweise saisonales. Seien Sie hier wirklich kreativ (▶ Seite 201). Eine Ernährung mit reichlich Gemüse trägt durch den hohen Wasser- und Ballaststoffanteil zudem dazu bei, dass man sein Gewicht stabil halten oder auch leichter reduzieren kann.[229, 230] Dies gilt besonders für wenig stärkehaltiges Gemüse wie Spinat, Brokkoli, Blumenkohl, Salat und Gurke.

Gemüse – eine bunte Truppe

Leider reicht der Platz in diesem Buch nicht aus, um jedes einzelne Gemüse ausführlich vorzustellen. Wir werden im Folgenden kurz auf den Gesundheitswert der einzelnen Gemüsegruppen eingehen und dann Brokkoli und Kartoffel beispielhaft genauer beschreiben. Gemüse lässt sich in sechs Gruppen einteilen:

- **Grünes Blattgemüse** sollten Sie reichlich essen. Dazu gehören neben Mangold und Spinat auch Kopfsalat, Endivie, Eisbergsalat, Feldsalat und Pak Choi. Und Sie sollten es täglich essen, denn der Verzehr von grünem Blattgemüse scheint eine der wirkungsvollsten Strategien für ein langes und gesundes Leben zu sein. Von allen Lebensmittelgruppen, die von einem Team von Harvard-Wissenschaftlern in einer Studie mit 109.635 Teilnehmern untersucht wurden, hatte grünes Blattgemüse die am stärksten schützende Wirkung vor häufigen chronischen Krankheiten.[231]
- **Kohlgemüse** sind botanisch Kreuzblütler. Dazu gehören Brokkoli, Blumenkohl, Rosenkohl, Grünkohl, Kohlrabi, Rucola, Radieschen, Rettich, Senf, Kresse und Meerrettich sowie

alle anderen Kohlarten. Unzählige Studien berichten, wie gesund sie sind. Sie hemmen Entzündungen und beugen zahlreichen chronischen Krankheiten vor.[232] Der amerikanische Arzt und Ernährungswissenschaftler Dr. Michael Greger empfiehlt daher, täglich eine Portion Kreuzblütler zu essen. Das kann eine halbe Tasse Brokkoli, Blumenkohl, Rucola oder Kohlrabi sein oder auch 1 Esslöffel Kresse.[232]

▸ **Fruchtgemüse** wie Tomaten und Gurken gehören zu den beliebtesten Gemüsesorten der Deutschen. Auch Paprika und Zucchini zählen zu dieser Gruppe. Tomaten besitzen zum Beispiel die sekundären Pflanzeninhaltsstoffe Quercetin und Lycopin. Ersterer stammt aus der Gruppe der Polyphenole und Zweiterer ist ein Beta-Carotin. Beide haben eine positive Wirkung auf die Gesundheit.[233]

▸ Zu den **Wurzel- und Knollengemüsen** gehören Möhren, Radieschen, Rote Bete und Fenchel. Rote Bete wirkt als natürlicher Blutdrucksenker[234] und verbessert die sportliche Ausdauerleistung.[235] Möhren enthalten viel gesundes Beta-Carotin.

▸ **Zwiebelgemüse** wie Knoblauch, Lauch und Zwiebeln hat ebenfalls eine gesundheitsfördernde Wirkung. Es steckt voller Antioxidantien und reduziert sogar das Risiko für Krebs.[236]

▸ **Stärkehaltige Gemüse** wie Kartoffeln, Süßkartoffeln, Kürbis und Pastinaken ordnen wir einer eigenen Gruppe zu[19], weil sie nur in Maßen verzehrt werden sollten. Sie enthalten zwar viele gesunde Stoffe, können aber bei hohem Verzehr zu Gewichtszunahme führen.[229]

▸ **Essbare Pilze** wie Champions, Shiitake und Austernpilze betreiben im Gegensatz zu Pflanzen keine Photosynthese und sind kein Gemüse, sondern eine eigene Kategorie neben Pflanzen und Tieren. Sie haben eine gesunde Zusammensetzung an Mikronährstoffen und enthalten viele Antioxidantien.[237] In Studien zeigen sie sogar eine vor Krebs schützende Wirkung.[238]

▸ **Hülsenfrüchte** wie Bohnen und Erbsen sind Samen von Pflanzen und werden manchmal dem Gemüse zugeordnet. Wir widmen ihnen ein eigenes Kapitel (▸ Seite 125).

Wundergemüse Brokkoli

Die gesunde Wirkung von Brokkoli ist besonders gut untersucht. Wir wollen das Gemüse deshalb etwas ausführlicher beschreiben. Brokkoli enthält reichlich Vitamin C – nämlich rund 95 Milligramm pro 100 Gramm – und unterstützt so das Immunsystem. Schon eine kleine Portion Brokkoli liefert mehr als die von Experten empfohlene Tagesdosis. Da das hitzeempfindliche Vitamin C beim Kochen leicht zerstört wird, sollten Sie Brokkoli dünsten und auch roh genießen.

Neben vielen gesunden Vitaminen und Mineralstoffen ist der Superheld unter den gesunden Wirkstoffen im Brokkoli eindeutig das Sulforaphan. Dieser sekundäre Pflanzenstoff schützt, wie inzwischen in zahlreichen Studien belegt, vor Krebs,[239] Diabetes[240] und Alzheimer.[241] Sulforaphan reduziert außerdem DNA-Schäden und verringert oxidativen Stress sowie Entzündungen.[242] Gerade chronische Entzündungen sind in den letzten Jahren verstärkt in den Fokus der Wissenschaftler gerückt, da ihnen eine entscheidende Rolle im Alterungsprozess zugeschrieben wird (▸ Seite 86).

Die richtige Zubereitung von Brokkoli

Was viele nicht wissen: Alle diese positiven Effekte hat herkömmlich zubereiteter Brokkoli nur reduziert oder gar nicht. Wissenschaftler fanden heraus, dass roher Brokkoli das Krebswachstum unterdrücken kann, nicht aber gekochter.[243] Woran liegt das? In dem Gemüse läuft eine chemische Reaktion ab, deren Endprodukt das beschriebene gesundheitsfördernde Sulforaphan ist. Brokkoli enthält zunächst nur den Sulforaphanvorgängerstoff, das Glucosinolat. Erst wenn Brokkoli zerkleinert oder zerkaut wird, kann das natürlicherweise räumlich getrennt in der Pflanze vorkommende Glucosinolat mit dem Enzym Myrosinase reagieren und es entsteht das gesunde Sulforaphan.

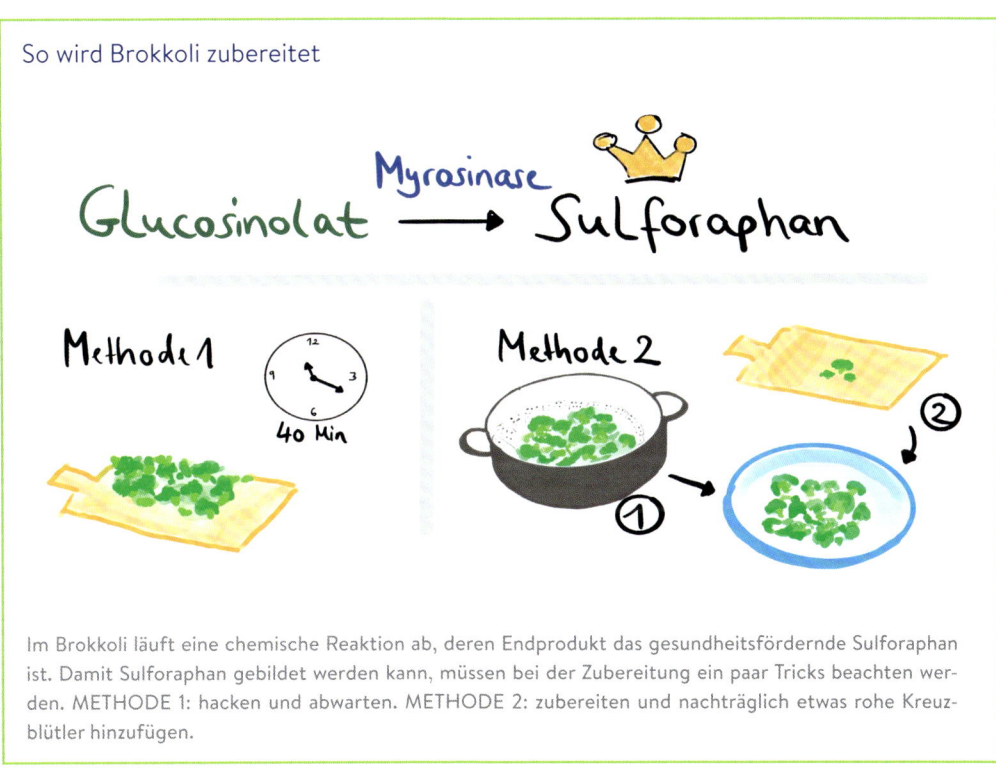

So wird Brokkoli zubereitet

Im Brokkoli läuft eine chemische Reaktion ab, deren Endprodukt das gesundheitsfördernde Sulforaphan ist. Damit Sulforaphan gebildet werden kann, müssen bei der Zubereitung ein paar Tricks beachten werden. METHODE 1: hacken und abwarten. METHODE 2: zubereiten und nachträglich etwas rohe Kreuzblütler hinzufügen.

Das Problem ist nun, dass Myrosinase nicht hitzebeständig ist. Kochen wir Brokkoli, wird das Enzym zerstört und es kann kein Sulforaphan entstehen. Zum Glück sind sowohl der Sulforaphanvorgänger Glucosinolat als auch das Endprodukt Sulforaphan hitzebeständig. Beachten Sie daher ein paar einfache Zubereitungstricks, damit der Brokkoli seine gesundheitsfördernden Eigenschaften voll entfalten kann.

▸ **Methode 1: hacken und abwarten.** Schneiden Sie den Brokkoli klein und warten Sie etwa 40 Minuten, bevor Sie ihn garen. So können Glucosinolat und Myrosinase miteinander reagieren und es entsteht das hitzebeständige gesunde Sulforaphan.

▸ **Methode 2: zubereiten und nachträglich etwas rohe Kreuzblütler hinzufügen.** Bereiten Sie den Brokkoli zu (dünsten, kochen, braten) und geben Sie danach etwas rohen Brokkoli hinzu. Jeder andere Kreuzblütler eignet sich ebenfalls zum späteren Hinzufügen wie zum Beispiel zerstoßene Senfsamen oder Rucola. Die rohen Kreuzblütler enthalten das Enzym Myrosinase und können so in dem gekochten Gemüse mit dem hitzebeständigen Glucosinolat zu Sulforaphan reagieren. Es reicht bereits eine kleine Menge, um die Sulforaphanproduktion anzukurbeln.[244] Bei Brokkolisuppe können Sie etwas rohen Brokkoli mitpürieren – am besten, wenn die Suppe auf etwa 40 °C abgekühlt ist.

▸ **Methode 3: roh verzehren.** Sie können Brokkoli auch einfach roh verzehren. Während des Kauvorgangs entsteht Sulforaphan. Für viele von uns ist das ungewohnt. Aber zum Beispiel klein gehackt, ist Brokkoli eine leckere Zutat für Salate.

Enthält gefrorener Brokkoli Sulforaphan? Brokkoli wird vor dem Gefrieren blanchiert – das deaktiviert Myrosinase. Die Vorstufe von Sulforaphan ist aber in Tiefkühlgemüse noch enthalten. Fügen Sie dem Gemüse nach dem Kochen Senfsamen, Rucola oder etwas rohen klein gehackten Brokkoli hinzu. So setzen Sie die Myrosinase in Gang: Das gesunde Sulforaphan wird gebildet.[244]

Die Zubereitungstipps gelten auch für alle anderen Kreuzblütler wie Rosenkohl, Blumenkohl oder Grünkohl. Mit diesem Wissen wird Ihnen schnell klar, dass die meisten von uns Ihren Brokkoli so zubereiten, dass kein Sulforaphan gebildet werden kann. Nutzen Sie die kleinen Tricks, um Ihre Gesundheit zu fördern. Falls Ihnen die zuvor beschriebenen Zubereitungshinweise zu aufwendig sind, essen Sie trotzdem viel Brokkoli. Denn Brokkoli enthält neben Sulforaphan noch viele andere gesunde Inhaltsstoffe.

Kartoffeln– das Lieblingsgemüse der Deutschen

Die Kartoffel liegt nach Zuckerrohr, Mais, Reis, Weizen und Milch auf Platz sechs der am häufigsten konsumierten Lebensmittel weltweit[245] und ist hierzulande das beliebteste Gemüse. Aber sind Kartoffeln auch gesund? Sie enthalten viele Ballaststoffe, Vitamine, Mineralstoffe und sekundäre Pflanzenstoffe, sind aber auch reich an dem Mehrfachzucker Stärke und gelten deshalb als Dickmacher. Jedoch haben 100 Gramm Kartoffeln nur etwa 74 Kalorien und sind damit relativ kalorienarm. Zum Vergleich: Vollkornnudeln haben 343 Kalorien pro 100 Gramm. Kartoffeln, vor allem die Schale, sind reich an Ballaststoffen.[246] Diese dienen als Futter für die Billionen von gesund haltenden Darmbakterien (▸ Seite 95). Mit nur 2 Gramm pro 100 Gramm haben Kartoffeln zwar wenig Eiweiß, aber dieses kann der Körper mit einer Bioverfügbarkeit (▸ auch biologische Wertigkeit, Seite 69) von 90 bis 100 besonders gut verstoffwechseln.[246]

Der Gesundheitswert der Kartoffel ist seit Jahren umstritten: Sie steht unter dem Verdacht, bei übermäßigem Konsum Übergewicht zu fördern. Das hat wahrscheinlich viel damit zu tun, dass die beliebtesten Zubereitungsweisen für Kartoffeln äußerst fettreich sind. Das gilt beispielsweise für Chips, Bratkartoffeln oder Pommes frites. Diese Produkte sind durch die Zubereitung oft mit vielen minderwertigen Fetten angereichert und machen tatsächlich dick.

Einige Ernährungsratgeber und sogar die *Weltgesundheitsorganisation* haben die Kartoffel deswegen aus der Gruppe der Gemüse entfernt.

Was sagt die Forschung? Ist die Kartoffel an Übergewicht und Diabetes beteiligt? Studien haben zu diesem Thema widersprüchliche Ergebnisse ergeben und abschließend ist die Rolle der Kartoffel für die Entstehung von chronischen Erkrankungen noch nicht geklärt. Wer viel Kartoffeln isst – mehr als viermal in der Woche –, hat nach Ergebnissen von einigen größeren Studien ein gesteigertes Risiko für einen erhöhten Blutdruck[247] und Gewichtszunahme.[229] Andere Studienergebnisse widersprechen dem und belegen, dass frisch gegarte Kartoffeln sogar vor chronischen Krankheiten wie Krebs und Herz-Kreislauf-Erkrankungen schützen.[248]

Bis die Frage zum Gesundheitswert der Kartoffel noch besser geklärt ist, raten wir dazu, sie in Maßen und möglichst unverarbeitet zu verzehren, also zum Beispiel als Pell- oder Salzkartoffeln.[246, 245] Ein weiterer Tipp: Lassen Sie Kartoffeln nach dem Garen erkalten, denn so bildet sich resistente Stärke, die Futter für unsere Darmbakterien ist. Wiedererwärmte Kartoffeln werden so zu einem Präbiotikum.

Süßkartoffeln sind wahrscheinlich gesünder als normale Kartoffeln, in Studien zeigten sie antioxidative und antientzündliche Effekte.[249] Die blaue Süßkartoffel Imo ist das traditionelle Hauptnahrungsmittel in Okinawa, der gesunden Langlebigkeitsküche Japans.[38] Allerdings ist auch die Süßkartoffel reich an Stärke und sollte nur in Maßen verzehrt werden.

Kartoffeln gehören genau wie Tomaten und Paprika zur Pflanzenfamilie der Nachtschattengewächse. Diese enthalten natürliche Gifte, vor allem Solanin. Es ist bei Kartoffeln vor allem in den grünen Trieben enthalten. Entfernen Sie diese daher großzügig. Süßkartoffeln sind keine Nachtschatten-, sondern Windengewächse.

Auswahl und Zubereitung von Gemüse

Nach unseren Exkursen zu Brokkoli und Kartoffel wenden wir uns wieder dem Gemüse insgesamt zu. Bei der Auswahl und Zubereitung von Gemüse sollten Sie idealerweise auf Folgendes achten:

- **Regional und saisonal:** Gesunde Vitamine und sekundäre Pflanzenstoffe im Gemüse haben die höchste Konzentration, wenn es regional, das heißt ohne lange Lieferwege möglichst frisch auf den Teller kommt. Wenn Sie zudem noch darauf achten, Gemüse dann zu essen, wenn es Saison hat, ist es am aromatischsten und in der Regel auch am preiswertesten. Für die Umwelt und das Klima ist der Griff zu regionalem, saisonalem Gemüse ebenfalls vorteilhaft.
- **Bio:** Bio-Gemüse hat mehr Antioxidantien und gesunde Inhaltsstoffe als herkömmlich angebautes Gemüse.[250] Außerdem lassen sich bei Personen, die häufig Bio-Produkte essen, deutlich weniger Pestizidrückstände im Urin nachweisen.[251] Die Angebotspalette wird immer größer und günstiger.
- **Waschen:** Gemüse sollte – genauso wie Obst – vor dem Verzehr immer gründlich gewaschen werden, um Fremdstoffe wie Pestizidrückstände und Keime zu reduzieren.

▸ **Zubereitung:** Die Zubereitung von Gemüse kann eine Herausforderung sein. Damit es nicht fade schmeckt, dürfen Sie Ihr Gemüse nicht verkochen – es sollte noch knackig und farbintensiv sein. Außerdem möchten wir Sie dazu ermuntern, bei der Zubereitung kreativ zu werden. Verfeinern Sie Ihr Gemüse mit kalt gepressten gesunden Pflanzenölen, frischen Kräutern, Nüssen, Käse, Zitronensaft oder Sojasauce. Der Fantasie sind hier wirklich keine Grenzen gesetzt (▸ Seite 201). Um die gesunden Mikronährstoffe bestmöglich zu erhalten, sollte Gemüse schonend zubereitet werden, das heißt, garen in Wasserdampf oder dünsten mit wenig Wasser bei mittlerer Hitze.[252] Viele Vitamine sind wasserlöslich und gehen ins Kochwasser über. Versuchen Sie daher, das Kochwasser als Sauce in das Gericht zu integrieren. Variieren Sie auch die Zubereitungsarten. Denn Studien haben gezeigt, dass manche Inhaltsstoffe besser aus gekochtem, andere besser aus rohem Gemüse aufgenommen werden. Zum Beispiel ist die Bioverfügbarkeit von Beta-Carotin besser aus gekochten als aus rohen Möhren.[253] Damit dieses für den Körper verfügbar wird, müssen die Zellwände nämlich durch Hitze aufgebrochen werden. Das gilt auch für das Lycopin aus Tomaten. Essen Sie Gemüse also mal gedünstet, dann gebraten und ein andermal roh. Vielfalt ist auch bei der Zubereitung das Zauberwort.

▸ **Rohkost nicht abends:** Essen Sie rohes Gemüse möglichst nur bis zum Nachmittag. Abends kann Rohkost nicht mehr ausreichend verdaut werden und gärt dann im Darm vor sich hin. Suppen oder gegartes Gemüse sind die bessere Wahl.

▸ **Gefrorenes Gemüse:** Vergleiche des Vitamin-, Mineralstoff- und Ballaststoffgehalts von erntefrischem und gefrorenem Gemüse zeigen keine großen Unterschiede.[254, 255] Wir finden trotzdem frisches, gedünstetes Gemüse am leckersten. Aber tiefgekühltes Gemüse hat auch seine Vorteile, gerade wenn es schnell gehen soll. Gegen seinen Einsatz spricht aus gesundheitlicher Sicht nichts.

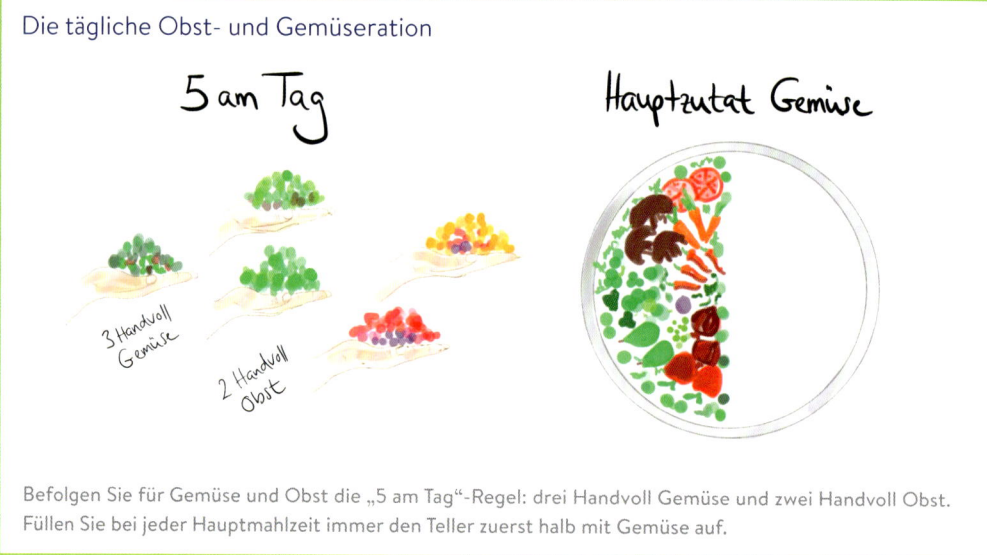

Die tägliche Obst- und Gemüseration

5 am Tag

Hauptzutat Gemüse

3 Handvoll Gemüse

2 Handvoll Obst

Befolgen Sie für Gemüse und Obst die „5 am Tag"-Regel: drei Handvoll Gemüse und zwei Handvoll Obst. Füllen Sie bei jeder Hauptmahlzeit immer den Teller zuerst halb mit Gemüse auf.

▶ **Fermentiertes Gemüse:** In vielen Küchen dieser Welt wird Gemüse durch Fermentierung, also durch Gärungsprozesse mit natürlichen Mikroorganismen, haltbar gemacht. Auch unsere Großmütter haben noch viel eingemacht. Fermentiertes Gemüse wie Sauerkraut oder das asiatische Kimchi sollte häufiger auf unserem Speiseplan stehen, denn es ist ein tolles Probiotikum mit lebenden Mikroorganismen, die gesundheitliche Vorteile für unseren Darm bringen (▶ Seite 95).

Wie viel Gemüse sollten wir essen?

Füllen Sie bei Hauptmahlzeiten Ihren Teller halb mit Gemüse oder Salat und essen Sie mindestens drei Handvoll Gemüse (mindestens 400 Gramm Gemüse) pro Tag.[19, 258] Auch als Snack für zwischendurch ist rohes Gemüse eine gute Wahl. Die neue EU-Kampagne *Snack 5* will dazu anregen, statt Süßes und Gebäck zu knabbern, lieber zu Gemüse und Obst zu greifen und fünf Portionen am Tag davon zu naschen.

Wir raten dazu, Kartoffeln und andere stärkehaltige Gemüse nicht häufiger als zweimal pro Woche zu essen beziehungsweise den Anteil für stärkehaltige Gemüse auf 50 Gramm pro Tag zu begrenzen.[19]

Gemüse und Klima

Gemüse hat von allen Lebensmittelgruppen die beste Klimabilanz.[202] Für Kohlrabi, Kürbis, Lauch und Fenchel liegen die Emissionen beispielsweise bei nur 0,2 Kilogramm CO_2-Äquivalenten pro Kilo.[200] Für viele tierische Lebensmittel sind die Emissionen mehr als 50-fach höher. Besonders günstig ist die Bilanz für frisches Gemüse, das aus der Region stammt und mit dem Fahrrad oder zu Fuß eingekauft wird.

▸▸▸ AUF EINEN BLICK **GEMÜSE**

Gemüse leistet mit seinem bunten Potpourri an wertvollen Nährstoffen einen großen Beitrag für eine gesunde Ernährung und sollte daher mehrmals täglich auf dem Speiseplan stehen. Mit folgenden Tipps tun Sie Ihrer Gesundheit einen großen Gefallen:

▶ „Eat the Rainbow": Essen Sie viele verschiedene Gemüse.
▶ Zu jeder Hauptmahlzeit sollte der Teller zur Hälfte mit Gemüse oder Salat gefüllt sein. Essen Sie mindestens drei Handvoll Gemüse pro Tag. Bei Kartoffeln sollten es jedoch möglichst nicht mehr als 50 Gramm pro Tag sein.
▶ Variieren Sie auch die Zubereitung – essen Sie Gemüse mal gedünstet und mal roh.
▶ Ein Speiseplan, der viele pflanzliche Lebensmittel beinhaltet, hat auch eine gute Klimabilanz.

OBST

Welches Obst ist besonders gesund?

Macht Obst wegen seines Zuckergehalts dick?

Sind Fruchtsäfte und Smoothies genauso gut wie Obst im Ganzen?

Wie sollte man Äpfel lagern?

Ist Obst oder Gemüse gesünder?

Was sollten Menschen mit Fruktoseintoleranz beachten?

Obst ist lecker, farbenfroh und vielfältig. Es enthält viele Ballaststoffe, Vitamine, Mineralstoffe und sekundäre Pflanzenstoffe und ist – neben Gemüse – der Inbegriff einer gesunden Ernährung. Das wusste bereits der Entdecker Thomas Cook, der seinen Matrosen täglich einen Schluck Zitronensaft verabreichte, um sie vor Skorbut zu schützen. Diese Vitamin-C-Mangelerkrankung raffte damals unzählige Seeleute dahin. Heute ist eine vitaminreiche Ernährung zumindest in den westlichen Ländern möglich und erschwinglich. Trotzdem gibt es auch hierzulande Menschen, die sich in hohem Maß von hoch verarbeiteten Fertigprodukten ernähren und dadurch zu wenig gesunde Nährstoffe aus Obst und Gemüse aufnehmen.

Obst wird unterschieden in:
- ▸ **Kernobst** (wie Apfel, Birne, Quitte)
- ▸ **Steinobst** (wie Kirsche, Pflaume, Aprikose, Olive)
- ▸ **Beeren** (wie Blaubeere, Himbeere, Brombeere, Erdbeere, Avocado)
- ▸ **Südfrüchte und Zitrusfrüchte** (wie Banane, Zitrone, Ananas, Mango, Kiwi)

Äpfel sind das beliebteste Obst der Deutschen, gefolgt von Bananen, Trauben und Erdbeeren. Pro Jahr werden hierzulande nach Angaben von *Statista* rund 26 Kilo Äpfel pro Person gegessen. Dank ihrer langen Haltbarkeit und neuesten Lagertechnologien kann man heimische Äpfel das ganze Jahr über genießen. Obst sollte man täglich verzehren, aber nur 54 Prozent der Frauen und 38 Prozent der Männer in Deutschland tun dies auch.[256] Am besten schmeckt Obst, das Saison hat und aus der Region stammt. Frisch geerntet und auf dem Höhepunkt der Reife enthält es das ganze Aroma und die optimale Zusammensetzung der wertvollen Inhaltsstoffe. Angesichts des globalen Handels ist es für Verbraucher manchmal schwer zu erkennen, welches Obst saisonal reif ist. Zu den heimischen Obstsorten gehören Apfel, Birne, Pflaume, Kirsche und die verschiedenen Beerenarten. Sie sind im Sommer und Frühherbst reif.

Obst und Gesundheit

Obst unterstützt das Immunsystem und bindet durch seine hohen antioxidativen Werte die schädlichen freien Radikale in unserem Körper (▸ Seite 81). Aus 25 getesteten Obstsorten hatten Blaubeeren den höchsten antioxidativen Wert, gefolgt von Granatapfel, Cranberry,

Pflaume und Apfel. Die niedrigsten Werte hatten Bananen und Melonen.[257] Der Verzehr von Obst reduziert das Risiko für Bluthochdruck, Herz-Kreislauf-Erkrankungen und wahrscheinlich auch für Krebs.[258]

Wer hat sie nicht schon gehört, die englische Redewendung „an apple a day keeps the doctor away"? Äpfel gehören tatsächlich zu den gesündesten Obstarten. Sie stecken voller gesunder Ballaststoffe, Vitamine, Mineralstoffe und antioxidativ wirkender sekundärer Pflanzenstoffe wie Quercetin, Catechin und Kaempferol. Wir essen in unserer Familie täglich Äpfel. Die Kinder lieben sie klein geschnitten als Snack zwischendurch. Sie haben die Äpfel immer mit Schale bekommen, sodass sie sie gar nicht anders kennen. Die meisten Inhaltsstoffe sitzen nämlich in und direkt unter der Schale. Essen Sie Äpfel deshalb ungeschält (vorher gut waschen!), wenn möglich in Bio-Qualität. Äpfel sollten kühl und dunkel gelagert werden, der Kühlschrank ist dafür ideal. Lagern Sie die Paradiesfrüchte möglichst separat von anderen Obst- oder Gemüsearten. Die Früchte verströmen das Reifegas Ethylen in besonders hoher Konzentration und regen somit anderes Obst zum vorzeitigen Reifen und Verfaulen an.

Beeren wie Blaubeeren, Himbeeren und Brombeeren sind vielen Studien zufolge das gesündeste Obst. Sie enthalten wenig Fruktose und haben einen besonders hohen Anteil an sekundären Pflanzenstoffen. Sie unterstützen das Immunsystem und schützen vor Krebs und

DIE AVOCADO – GESUND, ABER AUCH NACHHALTIG?

Vielleicht hätten Sie Avocados eher dem Gemüse zugeordnet, aber auch Avocados sind Obst und gehören botanisch zu den Beeren. Sie sind lecker und haben viele gesunde Fettsäuren und Ballaststoffe. Studien zeigen, dass Avocados einen positiven Einfluss auf Risikofaktoren für Herzerkrankungen haben.[259] Zum Beispiel reduzieren sie die kleinen dichten LDL-Partikel, die unsere Arterien verstopfen können (▶ Seite 60).[260]

Die Avocado ist seit Jahren der Inbegriff der gesunden Küche. Aus gesundheitlicher Sicht ist die Frucht auch tatsächlich ein Superfood, aus ökologischer Sicht wurde sie viel kritisiert. Berechnungen des *Instituts für Energie- und Umweltforschung Heidelberg* zeigen, dass die CO_2-Bilanz der Avocado im guten Bereich liegen (0,6 kg CO_2-Äquivalent/kg Avocado).[200] Die grüne Beere kommt meistens mit dem Schiff nach Europa. Der Wasser-Fußabdruck von 2,5 Avocados, das entspricht 1 Kilo, beträgt in der Dominikanischen Republik 2400 Liter.[261] In anderen Ländern liegt er noch deutlich darüber: Für Peru ist er 27-mal höher, für Chile 60-mal höher und für Spanien sogar 110-mal höher. Die Wasserknappheit in den jeweiligen Erzeugerländern wird in den Analysen als Gewichtungsfaktor berücksichtigt.[200] So werden in Spanien 264.000 Liter Wasser-Äquivalente für 1 Kilo Avocados benötigt. Die stark steigende Nachfrage führt außerdem teils zu illegalen Waldrodungen und zu Monokulturen samt hohem Pestizideinsatz bei konventionellem Anbau. Genießen Sie daher Avocados in Maßen und bevorzugen Sie saisonales Obst aus der Region.

anderen chronischen Erkrankungen. Wir essen in unserer Familie viele Beeren, meistens morgens im Müsli, und haben daher immer einen großen Beutel im Eisschrank. Sind gefrorene Beeren genauso gesund wie frische? Das Einfrieren kann die Nährstoffzusammensetzung von Obst zwar geringfügig verändern, insgesamt bleiben die gesunden Inhaltsstoffe aber weitgehend erhalten.[254, 255] Blaubeeren, Himbeeren, Erdbeeren und Brombeeren kann man also wunderbar zu jeder Jahreszeit genießen.

In den letzten Jahren ist bekannter geworden, dass sich ein zu hoher Zuckerkonsum besonders negativ auf unsere Gesundheit auswirkt (▶ Seite 160ff.). In diesem Zusammenhang fragen sich immer mehr Menschen, ob Obst ungesund sein könnte, da es natürlicherweise höhere Mengen an Zucker (Fruktose und Glukose) enthält – zwischen 2 und 14 Gramm pro 100 Gramm. Verzehrt man Obst als ganze Frucht, wird der Zucker allerdings viel langsamer ins Blut abgegeben als beispielsweise bei Saft oder Smoothies.

Die Darreichungsform von Obst macht tatsächlich einen überraschend großen Unterschied. Ganzes Obst hält länger satt und fördert durch die Ballaststoffe die gesunde Darmflora.[262] Die intakten und festeren Strukturen werden langsam aufgeschlossen. Dadurch gelangt der Zucker nach und nach ins Blut. So genossen, hat Obst daher sogar einen Anti-Zunehm-Effekt.[262] In einer großen Studie mit 133.468 US-Amerikanern waren die Teilnehmer, die mehr Obst aßen, schlanker und nahmen weniger Gewicht zu als solche, die kaum Obst aßen.[229] Bei allen 15 in der Studie untersuchten Früchten hing ein hoher Verzehr mit weniger Gewichtszunahme zusammen, besonders stark war dieser Effekt für Blaubeeren, Äpfel und Birnen zu beobachten. Auch auf den Blutzuckerspiegel wirkt Obst positiv.

Eine groß angelegte Studie in China mit mehr als einer halben Million Teilnehmer im Alter von 30 bis 79 Jahren zeigte eindrucksvoll, dass der Verzehr von Obst mit niedrigeren Blutdruck- und Blutzuckerwerten einherging und das Risiko für Herz-Kreislauf-Erkrankungen reduzierte.[263] Studien weisen nach, dass sich eine kleinere zusätzliche Dosis Fruktose bei einer Mahlzeit in Form von einem Stück Obst günstig auf den Blutzuckerspiegel auswirkt.[264] Es ist also durchaus sinnvoll, eine Mahlzeit mit einem Stück Obst als Nachtisch abzurunden.

Wer Gewicht reduzieren will oder von Vorstufen zu Diabetes betroffen ist, sollte Obst bevorzugen, das den Blutzuckerspiegel vergleichsweise wenig ansteigen lässt. Ein Maß dafür ist die glykämische Last (▶ Seite 43). Ein Wert unter 10 gilt als niedrig.[265] Beeren (1,5), aber auch Äpfel (4), Birnen (4,8) und Wassermelonen (4,5) haben einen günstigen Wert. Reifes Obst enthält mehr Zucker als weniger reifes. Essen Sie möglichst keine überreifen Bananen (12,8). Trockenfrüchte wie Datteln (66,1), Apfelringe (25,9) und Rosinen (50) haben einen großen Ballaststoffanteil und machen dadurch schnell satt. Sie enthalten aber auch viel natürlichen Zucker und sollten daher nur in Maßen verzehrt werden. Achten Sie unbedingt darauf, dass das Trockenobst keinen künstlich zugefügten Zucker enthält.

Bis zu ein Drittel der erwachsenen Menschen kann Fruchtzucker nicht richtig im Dünndarm aufnehmen.[51] Es entstehen Gase im Darm, die Beschwerden verursachen. Man spricht von Fruktose-Malabsorption (auch Fruktoseintoleranz) (▶ Seite 40). Die meisten Betroffenen können aber kleine Mengen Obst ohne Beschwerden essen. Fruktose kann im Darm besser aufgenommen werden, wenn Glukose in gleicher oder höherer Konzentration vorhanden ist. Das liegt daran, dass Fruktose über zwei Wege aufgenommen werden kann. Erstens über sein eigenes aktives Transportsystem in der Dünndarmschleimhaut (GLUT-5) und zweitens, indem sich der Fruchtzucker bei der Aufnahme an Glukose „anhängt" und über dessen Transporter (GLUT-2) mit eingeschleust wird. Deswegen ist für Menschen mit Fruktoseintoleranz nicht nur Obst mit wenig Fruktose, sondern vor allem auch mit einem niedrigen Fruktose-Glukose-Verhältnis (gleich 1) empfehlenswert. [266] Leider haben die beliebten Obstsorten Apfel und vor allem Birne ein eher ungünstiges Verhältnis, während Beeren und Bananen durch die günstigeren Werte meist besser vertragen werden (▶ Tabelle unten). Es gibt allerdings auch innerhalb der Apfelsorten relativ große Unterschiede. Zu den Sorten mit niedrigem Fruktosegehalt gehören Elstar, Granny Smith und Boskop.[266]

FRUKTOSE- UND GLUKOSEGEHALT AUSGEWÄHLTER OBSTSORTEN PRO 100 G			
	Fruktose in g	Glukose in g	F/G
Weintrauben	7,1	7,1	1
Birne	6,7	1,7	3,9
Kirschen (süß)	6,3	7,1	0,9
Apfel	5,7	2	2,9
Kiwi	4,6	4,3	1,1
Wassermelone	3,9	2	2
Banane	3,4	3,5	1
Blaubeeren	3,3	2,5	1,3
Brombeeren	3,1	3	1
Orange	2,6	2,3	1,1
Mango	2,6	0,9	2,8
Ananas	2,4	2,1	1,1
Johannisbeeren	2,4	2	1,2
Erdbeeren	2,2	2,2	1
Grapefruit	2,1	2,4	0,9
Himbeeren	2,1	1,8	1,2
Pflaumen	2	3,4	0,6
Honigmelone	1,3	1,6	0,8
Pfirsich	1,2	1	1,2
Aprikosen	0,9	1,7	0,5

Wie viel Obst sollten wir essen?

Obst ist Teil einer gesunden Ernährung und sollte jeden Tag auf den Speiseplan. Die *Deutsche Gesellschaft für Ernährung* empfiehlt mindestens zwei Portionen Obst pro Tag (Portion = eine Handvoll). Wir empfehlen besonders Äpfel, Birnen und Beeren. Aber für eine optimale Versorgung mit Mikronährstoffen ist auch die Vielfalt wichtig. Variieren Sie mit leckeren Zitrusfrüchten, Mango, Bananen und Melonen. Sie sollten bei der Auswahl von Obst auf Regionalität, Vielfalt, Gesundheitswert und Klimabilanz achten. Grundsätzlich gilt außerdem: Essen Sie lieber Obst und keine Vitaminpillen (▸ Seite 80). Wählen Sie jedoch idealerweise mehr Gemüse (am besten drei Portionen am Tag) als Obst. Denn Gemüse hat genau wie Obst viele Vitamine, Mineralstoffe und sekundäre Pflanzenstoffe, aber kaum schnell verfügbare Zucker.

Obst und Klima

Die Lebensmittelgruppe Obst hat im Durchschnitt eine gute Klimabilanz.[202] Die beste Bilanz hat saisonales Obst aus der Region. Eine gute Alternative können im Winter und Frühjahr tiefgefrorene Früchte sein. Durch erntereifes Schockfrosten bleiben auch die Vitamine weitestgehend erhalten. „Flugobst" erzeugt sehr hohe Emissionen und liegt in einem ähnlich hohen Bereich wie Fleisch. Berechnungen des *Instituts für Energie- und Umweltforschung* zeigen, dass Mangos, Ananas und Papayas, die per Flugzeug transportiert wurden, einen über zehnfach höheren CO_2-Fußabdruck haben als das gleiche Obst, das per Schiff kommt.[267] Außerdem verringern die langen Transportwege den Vitamingehalt. In der Nebensaison kann die wochenlange Lagerung im Kühlhaus die Klimabilanz von deutschen Äpfeln verschlechtern – und zwar so stark, dass manche importierten Äpfel im Frühjahr besser abschneiden als heimische. Eine gute Alternative können im Winter und Frühjahr tiefgefrorene Früchte sein.

▸▸▸ AUF EINEN BLICK **OBST**

Obst enthält viele gesunde Ballaststoffe, Vitamine, Mineralstoffe und sekundäre Pflanzenstoffe. Es stärkt das Immunsystem und reduziert das Risiko für chronische Erkrankungen. Außerdem kann eine Ernährung mit reichlich Obst dazu beitragen, das Gewicht stabil zu halten. Daher empfehlen wir:

▸ Essen Sie Obst möglichst saisonal und regional, zum Beispiel Äpfel, Birnen, Pflaumen, Kirschen und Beeren. Gefrorenes Obst ist im Winter und Frühjahr eine gute Alternative.

▸ Gewöhnen Sie Kinder früh an Beeren und Obst als „Süßigkeit".

▸ Essen Sie möglichst das Obst im Ganzen und verzichten Sie weitgehend auf Fruchtsäfte und Smoothies.

▸ Essen Sie mindestens zwei Portionen Obst pro Tag.

GETREIDE

Ist Weizen ungesund?

Schadet Getreide dem Gehirn?

Macht Brot dick?

Ist Dinkel gesünder als Weizen?

Sollte man sich glutenfrei ernähren?

Was sind FODMAPs?

Getreide ist das wichtigste Grundnahrungsmittel der Welt und liefert zahlreiche Nährstoffe. Weizen enthält beispielsweise Kohlenhydrate (ca. 60 Prozent), Eiweiße (ca. 11 Prozent), Ballaststoffe (ca. 13 Prozent), viele Vitamine (vor allem B-Vitamine), Kalzium, Eisen und viele weitere Mikronährstoffe.[268] Die Getreidefamilie ist groß. Neben Weizen und Reis, den weltweit häufigsten Getreiden, zählen Roggen, Dinkel, Gerste, Mais, Hirse und Hafer dazu. Quinoa, Buchweizen und Amarant sind sogenannte Scheingetreide (auch Pseudogetreide), weil sie getreideähnlich sind, aber nicht zur Familie der Süßgräser gehören.

Der Ackerbau begann vor ungefähr 10.000 Jahren mit der Sesshaftwerdung des Menschen. Getreide ist seitdem ein essenzieller Bestandteil unserer Zivilisationsgeschichte, Kultur und Religion. Mit der Erfindung des Sauerteigs vor 6000 Jahren durch die Ägypter wurde es erstmals möglich, Brotlaibe zu backen. Davor hatte es nur Fladenbrote gegeben. Seit Beginn des Ackerbaus hat der Mensch auch begonnen, Getreide zu verändern. Der heutige Weizen ist das Ergebnis langer Zuchtlinien. Er ist über die Jahrhunderte ertragreicher und wetterstabiler geworden. Die Geschichte der Domestizierung des Weizens ist eng mit den Anstrengungen der Menschheit verbunden, sich vor Hunger zu schützen.

Eine der ältesten angebauten Getreidesorten ist Einkorn, das vom wilden Weizen abstammt und heute kaum noch eine Rolle spielt. Durch Kreuzungen entstanden Emmer und Hartweizen (Durum). Aus Letzterem werden heute vor allem Nudeln hergestellt. Durch weitere Züchtung entwickelte sich vor ca. 3000 Jahren der Dinkel. Auch Gerste und Roggen sind mit dem Weizen verwandt. Es ist wichtig zu wissen, dass Weizen, Dinkel, Roggen und Gerste verwandt sind, denn wer Weizenbestandteile wie Gluten nicht verträgt, muss all diese Getreidesorten meiden. Dazu später mehr (▶ Seite 116ff.).

Die Deutschen essen jährlich pro Kopf rund 90 Kilogramm Getreide, davon entfallen allein 70 Prozent auf den Weizen. Die weltweite größte Erntemenge an Weizen erzeugt die EU, gefolgt von China und Indien. Aus Getreide werden zahlreiche Produkte hergestellt. Deutschland ist vor allem für sein Brot bekannt. Das *Deutsche Brotregister* verzeichnet über 3000 unterschiedliche Brotspezialitäten. Diese Vielfalt ist weltweit einmalig. Die deutsche Brotkultur wurde im Jahr 2014 durch die *nationale UNESCO-Kommission* als schützenwertes Kulturerbe verzeichnet. Deutsches Brot steht damit auf einer Stufe mit Yoga aus Indien, dem argentinischen Tango und der französischen Esskultur, die auch als immaterielles Kulturerbe unter Schutz stehen.

Getreide und Gesundheit

Aber neuerdings ist das Getreide in Verruf geraten. Machen uns Brot, Nudeln und andere Getreideprodukte dick, dumm und krank? Bestseller wie *„Weizenwampe: Warum Weizen dick und krank macht"* des Kardiologen William Davis oder *„Dumm wie Brot: Wie Weizen schleichend Ihr Gehirn zerstört"* des Neurologen David Perlmutter haben Getreide, vor allem den Weizen, schlecht gemacht. Die Thesen in diesen Büchern sind an vielen Stellen plump und unwissenschaftlich, trotzdem steckt in ihnen auch eine gewisse Wahrheit. Heute bestehen die meisten Getreideerzeugnisse aus ausgemahlenem Weißmehl, weil sich dieses besonders gut backen lässt – mit katastrophalen Folgen für unsere Gesundheit.

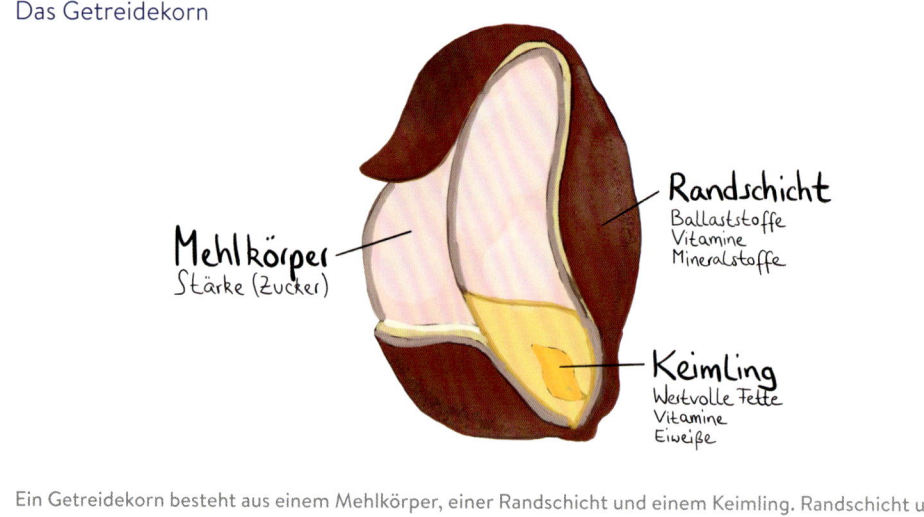

Das Getreidekorn

Mehlkörper
Stärke (Zucker)

Randschicht
Ballaststoffe
Vitamine
Mineralstoffe

Keimling
Wertvolle Fette
Vitamine
Eiweiße

Ein Getreidekorn besteht aus einem Mehlkörper, einer Randschicht und einem Keimling. Randschicht und Keimling enthalten viele wertvolle Nährstoffe, während der Mehlkörper vor allem aus Stärke besteht. Alle gesunden Inhaltsstoffe des Korns sind in Vollkornerzeugnissen enthalten, während Weißmehlprodukte fast nur noch aus dem nährstoff- und ballaststoffarmen, aber energiereichen Mehlkörper bestehen. Essen Sie daher möglichst nur Getreideprodukte aus Vollkornmehl (Brot, Nudeln, Pizza, Kuchen).[269]

Die Nährstoffe im Korn sind nicht gleichmäßig verteilt. Während der Mehlkörper, das Innere des Getreidekorns, hauptsächlich Stärke und Eiweiß enthält, liegt der Großteil der wertvollen Nährstoffe in den Randschichten und im Keimling. Die Schale besteht aus gesunden Ballaststoffen, die die Darmtätigkeit anregen, sowie hochwertigen Proteinen und Vitaminen. Der Keimling enthält gesunde Öle wie Omega-3-Fettsäuren, Eiweiße und Vitamine. Bei sogenannten Weißmehlen oder weißem Reis (auch polierter Reis) werden Keimling und Schale des Korns entfernt. Dadurch ist das Getreide besser lagerfähig, aber es verliert auch fast alle gesundheitsfördernden Ballast- und Nährstoffe. Übrig bleibt vor allem Stärke, also leicht verdauliche Zucker.

Wie wir beschrieben haben, führen schnell verdauliche Kohlenhydrate zu großen Schwankungen im Blutzuckerspiegel und langfristig zu Übergewicht, Diabetes und Herz-Kreislauf-

Erkrankungen (▶ Seite 41). Brötchen, Croissants, Brezeln, Kekse, Nudeln, Reis und Toastbrot gefährden also tatsächlich unsere Gesundheit.

Vollkornmehl und Vollkornreis (auch brauner Reis, Naturreis) dagegen enthalten noch alle wertvollen Nährstoffe des Korns und gelten als gesundheitsfördernde Lebensmittel.[270,271] Bis ins 19. Jahrhundert waren alle Getreideprodukte aus Vollkornmehlen hergestellt, heute machen sie nur noch einen kleinen Teil aus.

Die *Weltgesundheitsorganisation* empfiehlt, täglich Vollkornprodukte zu verzehren.[272] Auch die *Deutsche Gesellschaft für Ernährung* rät dazu. „Bei Getreideprodukten wie Brot, Nudeln, Reis und Mehl ist die Vollkornvariante die beste Wahl für Ihre Gesundheit. Lebensmittel aus Vollkorn sättigen länger und enthalten mehr Nährstoffe als Weißmehlprodukte. Ballaststoffe aus Vollkorn senken das Risiko für Diabetes mellitus Typ 2, Fettstoffwechselstörungen, Dickdarmkrebs und Herz-Kreislauf-Erkrankungen."[273]

Diese Empfehlungen sind durch Ergebnisse aus epidemiologischen Studien untermauert, die eindeutig belegen, dass Vollkornprodukte das Risiko für chronische Krankheiten senken.[274] Im renommierten *British Medical Journal* bewertete ein internationales Forscherteam 45 Studien (20 Studien aus Europa, 16 aus den USA und 9 aus Asien) zum Vollkornkonsum. Die Analysen bezogen sich auf 100.726 Todesfälle, darunter 26.243 durch Herz-Kreislauf-Erkrankungen und 34.346 durch Krebs. Die Ergebnisse bestätigen frühere Untersuchungen und zeigen, dass ein hoher Vollkornverzehr vor Herz-Kreislauf-Krankheiten, Krebs, Typ-2-Diabetes und Übergewicht schützt. Interessant dabei sind insbesondere auch die Analysen zur Verzehrmenge. Bereits 90 Gramm Vollkornprodukte pro Tag können die Lebenserwartung verlängern und das Risiko für die oben genannten Krankheiten signifikant reduzieren.[275] Bei Menschen, die viel Vollkornprodukte essen, war die vorzeitige Sterblichkeit, insbesondere durch Herz-Kreislauf-Erkrankungen, um erstaunliche 17 Prozent gesenkt gegenüber Menschen, die vor allem Weißmehlprodukte essen. Eine weitere Übersichtsarbeit durch Prof. Qi Sun von der *Harvard University* bestätigte diese Ergebnisse.[270]

Die beiden großen Übersichtsarbeiten weisen nach, dass eine Dosis-Wirkung-Beziehung besteht. Das heißt, je mehr Vollkorn, desto besser. Essen Sie möglichst dreimal am Tag Vollkornprodukte, mindestens aber insgesamt 90 Gramm pro Tag. Über ein Vollkornmüsli zum Frühstück und eine Scheibe Vollkornbrot zum Abendbrot können Sie diesen Mindestbedarf bereits gut abdecken (▶ Seite 124).

Die Deutschen essen bislang viel zu wenig Vollkornerzeugnisse. Wir illustrieren das am Beispiel des Brotes: Laut *Gesellschaft für Konsumforschung* essen wir hierzulande vor allem Misch- und Toastbrot. Fast 90 Prozent der in Deutschland verzehrten Brote sind aus ungesundem Weißmehl und erhöhen das Risiko für Übergewicht und chronische Krankheiten (▶ Abbildung Seite 116). Für Nudeln und Reis sehen die Werte vermutlich ähnlich ungünstig aus.

Wie erkenne ich ein Vollkornbrot? In Deutschland muss ein Brot zu mindestens 90 Prozent aus Vollkornmehl bestehen, um als Vollkornbrot bezeichnet werden zu dürfen. Eingebackene ganze Körner auf der Rinde eines Brotes sind noch kein Hinweis darauf, dass es sich um ein Vollkornbrot handelt. Außerdem ist nicht jedes dunkle Brot auch ein gesundes Vollkornbrot.

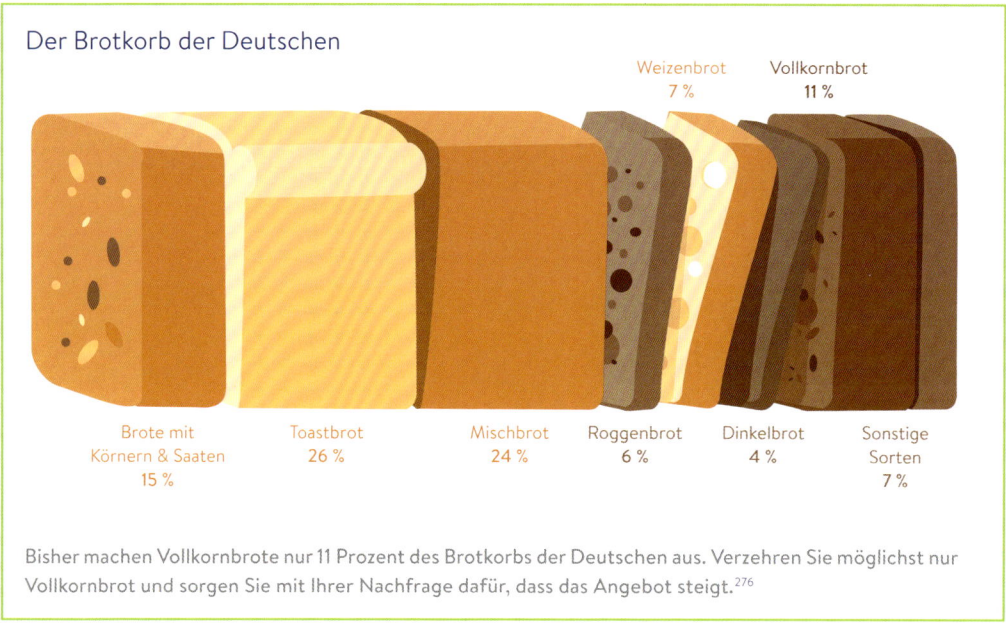

Der Brotkorb der Deutschen

Weizenbrot
7 %

Vollkornbrot
11 %

Brote mit
Körnern & Saaten
15 %

Toastbrot
26 %

Mischbrot
24 %

Roggenbrot
6 %

Dinkelbrot
4 %

Sonstige
Sorten
7 %

Bisher machen Vollkornbrote nur 11 Prozent des Brotkorbs der Deutschen aus. Verzehren Sie möglichst nur Vollkornbrot und sorgen Sie mit Ihrer Nachfrage dafür, dass das Angebot steigt.[276]

Viele „Schwarzbrote" sind eigentlich Weißbrote, die mit Malz, also Zucker, gefärbt wurden, um einen gesunden Eindruck zu erwecken. Nur wo „Vollkorn" draufsteht, ist auch Vollkorn drin, denn dieser Begriff ist gesetzlich geschützt. Lassen Sie sich also nicht von der Optik täuschen und fragen Sie bei Ihrem Bäcker nicht nach „dunklem Brot" oder nach „Schwarzbrot", sondern immer nach „Vollkornbrot".

Empfehlenswert ist zum Beispiel auch Pumpernickel. Diese ursprünglich westfälische Brotspezialität gibt es schon seit 450 Jahren. Sie ist heute in ganz Deutschland und auch in Österreich bekannt und beliebt. Dabei handelt es sich um ein sehr dunkles Vollkornbrot aus Roggenschrot, das besonders lange haltbar ist. Vollkorn-Pumpernickel wird aus mindestens 90 Prozent Roggenvollkornschrot hergestellt. Die Backzeit muss mindestens 16 Stunden betragen.

Wie erkenne ich Vollkornmehl? Ganz einfach daran, dass auch „Vollkorn" draufsteht. Alle anderen Mehle haben eine Type-Kennzeichnung – das ist die Nummer, die auf Mehlen steht, zum Beispiel 405 oder 1050. Die Type-Kennzeichnung auf dem Mehl gibt seinen Mineralstoffgehalt (Milligramm/100 Gramm) an. Höhere Zahlen sind also besser. Mehl vom Type 1050 enthält 1050 Milligramm Mineralstoffe pro 100 Gramm. Type 405 enthält dagegen 60 Prozent weniger Nährstoffe, nämlich nur noch 405 Milligramm. Zum Vergleich: Vollkornmehle enthalten etwa 1800 Milligramm Nährstoffe auf 100 Gramm, also 4,5-mal so viel.

Viele stellen sich die Frage, ob es Getreidesorten gibt, die besonders gesund sind. Immer wieder hört man zum Beispiel, dass Dinkel gesünder sei als Weizen. Unseres Wissens existieren keine hochwertigen wissenschaftlichen Analysen, die eine eindeutige Bewertung zulassen, zumal Dinkel und Weizen eng miteinander verwandt sind. Deswegen empfehlen wir beim

Getreideverzehr genauso wie bei anderen Lebensmitteln, besonders auf die Vielfalt in der Ernährung zu achten. Jedes Getreide hat sein eigenes Nährstoffprofil und die Vielfalt in unserer Ernährung sorgt für eine optimale Versorgung mit Mikronährstoffen. Probieren Sie doch mal Hirse statt Reis als Beilage oder Nudeln aus Emmer.[278]

Vielfalt und Qualität erreichen Sie beim Getreide, indem Sie unterschiedliche Sorten in Vollkornqualität – am besten aus nachhaltiger Landwirtschaft – verzehren. Bisher ist das Vollkornangebot in manchen Segmenten allerdings noch recht dünn. Tragen Sie mit Ihrer Nachfrage dazu bei, dass es sich vergrößert. Aber auch die Politik ist hier gefragt. Eine öffentliche Kampagne hat in Dänemark dafür gesorgt, dass sich der Anteil von Vollkornprodukten an der Ernährung innerhalb von zehn Jahren verdoppelte.[279] Trotzdem liegen selbst die vorbildlichen Dänen durchschnittlich immer noch deutlich unter den Verzehrempfehlungen der Gesundheitsorganisationen.

Wenn Getreide nicht vertragen wird – über Gluten, FODMAPs und ATI

Der Verzehr von Weizenprodukten sorgt bei einigen Menschen für Beschwerden. Vor allem Gluten (auch Klebereiweiß) gilt hier als Hauptverdächtiger. „Gluten" ist ein Sammelbegriff für bestimmte Eiweiße, die in Weizen 80 bis 90 Prozent des Gesamtproteins ausmachen.[277] Neben Weizen enthalten auch alle mit ihm verwandten Getreidearten Gluten, also Roggen, Gerste, Dinkel und die sogenannten alten Weizensorten. Unter den bei uns heimischen Getreiden ist einzig der Hafer nicht mit dem Weizen verwandt. Er enthält kein beziehungsweise kaum Gluten. Hafer kann durch Abfüllanlagen mit Gluten „verunreinigt" sein; in Bioläden gibt es geprüft sicher glutenfreien Hafer. Gluten ist als Bausteinlieferant für das Wachstum des Keimlings verantwortlich und verleiht dem Getreide die Backfähigkeit, die für Volumen und Elastizität des Teiges sorgt – daher auch sein Name „Klebereiweiß". Hirse, Hafer, Mais und Reis lassen sich deshalb auch nur zu Fladengebäck verarbeiten.

Etwa 1 Prozent der weltweiten Bevölkerung leidet unter der Autoimmunerkrankung Zöliakie, einer angeborenen Unverträglichkeit gegenüber Gluten.[280] Zöliakie ist kein modernes Phänomen und wurde schon bei den alten Griechen beschrieben. Die klassischen Symptome sind Durchfall und Bauchschmerzen. Denn das Gluten verursacht im Dünndarm Entzündungen der Dünndarmzotten, die für die Nährstoffaufnahme zuständig sind. Dadurch wird die

Nährstoffaufnahme reduziert und es kann zu Mangelerscheinungen kommen. Menschen, die eine Zöliakie haben, sollten sich lebenslang glutenfrei ernähren.

Wie kann man eine Zöliakie testen? Die Diagnose der Zöliakie erfolgt heute auf drei Ebenen: der Antikörperbestimmung, der Bestimmung genetischer Risikomarker (HLA-DQ2/DQ8) sowie der Dünndarmbiopsie. Die Antikörper und genetischen Risikomarker können Sie relativ einfach über eine Blutabnahme bei Ihrem Hausarzt bestimmen lassen. Wer einen negativen Gentest hat, leidet mit etwa 95-prozentiger Sicherheit nicht unter Zöliakie. Ist der Gentest positiv, berechtigt er zu keiner Aussage, sondern muss mit einer Dünndarmbiopsie abgesichert werden. Allerdings ist eine Dünndarmbiopsie bei einem Menschen, der glutenfrei isst, nicht sinnvoll.

Neben der Unverträglichkeit von Gluten (Zöliakie) gibt es auch Allergien gegen Weizen. Dabei reagiert der Körper auf bestimmte Eiweiße im Getreide. Betroffene, fast nur Bäcker und Konditoren, zeigen meist innerhalb von Minuten Symptome wie Niesreiz, Atembeschwerden und Hautausschlag, aber auch Bauchschmerzen, Durchfall oder Erbrechen. Nachweisen lässt sich die selten vorkommende Allergie durch einen Allergietest beim Arzt. Die Therapie besteht darin, weizenhaltige Lebensmittel strikt zu meiden.

Es berichten aber deutlich mehr Menschen von Beschwerden nach Weizenverzehr als die wenigen, die eine Zöliakie oder Weizenallergie haben. Diese Beschwerden werden unter dem sperrigen Begriff *„Nicht-Zöliakie-Nicht-Weizenallergie-Weizensensitivität"* (kurz: Weizensensitivität)

DAS ABC DER UNVERTRÄGLICHKEITEN

„Nahrungsmittelunverträglichkeit" ist der Oberbegriff für alle reproduzierbaren gesundheitlichen Beschwerden, die in Zusammenhang mit dem Verzehr von Lebensmitteln auftreten. *Nahrungsmittelallergien* sind bei bestimmten Nahrungsmitteln auftretende Unverträglichkeiten, denen eine krankhaft überschießende Immunreaktion zugrunde liegt (zum Beispiel Milcheiweißallergie, Haselnussallergie oder Zöliakie), während *„Nahrungsmittelintoleranz"* der Sammelbegriff für Unverträglichkeiten ist, an denen das Immunsystem nicht beteiligt ist. Bei einer Intoleranz bildet der Körper zum Beispiel nicht ausreichend spezifische Enzyme oder Transportproteine, um bestimmte Bestandteile der Nahrung abzubauen oder in den Körper aufzunehmen. Beispiele: Laktose-, Fruktose-, Histamin- oder FODMAPs-Intoleranz. Eine *Malabsorption* ist eine Unterform der Intoleranz und bezeichnet die mangelhafte Aufnahme (Absorption) von Lebensmittelbestandteilen. Beispiel: Fruktose-Malabsorption. Eine *Nahrungsmittelsensitivität* (auch Überempfindlichkeit) ist eine Unverträglichkeit, deren genaue Ursache noch unbekannt ist. Symptome bessern sich aber durch eine Auslass-Diät. Beispiele: Weizen- oder ATI-Sensitivität. Nahrungsmittelunverträglichkeiten beeinträchtigen mehr als 20 Prozent der Bevölkerung in Industrieländern. Bei einem Viertel der betroffenen Kinder und einem Zehntel der betroffenen Erwachsenen basiert die Unverträglichkeit auf einer Allergie.[47]

GEHALT VON GLUTEN, ATI UND FRUCTANEN IN GETREIDE

Sorte	Gluten	ATI	Fructane
Weizen	hoch	hoch	hoch
Roggen	hoch	hoch	hoch
Gerste	hoch	hoch	hoch
Dinkel	hoch	mittel	hoch
Emmer	hoch	mittel	hoch
Einkorn	hoch	mittel	hoch
Hafer	frei	frei	frei
Mais	frei	frei	frei
Hirse	frei	mittel	frei
Buchweizen	frei	mittel	frei
Quinoa	frei	gering	frei
Amarant	frei	frei	frei
Reis	frei	frei	frei

zusammengefasst.[281] Offizielle Diagnosekriterien gibt es bislang nicht. Es handelt sich eher um die Beschreibung eines Symptomclusters, das sich durch Bauchschmerzen und Verdauungsprobleme, aber auch viele andere unspezifische Symptome wie Müdigkeit und Kopfschmerzen auszeichnet.

„Weizensensitivität" ist also ein „nicht definiertes Krankheitsbild mit fehlenden Diagnosekriterien und unbekannter Häufigkeit", für das bislang keine zuverlässigen Tests auf Biomarker existieren.[282] Daher verwundert es nicht, dass die Häufigkeitsangaben erheblich schwanken und zwischen 0,5 und 13 Prozent der Bevölkerung angegeben werden.[283] Diese Häufigkeiten beruhen meist auf Selbsteinschätzung und zeigen vor allem, wie viele Menschen glauben, von dem Krankheitsbild betroffen zu sein. Als Auslöser für die Beschwerden werden verschiedene Bestandteile von Weizen diskutiert. Die heißesten Kandidaten sind das Getreideprotein ATI (Amylase-Trypsin-Inhibitoren) und die Fructane, wasserlösliche Zucker aus der Gruppe der FODMAPs (fermentable oligo-, di-, monosaccharides and polyols, zu Deutsch: fermentierbare Oligo-, Di- und Monosaccharide und Polyole).

Neben Gluten enthält Weizen Hunderte anderer Proteine, die verschiedene regulierende Aufgaben bei Keimung und Wachstum haben.[279] ATI ist eines dieser Proteine und kommt in Weizen, aber auch in Roggen und Gerste vor.[284] Alte Weizensorten wie Dinkel, Emmer und Einkorn enthalten weniger ATI als moderner Hochleistungsweizen, haben aber immer noch einen im Vergleich zu Hafer, Quinoa und Reis hohen ATI-Gehalt.

Die experimentelle Forschung zeigt, dass ATI Entzündungen im Dünndarm und eine Aktivierung des Immunsystems bewirken können.[284] Die Erkenntnisse zu einer ATI-armen Ernährung befinden sich aber noch in einem frühen Stadium. Trotzdem kann es sinnvoll sein, bei chronischen Darmbeschwerden Getreide mit hohem ATI-Gehalt zu reduzieren und auszuprobieren, ob diese Maßnahme das Wohlbefinden bessert. Dabei können ATI-sensitive Menschen eine einfache Diätfaustregel beachten und sich glutenfrei ernähren. Denn glutenfreie Getreide haben nur wenig oder gar kein ATI.[279]

Neben ATI werden bestimmte Zucker verdächtigt, für die Symptome nach Getreideverzehr verantwortlich zu sein, die sogenannten FODMAPs. FODMAPs sind eine große Gruppe von Zuckern, darunter Fruktose in Obst und Gemüse, Laktose in Milchprodukten, Polyole in Zuckeraustauschstoffen und Fructane in Getreide (vor allem Roggen und Weizen). Diese werden bei Betroffenen im Dünndarm nicht aufgespalten und gelangen weitgehend unverdaut in den Dickdarm. Dort zerlegen dann Bakterien die Zucker, was zu unangenehmer Gasbildung führt und Beschwerden wie Bauchmerzen und Durchfall auslösen kann (▸ Abbildung unten).[285] Fructanhaltige Getreide wie Roggen, Weizen und Dinkel gehören damit – genau wie Bohnen und Kohl – zu den sogenannten blähenden Lebensmitteln.

In einer doppelblinden, randomisierten und placebokontrollierten Studie, also in einer Studie, in der weder die Teilnehmer noch die Versuchsleiter wussten, wer was bekommt, fand man tatsächlich heraus, dass nicht Gluten, sondern Fructan die Ursache für die Beschwerden bei Menschen mit Weizensensitivität sein kann.[286]

Getreidearten unterscheiden sich in ihrem FODMAP-Gehalt erheblich. Roggen, Weizen und Dinkel haben einen hohen Gehalt,[287, 288] während zum Beispiel Hafer, Hirse, Reis und Mais wenig oder gar keine FODMAPs aufweisen (▸ Tabelle Seite 119).[285] Da glutenfreie Getreide

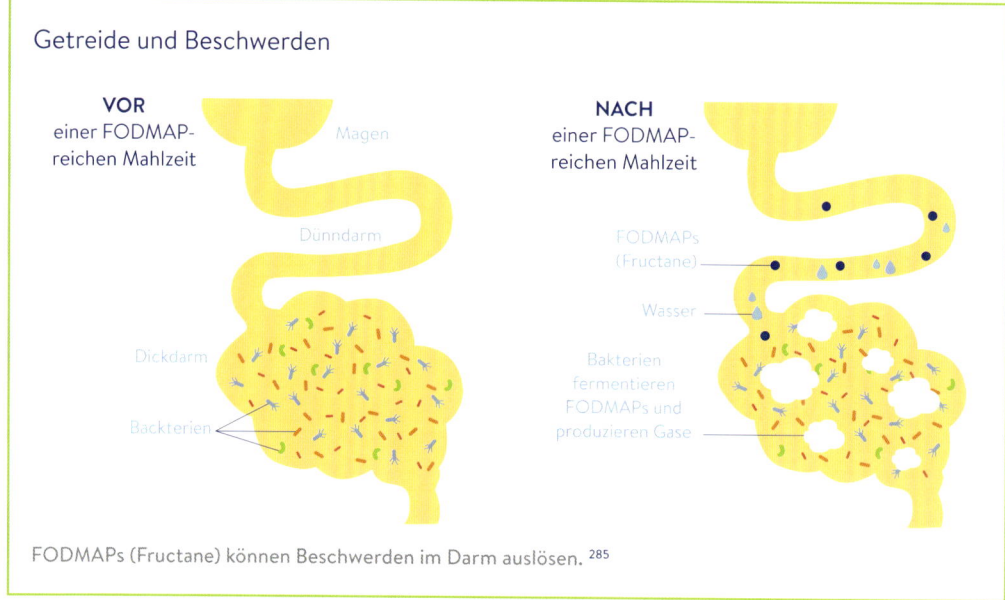

Getreide und Beschwerden

VOR
einer FODMAP-
reichen Mahlzeit

Magen

Dünndarm

Dickdarm

Backterien

NACH
einer FODMAP-
reichen Mahlzeit

FODMAPs
(Fructane)

Wasser

Bakterien
fermentieren
FODMAPs und
produzieren Gase

FODMAPs (Fructane) können Beschwerden im Darm auslösen. [285]

auch nur wenig Fructane haben, profitieren Menschen mit einer FODMAP-Intoleranz von glutenfreien Produkten.[289] Oft berichten Betroffene auch, dass sie Dinkelbrot deutlich besser vertragen als Brot aus Weizen. Vermutlich liegt das aber nicht an der Getreideart, sondern vor allem daran, dass Dinkelbrot häufiger in traditioneller Teigführung mit langen Gehzeiten hergestellt wird. Durch die lange Fermentierung werden die Zucker, also die FODMAPs, von Mikroorganismen verdaut und das Brot enthält weniger FODMAPs als ein Brot mit kurzer Teigführung.[285, 290] Auch durch die Backzeit werden FODMAPs reduziert.

In Untersuchungen der *Universität Hohenheim* zeigte sich so auch, dass es nicht so sehr die Inhaltsstoffe sind, die die Verträglichkeit von Brot bestimmen, sondern vielmehr die Länge der Gehzeit des Teiges.[291] Industriebrote im Supermarkt werden aus Fertigmischungen innerhalb von 2 Stunden hergestellt. In dieser Zeit können die FODMAPs nicht ausreichend abgebaut werden. Bei traditioneller Zubereitung von Brot geht der Teig bis zu 30 Stunden. Dieses Slow Baking scheint für die Verträglichkeit von Brot äußerst wichtig zu sein. Außerdem enthalten Industriebrote oft viele Zusatzstoffe, die zu Beschwerden führen können. Wir kaufen unser Brot deswegen bei einem Hamburger Traditionsbäcker, bei dem der Teig in drei Stufen vom Vorteig bis zum backfertigen Brotteig bis zu 27 Stunden Zeit hat zu gehen. Das schmeckt man.

Ist eine glutenfreie Ernährung für Gesunde sinnvoll? Viele Menschen, die keine Darmbeschwerden haben, fragen sich, ob sie trotzdem von einer glutenfreien Ernährung gesundheitlich profitieren können. Glutenfreie Produkte sind inzwischen ein großer Markt, in dem jährlich global knapp 22 Milliarden umgesetzt werden. Durch geschicktes Marketing ist es gelungen, Menschen ohne Beschwerden zu suggerieren, sie könnten sich durch glutenfreie Produkte gesünder ernähren. Das ist Marketing-Humbug. Um das Ausmaß des Glutenfrei-Phänomens zu illustrieren, hier ein paar Zahlen: Im Juli 2021 listete Amazon rund 3000 Bücher zum Thema „glutenfrei" und eine Google-Suche produzierte neun Millionen Einträge in 0,51 Sekunden. In den USA greifen rund 30 Prozent der Bevölkerung regelmäßig zu glutenfreien Produkten,[292] in Deutschland sind es nach Angaben von *Statista* um die 18 Prozent. Sogar Kinder ohne jegliche Beschwerden werden glutenfrei ernährt.

„Glutenfrei" bedeutet keinesfalls automatisch „gesund". Viele glutenfreie Produkte enthalten wenig Ballaststoffe, viel Zucker, ungesunde Fette und Salz. Untersuchungen deuten darauf hin, dass eine glutenfreie Ernährung für die allgemeine Bevölkerung eher mit gesundheitlichen Nachteilen verbunden ist.[293] Dazu kommt noch, dass glutenfreie Produkte meist deutlich teurer sind als herkömmliche. Falls Sie keine Zöliakie haben, überprüfen Sie regelmäßig, ob Sie tatsächlich keine Getreideprodukte vertragen.

Die durch die Industrie zum Teil bewusst geschürte Glutenangst kann dazu führen, dass sich Beschwerden allein wegen der negativen Erwartung entwickeln. Dieser rein psychologische Effekt (Nocebo-Effekt) konnte in Studien nachgewiesen werden.[282] Durch gezielte Kampagnen kann fast jedes Lebensmittel verunglimpft werden und die Industrie nutzt solche Strategien regelmäßig, um neue Märkte zu erzeugen. Die wechselnden und sich widersprechenden Inhalte erzeugen bei Verbrauchern oft große Verunsicherung. Gluten ist ein Thema, dass sich zwischen Lifestylephänomen und ernsthaften gesundheitlichen Beschwerden bewegt. Weder sollten die Beschwerden, die viele Menschen nach dem Verzehr von Weizen haben, als „Mode-krankheit" abgetan werden, noch sollten wir in eine Glutenfrei-Obsession verfallen und teure Produkte kaufen, die keinen gesundheitlichen Mehrwert bringen.

Reis in Maßen – wegen Arsen und Klima

Vollkornreis ist ein gesundes Grundnahrungsmittel. Ein sehr hoher Reiskonsum kann aber mit gesundheitlichen Risiken verbunden sein. Um das Jahr 2010 wurde bekannt, dass Reis Ar-sen enthält und dadurch die Gesundheit beeinträchtigen kann. Arsen ist ein Halbmetall und ein natürlicher Bestandteil der Erde. Es gelangt ins Grundwasser und wird über die Wurzeln des Reises aufgenommen, der auf Feldern angebaut wird, die unter Wasser stehen. Wie viel Arsen ein Reiskorn enthält, schwankt nach Arsengehalt in Wasser und Boden der Anbauregi-on, Anbaumethode und Reissorte. Basmatireis gehört beispielsweise zu den arsenarmen Reis-arten, weil Wasser und Böden in seinem Anbaugebiet einen geringen Arsengehalt aufweisen.

Was bedeutet das für unsere Gesundheit? Eine langfristige Arsenaufnahme kann das Risi-ko für Gefäß- und Nervenschädigungen sowie für Herz-Kreislauf-Erkrankungen und Krebs erhöhen.[294] In einer 2019 veröffentlichten Überblicksarbeit wurden die wichtigsten wissen-schaftlichen Ergebnisse zum Arsengehalt in Reis und dessen Einfluss auf die Gesundheit zu-sammengetragen. Es zeigt sich, dass manche Studien einen Zusammenhang zwischen Reis-konsum und verschiedenen chronischen Erkrankungen wie Herz-Kreislauf-Erkrankungen und Krebs nachweisen konnten, während wiederum andere Studien diese Zusammenhänge nicht fanden.[295]

Ob Reisbrei oder Reiswaffeln – viele Babyprodukte enthalten Reis. Dadurch kann das Baby kleine Arsenmengen aufnehmen. Zwar gelten seit 2016 endlich strengere Grenzwerte für an-organisches Arsen in Babynahrung – sie darf nur noch höchstens 0,1 Milligramm pro Kilo-gramm anorganisches Arsen enthalten. Trotzdem sollten Eltern ihrem Baby Reisprodukte nur in Maßen füttern.

Das *Bundesinstitut für Risikobewertung* hält „eine akute Gesundheitsbeeinträchtigung bei den gemessenen Gehalten in Reis und Reisprodukten für alle Bevölkerungsgruppen in Deutsch-land (Säuglinge, Kinder, Erwachsene und ältere Menschen einschließlich von Viel- und Ex-tremverzehrern) für unwahrscheinlich".[294]

Arsen lagert sich vor allem in den Randschichten des Korns ab, sodass gerade der gesun-de Vollkornreis eine höhere Arsenbelastung hat als der geschälte weiße Reis.[295] Trotzdem rät Prof. Andreas Michalsen von der *Charité* dazu, Vollkornreis zu bevorzugen, weil er viel mehr Ballaststoffe und Nährstoffe enthält.[136] Aber der Reis sollte mit viel Wasser gekocht werden. Auch das *Bundesinstitut für Risikobewertung* empfiehlt, Reis vor dem Kochen gründlich zu wa-schen und in viel Wasser zu kochen (mindestens im Verhältnis 1:6). Das Kochwasser wird ab-gegossen und weggeschüttet. Durch diese Zubereitung lässt sich der Arsengehalt um bis zu 75 bis 85 Prozent vermindern.[296] Lassen Sie sich wegen der Arsenbelastung nicht zu sehr ver-unsichern und nicht völlig von Ihrem Reiskonsum abbringen. Es gibt aktuell keinen Anlass zum totalen Reisverzicht. Wir sollten nicht vergessen, dass Reis für Milliarden Menschen ein

Grundnahrungsmittel ist. Allerdings sollte Reis wegen der Bedenken nur in Maßen verzehrt werden.[294] Wir selbst essen in unserer Familie gerne Reis und lieben asiatische Gerichte. Wir kochen vorwiegend mit Vollkornreis, bereiten ihn mit viel Wasser zu und bringen ihn nur einmal in der Woche auf den Tisch.

Während Brot und Nudeln eine gute Klimabilanz haben, sieht es bei Reis schlechter aus. Außerdem hat Reis einen sehr hohen Wasser-Fußabdruck, 100-mal höher als Brot und Nudeln. Auch aus diesem Grund ist es sinnvoll, Reis nur in Maßen zu essen.[200]

MEHR ABWECHSLUNG BEI GETREIDE

Die meisten Getreideerzeugnisse in Deutschland sind aus Weizen. Eines der wichtigsten Prinzipien einer gesunden Ernährung ist jedoch Abwechslung. Variieren Sie also bei Brot, Müsli und Beilagen.

Hafer ist sehr gesund und ein hervorragender Nährstofflieferant für Magnesium und Vitamine aus der B-Gruppe. Er eignet sich zum Beispiel als Müsli oder Frühstücksbrei und ist besonders schonend für den Magen. Seine Ballaststoffe, die sogenannten Beta-Glucane, reduzieren das Risiko für Diabetes und Herz-Kreislauf-Erkrankungen.[297] Auch **Hirse** gehört zu den empfehlenswerten Getreiden. Sie enthält viele wichtige Mineralstoffe und Spurenelemente. Dazu zählen Eisen, Silizium, Magnesium und Kalzium. Goldhirse hat außerdem viel Beta-Carotin, eine Vorstufe von Vitamin A. Hirsekörnchen sind immer geschält und haben daher weniger Ballaststoffe als Vollkorngetreide. Kombiniert mit Salat oder Gemüse lässt sich das aber wieder wettmachen.

Die sogenannten **Pseudogetreide** Amarant, Quinoa und Buchweizen bringen gesunde Abwechslung auf den Teller. Amarant- und Buchweizenmehl eignen sich für Brot, Pfannkuchen oder Gebäck. Quinoa und Buchweizen lassen sich wie Reis zubereiten und als Beilagen oder Salate nutzen. Pseudogetreide sind reich an Magnesium, Kalzium und Antioxidantien.[298] Während Buchweizen ursprünglich aus der südrussischen Steppe kommt, stammen Amarant und Quinoa aus Südamerika. Alle drei werden bisher in Deutschland nur in kleinen Mengen angebaut. Trotz des Namens ist Buchweizen nicht mit Weizen verwandt. Kinder unter zwei Jahren sollten kein Pseudogetreide essen, weil es Stoffe enthält, die die Nährstoffaufnahme bei Kleinkindern möglicherweise behindern.[299]

Neben Vitaminen, Mineral- und Ballaststoffen sind die hier beschriebenen (Pseudo-)Getreide reich an pflanzlichen Eiweißen (zwischen 10 und 15 Gramm pro 100 Gramm). Zudem sind sie glutenfrei und können so von Menschen mit Zöliakie vertragen werden. Kaufen Sie die gesunden Körner möglichst aus europäischer Landwirtschaft. Diese sind meist weniger schadstoffbelastet und schonen wegen kürzerer Transportwege das Klima.

Wie viel Getreide sollten wir essen?

Vollkorngetreide ist Teil einer gesunden Ernährung.[272] Daher sollten Brot, Müsli oder andere Vollkornmehlerzeugnisse jeden Tag auf den Teller. Die täglich empfohlene Verzehrmenge liegt bei 230 Gramm und sollte 60 Prozent der täglichen Gesamtenergie nicht übersteigen.[19, 275] Essen Sie möglichst zwei- bis dreimal am Tag Vollkornprodukte.[270] Zum Beispiel ein Vollkornmüsli zum Frühstück, eine Portion Vollkornnudeln oder braunen Reis als Beilage zum Mittagessen sowie zwei Scheiben Vollkornbrot zum Abendbrot. Mindestens sollten Sie aber 90 Gramm Vollkornprodukte pro Tag zu sich nehmen. Damit senken Sie Ihr Risiko für chronische Krankheiten signifikant.[275] Trinken Sie ausreichend, mindestens 2 Liter Wasser und ungesüßten Kräutertee täglich. So können Ballaststoffe aufquellen und ihre positive Wirkung entfalten.

▸▸▸ AUF EINEN BLICK **GETREIDE**

Vollkornerzeugnisse aus Getreide sind gesunde Lebensmittel, die viele Ballaststoffe sowie Vitamine und Mineralstoffe enthalten. Sie reduzieren das Risiko für chronische Krankheiten und werden von allen großen Gesundheitsinstitutionen als Teil einer gesunden Ernährung empfohlen:

▸ Ob zum Frühstück, als Beilage zu warmen Gerichten oder als Brotmahlzeit – Vollkornprodukte sollten täglich auf dem Speiseplan stehen.

▸ Essen Sie Getreideprodukte wie Brot, Nudeln, Pizza und Kuchen möglichst in der Vollkornvariante.

▸ Falls es Ihr Geldbeutel zulässt, kaufen Sie Brot aus traditioneller Zubereitung mit langen Gehzeiten. Das Brot beim Traditionsbäcker ist zwar teurer als beim Discounter, aber die wertvollen Zutaten und langen Zubereitungszeiten sind jeden Cent wert. Zudem bleibt das Brot auch länger frisch.

▸ Gutes Kauen ist bei Vollkornprodukten besonders wichtig.

▸ Trinken Sie ausreichend.

▸ Eine Umstellung auf Vollkornprodukte sollte langsam erfolgen, da sich der Darm erst daran gewöhnen muss.

▸ Betrachten Sie Brot aus Weißmehl als Süßigkeit, die Sie sich nur ab und zu genehmigen. Toastbrot, Brötchen, Brezeln und Croissants sollten nur selten gegessen werden.

▸ Manche Menschen vertragen Getreide nicht. Ernähren Sie sich jedoch nur glutenfrei, wenn Sie eine Zöliakie haben. Hafer, Hirse und Quinoa enthalten kaum Gluten, ATI und FODMAPs. Sie sind daher für Menschen, die nach Getreideverzehr Darmbeschwerden haben, eine gute Alternative.

▸ Reis kann giftiges Arsen enthalten. Daher sollte er vor dem Garen gründlich gewaschen und mit viel Wasser gekocht werden (sogenannte „Nudelmethode"). Besonders Babys und Kleinkinder sollten Reisprodukte nur in Maßen essen.

HÜLSENFRÜCHTE

Was sind Hülsenfrüchte?
Stimmt es, dass Hülsenfrüchte besonders gesund sind?
Verursachen Hülsenfrüchte Blähungen?
Wie viel Hülsenfrüchte sollte man essen?
Was ist der Second-Meal-Effekt?
Machen Hülsenfrüchte schlank?

Zu den Hülsenfrüchten (auch Leguminosen genannt) gehören Erbsen, Bohnen, Linsen, Kichererbsen, Sojabohnen, Lupinen und Erdnüsse. Sie sind Samen von Pflanzen, die in einer Hülse heranreifen. Seit Tausenden Jahren gehören sie zu den wichtigsten Grundnahrungsmitteln der Welt. Sie sind kalorienarm und enthalten bis zu 25 Prozent wertvolles pflanzliches Eiweiß und bis zu 20 Prozent Ballaststoffe. Sie werden langsam verdaut und lassen den Blutzuckerspiegel daher auch nur langsam ansteigen.

Hülsenfrüchte galten lange als deftige Hausmannskost aus der Nachkriegszeit. Seit einigen Jahren erleben sie ein Comeback, gerade auch in der modernen Küche. Immer mehr Menschen möchten sich pflanzenbetont oder ganz fleischlos ernähren. Hülsenfrüchte sind dann die idealen pflanzlichen Eiweißlieferanten. Gerade Linsen werden zu Recht immer beliebter, denn sie enthalten viele wertvolle Inhaltsstoffe und sind sehr gesund.

Hülsenfrüchte und Gesundheit

Hülsenfrüchte haben eine einzigartige Kombination aus Eiweißen, Ballaststoffen und Mineralien. So verwundert es nicht, dass sie besonders viele positive Effekte auf unsere Gesundheit haben. Hülsenfrüchte können sogar das Leben verlängern. Einer Studie zufolge senkten 2 Esslöffel Hülsenfrüchte pro Tag das Sterblichkeitsrisiko um beachtliche 8 Prozent.[300]

Auch auf den Blutzucker und den Insulinspiegel wirken sich Leguminosen positiv aus und reduzieren Entzündungsprozesse im Körper.[301] Außerdem stärkt ihr hoher Ballaststoffanteil unser Mikrobiom (▶ Seite 95).[302]

Bereits Anfang der 1980er-Jahre erlangten Linsen große Beachtung wegen der Entdeckung des sogenannten Second-Meal-Effekts oder Zweite-Mahlzeit-Effekts: Linsen können lang anhaltend den Blutzuckerspiegel senken, sogar auch noch Stunden nach dem Verzehr einer zweiten Mahlzeit.[303]

Viele Bevölkerungsstudien haben gezeigt, dass Menschen, die regelmäßig Hülsenfrüchte essen, schlanker sind.[304] In einer Studie teilten Wissenschaftler übergewichtige Patienten in zwei Gruppen ein. Die eine Gruppe wurde aufgefordert, acht Wochen lang jede Woche fünf Tassen Hülsenfrüchte (Erbsen, Kichererbsen, weiße Bohnen oder Linsen) zu essen. Die zweite Gruppe sollte mit Unterstützung von Ernährungsberatern weniger Energie zu sich nehmen, und zwar 500 Kalorien pro Tag. In diesem Fall nahmen überraschenderweise die Patienten ab,

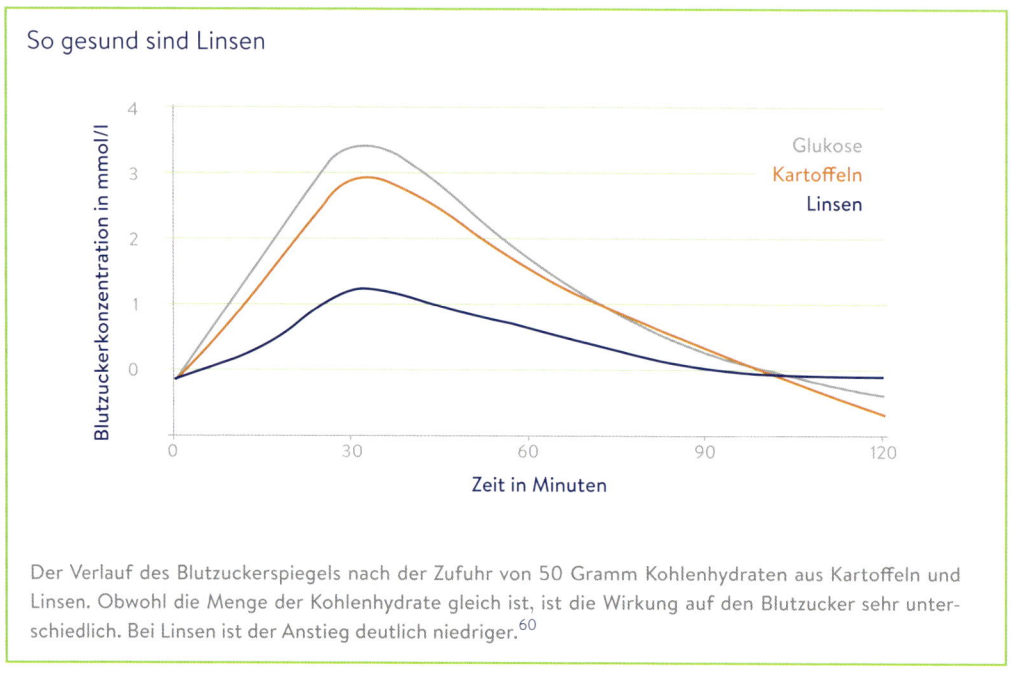

So gesund sind Linsen

Der Verlauf des Blutzuckerspiegels nach der Zufuhr von 50 Gramm Kohlenhydraten aus Kartoffeln und Linsen. Obwohl die Menge der Kohlenhydrate gleich ist, ist die Wirkung auf den Blutzucker sehr unterschiedlich. Bei Linsen ist der Anstieg deutlich niedriger.[60]

die mehr aßen, dafür aber reichlich Hülsenfrüchte.[305] Dieser erstaunliche Effekt ist durch die insulinregulierende Wirkung der Leguminosen zu erklären.

Auch das Risiko für Krebs können Hülsenfrüchte senken. Das *American Institute for Cancer Research* hat eine umfassende Analyse zu Ernährung und Krebs erstellt und empfiehlt, zu jeder Hauptmahlzeit Vollkornprodukte und Hülsenfrüchte zu essen, um Krebs zu vermeiden.[306]

Verträglichkeit und Zubereitung von Hülsenfrüchten

„Jedes Böhnchen macht ein Tönchen" weiß der Volksmund. Die schwer verdaulichen Kohlenhydrate in Hülsenfrüchten verursachen tatsächlich bei manchen Menschen Blähungen. Probleme mit der Verträglichkeit treten vor allem direkt nach einer Ernährungsumstellung auf. Stellen Sie daher Ihre Ernährung langsam um und beginnen Sie mit kleinen Portionen. Die Bekömmlichkeit von Hülsenfrüchten kann durch die Zugabe von Kräutern und Gewürzen verbessert werden, zum Beispiel durch die Beigabe von Kurkuma, Kümmel und Ingwer. Langfristig scheinen die meisten Menschen, die reichlich Ballaststoffe zu sich nehmen, keine deutlich größeren Probleme mit Blähungen zu haben.[307]

Wie bereitet man Hülsenfrüchte zu? Manche Hülsenfrüchte wie getrocknete Kichererbsen müssen vor dem Kochen über Nacht in reichlich Wasser eingeweicht werden. Eine schnelle Alternative sind Kichererbsen aus dem Glas. Linsen müssen nicht eingeweicht werden. Sie benötigen je nach Sorte eine Garzeit zwischen 10 und 40 Minuten. Verwenden Sie das Wasser bei der weiteren Zubereitung, da es jetzt Nährstoffe aus den Linsen enthält. Salz im Wasser sorgt dafür, dass die Linsen fester bleiben. Für richtig weiche Linsen sollten Sie erst am Ende salzen.

Der Körper verwertet das Eisen aus Linsen – wie aus allen pflanzlichen Lebensmitteln – schlechter als Eisen aus tierischen Produkten. Da Vitamin C die Aufnahme von Eisen fördert, können Sie Ihrem Linsengericht einen Spritzer Zitrone oder einen Rohkostsalat beifügen. Wir kochen unsere Linsen oft mit klein geschnittenem frischem Ingwer und einer Messerspitze Kurkuma. Sehr köstlich und gesund.

Wie viel Hülsenfrüchte sollten wir essen?

Hülsenfrüchte sollten mehrmals in der Woche auf dem Speiseplan stehen. Experten raten sogar dazu, jeden Tag 75 bis 150 Gramm gekochte Hülsenfrüchte zu essen, um die positiven Effekte zu nutzen.[304, 13] Die Deutschen nehmen pro Tag durchschnittlich nur 7 Gramm Hülsenfrüchte zu sich.[308] Damit bleiben sie weit hinter den Empfehlungen zurück. Hülsenfrüchte gehören neben Nüssen im Rahmen einer pflanzenbetonten Ernährung zu den zentralen Lieferanten für Eiweiß. Wir empfehlen Ihnen daher ausdrücklich, Hülsenfrüchte zu essen. Wahrscheinlich deutlich mehr, als Sie es bisher tun.

Hülsenfrüchte und Klima

Die Klimabilanz von Hülsenfrüchten ist gut. Frische Bohnen und Erbsen aus der Region punkten dabei mit einem günstigeren CO_2-Fußabdruck als Artgenossen, die aus der Dose und dem Glas stammen.[200] Auch wenn importierte Hülsenfrüchte aus fernen Ländern – Linsen stammen beispielsweise häufig aus der Türkei, Kanada oder Indien – schlechter abschneiden, liegt ihre Klimabilanz aber immer noch im oberen mittleren Bereich.

▸▸▸ AUF EINEN BLICK **HÜLSENFRÜCHTE**

Hülsenfrüchte sind hervorragende Eiweißquellen und besonders reich an Ballaststoffen. Sie haben einen positiven Einfluss auf Körpergewicht und Entzündungsprozesse. Außerdem vermindern sie das Risiko für viele chronische Erkrankungen.

- ▸ Hülsenfrüchte sollten mehrmals in der Woche auf den Teller.
- ▸ Die Bekömmlichkeit kann durch Kräuter und Gewürze verbessert werden.
- ▸ Insgesamt lässt sich durch die regelmäßige Zufuhr von Hülsenfrüchten die Qualität von Mahlzeiten erheblich verbessern.

NÜSSE & SAMEN

Machen Nüsse dick?

Wie viel Nüsse darf man essen?

Welche Nüsse und Samen sind besonders gesund?

Gehört Kakao zu den gesunden Lebensmitteln?

Wie viel Schokolade darf man essen?

Wie klimafreundlich sind Nüsse und Samen?

Nüsse und Samen sorgen für die Vermehrung von Pflanzen und strotzen deswegen nur so vor wertvollen Nährstoffen, die dem neuen Pflänzchen beim Keimen und Wachsen helfen sollen. Sie sind sozusagen die Eier der Pflanzenwelt.

Nüsse – kleine Kraftpakete

Nüsse waren wahrscheinlich schon immer Bestandteile der menschlichen Ernährung. Sie sind randvoll mit gesunden Fetten, Ballaststoffen, Eiweißen sowie Vitaminen, Mineralien und Spurenelementen. Umgangssprachlich bezeichnen wir unter anderem Haselnüsse, Mandeln, Walnüsse, Cashewkerne, Erdnüsse, Paranüsse und Pistazien als Nüsse. Aber botanisch gesehen, sind viele davon gar keine Nüsse. Mandeln sind genau wie Pistazien und Kokosnüsse die Kerne von Steinfrüchten und Erdnüsse gehören zu den Hülsenfrüchten. Dem allgemeinen Sprachgebrauch folgend, nennen wir alle diese Arten „Nüsse".

Nüsse und Gesundheit

Viele Studien zeigen inzwischen, wer Nüsse isst, bleibt länger gesund und reduziert sein Risiko für Krebs und Herz-Kreislauf-Erkrankungen.[309, 310] Bereits vor 20 Jahren fanden Forscher heraus, dass sich unser Leben um ganze zwei Jahre verlängern lässt, wenn wir regelmäßig Nüsse und Samen essen – am besten eine Handvoll an mindestens fünf Tagen in der Woche.[311]

Nüsse sind auch eine wichtige Komponente der berühmten traditionellen mediterranen Küche. In der *PREDIMED-Studie* (▸ Seite 52), einer der wichtigsten und umfangreichsten Ernährungsstudien, erhielten Teilnehmer jeden Tag 30 Gramm gemischte Nüsse (15 Gramm Walnüsse, 7,5 Gramm Haselnüsse und 7,5 Gramm Mandeln). Durch den Verzehr der Nüsse konnten Herz-Kreislauf-Erkrankungen um erstaunliche 30 Prozent reduziert werden. Die Gesundheit der Nussesser war so eklatant im Vergleich zu der Kontrollgruppe, dass die Studie aus ethischen Gründen abgebrochen werden musste (▸ Seite 52).[31] Nüsse haben reichlich Kalorien, daher verzichten viele darauf, aus Angst zuzunehmen. Diese Sorge scheint nach aktueller Forschungslage völlig unbegründet. Eine Studie mit 373.293 Teilnehmern wies nach, dass regelmäßiger Nussverzehr über fünf Jahre sogar mit reduziertem Gewicht und einem niedrigeren Risiko für die Entstehung von Übergewicht zusammenhängt.[312] Dies liegt an der idealen Nährstoffzusammensetzung gepaart mit einem hohen Sättigungsgrad.

Nüsse können mit Schimmelpilzen (Aflatoxin) belastet sein und sind dann für den Menschen gesundheitsgefährdend. Bei regelmäßiger Aufnahme kann es durch Vergiftungen zu Leberschäden kommen. Deshalb sollten Nüsse kühl und trocken gelagert werden. Beim Aufmachen einer Tüte immer erst an den Nüssen riechen und diese bei Verdacht auf Schimmel lieber entsorgen.

Wie viel Nüsse sollten wir essen?

Sie sollten jeden Tag eine Handvoll Nüsse (30 Gramm) oder 2 Esslöffel Nussmus essen. Der durchschnittliche Pro-Kopf-Verbrauch lag in Deutschland in den Jahren 2018/2019 nur bei 5 Kilogramm – das liegt deutlich unter der empfohlenen Menge. Naturbelassene Nüsse eignen sich als schneller und leckerer Snack zwischendurch. Nüsse sollten immer gut gekaut werden, nur dann kann der Körper die vielen gesunden Nährstoffe auch verwerten. Reines Nussmus können Sie hervorragend für cremige Saucen oder als Brotaufstrich verwenden.

Wir essen in unserer Familie täglich Nüsse, häufig mehrmals am Tag und oft auch eindeutig mehr als eine Handvoll. Sie sind inzwischen zu einem unserer Lieblingssnacks geworden und stehen beim Arbeiten auf dem Schreibtisch. Auch die Kinder essen häufig am Nachmittag ein Tellerchen Nüsse.

Nun stellt sich die Frage: Kann man zu viele Nüsse essen? Die meisten Studien zeigen, dass eine Handvoll (30 Gramm) Nüsse pro Tag einen hohen Gesundheitswert hat. Sie gehen aber nicht der Frage nach, was passiert, wenn man deutlich mehr essen würde. In einer Metaanalyse, die Ergebnisse von 20 Studien zusammenfasst, stellten Wissenschaftler fest, dass das Risiko für Herzkrankheiten, Schlaganfall und Krebs am niedrigsten bei einem täglichen Nusskonsum von 15 bis 20 Gramm lag.[309] Dabei lagen die untersuchten Nussportionen aber auch wieder nur zwischen 0 und 30 Gramm. Aufgrund mangelnder Datenlage raten wir in Anlehung an die *EAT-Lancet-Kommission* dazu, nicht mehr als 50 Gramm Nüsse pro Tag zu essen.[13, 19]

Welche Nüssen sollten es sein? Obwohl alle Sorten gesund sind, stecken in Walnüssen besonders wertvolle Inhaltsstoffe. Sie haben im Vergleich zu anderen Nüssen einen besonders hohen Gehalt an Antioxidantien und Omega-3-Fettsäuren. Vergessen Sie dabei aber nicht, dass Vielfalt eines der wichtigsten Prinzipien einer gesunden Ernährung ist, und essen Sie daher durchaus verschiedene Nussarten. Nüsse gibt es naturbelassen oder geschält, ganz oder gemahlen, geröstet oder gesalzen. Ganze naturbelassene Nüsse sind am gesündesten. Durch Rösten sinkt der Gehalt an hitzeempfindlichen Nährstoffen (Vitamine) – und Salz nehmen die meisten von uns sowieso zu viel zu sich.

Nüsse und Klima

Die Klimabilanz von Walnüssen ist gut (0,9 kg CO_2-Äquivalente/kg), die von Mandeln liegt im mittleren Bereich (2,2 kg CO_2-Äquivalente/kg). Beide haben jedoch einen besonders hohen Wasser-Fußabdruck (Mandeln: 390.000 Liter Wasser-Äquivalente/kg, Walnüsse: 470.000 Liter Wasser-Äquivalente/kg).[313] Dies liegt vor allem auch daran, dass die Nüsse aus Regionen wie Kalifornien, Spanien, Iran und der Türkei stammen, in denen Wasser knapp ist. Das wird als Gewichtungsfaktor in der Berechnung des Fußabdrucks berücksichtigt.

SUPERFOODS

Bei der Auswahl von Lebensmitteln stellt sich auch die Frage, ob es Lebensmittel gibt, die besonders gesund sind. Als sogenannte Superfoods gelten Açai- oder Goji-Beere, Chiasamen, Quinoa, Kokosöl, Granatapfel und Avocados – alles Lebensmittel aus fernen Ländern. Diese Superfoods sind zwar pflanzliche Lebensmittel, die tatsächlich von Natur aus einen hohen Gehalt an Vitaminen sowie Mineral- und sekundären Pflanzenstoffen aufweisen. Aber ein gesundheitlicher Mehrwert im Vergleich zu heimischem Beeren, Gemüsen, Samen und Ölen ist meistens nicht vorhanden.

„Superfood" ist also vor allem ein Marketingbegriff – denn eine offizielle Definition von Gesundheitsinstitutionen oder gar gesetzliche Regelungen gibt es nicht.[314] Mit der richtigen Story lässt sich über Influencer, Foodblogs, hippe Shops und hochwertige Verpackungen fast jedes Lebensmittel zum Superfood hochstilisieren. Für die gesundheitsfördernden Eigenschaften, die versprochen werden, fehlen meistens jegliche wissenschaftlichen Nachweise.

Außerdem ist der Superfood-Hype um exotische Lebensmittel fast immer mit ökologischen Nachteilen verbunden. Anbau und Export erzeugen einen hohen CO_2-Abdruck. Die rasante Nachfrage führt zu Monokulturen und dazu, dass traditionelle Lebensmittel in den Anbauländern für die heimische Bevölkerung zu teuer werden.[62] Die *Verbraucherzentrale* warnt, dass exotische Superfoods mit Schadstoffen belastet sein können.[314] Zudem finden sich häufig hohe Pestizidrückstände bei Importen, denn in den Herkunftsländern existieren gar keine oder weniger strenge Regelungen als in der EU.[315]

Heimische Lebensmittel wie Blaubeeren, Leinsamen, Rote Bete und Grünkohl stehen exotischen Superfoods in ihrer Mikronährstoffdichte in nichts nach und haben eine deutlich bessere Klimabilanz. Anstelle der Açai-Beere können Sie zum Beispiel dunkle Beeren wie Brom- und Blaubeeren essen. Sie haben ebenfalls einen hohen Gehalt an antioxidativ wirkenden Substanzen. Chiasamen lassen sich durch Leinsamen ersetzen, die auch reichlich Omega-3-Fettsäuren und Ballaststoffe enthalten. Weitere Lebensmittel aus heimischem Anbau mit besonders hohem Anteil an Vitaminen, Mineralien und sekundären Pflanzenstoffen sind: Himbeeren, Äpfel, alle Kohlarten, Spinat, Kürbis, Kräuter, Hülsenfrüchte, native Pflanzenöle, Kerne und Nüsse, aber auch Kartoffeln und Vollkorngetreide.

Eine Liste unserer persönlichen zwölf Superfoods mit ihren individuellen Nährstoffzusammensetzungen finden Sie auf Seite 186. Wir empfehlen Ihnen: Bauen Sie diese Lebensmittel regelmäßig in Ihren Speiseplan ein – so legen Sie schon einen soliden Grundstock für eine optimale Nährstoffversorgung.

Samen – diese Minis haben es in sich

Samen sind der von einer Schutzhülle umgebene Keim (Embryo) einer Pflanze. In ihnen stecken Nährstoffpakete, die dafür vorgesehen sind, neue Pflanzen entstehen zu lassen. Zu den essbaren Samen gehören zum Beispiel Chiasamen, Hanfsamen, Kürbiskerne, Kakao, Leinsamen, Sesamsamen und Sonnenblumenkerne. Sie schmecken auf Salat, in der Suppe, im Müsli oder Joghurt.

Leinsamen

Leinsamen sind ein heimisches Superfood aus Omega-3-Fettsäuren, Proteinen und Ballaststoffen (38 Prozent). Außerdem punktet Leinsamen mit Vitaminen (vor allem B2 und B6) sowie Mineralien und Spurenelementen wie Kalium, Magnesium und Eisen. Durch ihren hohen Ballaststoffanteil sind Leinsamen gut für die Verdauung und die Darmflora (▶ Seite 95). Außerdem können sie bei regelmäßigem Verzehr dazu beitragen, den Blutdruck zu senken[316] und das Brustkrebsrisiko zu reduzieren.[317]

Kaufen Sie geschrotete Leinsamen, denn sonst flutschen die Samen einfach durch und der Körper kann die Nährstoffe nicht aufnehmen. Sie können Leinsamen (oder Chiasamen) auch frisch selbst mahlen, zum Beispiel in einer Kaffeemühle. Frisch gemahlene Samen enthalten noch mehr wertvolle Inhaltsstoffe, weil sie weniger durch Oxidation beeinträchtigt sind.

Essen Sie am besten täglich 1 bis 2 Esslöffel Leinsamen. Bedenken Sie aber, Superfoods wie Leinsamen nicht im Übermaß zu konsumieren. Wie immer bei der Ernährung heißt es, ein gesundes Maß zu finden. Hier gilt: „Die Dosis macht das Gift." Manche Menschen (die Autoren dieses Buchs eingeschlossen) tendieren dazu, bei besonders gesunden Nahrungsmitteln auch mal zu übertreiben. Das ist leider kontraproduktiv. Leinsamen enthalten Blausäure, die überdosiert zu Magenschmerzen, Übelkeit und Erbrechen führen kann.

Kakao

Sie haben oben ganz richtig gelesen, auch Kakaobohnen sind Samen. Kakao enthält wertvolle Proteine, Kalzium, B-Vitamine, Magnesium, Eisen und sekundäre Pflanzenstoffe. Knapp 10 Gramm Kakao liefern bereits die empfohlene tägliche Eisenzufuhr. Außerdem enthält Kakao kleine Mengen Phenylethylamine (PEA). Der Stoff wirkt auf die Neurotransmitter im Gehirn und veranlasst, dass das Glückshormon Serotonin ausgeschüttet wird. Das ist ähnlich wie beim Verlieben. Kakao ist ein Hauptbestandteil von Schokolade, deswegen macht die Süßigkeit wirklich glücklich. Es gibt unzählige Studien, die darauf hindeuten, dass Kakao und dunkle Schokolade einen gesundheitsfördernden Effekt haben und zum Beispiel die Gefäße schützen und kognitive Funktionen verbessern können.[318]

Ist Schokolade also ein gesundes Lebensmittel? Ja und nein. Der Kakao in der Schokolade ist gesund, aber der Zucker nicht (▶ Seite 163). Viele Schokoladen enthalten sehr viel Zucker und sind deswegen eher zu meiden. Eine dunkle Schokolade mit einem Kakaoanteil von mehr als 70 Prozent kann in Maßen als gesund eingestuft werden. Der Anteil an Antioxidantien steigt mit zunehmendem Kakaoanteil in der Schokolade. Pro Tag sollten es aber nicht mehr als drei Stücke beziehungsweise höchstens eine Vierteltafel (25 Gramm) sein.[318] Die gesündere Variante ist Kakao pur, also sogenannte Nibs. Die kann man in Müsli oder Kuchen geben. Sie schmecken allerdings ziemlich bitter.

Sesam, Kürbiskerne und Sonnenblumenkerne

Auch Sesam, Kürbiskerne und Sonnenblumenkerne sind gesund. Sie liefern viel Eiweiß (20 bis 25 Gramm pro 100 Gramm) und Ballaststoffe sowie reichlich B-Vitamine und Mineralstoffe wie Magnesium. Außerdem bestehen sie fast zur Hälfte aus Fett (zwischen 45 und 50 Gramm pro 100 Gramm). Da der Anteil an einfach ungesättigten und Omega-6-Fettsäuren recht hoch ist, sollten Sie diese Samen und Kerne nur in kleinen Dosen genießen.

Chiasamen

Mit ihren Inhaltsstoffen ähneln Chiasamen den heimischen Leinsamen. Sie sind sehr gesund und enthalten reichlich Ballaststoffe, Omega-3-Fettsäuren und sekundäre Pflanzenstoffe.

Samen und Klima

Von den beschriebenen Samen werden bei uns lediglich Sonnenblumenkerne und Leinsamen in nennenswerten Mengen produziert. Sie haben eine mittlere Klimabilanz. Kakao hat dagegen eine schlechte Bilanz.[200] Greifen Sie am besten zu Schokolade und Kakao mit Öko- oder Fair-Trade-Siegel. Dem Klima zuliebe sollten Sie die heimischen Leinsamen den exotischen Chiasamen vorziehen.

▸▸▸ AUF EINEN BLICK **NÜSSE & SAMEN**

Nüsse und Samen wie Walnüsse und Leinsamen sind kleine Kraftpakete und enthalten reichlich gesunde Omega-3-Fettsäuren, pflanzliche Eiweiße und Ballaststoffe.

- ▸ Durch den Verzehr von Nüssen kann das Risiko für Herz-Kreislauf-Erkrankungen um knapp ein Drittel gesenkt werden.
- ▸ Essen Sie eine Handvoll Nüsse (30 Gramm) pro Tag.
- ▸ Variieren Sie die Nüsse. Jede Nussart hat eine andere Zusammensetzung und kann mit ihren besonderen Stärken den Gesundheitswert einer Mahlzeit verbessern.
- ▸ Samen sind sehr gesund und sollten regelmäßig verzehrt werden.
- ▸ Essen Sie 1 bis 2 Esslöffel Samen pro Tag, zum Beispiel Leinsamen.
- ▸ Drei Stückchen (max. 25 Gramm) dunkle Schokolade pro Tag sind erlaubt (Kakaoanteil von mehr als 70 Prozent).

FISCH

Warum ist fettreicher Fisch besonders gesund?
Ist Fisch mit Schwermetallen verseucht?
Ist Bio-Fisch besser?
Welche pflanzliche Quelle für die gesunden
maritimen Omega-3-Fettsäuren gibt es?
Wie viel Fisch sollte man essen?

Fisch ist ein guter Lieferant für Eiweiß, Fett, Vitamine und Mineralien. Studien zeigen, dass Pescetarier, also Menschen, die sich von Fisch und Gemüse ernähren, im Vergleich zu Allesessern, Flexitariern (die weniger als einmal pro Woche Fleisch essen), Vegetariern und Veganern seltener unter chronischen Krankheiten leiden und eine höhere Lebenserwartung haben.[40] Auch die reichlich Fisch verzehrenden Japaner haben eine besonders hohe Lebenserwartung. Das liegt vermutlich an den gesunden langkettigen Omega-3-Fettsäuren, EPA (Eicosapentaensäure) und DHA (Docosahexaensäure), die nur in Fisch und Algen vorkommen (▶ Seite 54). Unser Körper kann sie in geringen Mengen aus Alpha-Linolensäure, die zum Beispiel in Leinöl enthalten ist, selbst herstellen. Den restlichen Teil unseres Bedarfs müssen wir aber über die Ernährung aufnehmen. Fette Seefische wie Hering, Makrele, Sardinen oder Lachs enthalten besonders viel dieser gesunden Omega-3-Fettsäuren (▶ Tabelle Seite 134).

Fisch und Gesundheit

Wer ausreichend mit den langkettigen Omega-3-Fettsäuren versorgt ist, profitiert von vielen positiven Gesundheitseffekten wie besserer Gehirnleistung, besserer Herzgesundheit, normalem Blutdruck und weniger chronischen Entzündungen.[86] Das Risiko für viele Krankheiten wie Herz-Kreislauf-Erkrankungen, Diabetes, Krebs, Alzheimer und Depression ist reduziert und die Lebenserwartung höher (▶ Seite 54).[91, 87] Auch Schwangere und vor allem das ungeborene Kind profitieren von einer ausreichenden DHA- und EPA-Aufnahme.[87]

Neben diesen vielen positiven Eigenschaften der Omega-3-Fettsäuren kann Speisefisch aber auch mit zahlreichen Substanzen verunreinigt sein. Zum Beispiel durch Schwermetalle wie Quecksilber und Blei oder durch Pestizide. Die Quecksilberkonzentration ist beispielsweise oft in Königsmakrele, Schwertfisch und Thunfisch hoch.[19] Auch Mikroplastik landet über den Verzehr von Fisch in unserem Körper. Fisch zu essen, bringt uns also insbesondere dann gesundheitliche Vorteile, wenn die Qualität hoch ist. Auch hier wird wieder deutlich: Wir können nur gesund leben, wenn wir Klima und Umwelt schützen. Die immer weiter zunehmende Verschmutzung der Meere verschlechtert die Fischqualität. Außerdem sind Aquakulturen oft Massentierhaltung in ihrer schlimmsten Form. Der Anteil der gesunden Omega-3-Fettsäuren ist deutlich reduziert, wenn Fische nicht artgerecht mit Algen gefüttert werden. Essen Sie möglichst nur Fisch, der ein Bio- oder anderes Nachhaltigkeitssiegel hat (ASC oder MSC).

OMEGA-3-GEHALT (EPA UND DHA) VERSCHIEDENER FISCHARTEN PRO 100 G			
Fischart	EPA in g	DHA in g	EPA + DHA in g
Sardinen	0,7	1,3	2
Hering (Atlantik)	0,8	1,2	2
Hering (Ostsee)	0,7	1,2	1,9
Lachs	0,6	1,2	1,8
Makrele	0,6	0,7	1,3
Forelle	0,2	0,6	0,8
Thunfisch	0,2	0,6	0,8
Rotbarsch	0,2	0,3	0,5
Garnelen	0,2	0,2	0,4
Kabeljau	0,1	0,3	0,4
Alaska-Seelachs	0	0	0

Bio-Fisch stammt immer aus Aquakultur, weil eine Bio-Zertifizierung von Wildfängen nicht möglich ist. Bio-Fische haben einen deutlich größeren Lebensraum im Vergleich zur konventionellen Aufzucht und Medikamente dürfen nur im Notfall verwendet werden.

Wie viel Fisch sollten wir essen?

Der regelmäßige Verzehr von Fisch ist aus gesundheitlicher Sicht sehr empfehlenswert, besonders von fetten Fischen wie Lachs, Sardinen, Makrele oder Hering. Ein- bis zweimal pro Woche sollte Fisch auf dem Speiseplan stehen (ca. 200 Gramm pro Woche, davon mindestens 70 Gramm fetter Seefisch).[319, 19] Wegen der Belastung durch Schadstoffe, die sich in unserem Körper kumulieren können, und zum Schutz der weltweiten Bestände sollte der Fischverzehr nicht deutlich über diesen Empfehlungen liegen.

Fisch und Klima

Fisch hat eine schlechte Klimabilanz und liegt in einem ähnlichen Bereich wie Geflügel.[200] Die Bilanz ist zwar besser als die von Rindfleisch, aber deutlich schlechter als die von pflanzlichen Proteinquellen wie Hülsenfrüchten. Fisch, der gefroren als Massenware verkauft wird (2,4 kg CO_2-Äquivalente/kg), verursacht weniger Emissionen als wild gefangener Fisch, der frisch verkauft wird (4 kg CO_2-Äquivalente/kg), oder Fisch aus Aquakulturen (5,1 kg CO_2-Äquivalente/kg). Garnelen (13 kg CO_2-Äquivalente/kg) sowie andere Meerestierspezialitäten (10 kg CO_2-Äquivalente/kg) haben eine besonders miese Bilanz.[200]

SIND ALGEN DAS NEUE SUPERFOOD?

Algen sind pflanzenartige Lebewesen, die im Wasser vorkommen und Photosynthese betreiben. Vermutlich gibt es bis zu 500.000 verschiedene Algen, von denen bisher nur 500 näher bekannt sind, weil der Mensch sie nutzt.[320] Algen sind traditionell fester Bestandteil der asiatischen Küche und erfreuen sich auch bei uns immer größerer Beliebtheit. Sie sind die einzigen Organismen, die größere Mengen der gesunden langkettigen Omega-3-Fettsäuren, EPA und DHA, selbst herstellen können (▸ Seite 54). Erst über die Nahrungskette gelangen die gesunden Fettsäuren auch in den Fisch. Algen sind außerdem sehr eiweißreich – bis zu 60 Prozent ihres Trockengewichts – und enthalten viele Mineralstoffe und Vitamine. Allerdings können Algen mit Schwermetallen wie Blei verseucht sein.[320]

Man unterteilt Algen in die mikroskopisch kleinen Mikroalgen und die großblättrigen Makroalgen, die bis zu 60 Meter groß werden können. Diese Großalgen verwendet man für Suppen, Salate und Sushi. Bekannte Arten sind Nori, Wakame und Kombu. Die meisten Großalgen leben im Meer. Sie enthalten zum Teil viel Jod, das in größeren Mengen die Schilddrüsenfunktion beeinträchtigen kann. Daher sollten Verbraucher nur Algenprodukte mit genauen Jodangaben konsumieren und die empfohlene Begrenzung der Zufuhr von 0,2 Milligramm Jod pro Tag nicht überschreiten.[321] Für Nahrungsergänzungsmittel wie Algenpulver oder -öl werden in der Regel Mikroalgen genutzt. Diese werden in Süßwasser gezüchtet. Sie sind daher jodarm und in der Regel auch kaum mit Schwermetallen belastet.

Algen haben bei nachhaltiger Produktion ein sehr günstiges Klimaprofil und können zudem deutlich mehr CO_2 binden als Nutzpflanzen an Land.[322] Die Forschung zu Algen als Nahrungsmittel steht noch am Anfang, aber ihr Potenzial scheint groß zu sein.

▸▸▸ AUF EINEN BLICK FISCH

Fisch ist eine gute Quelle für die langkettigen Omega-3-Fettsäuren (EPA und DHA). Besonders viel davon steckt in fetten Fischen wie Lachs, Sardine, Makrele oder Hering.

▸ Essen Sie ein- bis zweimal die Woche Fisch (ca. 200 Gramm), davon mindestens 70 Gramm fetten Seefisch.
▸ Bevorzugen Sie Fisch mit einem Bio- oder Nachhaltigkeitssiegel.
▸ Verzehren Sie möglichst wenig frittierten Fisch.
▸ Algen sind eine gute pflanzliche Alternative für die Aufnahme von maritimen Omega-3-Fettsäuren (EPA und DHA).

FLEISCH

Wie gesund ist Fleisch?
Was ist mit Wurst?
Gibt es einen Unterschied zwischen weißem und rotem Fleisch?
Wie viel Fleisch sollte man essen?
Welche Rolle spielt der Fleischkonsum für das Klima?
Welche Vorteile haben Fleischersatzprodukte?

Der Verzehr von Fleisch ist das vielleicht emotionalste Thema in der aktuellen Ernährungsdebatte. Fleisch enthält viele gesunde Inhaltsstoffe wie Eiweiß, Eisen, Zink, Selen und Vitamine der B-Gruppe in einer für den Körper gut aufnehmbaren Form. Fleisch gehörte wahrscheinlich schon immer zur menschlichen Ernährung.[21] Für viele Menschen ist eine Mahlzeit ohne Fleisch keine richtige Mahlzeit.

Es gibt verschiedene Arten von Fleisch. Rotes Fleisch stammt von Rind, Schwein oder Lamm, weißes Fleisch ist Geflügelfleisch von Huhn, Pute oder Ente. Als verarbeitetes Fleisch werden Fleischprodukte bezeichnet, die durch Verarbeitungsprozesse wie Räuchern, Pökeln oder Salzen verändert wurden. Dazu zählen alle Wurstwaren, Schinken, Hackfleischprodukte und Fleischkonserven ebenso wie Hotdog-Würstchen und Burger Pattys.[323]

Die Deutschen essen rund 60 Kilogramm Fleisch pro Jahr, davon ist die Hälfte Wurst. Trotz Veganertrend waren diese Gesamtmengen seit 20 Jahren fast unverändert[324], sind aber seit zwei Jahren rückläufig. Weltweit steigt die Nachfrage nach Fleisch von Jahr zu Jahr. Nach Schätzungen der UN wird die Weltbevölkerung bis 2050 auf zehn Milliarden Menschen angewachsen sein. Dieses Bevölkerungswachstum und der Aufstieg von immer mehr Menschen aus der Armut werden die weltweite Nachfrage nach Fleisch weiter stark erhöhen. Dabei ist unser Fleischkonsum jetzt schon mit enormen Belastungen für die Umwelt verbunden.[19]

Fleisch und Gesundheit

Für viele Menschen ist bei der Entscheidung, weniger Fleisch zu essen, ihre individuelle Gesundheit der wichtigste Motivator.[325] Schauen wir uns also zunächst die Frage an: Wie gesund ist Fleisch? Verarbeitetes Fleisch wie Salami, Schinken und Würstchen gehören zu den ungesündesten Lebensmitteln überhaupt. Viele Studien zeigen inzwischen, dass ein erhöhter Konsum die Wahrscheinlichkeit für Herz-Kreislauf-Erkrankungen, unterschiedliche Krebsarten wie Darm-, Magen- und Brustkrebs sowie Diabetes erhöht.[326, 327] Besonders eindeutig sind die Ergebnisse für Darmkrebs. Experten gehen davon aus, dass eine tägliche Portion von 50 Gramm verarbeitetem Fleisch, das entspricht einem kleinen Würstchen, das Darmkrebsrisiko um 18 Prozent steigert.[328] Wer mehr als 60 Gramm verarbeitetes Fleisch pro Tag isst, hat ein um 22 Prozent höheres Risiko, vorzeitig zu sterben, im Vergleich zu jemandem, der nur 10 Gramm pro Tag konsumiert.[329] Wissenschaftler der renommierten *Harvard University* haben herausgefunden, dass das Sterblichkeitsrisiko erheblich gesenkt werden kann, wenn Menschen täglich eine Portion rotes oder verarbeitetes Fleisch durch eine Portion Nüsse, Vollkornprodukte, Hülsenfrüchte, Geflügel, Milchprodukte oder Fisch ersetzen – und zwar um erstaunliche 7 bis 22 Prozent.[330] Eine neuere Metaanalyse von 2019 bestätigt, dass die Gesundheitseffekte besonders groß sind, wenn rotes oder verarbeitetes Fleisch durch Hülsenfrüchte und Nüsse ersetzt wird.[331]

Auch die *Weltgesundheitsorganisation* warnt vor dem Verzehr von Fleisch. Bereits 2015 stufte sie verarbeitetes Fleisch als „für den Menschen krebserregend", das heißt also in Gruppe 1 der für den Menschen karzinogenen Stoffe, ein (▸ Abbildung Seite 138).[332] Damit befindet sich Wurst in der gleichen Kategorie wie Asbest und Nikotin. Unverarbeitetes rotes Fleisch hat die *Weltgesundheitsorganisation* als „wahrscheinlich krebserregend" (Gruppe 2A) eingestuft. Für weißes Fleisch, also Geflügel und auch Fisch, gelten diese Warnungen nicht. Die *Weltgesundheitsorganisation* spricht solche deutlichen Zuordnungen nur aus, wenn die Datengrundlage sehr umfassend ist. 22 Wissenschaftler der *Internationalen Krebsforschungsagentur* aus zehn Ländern haben für die Einschätzung über 800 Studien ausgewertet.[327] Dass die *Weltgesund-*

ÜBERWIEGEND PFLANZLICHE ERNÄHRUNG? JA, ABER RICHTIG.

Immer mehr Menschen ernähren sich pflanzenbetont oder verzichten ganz auf Fleisch. Dabei wählen sie zwischen verschiedenen Varianten. *Vegetarier* verzehren neben pflanzlichen Lebensmitteln nur solche Produkte, die von lebenden Tieren produziert werden, zum Beispiel Milch, Eier und Honig. *Veganer* zeichnen sich dadurch aus, dass sie keinerlei vom Tier stammenden Lebensmittel essen. *Flexitarier* verzehren neben vorwiegend vegetarischen Lebensmitteln gelegentlich Fleisch und Fisch. *Pescetarier* essen neben Pflanzen auch Fisch und Meeresfrüchte. Nach Angaben von *Statista* bezeichnen sich 58 Prozent der Deutschen als Fleischesser, 27 Prozent als Flexitarier und 3 Prozent als Pescetarier. Der Anteil an Befragten, die sich vegetarisch ernähren, ist 2021 gegenüber dem Vorjahr von 5 auf 10 Prozent, der Anteil der Veganer von 1 auf 2 Prozent gestiegen.[224]

Wer sich fleischreduziert oder fleischlos ernährt, hat viele gesundheitliche Vorteile.[333] Eine überwiegend pflanzliche Ernährungsweise hat einen günstigen Einfluss auf Blutdruck und Lipidprofil, senkt das Risiko für Krebserkrankungen um 10 bis 18 Prozent und für ischämische Herzerkrankungen um erstaunliche 30 Prozent.[334] Vegetarier und insbesondere Veganer können aber eine zu niedrige Versorgung mit Vitamin B12 und Omega-3-Fettsäuren haben. Diese sollten nach Rücksprache mit einem Arzt gegebenenfalls supplementiert werden (▸ Seite 85/55). Auch eine überwiegend pflanzliche Ernährung kann ungesund sein, wenn sie einseitig ist und aus vielen hoch verarbeiteten Fertigprodukten besteht. Man spricht dann von „Puddingvegetariern". Daher gilt auch hier: Ernähren Sie sich vielfältig aus „echten" Lebensmitteln.

heitsorganisation ausdrücklich vom Konsum von Wurst abrät, ist in der Bevölkerung bisher viel zu wenig angekommen. Selbst in unserem Bekanntenkreis wusste kaum jemand davon. Vor allem Eltern reagierten erschrocken auf diese Nachricht, weil sie ihren Kindern täglich oder zumindest mehrmals die Woche Wurst geben.

Auch wenn wir ausdrücklich empfehlen, gerade den Wurstkonsum zu reduzieren, möchten wir auch darauf hinweisen, dass Fleischwaren zwar in der gleichen Kategorie wie Tabakrauchen eingestuft wurden, das heißt aber nicht, dass beide auch gleich viele Krebstode verursachen würden. Rauchen führt zu ca. einer Million Krebstodesfälle im Jahr, während verarbeitetes und rotes Fleisch zusammen für 84.000 Fällen verantwortlich gemacht werden.[323]

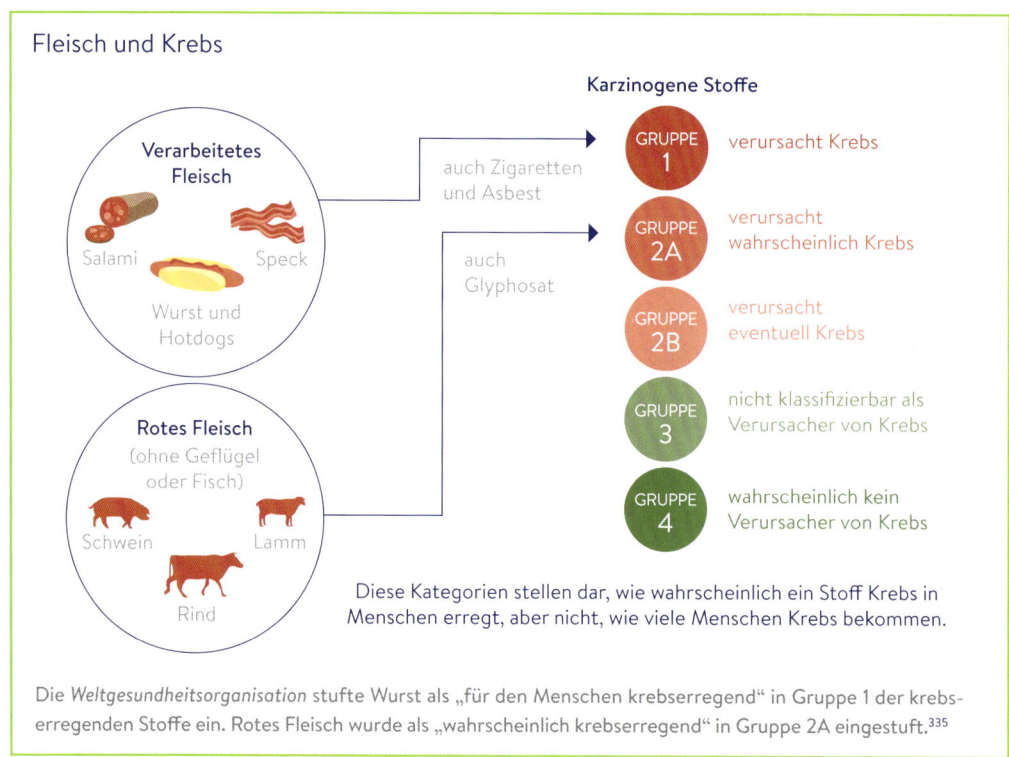

Fleisch und Krebs

Verarbeitetes Fleisch
Salami
Speck
Wurst und Hotdogs

Rotes Fleisch (ohne Geflügel oder Fisch)
Schwein
Lamm
Rind

auch Zigaretten und Asbest

auch Glyphosat

Karzinogene Stoffe

GRUPPE 1 — verursacht Krebs

GRUPPE 2A — verursacht wahrscheinlich Krebs

GRUPPE 2B — verursacht eventuell Krebs

GRUPPE 3 — nicht klassifizierbar als Verursacher von Krebs

GRUPPE 4 — wahrscheinlich kein Verursacher von Krebs

Diese Kategorien stellen dar, wie wahrscheinlich ein Stoff Krebs in Menschen erregt, aber nicht, wie viele Menschen Krebs bekommen.

Die *Weltgesundheitsorganisation* stufte Wurst als „für den Menschen krebserregend" in Gruppe 1 der krebserregenden Stoffe ein. Rotes Fleisch wurde als „wahrscheinlich krebserregend" in Gruppe 2A eingestuft.[335]

Bei einem so wichtigen und emotionalen Thema wie Fleisch verwundert es nicht, dass es zahlreiche Versuche aus der Fleischindustrie, aber auch aus der Wissenschaft gibt, die einen Freispruch für Fleisch fordern.[336] Eine Schwäche in der Argumentation bleibt aktuell tatsächlich, dass die biochemischen Mechanismen, die dazu führen, dass rotes Fleisch und vor allem Fleischprodukte sich in so vielen Studien als ungesund erwiesen haben, noch nicht vollständig verstanden sind. Es tragen vermutlich verschiedene Aspekte dazu bei.

Rotes Fleisch hat viel Häm-Eisen. Ein Überschuss kann Organe und Erbgut schädigen sowie die Zellteilung fördern. Letzteres ist ein wichtiger Faktor bei der Entstehung von Krebs.[337] Ein Forschungsteam der *TU Kaiserslautern* hat die toxische Wirkung von Häm-Eisen in gesunden

Darmzellen nachgewiesen und zeigt damit, warum rotes Fleisch die Entstehung von Darmkrebs begünstigen kann.[338] Bei der Verdauung von insbesondere rotem Fleisch entstehen im Darm bestimmte Stoffe (Trimethylamin-N-Oxide, TMAO), die das Risiko für Herz-Kreislauf-Erkrankungen erhöhe.[339] Zudem sind Wurstwaren stark verarbeitete Lebensmittel und enthalten häufig Zusatzstoffe, die potenziell krebserregend sind wie Nitritpökelsalz.[326] Auch beim hohen Erhitzen von Fleisch (Braten, Barbecue) entstehen krebserregende Stoffe wie polyzyklische aromatische Kohlenwasserstoffe und heterozyklische aromatische Amine.[340, 326] Darüber hinaus liefern bestimmte Fleischvarianten wie Hühner- oder Schweineragout besonders viel Arachidonsäure, die chronische Entzündungen verstärken kann (▶ Seite 55). Bei dem sehr hohen durchschnittlichen Fleischkonsum werden die beschriebenen Faktoren zusammengenommen zu einem erheblichen Gesundheitsrisiko.

Lesen Sie zum Thema Fleisch „Tiere essen" von Jonathan Safran Foer. Eindrucksvoll schildert der vielfach ausgezeichnete Schriftsteller alle Aspekte des Fleischverzehrs inklusive Transportwegen, Lebensbedingungen und Schlachtmethoden sowie die inneren Konflikte und Verdrängungsmechanismen, die mit unserem Fleischkonsum einhergehen. Wie viele Menschen schwankte Jonathan Safran Foer jahrelang zwischen Fleischgenuss und Vegetarismus. Der Autor recherchierte für das Buch akribisch, sprach mit Landwirten und Wissenschaftlern und brach sogar nachts in einen Mastbetrieb ein, um die dortigen Bedingungen zu dokumentieren, die eigentlich unter Verschluss gehalten werden sollten. Das auch sprachlich brillante Buch ist eine leidenschaftliche Abhandlung über die Frage, was wir essen und warum.

Tierwohl und Qualität

Neben den Bedenken für unsere eigene Gesundheit ist die industrielle Fleischerzeugung mit viel Tierleid verbunden. Mit hoher Wahrscheinlichkeit werden künftige Generationen mit Grauen auf die Massentierhaltung unserer Zeit zurückblicken. Die meisten Tiere werden unter unwürdigen Bedingungen gehalten und geschlachtet. Die Nutztierhaltung ist vor allem auf Gewinnmaximierung und Wettbewerb ausgerichtet, das Tierwohl spielt dabei nur eine untergeordnete Rolle. Nach Angaben des *Statistischen Bundesamtes* werden in Deutschland pro Jahr 760 Millionen Tiere geschlachtet, davon stammen 95 Prozent aus Massentierhaltung. Bewegungsmangel, Fehlen von natürlicher Witterung und das Leben auf ihren eigenen Exkrementen schwächen das Immunsystem der Tiere. Deswegen ist ein hoher Einsatz von Antibiotika erforderlich. Verstümmelungen wie Kürzungen von Schwänzen, Hörnern und Zähnen sowie Kastration ohne Betäubung sind an der Tagesordnung.

Wir haben eindeutig keinen Bezug zu unseren Nutztieren als schmerzempfindende Lebewesen und kommen mit ihnen nur als abgepacktes, abstraktes Stück Fleisch in Kontakt. Fleisch von gequälten Tieren zu essen, ist ethisch fragwürdig und gesundheitlich bedenklich. Essen Sie daher tierische Produkte möglichst nur in Bio-Qualität, auch wenn diese deutlich teurer sind, weil die Haltung der Tiere artgerechter ist. Laut einer Umfrage des *Bundeslandwirtschaftsministeriums* sind 88 Prozent der Deutschen bereit, mehr Geld für Fleisch auszugeben, wenn die Tiere besser gehalten werden.[341] Der Bio-Anteil von Fleisch am Einkauf privater Haushalte lag jedoch nach Angaben von *Statista* im Jahr 2018 bei erschreckend niedrigen zwei Prozent. Auch für die eigene Gesundheit empfiehlt es sich, Fleisch möglichst nur aus artgerechter Haltung zu essen. Bio-Fleisch von grasgefütterten Rindern hat durch die Gräser und Kräuter eine bessere Zusammensetzung als das von getreidegefütterten Rindern. Es enthält weniger gesättigte Fettsäuren und mehr gesunde Omega-3-Fettsäuren (▶ Seite 53).[342]

Fleisch und Klima

Rotes und verarbeitetes Fleisch sind nicht nur ungesund, sondern haben auch die schlechteste ökologische Bilanz von allen Lebensmitteln.[202] Rindfleisch verursacht mit Abstand die höchsten CO_2-Emmissionen.[19, 343] Hohe Treibhausgasemissionen durch Fleischproduktion sowie Waldrodungen für Tierhaltung und Futteranbau treiben den Klimawandel voran und belasten unsere Umwelt in nie dagewesenem Ausmaß (▶ Seite 243ff.). In einer Welt, zu deren wichtigsten Herausforderungen die Bewältigung der Klimakrise gehört, müssen wir unseren Fleischkonsum drastisch reduzieren. Wie groß die Unterschiede sind, lässt sich an einem Beispiel eindrucksvoll verdeutlichen: Um 1 Kilo Rindfleisch zu produzieren, werden 68-mal so viel CO_2-Emissionen verursacht wie für 1 Kilo Kartoffeln (13,6 versus 0,2 kg CO_2-Äquivalente).[200]

Die Experten der *EAT-Lancet-Kommission* haben berechnet, welche Grenzen wir in unserem Fleischkonsum einhalten müssten, um unsere individuelle Gesundheit und die des Planeten nicht zu gefährden.[19] Aktuell müssten wir in Deutschland unseren Konsum von rotem Fleisch durchschnittlich um 700 Prozent senken, wenn wir innerhalb der Grenzen bleiben wollen.

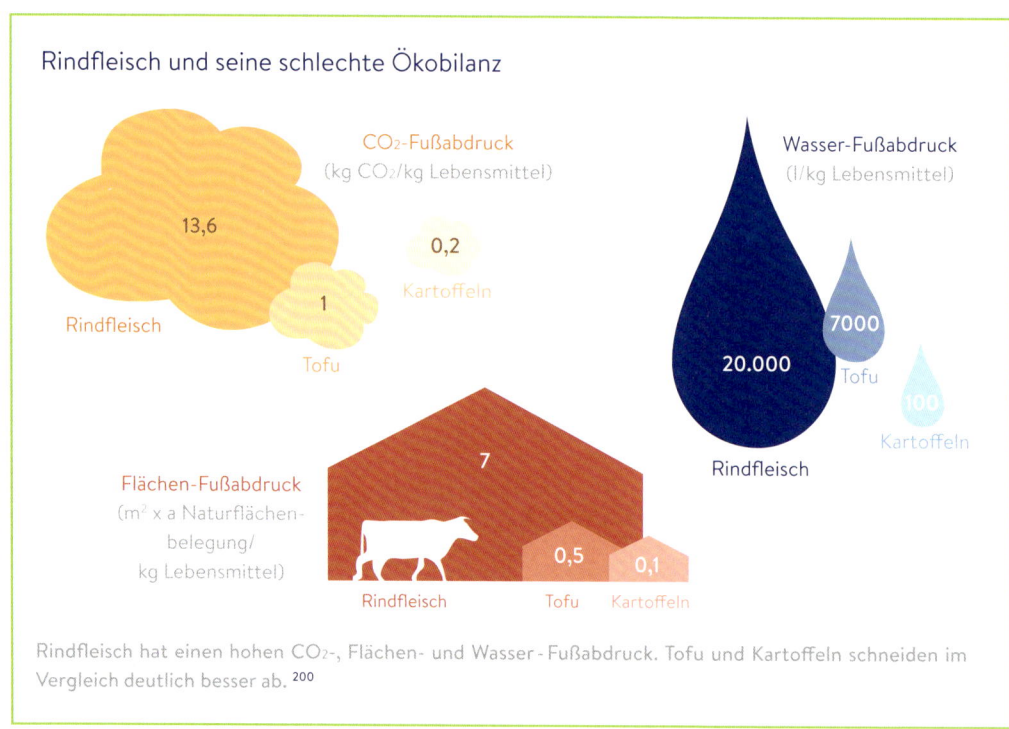

Rindfleisch und seine schlechte Ökobilanz

CO2-Fußabdruck
(kg CO2/kg Lebensmittel)

13,6
Rindfleisch

0,2
Kartoffeln

1
Tofu

Wasser-Fußabdruck
(l/kg Lebensmittel)

20.000
Rindfleisch

7000
Tofu

100
Kartoffeln

Flächen-Fußabdruck
(m² x a Naturflächenbelegung/
kg Lebensmittel)

7
Rindfleisch

0,5
Tofu

0,1
Kartoffeln

Rindfleisch hat einen hohen CO2-, Flächen- und Wasser-Fußabdruck. Tofu und Kartoffeln schneiden im Vergleich deutlich besser ab. [200]

Fleisch aus Pflanzen

Seit Jahren steigt die Nachfrage nach gesünderen und ökologischeren Fleisch- und Fleisch-ersatzprodukten.[344] Inzwischen gibt es in unseren Supermärkten zahlreiche fleischähnliche Produkte, die aus pflanzlichen Quellen wie Soja (Tofu), Erbsen oder Weizen (Seitan) herge-stellt werden. Dieser Fleischersatz soll möglichst so aussehen und schmecken wie das Origi-nal, zum Beispiel Salami, Frikadellen oder Schnitzel. In den letzten Jahren ist die Nachfrage nach solchen Produkten zweistellig gewachsen.

Laut *Ernährungsreport 2021* haben 30 Prozent der Befragten schon öfter Fleischersatzpro-dukte gekauft.[224] Unter den Jüngeren ist der Anteil noch deutlich höher (47 Prozent). Neugier wird dabei von 71 Prozent als wichtigster Kaufgrund angegeben (▶Abbildung Seite 142). Kli-maschutz, Tierwohl und Gesundheit haben zwar gegenüber dem Vorjahr als Kaufargumente deutlich dazugewonnen, Ziel muss es jedoch sein, die Neugierigen dauerhaft durch gesunde und schmackhafte Produkte und gezielte Kampagnen für den Fleischersatz zu gewinnen, be-vor sie zum nächsten Foodtrend weiterziehen.

Eines der bekanntesten Unternehmen in diesem Bereich ist *Beyond Meat*. Bereits im Jahr 2009 gründete Ethan Brown seine Firma zur Herstellung von Burgern und Wurst aus Erbsen. Der passionierte Unternehmer will es Menschen ermöglichen, weiter Fleisch zu essen, aber so, dass es für sie und den Planeten gesund ist. Die Burger von *Beyond Meat* gibt es inzwischen in 75 Ländern zu kaufen. Ethan Brown wurde mit Innovations- und Umweltschutzpreisen von *Forbes* und den *Vereinten Nationen* geehrt und hat sein Unternehmen 2019 fulminant an die Börse gebracht. Bei vielen Verbrauchern gelten pflanzliche Fleischersatzprodukte als ge-sund. Aber Vorsicht, oft sind sie hoch verarbeitete Fertignahrungsmittel mit viel Fett, Zucker und Salz. Auch hier gilt: Auf die Qualität der Zusatzstoffe kommt es an und je kürzer die Zutatenliste ist, desto besser.

Fleisch aus dem Labor

Winston Churchill schrieb bereits 1931 in seinem Essay *Fivty Years Hence*: „Wir werden von dem Aberwitz abkommen, ein ganzes Huhn zu züchten, um die Brust oder den Flügel zu essen, und jene Teile getrennt in einem geeigneten Medium züchten."[345] Ein echtes Stück Fleisch, hergestellt ohne Tierleid, Antibiotika und Klimabelastung – das klingt zu gut, um wahr zu sein. Tatsächlich aber könnte dieser Traum in naher Zukunft Realität werden. Aus tierischen Stammzellen werden im Labor mit Nährlösungen Muskelfasern gezüchtet. Vorrei-ter des Kunstfleisches ist der niederländische Prof. Mark Post. 2013 präsentierte er in London den ersten Labor-Hamburger. Damals kostete er exorbitante 250.000 Euro.[346] US-Start-ups wie *Memphis Meats* arbeiten nun an der Massentauglichkeit der künstlichen Fleischalterna-tiven und bekannte Visionäre wie Google-Gründer Sergey Brin oder Microsoft-Erfinder Bill Gates investieren und fördern solche Unternehmen. Noch gibt es einige Hürden in der Ent-wicklung zu nehmen, aber viele Experten gehen davon aus, dass es in einigen Jahren Labor-fleisch in unseren Supermärkten und Restaurants geben wird. Dabei ist noch völlig offen, ob Verbraucher dieses akzeptieren werden. Laut *TechnikRadars 2020* können sich bislang nur

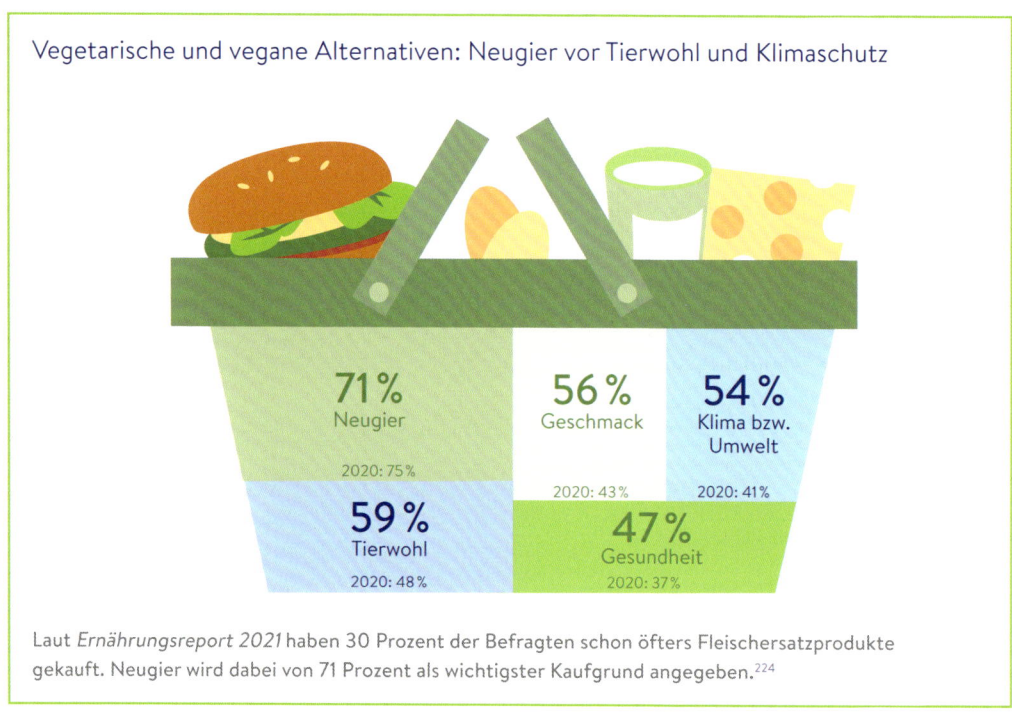

Vegetarische und vegane Alternativen: Neugier vor Tierwohl und Klimaschutz

71 %
Neugier

2020: 75 %

56 %
Geschmack

2020: 43 %

54 %
Klima bzw.
Umwelt

2020: 41 %

59 %
Tierwohl

2020: 48 %

47 %
Gesundheit

2020: 37 %

Laut *Ernährungsreport 2021* haben 30 Prozent der Befragten schon öfters Fleischersatzprodukte gekauft. Neugier wird dabei von 71 Prozent als wichtigster Kaufgrund angegeben.[224]

24 Prozent der Deutschen einen Verzehr von Laborfleisch vorstellen.[347] Auch Insekten könnten in Zukunft als klimafreundliche Fleischvariante öfter auf unseren Tellern landen (▶ Seite 70).

Wir brauchen einen Wandel

Ob Fleisch aus Pflanzen oder aus dem Labor, Insekten oder schlicht einfach weniger Fleisch, wir brauchen ohne Zweifel dringend einen Wandel. Weniger Fleisch zu essen, ist für unsere individuelle Gesundheit von Vorteil, für die Gesundheit unseres Planeten und damit unsere Lebensgrundlage ist es unabdingbar. Ein solcher Wandel ist eine Herausforderung, denn Fleischessen hat viel mit unserer Identität, Kultur und unseren Gewohnheiten zu tun. Die gesamte Gesellschaft ist hier gefragt. Jeder Einzelne von uns kann dazu beitragen, aber auch Landwirtschaft, Industrie und vor allem die Politik müssen den Wandel vorantreiben.[344]

Wie viel Fleisch sollten wir essen?

Die *Deutsche Gesellschaft für Ernährung* empfiehlt, nicht mehr als 300 bis maximal 600 Gramm Fleisch pro Woche zu essen,[273] also 40 bis 80 Gramm pro Tag. Diese Empfehlung wird vor allem dann schnell überschritten, wenn Fleisch bei jeder Mahlzeit auf dem Speiseplan steht. Eine Scheibe Kochschinken wiegt bereits 30 Gramm, ein Wiener Würstchen 70 Gramm und ein Burger Patty 150 Gramm.

Internationale Experten raten dazu, das untere Limit nicht zu überschreiten und nicht mehr als 300 Gramm Fleisch pro Woche zu essen, davon 200 Gramm weißes Fleisch von Geflügel und nicht mehr als 100 Gramm rotes Fleisch von Schwein und Rind.[19,13] Auf verarbeitetes Fleisch sollte so weit wie möglich ganz verzichtet werden.

Das bedeutet, dass wir Deutschen unseren Fleischkonsum drastisch senken müssen. Durchschnittlich auf ein Achtel. Für Fleischliebhaber sind das schlechte Nachrichten, zumal der Verzehr von Fleisch ja auch durch den hohen Anteil an Proteinen und Mikronährstoffen Vorteile für die Ernährung hat. Aber dafür gibt es viele pflanzliche Alternativen wie Hülsenfrüchte und Nüsse. Jede Portion Fleisch, die über den Empfehlungen liegt, erhöht nachweislich das Sterblichkeitsrisiko. Sie tun also Ihrer Gesundheit wirklich einen großen Gefallen, wenn Sie Fleisch maßvoll konsumieren.

Stellen Sie Ihre Ernährung langsam um. Ersetzen Sie zunächst eine Fleischportion pro Woche durch eine pflanzliche Alternative und verringern Sie nach und nach Ihren Verbrauch (▶ Seite 226). Die gute Nachricht ist ja, dass Sie nicht ganz auf Fleisch verzichten müssen. Zelebrieren Sie Ihr Steak, Schnitzel oder Ihren Braten ein- bis zweimal die Woche und genießen Sie dann ein schönes Stück Fleisch von hoher Qualität.

▸▸▸ AUF EINEN BLICK **FLEISCH**

Eine umfangreiche wissenschaftliche Datenlage spricht eindeutig dafür, verarbeitetes und rotes Fleisch zu reduzieren. Mit einer Verringerung unseres Fleischkonsums tragen wir maßgeblich zur Förderung unserer individuellen Gesundheit, zum Umweltschutz und zum Tierwohl bei. Es spricht nichts dagegen, hin und wieder ein Stück Fleisch von einem artgerecht gehaltenen und artgerecht gefütterten Tier zu essen. Wir appellieren also für die Rückkehr zum altbewährten „Sonntagsbraten".

▸ Fleisch in Maßen aus artgerechter Haltung und in Bio-Qualität ist gesund.
▸ Essen Sie bevorzugt weißes Fleisch von Huhn oder Pute.
▸ Essen Sie möglichst nicht mehr als 300 Gramm Fleisch pro Woche, davon sollten nicht mehr als 100 Gramm rotes Fleisch sein.
▸ Wurst und verarbeitetes Fleisch wurde von der *Weltgesundheitsorganisation* als krebserregend eingestuft. Sie sollten möglichst wenig, am besten gar nicht, verzehrt werden.

EIER

Ist das Frühstücksei wieder erlaubt?

Wie viele Eier darf man essen?

Sind Eier schlecht fürs Herz?

Sollte man Bio-Eier bevorzugen?

Woraus besteht ein Ei?

Was muss man in Bezug auf das Klima beachten?

Ein hoher und regelmäßiger Eierkonsum ist ein vergleichsweise modernes Ernährungsphänomen. Unsere Vorfahren hatten vor der Sesshaftwerdung nur selten Zugriff auf Eier. Seit Jahrzehnten ist das Ei ein kontrovers diskutiertes Lebensmittel. Einerseits ist es Lieferant vieler wertvoller Nährstoffe wie Eiweiß und Mineralien, andererseits steht es immer wieder vor allem wegen seines hohen Cholesteringehalts als möglicher Verursacher von Herz-Kreislauf-Erkrankungen in der Kritik. Diese sind in Deutschland und vielen anderen westlichen Ländern die häufigste Todesursache.

Woraus besteht ein Ei? Eiweiß und Eigelb sind offensichtlich zwei ganz verschiedene Substanzen. Eiweiß (Eiklar) besteht vor allem aus Wasser (87 Prozent) und Eiweiß (11 Prozent), während Eigelb neben Wasser (50 Prozent) und Eiweiß (16 Prozent) auch viel Fett (32 Prozent) und etwa 380 Milligramm des umstrittenen Cholesterins enthält. Außerdem liefert das Ei viele Mineralstoffe, zum Beispiel Kalzium, Phosphor, Eisen, Natrium, Zink, Kalium und Selen.

Der Eierkonsum in Deutschland steigt seit Jahren und liegt nach Angaben des *Bundesministeriums für Ernährung und Landwirtschaft* bei rund 20 Milliarden Eiern pro Jahr. Jeder Deutsche isst also durchschnittlich 4,5 Eier pro Woche. In diese Mengen eingerechnet sind auch die Eier, die in Lebensmitteln wie Eiernudeln, Keksen oder diversen Fertiggerichten verarbeitet werden.

Eier und Gesundheit

In den 1950er-Jahren behauptete der einflussreiche Ernährungswissenschaftler Ancel Keys, dass ein hoher Cholesterinspiegel für die gefürchteten Herz-Kreislauf-Erkrankungen verantwortlich sei (▶ Seite 50f.). Der Ruf des Eis war erst einmal dahin. Inzwischen weiß man, dass das Cholesterin aus Eiern nur einen geringen Einfluss auf den Cholesterinspiegel in unserem Blut hat. Zahlreiche hochwertige Studien zeigten, dass der Eierkonsum das Risiko von Herz-Kreislauf-Erkrankungen nicht erhöht.[348] Auch der Verdacht aus mehreren Beobachtungsstudien, dass Eierverzehr das Risiko für Typ-2-Diabetes erhöht, ließ sich nicht eindeutig erhärten.[349] Inzwischen ist das Ei also rehabilitiert.

Insgesamt ist der Gesundheitswert von Eiern als neutral einzuschätzen. Sie erhöhen zwar nach aktueller Datenlage das Risiko für chronische Krankheiten wahrscheinlich nicht, sind aber auch nicht so gesund wie viele pflanzliche Lebensmittel, zum Beispiel Nüsse.

Eier, Tierwohl und Klima

Wer schon einmal die Massentierhaltung von Hühnern gesehen hat, kann sein Frühstücksei nicht mehr genießen. Die Bilder von unwürdigen Haltungsbedingungen und Tausenden Hühnern auf engstem Raum sind schockierend. Ab 2022 soll endlich das massenhafte Schreddern von männlichen Küken ein Ende haben. Immer mehr Verbraucher wollen Eier aus artgerechter Haltung, auch weil Eier aus Bio-Haltung mehr gesunde Nährstoffe wie Omega-3-Fettsäuren enthalten.[350] Wie das *Bundesministerium für Ernährung und Landwirtschaft* mitteilt, haben Eier mit einem Anteil von ca. 14 Prozent den höchsten Bio-Anteil aller Lebensmittel. Der auf Eiern angebrachte Erzeugercode kann Verbrauchern Informationen über Haltungsform, Land und Betrieb liefern. Zum Beispiel: 0-DE-1345467. Die vorangestellte Null steht für ein Bio-Ei.

Nach Angaben des *Statistischen Bundesamtes* gibt es in Deutschland 42 Millionen Legehennen. Auch diese Form der industriellen Tierhaltung trägt maßgeblich zum Klimawandel bei. Unser Eierkonsum sollte maßvoll sein, um die negativen Einflüsse auf Umwelt und Klima zu begrenzen.

Wie viele Eier sollten wir essen?

Die *Deutsche Gesellschaft für Ernährung* gibt aktuell keine Empfehlung zur Verzehrmenge von Eiern und weist darauf hin, dass diese aus dem aktuellen Forschungsstand nicht abgeleitet werden könne. Die Experten strichen 2017 den Hinweis, dass Eier nur in Maßen konsumiert werden sollten, aus ihren zehn Regeln für eine gesunde Ernährung. Aus gesundheitlicher Sicht gilt der Verzehr von einem Ei pro Tag als unbedenklich.[351, 118] Wir raten aber in Hinblick auf die Klimabilanz, Eier nur in Maßen zu konsumieren und möglichst nicht mehr als zwei Eier pro Woche zu verzehren.[13, 352] Berücksichtigen Sie dabei auch, dass viele verarbeitete Produkte Eier enthalten, zum Beispiel Nudeln oder Kuchen.

▸▸▸ AUF EINEN BLICK **EIER**

Eier sind wertvolle Lieferanten von Eiweiß und Mineralien. Jahrelang waren sie wegen ihres Cholesteringehalts verpönt. Heute wird der Verzehr von Eiern in Maßen als gesundheitlich unbedenklich eingestuft. Die *Deutsche Gesellschaft für Ernährung* empfiehlt allerdings, dass der Fokus nicht weiter auf einer Diskussion über Grenzwerte liegen sollte, sondern auf der Gesamtqualität der Ernährung.

▸ Essen Sie nicht mehr als maximal ein Ei pro Tag (inklusive aller Produkte mit Ei).
▸ Allerdings tragen tierische Produkte maßgeblich zum bedrohlichen Klimawandel bei. Aus ökologischer Sicht sollten daher nicht mehr als zwei Eier pro Woche verzehrt werden.
▸ Greifen Sie möglichst nur zu Bio-Eiern.

MILCH & MILCHPRODUKTE

Wie gesund ist Milch?
Gehören Milchprodukte zu einer ausgewogenen Ernährung?
Braucht man Milch für die Knochen?
Sollte man fettreduzierte Milch trinken?
Was ist eine Laktoseintoleranz?
Welche Milchprodukte sind am gesündesten?

An der Milch scheiden sich die Geister. Für die einen gehört sie zu den gesündesten Lebensmitteln der Welt, für die anderen gilt sie als gesundheitsgefährdend und mitverantwortlich für die Zunahme an chronischen Krankheiten.

Was ist Milch? Kuhmilch besteht zu 87 Prozent aus Wasser. Dazu kommen 4,7 Prozent Milchzucker (Laktose), 3,6 Prozent Milchfette und 3,4 Prozent Milcheiweiße. Alle drei Hauptnährstoffe, die wir ab Seite 36 ausführlich besprochen haben, spielen für den Gesundheitswert der Milch eine Rolle, wie wir gleich sehen werden. Außerdem enthält Milch zahlreiche Mineralstoffe wie Kalzium, Eisen, Natrium, Kalium und Magnesium sowie viele Vitamine (Vitamin A, D, E, K, B_1, B_2, B_6, B_7, B_{12} und C). Milch ist ein sehr komplexes Lebensmittel mit vielen gesunden Inhaltsstoffen, sie ist aber auch voller umstrittener Bestandteile wie gesättigter Fettsäuren, Zucker und Hormone.

Säugetiere sind eine Klasse von Wirbeltieren, zu deren namensgebendem Kennzeichen es gehört, dass sie ihren Nachwuchs mit Muttermilch aufziehen. In die Gruppen fallen so unterschiedliche Tiere wie Elefanten, Hunde, Kängurus, Mäuse und Wale, aber auch wir Menschen. Alle Säugetiere geben nur Milch, wenn sie ihren Nachwuchs aufziehen. Jede Art hat dabei ihre eigene auf sie abgestimmte Zusammensetzung. Säuglinge und Kleinkinder produzieren vermehrt das Enzym Laktase, das für die Verdauung von Milch entscheidend ist. Der Mensch ist allerdings das einzige Säugetier, das die Muttermilch eines anderen Säugetiers zu sich nimmt, und zwar nicht nur im Säuglingsalter, sondern über seine gesamte Lebensspanne.

Mit Beginn von Viehzucht und Ackerbau vor ca. 10.000 Jahren war Milch von domestizierten Tieren wie Kühen und Ziegen plötzlich für Menschen durchgehend verfügbar. Es wurde zum evolutionären Vorteil, Milch über die gesamte Lebensspanne konsumieren zu können. Eine zufällige Genmutation um 8000 vor Christus führte dazu, dass die betroffenen Menschen lebenslang ausreichend Laktase bilden und damit den Milchzucker aufspalten können. Dieser evolutionäre Vorteil setzte sich in bestimmten Regionen (unter anderem im heutigen Europa und Amerika) immer mehr durch. Heute zeigt sich die die Fähigkeit, Milch zu vertragen, bei etwa 90 Prozent der Nordeuropäer, aber nur bei rund 1 Prozent in asiatischen Ländern. Weltweit gesehen, kann nur eine Minderheit von ungefähr 30 Prozent der Erwachsenen Milch vertragen.[353]

Muttermilch ist ein Wachstumsgetränk und Kuhmilch ist für den Menschen sogar ein Turbo-Wachstumsgetränk. Denn menschliche Muttermilch enthält nur ein Drittel der Eiweißmenge von Kuhmilch. Menschenkinder wachsen ja auch deutlich langsamer als Kälber.

Milchprodukte – Joghurt, Sahne, Käse und Co.

In Deutschland sind Milchprodukte sehr beliebt. Laut *Statista* konsumieren wir hierzulande durchschnittlich fast 90 Kilogramm Milch und Joghurt, 25 Kilogramm Käse und knapp 6 Kilogramm Butter pro Kopf im Jahr.

Milch wird mithilfe von verschiedenen Verfahren prozessiert. Durch Pasteurisierung wird sie haltbarer gemacht und die Übertragung von Keimen reduziert. Dabei wird sie ca. 30 Sekunden auf um die 70 °C erhitzt. Bei der Homogenisierung werden die in der Milch enthaltenen Fettkügelchen unter hohem Druck zerkleinert und dadurch gleichmäßig in der Milch verteilt, damit sich später kein Rahm absetzt. Diese Verfahren verändern den Gehalt an Milchzucker (Laktose), Milcheiweiß und Milchfett nicht. Verglichen mit Rohmilch, enthält pasteurisierte Frischmilch etwa 10 Prozent weniger Vitamine wie A, D und E. Die normale Milch, die wir im Supermarkt kaufen, ist pasteurisiert und homogenisiert. Durch Zentrifugation wird unterschiedlich viel Sahne beziehungsweise Rahm entfernt und damit die Fettstufe von Milchprodukten eingestellt. Trinkmilch wird in drei Fettstufen angeboten: als Vollmilch mit 3,5 bis 3,8 Prozent Fett, als fettarme Milch mit 1,5 bis 1,8 Prozent Fett oder als Magermilch mit höchstens 0,3 Prozent Fett.

Als Sahne bezeichnet man den fetthaltigsten Teil der Milch (Rahm). Butter ist ein Streichfett, das aus Milch, Sahne (Rahm) oder Molkensahne (Molkenrahm) hergestellt wird und einen Fettgehalt von mindestens 80 bis höchstens 90 Prozent hat. Es gibt aber auch fettreduzierte Varianten, zum Beispiel mit einem gewissen Anteil an Joghurt. Butter hat einen hohen Anteil an gesättigten Fettsäuren und gilt heute aus gesundheitlicher Sicht als neutral zu bewertendes Lebensmittel (▶Seite 158).[354]

Durch Fermentierung werden Milchprodukte wie Joghurt, Quark, Kefir, Skyr und Frischkäse hergestellt (▶Seite 148). Dabei werden Milchsäurebakterien (Lactobacillales) in großer Anzahl in die Milch gegeben, was zur Verdickung führt. Die Bakterien verwandeln einen Teil des Milchzuckers (Laktose) in Milchsäure. Milchsäurebakterien besiedeln bei Menschen und Tieren den Verdauungstrakt und sind ein wichtiger Bestandteil einer gesunden Darmflora (▶ Seite 95). Fermentierte Milchprodukte scheinen von allen Milcherzeugnissen am gesündesten zu sein. Wer fermentierte Milchprodukte zu sich nimmt, hat weniger Marker für oxidativen Stress und chronische Entzündungen sowie ein reduziertes Risiko für Übergewicht und Typ-2-Diabetes.[355, 356] Joghurt gehört zu den wenigen häufig konsumierten Probiotika der westlichen Ernährung, die unser Mikrobiom und damit unsere gesamte Gesundheit positiv beeinflussen können.[357]

Vielen Joghurts wird reichlich Zucker zugesetzt. Kaufen Sie daher puren Naturjoghurt und fügen Sie zu Hause Beeren und Obst hinzu. Damit haben Sie einen frischen und gesunden Nachtisch oder in Kombination mit Haferflocken ein vollwertiges Frühstück. Bei sogenannten probiotischen Joghurts werden zusätzlich größere Mengen Bakterien hinzugefügt. Ob diese allerdings wirklich einen messbaren Effekt auf die Gesundheit haben, ist wissenschaftlich umstritten. Der Werbungslogan „Probiotische Joghurts wirken positiv auf das Immunsystem" ist deswegen seit Dezember 2012 in der EU verboten.

Käse wird durch Reifung hergestellt. Er ist das älteste Milchprodukt der Welt – es gab ihn bereits im alten Ägypten – und in vielen Kulturen fester Bestandteil traditioneller Ernährung. Weltweit werden mehr als 3000 Käsesorten meist aus Kuhmilch, Schafs- oder Ziegenmilch hergestellt. Vielen Käsesorten wird Lab zugesetzt, ein Enzym, das aus dem Labmagen von jungen, noch Milch trinkenden Kälbern gewonnen wird. Lab hat die Eigenschaft, das Milcheiweiß

FERMENTIERTE MILCHPRODUKTE – DIE GESUNDE WAHL

▸ **Joghurt** ist ein Naturprodukt aus Milch, für dessen Herstellung außer den Milchsäurebakterien keine weiteren Zugaben nötig sind.

▸ Bei der Herstellung von Butter bleibt eine Flüssigkeit übrig. Diese wird mit Milchsäurebakterien versetzt zu **Buttermilch.** Sie hat einen niedrigen Milchfettgehalt (< 1 Prozent).

▸ Für die Herstellung von **saurer Sahne, Schmand** und **Crème fraîche** wird das gleiche Verfahren wie bei Joghurt angewendet, jedoch auf der Basis von Sahne. Sie werden in unterschiedlichen Fettgehaltstufen angeboten. Saure Sahne hat eine feste Konsistenz und es gibt sie mit geringem Fettanteil von 10 Prozent. Schmand ist eine löffelfeste Variante von saurer Sahne, die allerdings einen höheren Fettanteil von mindestens 20 Prozent aufweist. Beide flocken beim Kochen und sollten vorzugsweise für kalte Speisen wie Dips oder Dressings verwendet werden. Beim Verfeinern von Suppen sollten Sie zu der fettreicheren französischen Variante Crème fraîche greifen (mindestens 30 Prozent), die kaum flockt. Genießen Sie Crème fraîche jedoch aufgrund des höheren Fettgehalts nur in Maßen.

▸ **Kefir** ist ein Sauermilchprodukt, das ursprünglich aus dem Kaukasus stammt. Ähnlich wie Joghurt entsteht Kefir durch einen Gärungsprozess.

▸ **Skyr** ist ein traditionelles, fettarmes und eiweißreiches Milchprodukt der Isländer, das jetzt den deutschen Markt erobert. Es schmeckt wie eine Mischung aus Joghurt und Quark und ähnelt in der Konsistenz griechischem Joghurt.

▸ Als **Frischkäse** werden alle Käsearten bezeichnet, die keiner Reifung bedürfen. Sie werden in verschiedenen Fettstufen angeboten und gehören ebenfalls zu den fermentierten Milchprodukten.

▸ Bei der Herstellung von **Quark** wird pasteurisierte, entrahmte Milch mit Milchsäurebakterien versetzt und die entstandene Masse wird dann wieder geschmeidig gemacht. Quark enthält deutlich mehr Eiweiß als Joghurt (10 bis 13 Gramm pro 100 Gramm). Er gehört zu den Frischkäsearten – deswegen spricht man auch von Käsekuchen. Quark ist als Magerquark sowie als Speisequark mit 20 oder 40 Prozent Fett erhältlich.

Kasein zu spalten. Dadurch dickt die Milch ein, ohne milchsauer zu werden. Der Käse muss dann reifen, um sein typisches Aroma und Aussehen zu entwickeln, wobei die Reifedauer von Sorte zu Sorte sehr unterschiedlich ist. Käse enthält viele gesunde Inhaltsstoffe der Milch wie Proteine und Mineralstoffe, aber auch viel Fett und Salz. Diese Kombination ist es, die den „Suchtfaktor" von Käse ausmacht. Versuchen Sie sich daher zu zügeln und genießen Sie Käse in Maßen.

Milch und Gesundheit

In Blogs und Ernährungsforen wird häufig vor Milch gewarnt. Auch einige aktuelle Ernährungsbücher ordnen Milch in die Gruppe der ungesunden Lebensmittel ein. Oft wird behauptet, dass Milch zu chronischen Erkrankungen führt. Stimmt das wirklich? Das ist eine wichtige Frage, denn Milch gehört zu unseren Grundnahrungsmitteln. Zum Gesundheitswert von Milch gibt es Hunderte Studien. Bei keinem anderen Lebensmittel, zu dem wir im Rahmen dieses Buchs die wissenschaftliche Literatur recherchiert haben, waren die Ergebnisse so widersprüchlich und unübersichtlich wie bei Milch.

Zu der Verwirrung trägt auch die sehr mächtige Milchindustrie bei. Allein in Deutschland werden nach Angaben von *Statista* jedes Jahr knapp 30 Milliarden Euro umgesetzt. So verwundert es nicht, dass die Milchindustrie ein großes Interesse daran hat, dass wissenschaftliche Erkenntnisse zu Milch nicht negativ ausfallen. Sie versucht, Einfluss zu nehmen, indem sie zahlreiche Studien finanziert. Auch wenn es dem wissenschaftlichen Ethos widerspricht, Erkenntnisse zu manipulieren und Gefälligkeitsstudien durchzuführen, haben finanzielle Zuwendungen oft einen Einfluss – ob bewusst oder unbewusst. Von der Industrie finanzierte Studien berichten achtmal häufiger Ergebnisse im Sinne der Industrie als unabhängige Studien.[358] Die Finanzierung muss in wissenschaftlichen Artikeln angegeben werden, sodass wir „Industrie-Studien" aus unserer Darstellung ausgeschlossen haben.

Aber zurück zu unserer Frage: Ist Milch gesund? Schauen wir uns der Reihe nach die verschiedenen Aspekte an. Jahrzehntelang haben uns Werbung und Gesundheitsorganisationen erzählt, dass Milch gut für die Knochen sei und dass ihr hoher Kalziumgehalt uns vor Osteoporose und Knochenbrüchen schützen würde. Eine Studie aus Schweden mit 100.417 Teilnehmern zeigte vor einigen Jahren überraschend deutlich, dass ein höherer Milchkonsum sogar mit mehr Knochenbrüchen zusammenhängt.[355] Auch andere aktuelle wissenschaftliche Studien kommen zu diesem Ergebnis. Auch wenn wir Kalzium für unsere Knochengesundheit brauchen, scheint die pauschale Empfehlung, Milch sei gut dafür, nicht mehr haltbar.[357] Gute Kalziumlieferanten sind zum Beispiel auch Brokkoli, Fenchel, Grünkohl, Rucola, Petersilie, Mandeln, Haselnüsse, Tofu sowie Sesam und Mohn. Mineralwasser kann ebenfalls bedeutend für die Kalziumversorgung sein.

Immer wieder wird davor gewarnt, dass Milch das Risiko für chronische Krankheiten wie Herz-Kreislauf-Erkrankungen, Krebs und Diabetes erhöht. Die aktuelle wissenschaftliche Literatur zeigt diesen Zusammenhang nicht, zumindest nicht konsistent.[359, 357] Das liegt vermutlich an der Komplexität der Milchinhaltsstoffe. Einige wirken sich wahrscheinlich positiv auf unsere Gesundheit aus, während andere sie beeinträchtigen, sodass das Gesamtrisiko nach aktueller Datenlage als neutral zu bewerten ist. Als Risikostoffe der Milch gelten vor allem die gesättigten Fettsäuren, der Wachstumsfaktor IGF-1 und die enthaltenen Hormone.

Milchfett besteht überwiegend aus gesättigten Fettsäuren, daher steht Milch immer wieder unter Verdacht, kardiovaskuläre Erkrankungen zu begünstigen. In einer neueren Metaanalyse mit 29 prospektiven Kohortenstudien war ein höherer Milchkonsum nicht mit einem erhöhten Risiko für Herz-Kreislauf-Erkrankungen verbunden.[359] Vermutlich liegt das daran, dass längst nicht alle gesättigten Fettsäuren so schädlich sind, wie man lange dachte (▸ Seite 58). Bestimmte mittelkettige gesättigte Fettsäuren aus Milchprodukten scheinen sogar sehr gesund zu sein und beim Abnehmen zu helfen.[109] Ihr Anteil ist besonders hoch in der Milch von Kühen, die mit Gras gefüttert werden. Wir müssen also gesättigte Fettsäuren viel differenzierter betrachten, als wir es bisher getan haben.[360] Allerdings zeigen Studien, dass es für die Herzgesundheit durchaus vorteilhaft ist, wenn Milchfett durch pflanzliche Fette mit hohem Anteil an mehrfach ungesättigten Fettsäuren ersetzt wird.[361]

Milch ist ein Wachstumsgetränk und wurde immer wieder in Zusammenhang mit einem erhöhten Krebsrisiko gebracht, insbesondere mit Brustkrebs und Prostatakrebs.[357] In einer umfassenden aktuellen Analyse von 12.552 Menschen mit über 20 unterschiedlichen Krebsarten konnten keine eindeutigen Einflüsse durch Milch auf das Krebsrisiko festgestellt werden.[362] Bei Frauen war ein leicht reduziertes Krebsrisiko zu beobachten, wenn sie viel Käse konsumierten. In der Tendenz zeigte sich das auch für fermentierte Milchprodukte wie Joghurt – allerdings war dies nicht statistisch signifikant. Für Männer waren die Effekte nicht nachzuweisen.[362] Milch und daraus hergestellte Produkte enthalten die Wachstumsfaktoren IGF-1 und mTOR (▸ Seite 68), die sich bei Menschen, die viel Milch trinken, auch in höherer Konzentration nachweisen lassen.[357] Diese Wachstumsfaktoren werden mit einem erhöhten Krebsrisiko in Verbindung gebracht. Was können wir also daraus schließen? Der mögliche Zusammenhang zwischen Krebs und Milchkonsum ist nicht so eindeutig wie oft vermutet, muss aber auch noch deutlich besser erforscht werden.

Wie sieht es mit dem Gewicht aus? Begünstigt Milchkonsum Übergewicht? Eine Metaanalyse mit 29 randomisierten Studien fand auch hier insgesamt keinen eindeutigen Effekt von Milch oder Milchprodukten auf das Körpergewicht.[363] Auch Hinweise, dass Vollmilch bei Kindern zu Übergewicht führen würde, ließen sich ebenfalls nicht bestätigen.[364] Nur für Joghurt konnte man einen Zusammenhang belegen, allerdings einen negativen. Das heißt, wer viel Joghurt isst, ist schlanker.[230] Das Diabetesrisiko ist bei Milchkonsum sogar leicht reduziert,[357] auch dies gilt insbesondere für Joghurt.[356] Trotzdem empfehlen Ernährungsrichtlinien in den USA, Australien und Großbritannien, dass Kinder und Erwachsene fettarme Milch gegenüber Vollmilch bevorzugen sollten.[357] In Deutschland gibt es solche Empfehlungen nicht. Diese Position ist im Einklang mit der wissenschaftlichen Datenlage. Aus gesundheitlicher Sicht können normalgewichtige, gesunde Menschen Milchprodukte aller Fettstufen konsumieren.

Menschen, die keine Milch vertragen, sind weltweit in der Überzahl, während in Deutschland „nur" 16 Prozent der Erwachsenen von einer Laktoseintoleranz betroffen sind.[353] Der

Milchzucker Laktose besteht aus den zwei miteinander verbundenen Zuckermolekülen Glukose und Galaktose. Der Darm kann sie nur als einzelne Zuckerbausteine aufnehmen, deswegen muss der Milchzucker aufgespalten werden. Das macht das Enzym Laktase im Dünndarm. Wer unter einer Laktoseintoleranz (auch Milchzuckerunverträglichkeit) leidet, kann Laktase nicht ausreichend bilden. Als Folge wird Milch im Dünndarm nicht richtig verdaut. Sie gelangt unverdaut in den Dickdarm, wo der Milchzucker von Bakterien zersetzt wird. Dadurch bilden sich Gase, die zu Symptomen wie Unwohlsein, Blähungen, Bauchkrämpfen und Durchfall führen. Es gibt inzwischen zahlreiche laktosefreie Milchprodukte, die von Personen mit einer Intoleranz konsumiert werden können. Auch gut gereifter Käse enthält oft nur noch wenig bis gar keinen Milchzucker und kann daher meist auch von Menschen mit Laktoseintoleranz vertragen werden.

LAKTOSEINTOLERANZ – JA ODER NEIN?

Ob jemand an einer Laktoseintoleranz leidet, kann heutzutage ohne großen Aufwand mit einem Atemtest (H2-Laktose-Atemtest) beim Ernährungsmediziner oder Gastroenterologen diagnostiziert werden. Dabei trinkt man nach einer Nahrungspause von 12 Stunden Wasser mit aufgelöstem Milchzucker und atmet anschließend in bestimmten Zeitabständen in ein Testgerät. Bei einem Mangel an Laktase führt die bakterielle Zersetzung der Milch zur Bildung von Wasserstoff. Liegt die Wasserstoffkonzentration in der Atemluft einer Testperson über einem bestimmten Grenzwert, wird eine Laktoseintoleranz diagnostiziert. In seltenen Fällen haben Menschen eine Allergie gegen Milcheiweiß (Kasein). Dies betrifft 2 bis 3 Prozent der Säuglinge und Kleinkinder und verschwindet in den meisten Fällen bis zum Schulalter wieder.[365]

Sollten Kinder Milch trinken? Durch ihr Wachstum haben Kinder besondere Anforderungen an die Ernährung. Falls keine Muttermilch zur Verfügung steht, kann Kuhmilch als Basis für Säuglingsnahrung zur gesunden Ernährung von Säuglingen und Kleinkindern beitragen.[357] Besteht eine Milchunverträglichkeit, kann man beispielsweise auf Mandelmilch ausweichen. Aber auch nach dem Säuglingsalter können insbesondere Kinder in Familien oder Ländern, in denen die Ernährungsqualität niedrig ist, von einem regelmäßigen Milchkonsum gesundheitlich profitieren.[357] Bei hoher Qualität der Ernährung mit vielfältigen und wenig verarbeiteten Lebensmitteln benötigen Kinder nicht unbedingt Milch, um gesund aufzuwachsen.[357] Fermentierte Milchprodukte wie Joghurt hingegen bieten einen gesundheitlichen Mehrwert und dürften daher den kindlichen Speiseplan durchaus bereichern.

Heiß diskutiert wird auch die Frage, ob Kuhmilch bedenkliche Mengen an Hormonen enthält. Kühe werden jedes Jahr künstlich befruchtet und dauerschwanger gehalten, damit sie ununterbrochen Milch geben. Während der Schwangerschaft von Säugetieren werden viele Hormone produziert, die in die Milch übergehen, etwa Sexualhormone wie Progesteron und

Testosteron. Die Mengen der Hormone sind allerdings sehr gering und werden nur zu kleinen Anteilen vom menschlichen Körper aufgenommen. Das *Max Rubner-Institut* als Bundesforschungsinstitut für Ernährung und Lebensmittel schätzt die Gesundheitsgefahr durch Hormone aus Milch und Milchprodukten als gering ein.[360] Allerdings gibt es unserer Meinung nach zu wenig wissenschaftliche Studien zu dem Thema, sodass eine Bewertung schwierig ist. Auf jeden Fall problematisch ist aber, dass Hochleistungskühe aus herkömmlicher Haltung oft exzessiv vorbeugend mit Antibiotika behandelt werden. Diese Praxis trägt maßgeblich zum Problem der zunehmenden Antibiotikaresistenz bei.[357]

Wie viel Milch(produkte) sollten wir essen?

Die *Deutsche Gesellschaft für Ernährung* empfiehlt, täglich 200 bis 250 Gramm Milch beziehungsweise Milchprodukte sowie 50 bis 60 Gramm Käse (zwei Scheiben) zu sich zu nehmen.[360] Besonders fermentierte Milchprodukte wie Joghurt und Kefir begünstigen unsere Gesundheit.[366] Milchprodukte sollten möglichst von grasgefütterten Kühen stammen und Bio-Qualität haben. Bio-Milch hat einen höheren Anteil an gesunden Omega-3-Fettsäuren und Beta-Carotinen als herkömmliche Milch. Dieser Effekt ist jedoch vor allem auf die Grasfütterung und weniger auf den Bio-Status zurückzuführen.[357]

Wer keine Milch mag oder vegan leben möchte, kann sich auch ohne Milch(produkte) gesund ernähren. Dass der Mensch auch gut ohne Milch leben kann, wissen wir aus den vielen Ländern, in denen Milch nicht zu den Grundnahrungsmitteln gehört. Die in Milch enthaltenen Nährstoffe bekommen wir auch aus anderen Lebensmitteln.

Milch und Klima

Wie wir in diesem Buch immer wieder betonen, wirken Lebensmittel nicht nur direkt auf unsere Gesundheit, sondern auch indirekt durch die Auswirkungen, die ihr Herstellungsprozess auf die Umwelt hat. Die großindustrielle Rinderzucht erzeugt extrem hohe CO_2-, Wasser- und Flächen-Fußabdrücke durch Tierhaltung und Futtermittelanbau (▸ Tabelle Seite 249). Trinkmilch schneidet mit Werten im mittleren Bereich noch vergleichsweise günstig ab, aber verarbeitete Milchprodukte wie Käse, Quark, Sahne und vor allem Butter verursachen sehr hohe Umwelt-Fußabdrücke und sollten nur in Maßen konsumiert werden.[200] Neben Fleisch, ist die Reduktion von Milchprodukten einer der größten Hebel, um die Umweltkosten unserer Ernährung zu begrenzen.

Lange Zeit war Milch ein ausschließlich tierisches Erzeugnis. Was Hipster in New York schon seit Jahrzehnten trinken, wird nun auch hierzulande immer populärer. Milch aus Mandeln, Soja, Reis oder Hafer. Sie schmeckt gut, ist gesund und besser fürs Klima. Eine beliebte Milchalternative ist die Hafermilch. Sie liefert gesunde Ballaststoffe und entzündungshemmende Beta-Glucane. Für die Extraportion Kalzium gibt es inzwischen auch mit Kalzium angereicherte pflanzliche Milch. Die Milchalternativen dürfen mit Ausnahme von Kokosmilch in Europa nicht als „Milch" vermarktet werden. Sie müssen „Drink" genannt werden. Hier hat sich die mächtige Milchindustrie durchgesetzt.

Falls Sie noch nie pflanzliche Milch probiert haben, versuchen Sie einmal Sojamilch im Kaffee oder Hafermilch im Müsli. Auch der Milchkonsum verändert sich hin zu nachhaltigeren Milchprodukten und -alternativen aus Pflanzen. Aber die *Europäische Union* hält immer noch mit gigantischen Subventionen an der alten Milchindustrie fest. Besser wäre es, die Landwirte finanziell zu unterstützen, um den Wandel der Branche hin zu einer nachhaltigen Landwirtschaft voranzutreiben und damit dem Klimawandel entgegenzuwirken. Wir verwenden in unseren Familien gar keine tierische Trinkmilch mehr.

▸▸▸ AUF EINEN BLICK **MILCH & MILCHPRODUKTE**

Milch besteht aus einer komplexen Kombination von Makronährstoffen, Mikronährstoffen und Wachstumsfaktoren. Diese Komplexität macht die Beurteilung des Gesundheitswertes von Milch schwierig und führt zu unterschiedlichen Ergebnissen in Studien.

▸ Aktuelle Studien zeigen keinen eindeutigen Zusammenhang zwischen Milchkonsum und chronischen Krankheiten wie Übergewicht, Herz-Kreislauf-Erkrankungen, Diabetes und Krebs. Aus gesundheitlicher Sicht ist Milch als neutral zu bewerten.

▸ Die pauschale Empfehlung, Milch sei gut für die Knochen, ist nach aktuellen wissenschaftlichen Erkenntnissen nicht mehr haltbar.

▸ Wir raten dazu, Milch(produkte) nur in Maßen zu verzehren – möglichst nicht mehr als 250 Gramm pro Tag.

▸ Eine Empfehlung für fettreduzierte Milchprodukte gibt es in Deutschland nicht. Nach aktuellem wissenschaftlichem Stand erhöhen die gesättigten Fettsäuren in der Milch weder das Risiko für Übergewicht noch für Herz-Kreislauf-Erkrankungen.

▸ Trinken und essen Sie bevorzugt fermentierte Milchprodukte wie Joghurt, Quark, Kefir, Ayran. Achtung: Zahlreiche (Frucht-)Joghurts enthalten viel Zucker. Insbesondere die, die für Kinder angeboten werden.

▸ Bevorzugen Sie Milchprodukte in Bio-Qualität aus Weide- oder Heumilch.

▸ Tierische Produkte durch pflanzliche zu ersetzen, ist ein wichtiger Beitrag zum Klimaschutz. Nehmen Sie zum Beispiel Hafermilch für Ihr Müsli oder ersetzen Sie beim Kochen Butter und Sahne durch raffiniertes Rapsöl.

PFLANZLICHE ÖLE & BUTTER

Welche Öle sind gesund?

Machen Öle dick?

Welche Öle eignen sich zum Braten?

Ist Butter oder Margarine gesünder?

Wie viel Öle und Butter sollte man essen?

Wie gut ist die Klimabilanz von Ölen und Butter?

Schon seit der Steinzeit haben Menschen aus Samen und Früchten pflanzliche Fette herge-stellt. So lassen sich zum Beispiel aus den fettreichen Oliven, Kürbiskernen und Walnüssen durch Zerstampfen Öle gewinnen. Fette mit einem hohen Grad an ungesättigten Fettsäuren sind bei Raumtemperatur flüssig und werden als Öle bezeichnet, solche mit einem hohen Grad an gesättigten Fettsäuren sind fest oder halbfest, zum Beispiel Butter oder Kokosfett.

In jüngerer Zeit, ab Mitte der 1950er-Jahre, wurde den Fetten die Schuld an Zivilisations-krankheiten wie Übergewicht und Herzkrankheiten gegeben. In der Folge verteufelte man auch die gesunden pflanzlichen Öle. Viele Menschen haben sie deshalb aus ihrer Ernährung weitgehend entfernt. Die Fette haben auch deswegen ein Imageproblem, weil es in unserer Sprache keine unterschiedlichen Wörter für das Fett gibt, das wir essen, und das ungewollte Zeug, das sich in unserer Körpermitte ansammelt. Fett ist aber nicht gleich Fett (▶ Seite 53ff.).

Heute wissen wir, dass die richtigen Fette ein wichtiger Schlüssel zur Gesundheit und sogar zum erfolgreichen Abnehmen sind.[78] Öle mit einem hohen Anteil an ungesättigten Fettsäuren (▶ Seite 53ff.) und einem günstigen Verhältnis von Omega-6- zu Omega-3-Fettsäuren (kleiner als 5:1) wie Lein- und Rapsöl gelten als besonders gesund.

Die verschiedenen Öle

Leinöl hat mit Abstand den höchsten Anteil an besonders gesunden Omega-3-Fettsäuren (▶ Abbildung rechts). Es gehört daher in jede Küche. Wir essen es in unserer Familie häufig und jeden Morgen kommt 1 Esslöffel davon ins Müsli. Kombinieren Sie Leinöl doch mal mit Kurkuma. Eine Studie hat gezeigt, dass unser Körper so auch die langkettige Omega-3-Fettsäu-re Docosahexaensäure (DHA) bilden kann, die sonst nur in Algen und Fisch vorkommt.[367] Sie ist für unser Gehirn und Herz besonders wichtig (▶ Seite 54). Leinöl darf auf keinen Fall erhitzt werden, da schon bei geringen Temperaturen gesundheitsschädliche Produkte wie Acrolein und Transfettsäuren entstehen. Der optimale Aufbewahrungsort für eine angebrochene Fla-sche Leinöl ist der Kühlschrank. Nichtsdestotrotz sollte es schnell verbraucht werden, damit es nicht ranzig wird.

Rapsöl ist weniger gut untersucht als Olivenöl, gilt aber aufgrund seiner Zusammensetzung als äußerst gesund.[368] Es enthält deutlich mehr Omega-3-Fettsäuren als Olivenöl, außerdem ist es geschmacklich neutraler. Rapsöl ist seit Jahren das beliebteste Speiseöl in Deutschland, gefolgt von Sonnenblumenöl und Olivenöl. Weil es auch in nördlichen Breiten angebaut werden kann, wird es manchmal als „Olivenöl des Nordens" bezeichnet.

Die traditionelle mediterrane Küche gilt als eine der gesündesten der Welt, das haben inzwischen zahlreiche Studien belegt (▶ Seite 29).[30, 31] Neben dem vielen Gemüse wird dies vor allem auch dem hohen Verbrauch an Olivenöl zugesprochen. Olivenöl ist eine gute Quelle für einfach ungesättigte Fettsäuren. Hochwertiges Olivenöl (nativ extra) enthält entzündungshemmende Stoffe wie antioxidativ wirkende Polyphenole (▶ Seite 79). In der spanischen *PRE-DIMED-Studie* konnte gezeigt werden, dass der tägliche Verzehr von 50 Gramm Olivenöl, das entspricht 4 Esslöffeln, sehr vorteilhaft für die Gesundheit ist. Nach fünf Jahren zeigten sich in der Olivenöl-Gruppe deutlich weniger Herz-Kreislauf-Erkrankungen im Vergleich zu Studienteilnehmern, die kein Olivenöl verzehrt hatten (▶ Seite 52). Außerdem schützt Olivenöl vor Brustkrebs.[33]

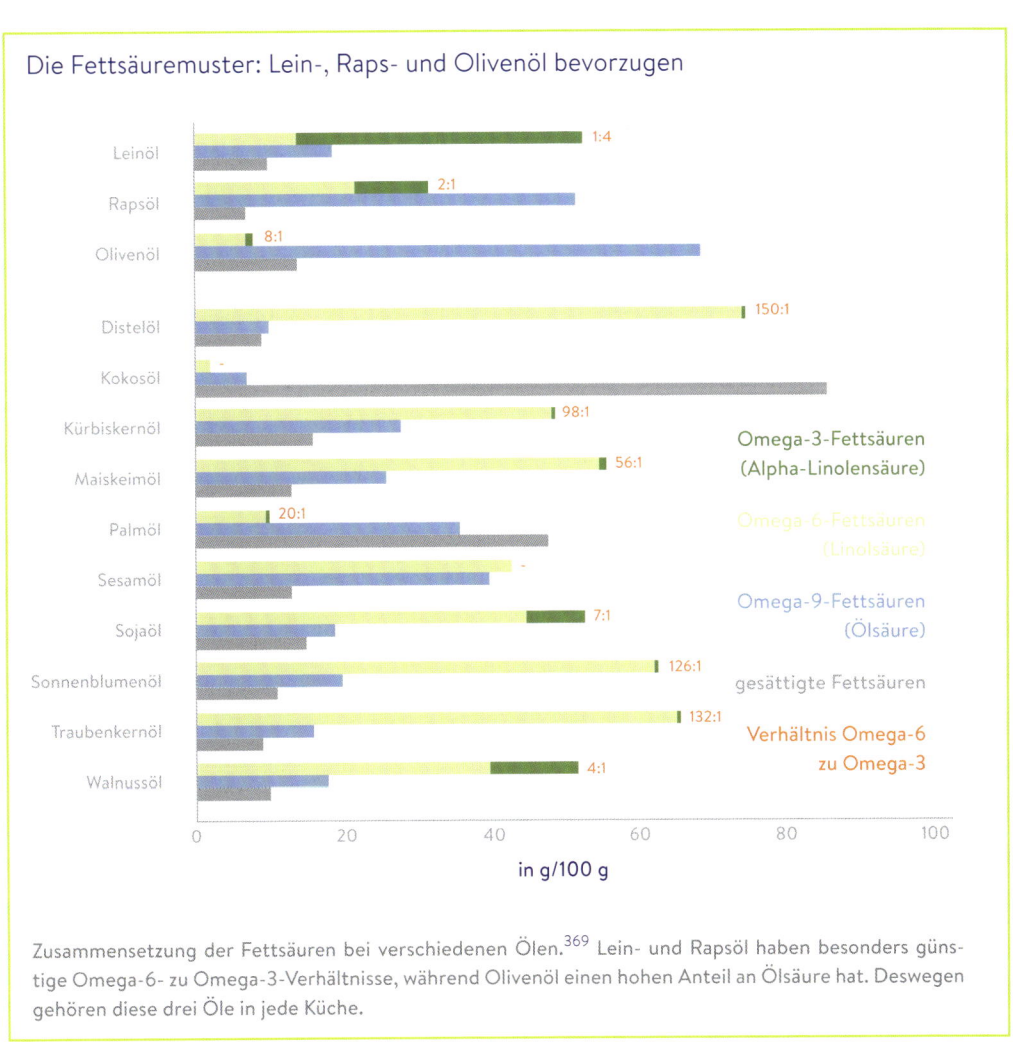

Die Fettsäuremuster: Lein-, Raps- und Olivenöl bevorzugen

Leinöl 1:4
Rapsöl 2:1
Olivenöl 8:1
Distelöl 150:1
Kokosöl -
Kürbiskernöl 98:1
Maiskeimöl 56:1
Palmöl 20:1
Sesamöl -
Sojaöl 7:1
Sonnenblumenöl 126:1
Traubenkernöl 132:1
Walnussöl 4:1

Omega-3-Fettsäuren (Alpha-Linolensäure)
Omega-6-Fettsäuren (Linolsäure)
Omega-9-Fettsäuren (Ölsäure)
gesättigte Fettsäuren
Verhältnis Omega-6 zu Omega-3

in g/100 g

Zusammensetzung der Fettsäuren bei verschiedenen Ölen.[369] Lein- und Rapsöl haben besonders günstige Omega-6- zu Omega-3-Verhältnisse, während Olivenöl einen hohen Anteil an Ölsäure hat. Deswegen gehören diese drei Öle in jede Küche.

Sonnenblumenöl, das sehr häufig verwendet wird, hat ebenso wie Sojaöl, Sesamöl und Distelöl ein weniger günstiges Fettsäureprofil im Vergleich zu den drei bisher beschriebenen Ölen. Denn all diese Öle haben einen hohen Anteil an Omega-6-Fettsäuren.

Kokosfett (auch Kokosöl) wurde in den letzten Jahren als Superfood gehypt. Es besteht allerdings zu über 90 Prozent aus gesättigten Fettsäuren und ist daher bei Raumtemperatur fest. Rund die Hälfte dieser gesättigten Fettsäuren ist zwar mittelkettig und möglicherweise gesundheitsfördernd,[109] es gibt aber auch Hinweise, dass Kokosfett das Risiko für Herz-Kreislauf-Erkrankungen erhöhen könnte.[370] Bisher existieren zu wenige hochwertige Studien, um eine Bewertung von Kokosfett zuzulassen. In Maßen scheint der Konsum unbedenklich, aber als Superfood würden wir es definitiv nicht einordnen.

Palmfett (auch Palmöl) wird aus dem Fruchtfleisch von Palmen hergestellt. Es ist das häufigste und günstigste Speisefett der Welt und findet sich inzwischen etwa in jedem zweiten Supermarktprodukt, zum Beispiel in Margarine, Nutella, Eiscreme und Backwaren. Es besteht zu rund 50 Prozent aus gesättigten Fettsäuren, vor allem Palmitinsäure. Die langkettige Palmitinsäure wird verdächtigt, das „schlechte" Cholesterin (LDL-Cholesterin) zu erhöhen und langfristig zur Entstehung von Herz-Kreislauf-Erkrankungen beizutragen.[371] Allerdings sind die Studienergebnisse uneinheitlich. Eine Einordnung des Gesundheitswertes von Palmöl ist aktuell nicht möglich.[372] Es sollte nur einen kleineren Teil der Fettaufnahme ausmachen. Palmöl wird aber nicht nur wegen gesundheitlicher Bedenken kritisiert, sondern vor allem auch, weil die exzessive Produktion die Umwelt belastet. Für den Anbau kommt es zu Regenwaldrodungen und in der Folge zu Artensterben. Außerdem wird von sozialen Problemen berichtet, wie Vertreibungen der lokalen Bevölkerung.

Kalt gepresst versus raffiniert

Nicht nur das Ölprofil (Fettsäuremuster) eines Pflanzenöls wirkt sich auf seine Qualität aus, auch das Herstellungsverfahren spielt eine Rolle. So unterscheidet man Speiseöle in „raffiniert" oder „kalt gepresst".

Werden Ölpflanzen ohne Wärmezufuhr ausgepresst, bezeichnet man diese Öle als kalt gepresst. Durch die schonende Gewinnung bleiben die gesunden Inhaltsstoffe wie Vitamine und sekundäre Pflanzenstoffe erhalten. Diese sind zum Teil hitzeempfindlich – daher sollten kalt gepresste Öle auch möglichst immer kalt verzehrt werden. Es empfiehlt sich, kalt gepresste Öle dunkel zu lagern, da Tageslicht wertvolle Inhaltsstoffe zerstört und die Öle auch schneller ranzig werden.

Ein besonderes Qualitätsmerkmal ist die Bezeichnung „nativ". Sie bezieht sich darauf, dass die Öle ihre natürliche Farbe und ihren sortentypischen Geschmack haben. Fast alle nativen Öle sind auch kalt gepresst. Als „nativ extra" (auch extra virgen/extra vergine) werden hochwertige Olivenöle bezeichnet, die ausschließlich mit mechanischen Verfahren bei höchstens 27 °C und ohne Einsatz von Chemikalien aus frischen Oliven gewonnen wurden.

Bei der Gewinnung von raffiniertem Öl wird das Öl zunächst unter Wärmeeinwirkung und mit Lösungsmitteln aus Samen, Kernen oder Früchten herausgelöst (Extraktion).

Anschließend folgt eine chemische Behandlung in mehreren Schritten, um unerwünschte Geschmacks- und Begleitstoffe sowie Verunreinigungen zu entfernen (Raffination). Bei dieser Art der Herstellung ist der Ertrag höher, weshalb raffinierte Öle preiswerter sind als kalt gepresste. Raffinierte Öle müssen nicht als solche gekennzeichnet werden – Sie können also davon ausgehen, dass es sich bei Öl ohne Kennzeichnung um raffiniertes Öl handelt.

Trotz der unterschiedlichen Herstellungsverfahren weisen kalt gepresste und raffinierte Öle ein nahezu identisches Fettsäuremuster auf. Allerdings haben raffinierte Öle deutlich weniger gesunde sekundäre Pflanzenstoffe als native.[123] Da sie geschmacksneutraler, haltbarer und hitzebeständiger sind als kalt gepresste Öle, eignen sie sich gut zum Braten.

Braten – welche Öle sind hoch erhitzbar?

Grundsätzlich sollten Öle niemals so hoch erhitzt werden, dass sie zu rauchen beginnen, denn dann entstehen Giftstoffe (Aldehyde).[373] Die einfache Faustregel lautet: Je höher der Anteil an gesättigten oder einfach ungesättigten Fettsäuren, desto höher liegt der Rauchpunkt eines Öls.[374] Raffinierte Öle haben einen hohen Rauchpunkt (200 °C), während native und kalt gepresste Öle einen Rauchpunkt zwischen 120 und 190 °C besitzen.[373] Öle mit einem hohen Anteil an mehrfach ungesättigten Fettsäuren sind weniger oxidationsstabil[123] und können beim Erhitzen über längere Zeit ihre molekularen Strukturen zu ungesunden Transfetten verändern (▸ Seite 59). Also Vorsicht, denn in einer Bratpfanne entstehen schnell Temperaturen von 200 °C und mehr.[374]

Für das sogenannte scharfe Anbraten, also Braten bei sehr hohen Temperaturen, verwenden Sie daher am besten ein raffiniertes Öl, das einen hohen Anteil an gesättigten und einfach ungesättigten Fettsäuren (Ölsäure) hat. Daneben sollte das Öl eine möglichst gesundheitsfördernde Fettsäurezusammensetzung haben. Wir empfehlen daher für die heiße Küche ein raffiniertes Rapsöl (Rauchpunkt: 190 bis 230 °C[373]), das all diese Kriterien erfüllt. Zudem gibt es Hinweise darauf, dass Rapsöl besonders wenig toxische Nebenprodukte beim Braten entwickelt.[375] Neben Rapsöl eignen sich auch ein raffiniertes Olivenöl (Rauchpunkt: > 200 °C[373]), Kokosfett (Rauchpunkt: 185 bis 205 °C[373]) oder sogenannte High-Oleic-Öle (Rauchpunkt: 210 °C[374]). „High Oleic" steht für ölsäurehaltig. Es handelt sich um Öle von speziellen Sonnenblumen-, Raps- und Distelsorten, die durch Züchtung einen höheren Ölsäureanteil und somit einen höheren Rauchpunkt haben. Für das schonende Anbraten von Gemüse oder Fisch können Sie auch kalt gepresstes, extra natives Olivenöl verwenden, solange dieses nicht zu rauchen beginnt.[376]

Raffiniertes Sonnenblumen-, Soja-, Traubenkern-, Maiskeim- und Distelöl haben zwar ebenfalls hohe Rauchpunkte (> 200 °C)[373], sollten aber wegen ihres großen Anteils an mehrfach ungesättigten Fettsäuren (zwischen 56 und 75 Prozent) bei geringem Omega-3-Gehalt (< 1 Prozent)[369] nicht die erste Wahl beim Braten sein. Zudem haben sie sehr hohe Anteile an mehrfach ungesättigten Fettsäuren, die zu Transfettsäuren werden können. Grundsätzlich empfehlen wir: Braten Sie Lebensmittel selten an, sondern dünsten Sie diese lieber in Wasserdampf und verfeinern Sie die Gerichte erst nach der Zubereitung mit gesunden kalt gepressten Ölen.

Fette – Butter oder Margarine?

Welches Fett gehört aufs Brot? Darüber streiten sich seit Jahrzehnten die Geister. Margarine besteht zu 80 Prozent aus pflanzlichen Ölen und Butter zu ähnlich hohen Anteilen aus Milchfett (▶ Seite 147). Nach dem Krieg war Butter das Lebensmittel, das für Wiederaufbau und bessere Zeiten stand. In den 1980er-Jahren geriet sie aber stark in Verruf, da sie einen hohen Anteil an gesättigten Fettsäuren und auch etwas von dem damals so gefürchteten Cholesterin enthält. Die Werbung nutzte die Gelegenheit und platzierte Margarine als gesunde Alternative. Doch ab der Jahrtausendwende drehte sich das Blatt und die verwirrten Verbraucher wurden plötzlich vor Margarine gewarnt. Denn diese enthielt damals einen hohen Anteil an den künstlich gehärteten Fetten. Die gesundheitsschädlichen Transfette (▶ Seite 59) erhöhen – wie inzwischen eindeutig feststeht – das Risiko für Herz-Kreislauf-Erkrankungen.[106] Heute sind Butter und Margarine weitgehend rehabilitiert. Die Butter ist in Bezug auf Cholesterinwerte und Herzerkrankungen als neutral zu bewerten[354] und die heutigen Margarinen enthalten kaum noch Transfette. Für unsere Gesundheit ist das Weißbrot, auf das beide gern gestrichen werden, das viel größere Risiko (▶ Seite 114).

Bei der Auswahl für Ihre Stulle können Sie aus gesundheitlicher Sicht also getrost Ihren geschmacklichen Vorlieben folgen. Beachten Sie allerdings bei Ihrer Wahl, dass Butter die sehr viel schlechtere Klimabilanz hat.[200] Sie sollten aber auf die Qualität des Streichfetts achten. Viele Margarinen enthalten Emulgatoren, Konservierungsstoffe und Aromen. Wählen Sie am besten ein Bio-Produkt aus einem Öl mit einem günstigen Fettsäureprofil wie Rapsöl. Auch bei Butter sollten Sie ein Bio-Produkt von Alm- oder Weidevieh bevorzugen. Die Fütterung der Kühe wirkt sich auf die Inhaltsstoffe der Butter aus: Bekommen die Kühe artgerecht viel Gras, enthält die Butter mehr Omega-3-Fettsäuren.[377] Inzwischen gibt es auch immer mehr Mischstreichfette aus Butter-Öl-Kombinationen. Sie vereinen die positiven Eigenschaften von beiden – die Streichfähigkeit von Margarine mit dem beliebten Buttergeschmack. Sie bestehen vor allem aus Butter, die mit bis zu 25 Prozent Rapsöl versetzt ist.

DIE ÖKOBILANZ VON FETTEN UND ÖLEN		
Lebensmittel	CO_2-Fußabdruck (in kg CO_2-Äquivalente/kg Lebensmittel)	Wasser-Fußabdruck (in l Wasser-Äquivalente/kg Lebensmittel)
Rapsöl, Glaseinwegflasche	3,3	800
Olivenöl, Glaseinwegflasche	3,2	900.000
Sonnenblumenöl, Glaseinwegflasche	3,2	7000
Margarine, Vollfett	2,8	3000
Butter	9	10.000

Wie viel Öl und Fette sollten wir essen?

Insgesamt raten immer mehr Ernährungsexperten, an gesunden pflanzlichen Ölen nicht zu sparen. Die empfohlenen Verzehrmengen gehen dabei weit auseinander. Wir empfehlen 2 bis 4 Esslöffel am Tag. Der tägliche Verzehr von zugesetzten Fetten insgesamt, also inklusive Butter und Margarine, sollte um die 50 Gramm betragen.[13] Das entspricht zum Beispiel 3 Esslöffeln pflanzlichem Öl plus 1 Teelöffel Butter. Mit 1 Eslöffel Lein- oder Rapsöl erreichen Sie bereits die Menge an gesunden Omega-3-Fettsäuren (ALA), die von der *Deutschen Gesellschaft für Ernährung* pro Tag empfohlen wird.

Öl und Kilma

Was die CO_2-Bilanz anbelangt, liegen Raps-, Oliven- und Sonnenblumenöl genau wie Margarine im schlechten Bereich.[200] Sie schneiden aber besser ab als Butter, denn die verursacht besonders hohe Treibhausgasemissionen (▶ Tabelle links). Olivenöl hat einen extrem hohen Wasser-Fußabdruck, dieser ist 1000-mal höher als der des heimischen Rapsöls. Der Wasser-Fußabdruck von Olivenöl ist auch deswegen so hoch, weil bei der Berechnung nicht nur der direkte Wasserverbrauch, sondern auch die Wasserknappheit im Erzeugerland als Gewichtung berücksichtigt wird.[200] Bei Raps- und Sonnenblumenöl werden die Pressrückstände, anders als bei Olivenöl, als Futtermittel verwendet – dadurch wird ein Teil ihrer Umweltlasten getragen.

▶▶▶ AUF EINEN BLICK **ÖLE & BUTTER**

Kalt gepresste pflanzliche Öle sind eine gute Quelle für gesunde Fette und wichtiger Teil einer ausgewogenen Ernährung. Der tägliche Verzehr von zugesetzten Fetten sollte um die 50 Gramm betragen – zum Beispiel 1 Esslöffel Leinöl, 2 Esslöffel Olivenöl und 1 Teelöffel Butter. Fette mit einem hohen Anteil an gesättigten Fettsäuren wie Palm- und Kokosfett sowie Butter sollten nur in Maßen konsumiert werden, weil der Anteil an gesättigten Fettsäuren in unserer Ernährung deutlich über den Empfehlungen liegt. Wir benutzen vor allem diese drei Öle:

- ▶ kalt gepresstes Leinöl, zum Beispiel über Müsli oder warme Speisen; es darf nicht erhitzt werden
- ▶ extra natives Olivenöl für schonendes Braten; häufig dünsten wir aber Gemüse in einem Wok und träufeln das Öl erst nach der Zubereitung über das Gericht
- ▶ raffiniertes Rapsöl zum Braten bei hohen Temperaturen oder zum Backen

ZUCKER

Ist Zucker ungesund?

Ist brauner Zucker gesünder als weißer?

Sind Honig oder Agavendicksaft gesunde Süßungsmittel?

Hat Fruchtsaft wirklich so viel Zucker wie Cola?

Kann Zucker süchtig machen?

Was können Eltern tun, um den Zuckerkonsum ihrer Kinder niedrig zu halten?

Oft gewöhnen wir uns schon als kleine Kinder an den verführerischen Geschmack von Zucker. Kuchen gehört zu jedem Geburtstag dazu. Wir trösten uns bei Kummer mit Schokolade und belohnen uns nach einem harten Tag mit Süßigkeiten. Umgangssprachlich meinen wir mit Zucker den Haushaltszucker (Saccharose), der jeweils zur Hälfte aus Glukose und Fruktose besteht (▶ Seite 36). Er wird aus Zuckerrohr oder Zuckerrüben gewonnen.

Menschen lebten die längste Zeit ihrer Entwicklungsgeschichte, ungefähr 2,5 Millionen Jahre, als Jäger und Sammler. In dieser Zeit war Zucker rar. In konzentrierter Form kam er nur in wilden Beeren und Honig vor. Es drohte stets Hunger und wer einen Busch mit süßen Beeren fand, stopfte diese schleunigst in sich hinein, um die große Menge Energie für schlechtere Zeiten zu speichern. Ein Verhalten, das damals ein evolutionärer Vorteil war, ist in unserer heutigen Ernährungswelt, in der Zucker zu jeder Zeit in großen Mengen zur Verfügung steht, zum gesundheitlichen Nachteil geworden.

Viele Jahrhunderte war Zucker ein teures Luxusgut und wurde nur in sehr kleinen Mengen hergestellt. Ab etwa 1850 entwickelte sich die Zuckerindustrie, 1892 wurde Coca-Cola gegründet. Zucker avancierte schnell zu einem Lebensmittel des täglichen Bedarfs.[378] Der Zuckerkonsum stieg von Jahr zu Jahr und es entwickelte sich eine milliardenschwere Industrie. In den letzten 200 Jahren hat der Verzehr von Zucker in den USA, aber auch fast überall sonst, dramatisch zugenommen. Während in den USA im Jahr 1822 pro Person 3 Kilogramm pro Jahr konsumiert wurden, waren es 1999, als bisheriges Allzeithoch, satte 49 Kilogramm pro Jahr – das ist ein Anstieg von 1600 Prozent. Seit 20 Jahren ist der Zuckerkonsum rückläufig, liegt aber immer noch auf einem sehr hohen Niveau.

Zucker gehört heute zu den günstigsten Industrieprodukten und wird von der Lebensmittelindustrie als Geschmacksverstärker und Konservierungsstoff fast allem zugesetzt. So enthalten 80 Prozent der Lebensmittel im Supermarkt Zuckerzusätze. Zucker steckt also nicht nur in Süßem wie Erfrischungsgetränken und Schokolade, sondern auch in vielen herzhaften Produkten wie Saucen, Wurst und Fertiggerichten.

Welche Lebensmittel enthalten Zucker?

Jeder Deutsche nimmt jährlich 34 Kilogramm Zucker zu sich, vor allem aus Süßwaren (36 Prozent), Fruchtsäften und Nektar (26 Prozent), Backwaren (14 Prozent) und Limonaden

(12 Prozent).[379] Zucker konsumieren wir also in erster Linie über verarbeitete Lebensmittel. Obst, Gemüse und Milchprodukte enthalten natürlicherweise Zucker. Da sie aber auch viele gesunde Inhaltsstoffe wie Ballaststoffe und Mikronährstoffe enthalten, gelten sie als gesunde Lebensmittel. Fleisch, Fisch und Öle enthalten keinen Zucker.

ZUCKERGEHALT VERSCHIEDENER LEBENSMITTEL

Lebensmittel	Zuckergehalt in g/100 g	Portionsgröße	Zuckergehalt in g/Portion
Fruchteis	29	1 Kugel (80 g)	23
Cola	11	1 Glas (200 ml)	22
Fruchtjoghurt (fettarm)	14	150 g	21
naturtrüber Apfelsaft	10	1 Glas (200 ml)	20
Banane	17	1 Stück	20
Milcheiscreme	21	1 Kugel (80 g)	17
Pizza	5	300 g	15
Rotkohl (TK-Ware)	7	200 g	14
Milchschokolade	55	20 g	11
Honig	75	1 EL (15 g)	11
Marzipan	49	20 g	10
Nuss-Nougat-Creme	58	1 EL (15 g)	9
Erdbeerkonfitüre	44	1 EL (15 g)	7
Butterkekse	23	25 g	6
Tomatenketchup	24	1 EL (15 g)	4

Vielen ist nicht klar, dass Säfte so viel Zucker wie Cola enthalten. Eltern geben ihren Kindern gern vermeintlich gesunden Bio-Apfelsaft zu trinken. Im Darm werden Lebensmittel in ihre Grundbausteine zerlegt. Erst dann kann der Körper sie über die Darmschleimhaut aufnehmen. Für den Körper ist es dabei gleichbedeutend, ob ein Zuckermolekül aus einer Cola oder aus Apfelsaft stammt. Nach der Zerlegung im Darm ist Zucker gleich Zucker. Die Süße aus Getränken gelangt sehr schnell ins Blut und lässt den Insulinspiegel im Körper drastisch ansteigen. Das erhöht langfristig das Risiko, chronisch krank zu werden (▶ Seite 46).

Ein ganzer Apfel dagegen ist gesund. Denn Obst enthält neben Zucker auch viele wertvolle Ballaststoffe, Vitamine und sekundäre Pflanzenstoffe. Essen wir einen ganzen Apfel, passiert er Magen und Darm viel langsamer als ein Fruchtsaft, denn die intakten Zellstrukturen müssen erst aufgebrochen werden. Der Zucker gelangt so nach und nach ins Blut und ist daher für uns deutlich weniger schädlich.

Zucker hat viele Namen

Es gibt viele verschiedene Namen für Zucker. Das ist verwirrend. Die Bezeichnung „Gesamtzucker" bezieht sich auf den Gesamtzuckergehalt (Mono- und Disaccharide) eines Lebensmittels, unabhängig davon, ob Zucker natürlicherweise in einem Lebensmittel vorkommen oder diesem künstlich zugesetzt wurden. Dieser Wert ist auch in der Nährwerttabelle auf Lebensmitteln unter der Kategorie „Kohlenhydrate – davon Zucker"' angegeben.

Der Begriff „zugesetzte Zucker" bezeichnet dagegen nur Zucker, die Lebensmitteln während der Zubereitung und Herstellung künstlich zugesetzt wurden, zum Beispiel in Fruchtjoghurts, Müslis oder in Ketchup. Die *Weltgesundheitsorganisation* benutzt oft den Begriff „freie Zucker", wenn sie Empfehlungen für den Zuckerkonsum formuliert. Freie Zucker sind alle zugesetzten Zucker plus alle Zucker, die natürlich in Honig, Sirup, Fruchtsäften und Fruchtsaftkonzentraten vorkommen.[380] Zucker, der von Natur aus in frischem Obst, Gemüse und Milch steckt, ist in diese Definition nicht mit eingeschlossen.[379]

Insgesamt gibt es um die 50 verschiedene süßende Substanzen, die hauptsächlich aus Zucker bestehen.[381] All diese Zucker in der Zutatenliste zu erkennen, ist für den Verbraucher

Glukose-Fruktose-Sirup · Saccharose · Traubensüße · Stärkesirup
Rohrzucker · Zuckerrübensirup · Fruchtextrakt · Dextrose
Agavendicksaft · Maltodextrin · Oligofruktosesirup · Dicksaft
Molkenpulver · Ahornsirup · Invertzuckersirup · Joghurtpulver
Oligofruktose · Vanillezucker · Inulin · Karamellzuckersirup
Weizendextrin · Malzextrakt · Fruktose · Honig · Laktose
Melasse · Traubenzucker · Maltose · Gerstenmalzextrakt
Fruchtsüße · Vollmilchpulver · Kokosblütenzucker · Polydextrose
Milchzucker · Fruktose-Glukose-Sirup · Apfeldicksaft · Invertzucker
Karamellsirup · Gerstenmalz · Dextrin · Magermilchpulver
Trockenobst · Raffinose · Fruchtzucker · Süßmolkenpulver
Glukose · Gezuckerte Kondensmilch · Fruchtkonzentrat

Insgesamt gibt es um die 50 verschiedene süßende Substanzen, die hauptsächlich aus Zucker bestehen. All diese Zucker in der Zutatenliste zu erkennen, ist für den Verbraucher fast nicht möglich.

fast nicht möglich. Endungen wie -ose (zum Beispiel Saccharose, Dextrose) oder auch -sirup (wie Malzsirup) deuten auf zugesetzten Zucker hin. Einige Beispiele für Zucker haben wir im Folgenden aufgelistet:

▹ **(Roh)rohrzucker** (auch **brauner Zucker**) schmeckt etwas malziger als weißer und steht neben Filterkaffee und veganen Leckerbissen in jedem Lifestyle-Café. Er ist eine Art Vorstufe in der Herstellung und enthält etwas mehr Mineralstoffe als gewöhnlicher weißer Haushaltszucker. Experten halten den Unterschied für gesundheitlich nicht relevant, denn auch brauner Zucker besteht zu 97 Prozent aus Zucker.

▹ **Honig, Ahornsirup** oder **Agavendicksaft** werden oft als gesünder als Haushaltszucker beworben, obwohl auch sie fast hauptsächlich aus Zucker bestehen. Honig enthält zum Beispiel um die 80 Prozent Zucker. Dass auch ein paar Mineralien und Vitamine drinstecken, ist im Hinblick auf den Tagesbedarf eines Menschen unbedeutend.

▹ Die Lebensmittelindustrie wartet immer wieder mit neuen Geschichten über angeblich gesunde Süße auf. Aktuell wird der köstlich klingende **Kokosblütenzucker** als besonders gesundes Süßungsmittel gehypt. Der Zucker hat zwar etwas mehr Mineralstoffe als Haushaltszucker und sogar eine geringe Menge des Ballaststoffs Inulin, er besteht aber zu 87 Prozent aus Zucker und hat damit keinen wesentlich höheren Gesundheitswert. Auch aus ökologischer Sicht ist Kokosblütenzucker nicht empfehlenswert.

▹ **Fruktose-Glukose-Gemische** wie **Invertzucker** und **Fruktose-Glukose-Sirup,** die in der Lebensmittelindustrie im großen Stil eingesetzt werden, stehen im Verdacht, besonders gesundheitsschädlich zu sein. Gerade der sehr günstig aus Maisstärke hergestellte Fruktose-Glukose-Sirup, in den USA als High Fructose Corn Syrup bekannt, der als billiges Zuckergemisch in vielen Fertigprodukten vorkommt, wird mit chronischen Krankheiten wie Diabetes und Adipositas in Verbindung gebracht.[50, 382]

Zucker und Gesundheit

Bereits in den 1920er-Jahren gab es erste Hinweise, dass hoher Zuckerkonsum zu Diabetes führen kann. In den 1950er-Jahren häuften sich dann die Publikationen, die beschrieben, dass Zucker massive Gesundheitsprobleme verursacht und auch an der gefürchteten Todesursache Nummer eins, den kardiovaskulären Erkrankungen, beteiligt sein könnte.[383] Die Zuckerindustrie geriet in Bedrängnis und startete als Reaktion eine gigantische Kampagne. In dem aufkommenden Massenmedium Fernsehen wurde die Botschaft verbreitet, dass Zucker uns mit gesunder Energie versorgen würde und die Grundlage für ein frohes, energiegeladenes und gesundes Leben sei – auch und gerade für Kinder.

Die Zuckerindustrie bezahlte neben Werbekampagnen auch wichtige Forschungsarbeiten. Die heutigen Standards, nach denen Interessenkonflikte in Studien angegeben werden müssen, galten damals noch nicht. Und so gelang es der Zuckerindustrie in den 1950er- und 1960er-Jahren erfolgreich, von Zucker abzulenken und maßgeblich dazu beizutragen, dass den Fetten die Schuld an den Gesundheitsproblemen gegeben wurde.[383] Die damals produzierten

Überzeugungen bestimmten fast 50 Jahre die Ernährungsrichtlinien der westlichen Länder. Wir aßen immer weniger Fett und wurden trotzdem immer dicker. Spätestens seit den 1980er-Jahren erleben wir eine regelrechte Übergewichts- und Diabetespandemie.[384] Heute sind weltweit zwei Milliarden Menschen übergewichtig.[4] In Deutschland haben 54 Prozent zu viele Pfunde auf den Rippen.[6]

Der Wissenschaftsjournalist Gary Taubes hat mit seinem Artikel *„Was, wenn es alles eine dicke, fette Lüge war"* in der *New York Times* im Jahr 2002 großes Aufsehen erregt.[384] In dem Artikel warf er die damals sehr kontroverse These auf, dass unsere Ernährung möglicherweise auf einer falschen Annahme basiert und dass uns nicht die Fette, sondern die Zucker dick und krank machen. In seinem lesenswerten Buch *„Der süße Tod"* dokumentiert Taubes eindrucksvoll den Zusammenhang zwischen dem Anstieg des Zuckerkonsums und dem Anstieg von Übergewicht und Diabetes über das gesamte 20. Jahrhundert.[385] Seit 1960 hat Diabetes um 800 Prozent zugenommen.[7] Taubes beschreibt, dass Zucker oft als Lebensmittel mit „leeren Kalorien" verharmlost wird. „Leere Kalorien" beschreibt dabei die Eigenschaft eines Lebensmittels, viel Energie, aber kaum andere Nährstoffe wie Vitamine und Mineralstoffe zu haben.

Zucker ist aber viel mehr als nur leere Energie, er hat Einfluss auf zahlreiche Stoffwechselvorgänge im Körper, vor allem auf den Blutzuckerspiegel und die Insulinproduktion. Wie wir auf Seite 41 beschrieben haben, entsteht aus einem hohen und häufigen Zuckerkonsum schnell ein Teufelskreis, der zu Insulinresistenz, Fettleber, Übergewicht und Diabetes führen kann. Es gibt mittlerweile immer mehr wissenschaftliche Studien, die das belegen.[386, 387] Andere Studien wiederum bestätigen einen Zusammenhang zwischen Zuckerkonsum und Diabetes nicht.[388]

2014 wurde im renommierten Medizin-Fachjournal *JAMA* unter Beteiligung der *Harvard T. H. Chan School of Public Health* das aufschreckende Ergebnis veröffentlicht, dass hoher Zuckerkonsum auch das Risiko für Herz-Kreislauf-Erkrankungen, der häufigsten Todesursache weltweit, signifikant erhöht. Menschen, die viel Zucker zu sich nehmen, haben ein um 30 Prozent höheres Risiko, daran zu erkranken.[83]Auch das Risiko für Krebs[389] und Alzheimer[390] steigt bei hohem Zuckerkonsum. Gerade gesüßte Getränke wie Cola und andere Limonaden scheinen katastrophale Folgen für unsere Gesundheit zu haben.[382] Auch wenn die Gründe für Übergewicht und chronische Krankheiten vielfältig sind, gehört der hohe Zuckerkonsum zu den Hauptverdächtigen. Viele Gesundheitsorganisationen warnen inzwischen vor zu viel Zucker, darunter die *Weltgesundheitsorganisation,*[380] das *U.S. Department of Health and Human Services,* die *Deutsche Gesellschaft für Ernährung* und die *Deutsche Diabetes Gesellschaft.*[381]

Die Zuckerindustrie versucht mit aller Macht, gegen das zunehmende Bewusstsein über die gesundheitsschädigende Wirkung von Zucker anzukämpfen. Die *New York Times* berichtete 2015, dass Coca-Cola, der weltgrößte Hersteller von Erfrischungsgetränken, Millionen von US-Dollar ausgegeben hat, um Wissenschaftler dabei zu beeinflussen, den Zusammenhang zwischen Softdrinks und Übergewicht herunterzuspielen.[391]

Es ist an der Zeit, dass endlich ausreichende Forschungsgelder bereitgestellt werden, um industrieunabhängig zu untersuchen, wie die biochemischen Mechanismen der Zuckerverstoffwechselung genau funktionieren und welche Rolle Zucker bei der Entstehung von spezifischen chronischen Krankheiten spielt.[392] Unklar ist bislang, ob Zucker direkt oder eher indirekt als Bestandteil einer hochkalorischen Ernährung aus vielen Fertigprodukten negativ auf unsere Gesundheit wirkt.

Die *Weltgesundheitsorganisation* empfiehlt allen Regierungen, zuckerhaltige Getränke mit einer Sondersteuer von mindestens 20 Prozent zu belegen, um die Bevölkerung besser vor Übergewicht und Diabetes zu schützen. Dass dies Wirkung zeigt, belegen immer mehr Beispiele. In Mexiko werden zuckerhaltige Getränke seit Anfang 2014 mit 10 Prozent besteuert und auch Großbritannien führte 2018 eine Steuer für Getränke ein, die mehr als 5 Gramm zugesetzten Zucker enthalten. Berichte bestätigen: Nach der Bekanntgabe der Steuererhöhung verändern Hersteller die Rezepturen ihrer Getränke meist schneller als erwartet. Wissenschaftliche Studien belegen zudem, dass die Verteuerung tatsächlich dazu führt, dass zuckrige Produkte weniger gekauft werden.[393]

Zucker und Kinder

Alle Eltern kennen es. Kinder lieben Zucker und sind regelrecht süchtig danach. Oft geben wir unseren Kleinen Süßes, um sie zu trösten und um unsere Zuneigung, Anerkennung oder Aufmerksamkeit auszudrücken. Und sie belohnen uns ja daraufhin auch so wunderbar mit ihrer kindlichen Freude. Verwehren wir ihnen dagegen Süßigkeiten, sind wir mit negativen Gefühlsausbrüchen konfrontiert. Zucker hat also oft eine emotionale Bedeutung.

Ernährungsgewohnheiten werden während der Kindheit geprägt und bestimmen den Geschmack von Menschen für ihr ganzes Leben. Eltern haben eine wichtige Verantwortung und fördern die Gesundheit ihrer Kinder ganz erheblich und langfristig, wenn sie den Zuckerkonsum einschränken. Kinder aller Altersgruppen liegen in Deutschland über den von der *Weltgesundheitsorganisation* empfohlenen Richtwerten.[394] Karies und Übergewicht sind die Folgen. Nach Daten der Kindergesundheitsstudie *KiGGS* ist jedes siebte Kind in Deutschland übergewichtig.[395] Sogar Typ-2-Diabetes, früher ein reines Altersleiden, gibt es inzwischen immer häufiger bei Kindern und Jugendlichen.

Wir möchten Eltern dazu ermutigen, ihren Kindern immer wieder Lebensmittel ohne zugesetzte Zucker anzubieten, auch wenn diese zunächst abgelehnt werden. Kinder müssen häufig genug Ungewohntes probieren, damit sie es akzeptieren und zur Gewohnheit werden lassen. Psychologen nennen das Mere-Exposure-Effekt.

Leider enthalten gerade Produkte für Kinder oft besonders viel Zucker. Gewöhnen Sie sich also bei Fertigprodukten einen Blick auf die Nährwerttabelle an. Achten Sie darauf, dass Sie für Ihre Kinder möglichst nur Lebensmittel kaufen, die keine zugesetzten Zucker enthalten, also zum Beispiel nur ungesüßte Frühstücksflocken und Naturjoghurts. Die beste Kontrolle haben Sie, wenn Sie zu Hause frisch selbst kochen. Gehen Sie dabei auch mit Honig, Agavendicksaft und allen anderen Süßungsmitteln vorsichtig um. Kinder sollten möglichst wenig Fruchtsäfte und am besten gar keine Limonaden trinken. Verdünnen Sie Fruchtsäfte immer mit Wasser. Sie können den Wasseranteil sukzessive erhöhen. Wir Autoren haben bei vielen

Kindern gesehen, dass sie nach einer Phase der Umgewöhnung problemlos nur noch Wasser und Tee trinken. Sprechen Sie mit anderen Eltern und Großeltern über die negativen Folgen des Zuckerkonsums und ziehen Sie in Ihrer Familie an einem Strang – damit können Sie einen wertvollen Grundstein für die Gesundheit Ihrer Kinder legen.

Auch die Politik muss endlich handeln und die Industrie dazu verpflichten, Zucker in Kindernahrung deutlich zu reduzieren. Außerdem sollte Werbung für zuckerhaltige Kinderlebensmittel ganz verboten werden. Im Mai 2020 hat das *Bundesministerium für Ernährung und Landwirtschaft* endlich das längst überfällige Zuckerverbot für Babytees verabschiedet.

Wie viel Zucker sollte es maximal sein?

Die *Weltgesundheitsorganisation* empfiehlt, dass wir höchstens 10 Prozent, besser nur 5 Prozent der benötigten Gesamtenergie aus freiem Zucker aufnehmen.[380] Das entspricht bei dem oberen Wert (10 Prozent Energiezufuhr) durchschnittlich einem Zuckerkonsum von maximal 50 Gramm freie Zucker pro Tag.[381] Dieser Wert ist wirklich als Maximalwert zu verstehen. Wir raten dazu, nicht mehr als 25 Gramm Zucker pro Tag zu essen, das sind ungefähr 2 Esslöffel.[19] Süßende Substanzen wie Honig und Agavendicksaft sind da inbegriffen. In Deutschland liegen Erwachsene und Kinder deutlich darüber.[393, 379] Der aktuelle Durchschnittskonsum von Zucker (Saccharose) liegt bei knapp 100 Gramm pro Tag.[379]

Warum ist es so schwer, Zucker zu reduzieren?

Zucker kann beruhigen und sogar glücklich machen. Wer kennt das nicht? Eine ordentliche Portion Schokolade oder Eiscreme nutzen viele als Strategie zur Stressbewältigung. Zucker kann sogar Schmerzen lindern. Nicht umsonst bekommen Säuglinge bei Beschneidungsritualen ein paar Tropfen Zuckerlösung auf die Zunge.

Warum hat Zucker diese Wirkung? Wenn wir ihn essen, wird im Gehirn das Glückshormon Dopamin ausgeschüttet. In der Folge fühlen wir uns wohl und zufrieden. Dopaminausschüttungen machen süchtig und in Studien ließ sich das für Zucker auch nachweisen.[396] Deswegen ist die Entwöhnung eine besondere Herausforderung. Sie ist aber durchaus möglich – häufig sogar schneller, als wir denken.

In einer kleinen Studie mit 20 Personen untersuchten Forscher mit einer zweiwöchigen „Zuckerfrei-Challenge", ob sich der Geschmackssinn für Süßes zurücksetzen lässt.[397] Bereits nach drei Tagen berichteten 50 Prozent und nach sechs Tagen 87 Prozent der Teilnehmer, dass sie weniger Gelüste nach Süßem hatten. Nach zwei Wochen fanden 95 Prozent der Probanden, dass gesüßte Lebensmittel „zu süß" schmeckten. Offensichtlich lässt sich unser Geschmack für Süßes sehr schnell verändern und unser Verlangen danach reduzieren.

Auch wir Autoren können das bestätigen. Vor einigen Jahren haben wir noch 2 Teelöffel Zucker in jede Tasse Kaffee gerührt. Heute undenkbar. Probieren Sie doch mal eine zweiwöchige „Zuckerfrei-Challenge". Rezepte finden Sie auch in *„Zuckerfrei gesünder leben"* von den Ernährungs-Docs. Vielleicht werden Sie merken, dass sich Ihr Zuckerbedürfnis nach kurzer Zeit ändert.

WEGE AUS DER ZUCKERFALLE

Reduzieren Sie den Gebrauch von Zucker und anderen süßenden Substanzen

▸ Fügen Sie Nachtischen und Kuchen weniger Zucker zu, als im Rezept steht. Oft reicht die Hälfte.

▸ Süßen Sie Kaffee und Tee weniger oder am besten gar nicht. Zum Kaffee sind zum Beispiel ein Stück dunkle Schokolade und zum Tee ein paar Apfelschnitze sehr lecker.

Reduzieren Sie Süßigkeiten

▸ Sämtliche Süßigkeiten wie Gummibärchen, Smarties, Lakritz und Eiscreme sind ungesund. Auch sogenannte Milchschokolade enthält sehr viel Zucker.

▸ Eine Ausnahme ist dunkle Schokolade mit einem Kakaoanteil von mindestens 70 Prozent. Der Kakao in der Schokolade ist gesund, aber der Zucker nicht. Das heißt, je höher der Kakaoanteil, desto besser (▸ Seite 131).

▸ Ersetzen Sie Süßigkeiten durch Obst, klein geschnittenes Gemüse oder Nüsse.

Trinken Sie möglichst wenig Softdrinks, Limonaden und Fruchtsäfte

▸ Trinken Sie möglichst keine Erfrischungsgetränke, sondern Wasser oder ungesüßten Tee. Wasser kann mit Zitronen-, Orangen- oder Ingwerscheiben und Kräutern aufgepeppt werden.

▸ Falls Sie nicht auf Fruchtsäfte verzichten möchten, trinken Sie Saft mit Wasser gemischt – und zwar mindestens im Verhältnis 1:3.

Essen Sie möglichst wenig hoch verarbeitete Fertigprodukte

▸ Fertigprodukte enthalten oft viel zugesetzten Zucker. Achten Sie auf die Angaben in Zutatenlisten und Nährwerttabellen der Produkte. Noch besser: Kochen Sie selbst.

Gelüste auf Süßes kontrollieren

▸ Gelüste auf Süßes lassen sich mit Bitterstoffen regulieren, zum Beispiel mit speziellen Tropfen aus der Apotheke. Bitterstoffe wirken zusätzlich antientzündlich und regen die Darmtätigkeit an (▸ Seite 212).

Geben Sie sich in der Zuckerentwöhnung Zeit

▸ Verlieren Sie nicht den Mut, wenn Sie bei der Zuckerentwöhnung Rückschläge erleiden. Fangen Sie mit kleinen Schritten an (▸ Seite 226). Wenn es Ihnen zunächst gelingt, weniger Süßigkeiten zu essen, ist das schon ein großer Schritt in die richtige Richtung.

▸ Sie dürfen auch mal eine Ausnahme machen: Gönnen Sie sich ein Stück Geburtstagskuchen oder ein Eis an einem schönen Sommertag. Machen Sie es sich zur Regel, dass Sie sich Ausnahmen nie an zwei aufeinanderfolgenden Tagen erlauben.

Wie gesund sind künstliche Süßungsmittel?

Die Industrie versucht seit Langem, Süßungsmittel herzustellen, die keinen Zucker enthalten, den Blutzuckerspiegel nicht ansteigen lassen und nicht dick machen. Das klingt verlockend. In der EU sind inzwischen 19 Süßungsmittel (auch Zuckerersatz) erlaubt: elf Süßstoffe und acht Zuckeraustauschstoffe. Süßungsmittel fallen in die Gruppe der Zusatzstoffe, die in der Zutatenliste mit ihrer E-Nummer gekennzeichnet werden müssen. Derzeit sind EU-weit rund 320 Zusatzstoffe zugelassen. Sie verstärken den Geschmack, färben, verdicken oder machen länger haltbar. Emulgatoren und Stabilisatoren sorgen zum Beispiel in der Mayonnaise für den Zusammenhalt der Zutaten und ohne Farbstoffe wären die Gummibärchen nicht so schön bunt. Bevor ein Zusatzstoff zugelassen wird, muss er von der *Europäischen Behörde für Lebensmittelsicherheit* auf seine gesundheitliche Unbedenklichkeit hin geprüft werden. Zusatzstoffe sind überwiegend synthetischen Ursprungs, werden teils aber auch aus natürlichen Rohstoffen gewonnen. Unter den Süßungsmitteln beruhen beispielsweise Birkenzucker (Xylit, E 968) und Stevia (Steviolglycoside, E 960) auf pflanzlichen Rohstoffen. Sie werden aber durch aufwendige technologische Verfahren industriell hergestellt und können, anders als die Werbung dargestellt, kaum als „natürliche" Zucker betrachtet werden.

KENNZEICHNUNG VON SÜSS- UND ZUCKERAUSTAUSCHSTOFFEN

Süßstoffe	Zuckeraustauschstoffe
Acesulfam-K (E 950)	Sorbit (E 420)
Aspartam (E 951)	Mannit (E 421)
Cyclamat (E 952)	Isomalt (E 953)
Saccharin (E 954)	Polyglycitolsirup (E 964)
Sucralose (E 955)	Maltit (E 965)
Thaumatin (E 957)	Lactit (E 966)
Neohesperidin DC (E 959)	Xylit (E 967)
Steviolglycoside (E 960)	Erythrit (E 968)
Neotam (E 961)	
Acesulfam-Aspartam-Salz (E 962)	
Advantam (E 969)	

Süßstoffe haben eine viel stärkere Süßkraft als Zuckeraustauschstoffe – das 30- bis 3000-Fache von Haushaltszucker – und sie enthalten keine Kalorien. Sie werden zum Beispiel in Light-Erfrischungsgetränken eingesetzt. Studien zeigen, dass künstliche Süßstoffe auf lange Zeit zu einer Gewichtszunahme führen können und das Risiko für Übergewicht, Diabetes oder Herzerkrankungen steigern.[398] Außerdem beeinträchtigen sie unser Mikrobiom im Darm.[399]

Chemisch gesehen, sind Zuckeraustauschstoffe Zuckeralkohole (Polyole). Sie haben einen geringeren Einfluss auf den Blutzuckerspiegel als Haushaltszucker, da sie ohne die Beteiligung von Insulin in den Körper aufgenommen werden. Sie sind nicht kariesfördernd und werden in „zuckerfreien" Kaugummis und „zahnschonenden" Süßigkeiten eingesetzt. Immer öfter werden sie auch bei der Herstellung von süßen Getränken und Fertigprodukten verwendet. Größere Mengen Zuckeralkohole können abführend wirken.

Wer abnehmen will, greift oft zu Produkten, die anstelle von Haushaltszucker kalorienärmere Süßungsmittel enthalten. Aktuell sind die Auswirkungen von synthetischen Süßungsmitteln auf die Gesundheit noch nicht ausreichend und langfristig genug beforscht. Bevor wir mehr wissen, scheint es die beste Strategie zu sein, mit künstlichen Süßungsmitteln sparsam umzugehen oder ganz auf sie zu verzichten. Eines tun die Ersatzstoffe auf keinen Fall: vom süßen Geschmack entwöhnen – im Gegenteil!

▸▸▸ AUF EINEN BLICK **ZUCKER**

Zucker ist ungesund und erhöht das Risiko für Übergewicht, Diabetes, Krebs und Herz-Kreislauf-Erkrankungen. Er steckt vor allem in verarbeiteten Lebensmitteln (nicht nur in süßen!) wie Erfrischungsgetränken, Joghurts, Saucen und Pizza. Obst, Gemüse und Milchprodukte enthalten natürlicherweise Zucker, gehören aber wegen ihrer Vitamine und Mineralstoffe zu den gesunden Lebensmitteln.

Essen Sie nicht mehr als 25 Gramm Zucker pro Tag (inklusive aller anderen süßenden Substanzen wie Honig, aber ohne Obst), das sind 2 Esslöffel. Süßstoffe und Zuckeraustauschstoffe sollten Sie am besten wenig bis gar nicht verwenden. Diese sind noch nicht gut genug beforscht, um ihren Gesundheitswert einschätzen zu können.

▸ Trinken Sie möglichst wenig Softdrinks, Limonaden und Fruchtsäfte.
▸ Essen Sie möglichst wenig hoch verarbeitete Produkte.
▸ Essen Sie möglichst wenig Süßigkeiten.

Für Eltern
▸ Gehen Sie mit positivem Beispiel voran.
▸ Geben Sie Ihren Kindern so wenig Süßigkeiten wie möglich und meiden Sie Fertigprodukte wie gesüßte Frühstücksflocken und gesüßte Joghurts. Bieten Sie stattdessen frisches Obst und Gemüse, Naturjoghurt, Vollkornflocken und Nüsse an.
▸ Haben Sie Geduld und lassen Sie sich nicht entmutigen. Stellen Sie Ihren Kindern immer wieder diese gesunden Lebensmittel hin, damit es sich an sie gewöhnen kann.

SALZ

Erhöht Salz den Blutdruck?
Wie viel Salz sollte man essen?
Welche Lebensmittel enthalten viel Salz?
Was ist Salzsensitivität?
Sind Fleur de Sel oder Himalayasalz gesünder?
Soll die Politik einen zu hohen Salzkonsum regulieren?

Salz (auch Kochsalz oder Tafelsalz) ist für den Körper überlebenswichtig. Es besteht fast ausschließlich aus den beiden Mineralstoffen Chlor und Natrium – deswegen ist sein chemischer Name auch Natriumchlorid. Als wichtige Elektrolyte sind Natrium und Chlorid unentbehrlich für Körperfunktionen wie die Aufrechterhaltung des Flüssigkeitshaushalts der Zellen und die Regulation des Blutdrucks. Außerdem ist Salz wichtig für die Erregbarkeit von Nerven und Muskeln und spielt eine Rolle beim Knochenbau und bei der Verdauung. Der Körper kann Salz nicht selbst bilden und muss es über die Nahrung aufnehmen. Zu viel Salz wird durch die Nieren ausgeschieden.

In der Steinzeit war Salz rar. Im Mittelalter galt es als „das weiße Gold" und hat ganze Handelsdynastien reich gemacht.[400] In den letzten 100 Jahren ist unser Salzkonsum genau wie unser Zuckerkonsum durch die Zunahme an verarbeiteten Lebensmitteln enorm angestiegen.

Welche Lebensmittel enthalten Salz?

Salz wird wegen seiner geschmacksgebenden und konservierenden Eigenschaften vielen verarbeiteten Lebensmitteln wie Brot, Fleisch, Wurst, Käse und Fertiggerichten zugesetzt. Darüber nehmen wir auch den Hauptanteil unserer täglichen Salzportion auf.[401] Brot und Fleisch sind allein jeweils für 20 Prozent der Salzaufnahme verantwortlich.[400] Das Salzen während der Zubereitung und der Mahlzeiten zu Hause trägt dagegen nur einen kleinen Teil bei.[401] Seit 2016 muss der Speisesalzgehalt als Pflichtangabe im Rahmen der Lebensmittelkennzeichnung aufgeführt werden. Wenn auf verpackten Lebensmitteln der Natriumgehalt angegeben ist, kann damit der Speisesalzgehalt errechnet werden, indem der angegebene Natriumgehalt mit 2,54 multipliziert wird.

Fleur de Sel und Himalayasalz – das Märchen vom besseren Salz

Nach Einschätzung des *Bundesinstituts für Risikobewertung* ist die Jodversorgung in Deutschland nicht ausreichend und es wird deshalb empfohlen, Jodsalz zu verwenden.[402] Außerdem werden immer mehr besondere Salze wie Fleur de Sel, grobes Meersalz oder Himalayasalz mit allerlei Heilsversprechen angeboten. Sie sind bis zu 100-mal teurer als normales Kochsalz, bestehen aber zu 93 bis 99,9 Prozent aus Natriumchlorid. Wissenschaftliche Belege, dass sie einen höheren Gesundheitswert haben, gibt es nicht.

Salz und Gesundheit

Ohne Salz könnten wir nicht leben, aber Studien zeigen deutlich, dass zu viel Salz krank machen kann. Auf Dauer führt zu hoher Salzkonsum zu Bluthochdruck und dieser schädigt langfristig wichtige Organe wie das Herz, die Nieren und die Blutgefäße. Bluthochdruck gilt als einer der wichtigsten Risikofaktoren für Herz-Kreislauf-Erkrankungen, der Todesursache Nummer eins in Deutschland und weltweit. Dass ein hoher Salzkonsum den Blutdruck und das Risiko für Schlaganfall und Herzinfarkt erhöht, zeigen diverse Studien.[403] Umgekehrt lässt sich durch eine Salzreduktion ein erhöhter Blutdruck senken.[404]

Die Reaktion des Blutdrucks auf die Speisesalzzufuhr ist nicht bei allen Menschen gleich. Bei salzsensitiven Menschen reagiert der Blutdruck besonders empfindlich auf Natriumaufnahme und steigt schnell an. Die Salzsensitivität ist zum großen Teil genetisch bedingt.[401] Nach Schätzungen ist jeder Dritte betroffen.[405] An der *Universität Münster* wurde ein Test zur Bestimmung der Salzsensitivität entwickelt, den man selbst zu Hause mit einem Tropfen Blut durchführen kann.[405]

Natrium und Kalium haben eine gegensätzliche Wirkung auf den Blutdruck. Eine Ernährung, die reich an Kalium ist, kann bei Personen, die einen hohen Blutdruck haben, das Risiko für Schlaganfall reduzieren.[406] Die *Deutsche Gesellschaft für Ernährung* empfiehlt daher Lebensmittel, die von Natur aus viel Kalium enthalten und gleichzeitig natriumarm sind – das

SALZGEHALT VERSCHIEDENER LEBENSMITTEL			
Lebensmittel	Salzgehalt in g/100 g	Portionsgröße	Salzgehalt in g/Portion
Matjeshering	6,4	150 g	9,6
Pizza Margherita	1,2	300 g	3,6
Bockwurst	1,8	150 g	2,7
Salzstangen	6,7	30 g	2
Lasagne (TK-Ware)	0,8	200 g	1,6
Fetakäse	3,2	50 g	1,6
Laugenbrezel	1,5	80 g	1,2
Salami	3,8	30 g	1,2
Salzgurken	2,4	50 g	1,2
Kochschinken	2,3	30 g	0,7
Brot	1,2	1 Scheibe (50 g)	0,6
Gouda	2	1 Scheibe (30 g)	0,6
Parmesan	1,7	30 g	0,5
Kartoffelchips	1,6	25 g	0,4

sind vor allem Gemüse und Obst. Besonders reich an Kalium sind Bananen, Möhren, Kohlrabi, Fenchel, Haselnüsse, Erdnüsse, Cashewkerne und Mandeln. Auch Aprikosen, Kartoffeln, Tomaten sowie Bitterschokolade und einige Mehlsorten wie Dinkel- und Roggenvollkornmehl haben einen hohen Kaliumgehalt.[369]

Selbst Kinder und Jugendliche können bereits einen zu hohen Blutdruck haben. Erstaunliche 40 Prozent der 14- bis 17-Jährigen liegen über dem optimalen Wert von 120/80 mmHg.[407] Kinder essen zu viel Salz, stellte die *Deutsche Gesellschaft für Ernährung* bereits 2009 fest. Viele Eltern greifen – auch weil sie sinnvollerweise Zucker reduzieren wollen – zu pikanten Snacks wie Brezeln und anderen Knabbereien. Dagegen ist nichts einzuwenden, nur übertreiben sollte man es nicht. Auch im Kindesalter können eine Verringerung von Salz und ein erhöhter Verzehr von Gemüse und Obst blutdrucksenkend wirken.

Spannende Daten, die 2017 in der renommierten Zeitschrift *Nature* erschienen, zeigen, dass eine zu hohe Speisesalzzufuhr mit einem deutlichen Rückgang von für die Gesundheit wichtigen Milchsäurebakterien (Lactobacillus murinus) im Darm einhergeht und damit unser Mikrobiom schädigt.[408] Über diesen Mechanismus könnte eine hohe Salzzufuhr eine Rolle bei entzündlichen und autoimmunen Erkrankungen spielen.

Wie viel Salz sollten wir essen?

Die *Deutsche Gesellschaft für Ernährung* empfiehlt, dass wir pro Tag höchstens 6 Gramm Salz verzehren sollten.[401] Das entspricht 1 gestrichenen Teelöffel. 70 Prozent der Frauen und 80 Prozent der Männer liegen über diesem Wert.[409] Durchschnittlich verzehren die Deutschen 9 Gramm Salz am Tag.

Die Höhe des Salzkonsums ist vor allem Gewöhnungssache. Nach einer Umstellungsphase schmecken auch weniger gesalzene Gerichte wieder angenehm würzig. Verwenden Sie beim Kochen verstärkt Kräuter und Gewürze – das hilft dabei, Salz zu reduzieren.

Zu wenig Salz ist aber auch nicht gesund. Der Körper kann kein Salz herstellen und verliert es regelmäßig über Urin und Schweiß. Als tägliche Mindestmenge gilt eine Kochsalzzufuhr von 1,4 Gramm.[410] Salz ist also ein typisches Beispiel dafür, dass die Dosis das Gift macht. Nur wer nicht zu viel und nicht zu wenig davon isst, erreicht eine optimale Zufuhr.

Weniger Salz dank gezielter Gesundheitspolitik?

Die *Weltgesundheitsorganisation* empfiehlt schon seit vielen Jahren, den Salzverzehr in der Bevölkerung durch gezielte Maßnahmen zu senken. Lange gab es in Deutschland keine einheitliche und verbindliche Strategie dafür, obwohl Fachleute diese seit vielen Jahren gefordert hatten. Viele andere Länder haben Salzreduktionsprogramme durchgeführt, zum Beispiel Japan (1960–1970), Finnland (seit 1975) und Großbritannien (seit 2003).[411]

Im Dezember 2018 wurde von der Bundesregierung die „*Nationale Reduktions- und Innovationsstrategie für Zucker, Fette und Salz in Fertigprodukten*" gestartet.[412] Durch selbstverpflichtende Maßnahmen sollen Hersteller Salz in Fertigprodukten wie Pizza bis 2025 deutlich absenken. Studien zeigen, dass weniger Salz in Produkten nicht dazu führt, dass diese seltener gekauft werden, wie es die Lebensmittelindustrie, Bäcker und Metzger oft befürchten. Zum Beispiel führte eine Salzreduktion um 50 Prozent im Brot nicht dazu, dass Verbraucher weniger Brot aßen.[413] Die Lebensmittelhersteller könnten hier also durch Salzreduktion einen wichtigen Beitrag zur Gesundheit der Bevölkerung leisten.

Beim Salzkonsum ist das richtige Maß entscheidend – nicht zu viel, aber auch nicht zu wenig. Bis zu 1 Teelöffel (6 Gramm) gilt als optimale Tagesdosis. Ein hoher Salzkonsum führt zu Bluthochdruck und steigert das Risiko für Herz-Kreislauf-Erkrankungen. Außerdem wird das Mikrobiom negativ beeinflusst. Folgende Tipps können Ihnen dabei helfen, Salz zu reduzieren:

▸ Essen Sie weniger Fertigprodukte.
▸ Nehmen Sie viele pflanzliche und nur wenige tierische Lebensmittel zu sich.
▸ Würzen Sie erst mit Kräutern wie Rosmarin, Thymian, Petersilie und Gewürzen wie Kurkuma oder Ingwer und dann mit Salz. Auch ein Spritzer Zitronensaft oder Bio-Zitronenzesten (kleine Streifen der Schale) können eine Speise verfeinern. Diese Art zu würzen, ist gesund und peppt zugleich Ihr Essen auf – Sie brauchen weniger Salz.
▸ Bevorzugen Sie wasserarme Garmethoden. Denn dabei bleibt der Eigengeschmack der Lebensmittel am besten erhalten und Sie müssen weniger salzen.
▸ Salzverzehr ist Gewöhnungssache. Nach einer Umstellungsphase passt sich der Geschmack an salzreduzierte Gerichte an.

KRÄUTER & GEWÜRZE

Wie gesund sind Kräuter und Gewürze?
Hilft Kurkuma gegen chronische Krankheiten?
Kann man mit Zimt Diabetes vorbeugen?
Wie kann man Kräuter selbst ziehen?
Haben Kräuter eine heilsame Wirkung?
Kann man auch zu viel Kräuter und Gewürze essen?

Kräuter und Gewürze sind eine wunderbare Möglichkeit, ein Gericht zu verfeinern beziehungsweise ihm eine bestimmte Geschmacksrichtung zu geben. Würzende Pflanzen sind in der Regel sehr gesund. Sie haben kaum Kohlenhydrate, Fette oder Eiweiße und daher einen geringen Nährwert, besitzen aber viele Vitamine, Mineralstoffe und sekundäre Pflanzenstoffe. Ihren Geschmack verdanken Kräuter und Gewürze den ätherischen Ölen. Viele der enthaltenen Aromastoffe sind Antioxidantien und wirken sich positiv auf das Wohlbefinden aus.

Zu den Kräutern und Gewürzen gehören: Basilikum, Chili, Curry, Dill, Paprikapulver, Ingwer, Kardamom, Knoblauch, Koriander, Kreuzkümmel, Kurkuma, Lorbeerblätter, Majoran, Meerrettich, Muskatnuss, Nelken, Oregano, Petersilie, Pfeffer, Pfefferminze, Piment, Rosmarin, Safran, Salbei, Senfpulver, Thymian, Vanille, Wacholderbeeren, Zimt, Zitronengras und viele mehr. Die Begriffe „Kräuter" und „Gewürze" sind keine festen botanischen Definitionen und die Übergänge zwischen ihnen fließend.

Als Faustregel gilt, dass getrocknete Pflanzenteile als Gewürze und frische als Kräuter bezeichnet werden. Gewürze haben die Weltgeschichte beeinflusst und die Seefahrt vorangetrieben. Um sie zu besitzen und ihren Ursprungsort zu finden, wurden gefährliche Abenteuer unternommen. Ob in Karawanen über die Seidenstraße oder Marco Polos abenteuerliche Seefahrten, der Handel mit Gewürzen spielte immer eine wichtige Rolle. Gewürze waren jahrhundertelang sehr wertvoll und ein Statussymbol. Pfeffer wurde zum Beispiel mit Gold aufgewogen. Mit Kräutern und Gewürzen lässt sich der Geschmack und Geruch von Gerichten sowie die Wirkung einer Speise auf unseren Körper regelrecht komponieren. So ist Basilikum appetitanregend und eignet sich für Vorspeisen, Thymian hilft bei der Verdauung und passt zu einem fettigen Braten und Kümmel reduziert die Wirkung blähender Lebensmitteln wie Kohl. Um Aromen und Antioxidantien von Gewürzen zu bewahren, sollten Sie diese dunkel lagern und erst direkt vor der Zubereitung in Mörser oder Mühle zerkleinern.

Geschmack und Geruch von Kräutern und Gewürzen wirken auf unsere Sinne. Sie sind oft mit Kindheitserinnerungen oder mit starken Assoziationen an bestimmte Gerichte, Menschen und Reisen verbunden.

Die mediterrane Kost (▶ Seite 29) gilt als eine der gesündesten Ernährungsweisen der Welt. Dies hat sie nicht zuletzt auch der Tatsache zu verdanken, dass sie reich an Gewürzen und Kräutern ist.[414]

Der Gesundheitswert von Kräutern und Gewürzen

Über die vielfältigen gesundheitlichen Wirkungen von Kräutern und Gewürzen ließe sich ohne Weiteres ein ganzes Buch füllen. Ob Rosmarin, Pfeffer, Chili oder Ingwer, sie alle haben sich als sehr gesund erwiesen. Wir haben eine kleine Auswahl getroffen und werden folgende sieben Gewürze kurz beschreiben:

- Kurkuma
- Ingwer
- Petersilie
- Pfefferminze
- Rosmarin
- Oregano
- Zimt

Die knollige **Kurkuma** (auch Gelbwurz) ist mit dem Ingwer verwandt und hat eine stark gelblich-orange Farbe. Curry ist eine Gewürzmischung, die zu ungefähr 30 Prozent aus Kurkuma besteht. In den letzten Jahren hat Kurkuma einen Superfood-Hype erlebt und tatsächlich gibt es eine ganze Menge Forschungsergebnisse, die ihre heilsame Wirkung belegen. Vor allem zu Curcumin wurden in medizinischen Fachzeitschriften Tausende Artikel veröffentlicht. Der Farbstoff verleiht der Kurkuma ihre kräftige gelbe Farbe und hat zahlreiche schützende und therapeutische Effekte. Curcumin wirkt antientzündlich und kann möglicherweise Diabetes, Krebs, Herz-Kreislauf-Erkrankungen und Alzheimer vorbeugen.[415, 416] Jörn setzt die Kurkuma mit guten Ergebnissen bei Patienten mit Völlegefühl und Blähungen ein. Die Bioverfügbarkeit von Curcumin, das heißt die Menge, die vom Körper auch wirklich aufgenommen wird, kann durch schwarzen Pfeffer (Piperine) um 2000 Prozent erhöht werden.[417] Kombinieren Sie beim Würzen also gerne Kurkuma und Pfeffer. Viele möchten die gesunde Wirkung der Kurkumawurzel als Curcumintabletten schlucken. Tatsächlich gibt es zahlreiche Produkte auf dem Markt. Für curcuminhaltige Nahrungsergänzungsmittel sind krankheitsbezogene Aussagen nicht belegt und daher generell verboten. Neben Curcumin besteht Kurkuma aus vielen anderen Substanzen, die teilweise auch als gesundheitsfördernd gelten und in Tabletten nicht enthalten sind.[418] Wir raten daher dazu, frische oder gemahlene Kurkuma zu nehmen.

Ingwer verleiht Gemüsegerichten oder Suppen eine frische Schärfe und ist auch als Tee ein Genuss. Studien zeigen: Ingwer kann chronischen Krankheiten vorbeugen[419] und Schmerzen reduzieren, zum Beispiel Kopf- und Menstruationsschmerzen.[420] Ingwer ist ein fester Bestandteil der antientzündlichen Ernährung. Jörn setzt ihn bei seinen Patienten bei krampfartigen Magen-Darm- und Menstruationsbeschwerden ein. Verwenden Sie möglichst die frische Wurzel, nicht Ingwerpulver.

Petersilie verleiht Gerichten und Salaten ein frisches Aroma. Das Kraut hat einen etwa dreimal so hohen Vitamin-C-Gehalt wie Zitronen und daneben viele wertvolle Inhaltsstoffe wie Beta-Carotin, Kalium und Kalzium.

Nach Nelken hat **Pfefferminze** die meisten Antioxidantien von 425 untersuchten Kräutern und Gewürzen.[175] Die Minze eignet sich hervorragend als Tee oder einfach zum Aromatisieren von kaltem Wasser. Auch wenn die Studienlage noch dünn ist, gibt es Hinweise, dass Pfefferminzöl bei Verdauungsbeschwerden hilft.[421] Jörn setzt es insbesondere bei Patienten mit Reizdarm ein.

Rosmarin ist eines der Hauptgewürze der mediterranen Küche. Er hat eine antioxidative Wirkung und es gibt Hinweise, dass die in Rosmarin enthaltenen Polyphenole das Risiko für bestimmte Krebsarten reduzieren können.[422] Rosmarin wirkt auch gegen Depression – allerdings ist dies bisher nur im Tierversuch bestätigt.[423] Auch **Oregano** ist ein Kraut der mediterranen Küche. Von 115 untersuchten Lebensmitteln gehörte Oregano neben Zwiebeln und Süßkartoffeln zu denen mit den besten entzündungshemmenden Eigenschaften.[424]

Zimt ist für die meisten von uns das Weihnachtsgewürz schlechthin, wir Autoren essen es aber das ganze Jahr gerne in Müsli oder Nachspeisen. Ihm wird eine antientzündliche und antioxidative Wirkung zugesprochen. Zimt ist auch dafür bekannt, den Blutzuckerspiegel zu senken und Diabetes vorzubeugen. Es gibt sogar Studien, die zeigen, dass Zimt den Blutzuckerspiegel so wirksam senken kann wie das führende Diabetes-Medikament Metformin.[425] Es gibt zwei verschiedene Zimtarten: Ceylon-Zimt und Cassia-Zimt (auch als chinesischer Zimt bekannt). Alles, was nur die einfache Bezeichnung „Zimt" trägt, ist sehr wahrscheinlich Cassia-Zimt, da dieser deutlich günstiger ist. Cassia-Zimt enthält eine Substanz (Cumarin), die in hohen Dosierungen die Leber schädigt. Deswegen wird der Verzehr von Ceylon-Zimt empfohlen. Der deutlich teurere Ceylon-Zimt ist auch geschmacklich die feinere Zimtsorte. Allerdings wurde bedauerlicherweise festgestellt, dass die blutzuckersenkende Wirkung vor allem dem Cassia-Zimt zugesprochen werden muss.[426] Wer die blutzuckersenkende Wirkung des Zimts ausnutzen möchte, sollte zum herkömmlichen Cassia-Zimt greifen, aber diesen nur in Maßen konsumieren. Erwachsene sollten nicht mehr als einen halben Teelöffel Zimt pro Tag aufnehmen, Kinder deutlich weniger.

KRÄUTER AUF BALKON UND FENSTERBANK

Legen Sie sich einen kleinen Kräutergarten an! Frische Kräuter wie Petersilie, Schnittlauch, Rosmarin und Thymian wachsen wunderbar auf dem Balkon oder auch auf der Fensterbank. Frischer, günstiger und klimafreundlicher können Sie Kräuter nicht bekommen. Die meisten Kräuterarten bevorzugen einen sonnigen Platz, nur wenige vertragen jedoch die pralle Mittagssonne. Ein halbschattiger Standort oder ein nach Osten oder Westen gehendes Fenster sind daher besonders geeignet. Machen Sie am besten eine Liste Ihrer Lieblingskräuter und deren Anforderungen an Substrat, Platz und Sonnenausbeute. Mehr Informationen zum Anlegen eines Kräutergartens finden Sie im Internet. Gärtnern, auch auf kleinstem Raum, hat einen positiven Effekt auf unser Wohlbefinden (▶ Seite 31) und gerade der Duft von Kräutern kann regelrecht stimmungsaufhellend sein.

Wie viel Kräuter und Gewürze sollten wir essen?

Streuen Sie täglich frische Kräuter und Gewürze über Salate, Suppen oder Tellergerichte. Als Richtwert können täglich 1 bis 2 Esslöffel frische Kräuter oder 1 Teelöffel Gewürze dienen. Wir essen in unserer Familie aber auch deutlich mehr frische Kräuter, vor allem Petersilie, Dill, Salbei und Rosmarin. Kann man auch zu viel Kräuter und Gewürze essen? Ja! Zu viel Kurkuma kann zum Beispiel die Entstehung von Nierensteinen begünstigen und auf die Gefahr einer Lebervergiftung durch Cassia-Zimt hatten wir bereits hingewiesen. Auch bei Gewürzen gilt, wie eigentlich immer bei Lebensmitteln, essen Sie sie in Maßen und abwechslungsreich.

Kräuter und Klima

Für Kräuter und Gewürze gibt es bisher kaum publizierte Klimabilanzen. Da sie in kleinen Mengen verwendet werden, spielt ihre Bilanz für den Gesamt-Fußabdruck der Ernährung eine untergeordnete Rolle. Besonders klimafreundlich sind aber Kräuter aus dem eigenen Garten oder von der Fensterbank.

▸▸▸ AUF EINEN BLICK **KRÄUTER & GEWÜRZE**

Ob Ingwer, Pfefferminze, Rosmarin oder Zimt, sie alle schützen vor chronischen Krankheiten. Kräuter und Gewürze sind eine große Gruppe an sehr gesunden pflanzlichen Lebensmitteln, die viele Vitamine, Mineralien und sekundäre Pflanzenstoffe enthalten. Außerdem bringen sie Aroma und Farbe auf den Teller.

- ▸ Essen Sie möglichst täglich Kräuter und Gewürze.
- ▸ Variieren Sie dabei, denn Abwechslung ist besonders gesund.
- ▸ Legen Sie sich ein Kräutergärtchen auf dem Balkon oder der Fensterbank an.
- ▸ Wenn keine frischen Kräuter vorhanden sind, können Sie auch auf tiefgekühlte Kräuter zurückgreifen.
- ▸ Vielen Kräutern wird eine heilsame Wirkung nachgesagt. Wenn Sie Beschwerden mit Kräutern und Gewürzen behandeln möchten, sollten Sie unbedingt mit Ihrem Arzt sprechen. Erstens sind viele Wirkungen noch nicht ausreichend oder nur im Tierversuch erforscht, zweitens können Wechselwirkungen mit Medikamenten auftreten.

GETRÄNKE

Wie viel sollte man pro Tag trinken?

Ist Leitungswasser wirklich unbedenklich?

Ist Kaffee gesund oder ungesund?

Ist Fruchtsaft für Kinder zu empfehlen?

Was ist mit Alkohol?

Welche Getränke sind am gesündesten?

In der Trinkstudie der *Techniker Krankenkasse* sind Kaffee und Tee mit Abstand die beliebtesten Getränke der Deutschen. 90 Prozent der Befragten trinken fast täglich Kaffee und Tee, gefolgt von Mineralwasser aus Flaschen (69 Prozent), Leitungswasser (63 Prozent), Milch (33 Prozent) und Saft (30 Prozent).[427] Jeder Vierte unter 40 trinkt (fast) täglich Softdrinks wie Limonade. Knapp ein Drittel der Befragten trinkt zu wenig und erreicht den Richtwert von 1,5 Litern nicht. Dabei sind Frauen im Vergleich zu Männern die größeren Trinkmuffel.[427]

Wasser

Wasser ist das gesündeste Getränk der Welt. Der menschliche Körper besteht zu 50 bis 80 Prozent aus Wasser. Die meisten physiologischen Vorgänge erfordern Wasser, zum Beispiel für den Transport von Enzymen und Vitaminen genauso wie für den Abtransport von Gift- und Ausscheidungsstoffen. Eine ausreichende Wasserzufuhr schützt vor Herzkrankheiten, Nierensteinen, Blasenentzündungen und Blasenkrebs. Wer zu wenig trinkt, wird schnell schlapp und kann sich schlecht konzentrieren. Auch Kopfschmerzen, verringerte Leistungsfähigkeit und Verstopfung können weitere Folgen sein. Insbesondere bei Säuglingen und älteren Menschen kann ein Kreislauf- und Nierenversagen durch Flüssigkeitsmangel zu einem bedrohlichen Zustand werden.

Qualität von Trinkwasser

Leitungswasser wird aus Grund-, Oberflächen- und Quellwasser gewonnen und unter Einhaltung strenger gesetzlicher Anforderungen für den menschlichen Verzehr aufbereitet. Es gilt als das am besten geprüfte und überwachte Lebensmittel in Deutschland. Gesundheitsamt und Wasserwerke prüfen die Qualität laufend. Im Gegensatz zu Flaschenwasser finden Kontrollen teilweise sogar täglich statt. Die *Trinkwasserverordnung* (TrinkwV) definiert verbindliche Grenzwerte für ungefähr 50 chemische, mikrobiologische und radiologische Schadstoffe wie zum Beispiel die Gehalte an Nitrat, Pflanzenschutzmitteln und Schwermetallen.

Trotzdem sorgen sich Verbraucher, dass Schadstoffe in den Wasserkreislauf geraten könnten. Ist diese Sorge begründet oder vor allem ein Marketingtrick der Mineral- und Heilwasser-Industrie? *Stiftung Warentest* hat 2019 Trinkwasserproben auf 126 Stoffe untersucht. Spuren kritischer Stoffe wurden oft gefunden. Die Grenzwerte der Trinkwasserverordnung – ob für Nitrat, Uran oder Arsen – wurden aber bei allen Proben eingehalten. Manche dieser festgestellten Rückstände lassen sich nicht vollkommen aus unserem Trinkwasser herausfiltern und gelangen in schwacher Konzentration ins Grundwasser. Gesundheitlich bedenklich sind sie nach Einschätzung von *Stiftung Warentest* aber nicht.

Eine Garantie für unbelastetes Wasser hat man auch bei Wasser aus Flaschen nicht. *Öko-Test* stellte 2019 fest, dass von 53 getesteten Wassersorten ein Drittel belastet waren. Einige enthielten Arsen, andere Bor, Uran oder Pestizidreste.

Schätzungen gehen davon aus, dass durch Medikamente, Industrie und Landwirtschaft bis zu 100.000 verschiedene Verunreinigungen und Schadstoffe in unserem Trinkwasser vorkommen können. Die meisten werden zwar vom Körper wieder ausgeschieden, aber beruhigend ist das nicht gerade. Solange wir mit der Natur rücksichtslos und oft ohne Weitsicht umgehen, solange Gewinnorientierung vor Umweltschutz steht, solange wir selbst Medikamente ins Klo schütten, können wir trotz aller Tests nicht absolut sicher sein, dass Wasser wirklich so gesund ist, wie es sein sollte.

WIE VIEL WASSER SOLLTEN WIR TRINKEN?

Ungefähr 2 Liter Wasser sollten gesunde Erwachsene pro Tag trinken. Als guter Richtwert gelten 35 Milliliter pro Kilogramm Körpergewicht.[428] Beim Sport, bei großer Hitze oder Fieber benötigt der Körper aber deutlich mehr Flüssigkeit. Weniger als 1 Liter pro Tag sollten Sie nicht trinken, auch wenn Sie nur wenig Durst verspüren.

Leitungswasser hat aber gegenüber Flaschenwasser mindestens die beiden Vorteile, dass es günstiger und umweltschonender ist. Es ist ca. 100-mal preiswerter als Mineralwasser aus Flaschen und wird direkt frei Haus geliefert. 1 Liter Leitungswasser kostet in Deutschland durchschnittlich 0,2 Cent. Die *Verbraucherzentrale* schätzt, dass die Klimabelastung durch Leitungswasser im Durchschnitt 600-mal niedriger als bei Flaschenwasser ist. Der Konsum an Flaschenwasser ist in den letzten 50 Jahren stark angestiegen: 1970 wurden in Deutschland jährlich 12,5 Liter pro Kopf getrunken, 2020 waren es pro Einwohner durchschnittlich 135 Liter.[429] Wer trotzdem Flaschenwasser trinken möchte, sollte auf regionales Wasser aus Mehrwegflaschen zurückgreifen. Gut zu wissen: Vor allem in älteren Häusern kommen zum Teil noch Wasserrohre aus Blei oder Kupfer vor. Diese Stoffe können sich im Wasser lösen und gesundheitsschädlich wirken. Eine Blei- oder Kupferanalyse kostet bei den Hamburger Wasserwerken beispielsweise 45 Euro.

Die beste Zeit zum Trinken?

Man sollte am besten über den ganzen Tag verteilt trinken. Unser Tipp: Stellen Sie sich untertags immer eine Karaffe mit Wasser – mal mit Ingwer, mal mit Zitrone aufgepeppt – bereit und sorgen Sie dafür, dass Sie diese innerhalb von 2 bis 3 Stunden leer trinken. Immer wieder hört man, es sei schädlich, zu den Mahlzeiten zu trinken, weil das den Verdauungsprozess durch Verdünnung der Magensäure negativ beeinflussen könnte. Einen wissenschaftlich haltbaren Beweis dafür gibt es aber nicht. Vielmehr wirkt ein Glas Wasser, 15 Minuten vor dem Essen getrunken, sättigend und regt den Stoffwechsel an. Trinkt man Wasser während des Essens, unterstützt dies die Verdauung, weil Ballaststoffe in der Nahrung besser quellen können.

Sind Wasserfilter sinnvoll?

Schon lange stellen wir uns in unserer Familie die Frage, ob wir uns einen Wasserfilter zulegen sollten. Aber immer wieder – auch bei Recherchen für dieses Buch – stoßen wir dann auf Hinweise, die vor einer solchen Anschaffung warnen. Zum Beispiel rät die *Verbraucherzentrale* von Filtern ab und schätzt sie als überflüssig ein, denn bei falschem Gebrauch können sie die Qualität des Wassers sogar verschlechtern.[430] Die hochwertigen Filter sind zwar in der Lage, Medikamentenrückstände und Schwermetalle aus dem Wasser herauszufiltern, ob dies allerdings gesundheitlich relevant ist, lässt sich derzeit nicht sagen und müsste genauer untersucht werden. Vorsicht ist allerdings bei günstigen Tischfiltern, zum Beispiel aus dem Drogeriemarkt, geboten. Diese sind schnell verunreinigt und werden dann selbst zum Gesundheitsrisiko. Eine Übersicht über die gängigen Filtermethoden (Aktivkohlefilter, Ionenaustausch, Membran-/Umkehrosmose-Verfahren, Destilliergeräte, Mikrofilter) sowie deren Bewertung finden sich auf der Homepage der *Verbraucherzentrale*.[430]

Wir werden also in unserer Familie vorerst weiter Leitungswasser trinken, auch weil es die viel bessere Klimabilanz hat. Gegen eine Filteranlage für zu Hause haben wir uns zunächst einmal auch entschieden, da uns der Nutzen aktuell noch nicht genug belegt zu sein scheint. Aber es bleibt ein mulmiges Gefühl. Schlimm wäre es, wenn in einigen Jahren festgestellt würde, dass Grenzwerte zu lasch waren oder gefährliche Schadstoffe gar nicht getestet und damit nicht erkannt wurden. Das gilt allerdings für Leitungs- und Flaschenwasser gleichermaßen.

Kaffee

Kaffee gehört zu den beliebtesten Getränken weltweit. Jeden Tag werden über zwei Milliarden Tassen von dem dunklen Gebräu getrunken.[431] Die Bohne enthält mehr als 1000 bioaktive und aromatische Stoffe bei nur ca. 2 Kalorien pro 100 Milliliter. Außerdem macht Kaffee munter. Kein Wunder also, dass so viele Menschen Kaffee lieben. Aber oft haben wir auch ein schlechtes Gewissen beim Kaffeetrinken, denn Kaffee galt lange als ungesund fürs Herz. Sogar Kinderlieder warnten vor ihm: „C-A-F-F-E-E, trink nicht so viel Kaffee." Das scheint inzwischen überholt. Viele Studien belegen, dass Kaffee sogar gesund ist.

Kaffee und Gesundheit

Warum dachte man lange, Kaffee sei schlecht fürs Herz? Überproportional viele Menschen, die viel Kaffee trinken, rauchen auch viel. Vor allem deswegen war das Sterblichkeitsrisiko bei Kaffeetrinkern in Studien erhöht. Rechnet man mithilfe von statistischen Methoden den Einfluss des Tabakrauchs aus diesen Studien heraus, zeigt sich: Kaffee ist sogar gesund.[432] Moderates Kaffeetrinken verbessert die Leberfunktion, die Blutfett- und Blutzuckerwerte und reduziert chronische Entzündungen.[431, 433] Das Sterblichkeitsrisiko sinkt mit zunehmendem Kaffeekonsum ab, wie die Grafik unten zeigt, am niedrigsten ist es zwischen drei und fünf Tassen pro Tag. Das ist inzwischen gut belegt. Die Daten aus der Grafik stammen aus einer Übersichtsarbeit, in der die Ergebnisse aus 36 Studien mit insgesamt 1,6 Millionen Studienteilnehmern analysiert wurden.[433]

Ist entkoffeinierter Kaffee ebenfalls gesund? Auch wenn die Studienlage zu entkoffeiniertem Kaffee dünner ist, scheinen die positiven Auswirkungen von Kaffee auch für die entkoffeinierte Variante zu gelten, da sie nicht dem Koffein, sondern anderen Bestandteilen des Kaffees zugeschrieben werden.[434]

Ist Filterkaffee gesünder als Espresso? Ich, Fionna, trinke seit einigen Jahren schwarzen Filterkaffee. Deswegen las ich mit großem Interesse im *Ernährungskompass* von Bas Kast, dass Filterkaffee gesünder sein soll als Kaffee aus anderen Zubereitungsarten wie Espresso und Mokka (türkischer Kaffee). Der Filter hält die sogenannten Diterpene Cafestol und Kahweol zurück, die zum Anstieg des „schlechten" LDL-Cholesterins führen können.[435] Die Autoren der Studie stellten außerdem fest, dass mehr als zwei Tassen Espresso pro Tag zu einem erhöhten Risiko für Herz-Kreislauf-Erkrankungen führen können.[436] Daraus eindeutige Empfehlungen in Bezug auf die Zubereitung des Kaffees abzuleiten, scheint allerdings etwas verfrüht. Menschen mit einem sensiblen Magen berichten oftmals, dass ihnen Espresso besser bekommt. Er enthält weniger Säure als Filterkaffee. Trinken Sie den Kaffee, der Ihnen schmeckt und gut bekommt.

Widerlegt ist inzwischen die These, dass Kaffee ein „Flüssigkeitsräuber" ist. Kaffee ohne Zucker kann zwar der Flüssigkeitsbilanz zugerechnet werden, in erster Linie ist er jedoch ein Genussmittel. Wasser und ungesüßte Tees sollten die primären Durstlöscher sein.[437] Bedenken Sie, dass das Koffein in Kaffee Ihren Schlaf negativ beeinflussen kann (▶Seite 236). Die Wirkung von Koffein lässt erst nach 8 Stunden vollständig nach.[438] Verzichten Sie daher ab 16 Uhr auf Kaffee oder andere koffeinhaltigen Getränke, wenn Sie koffeinempfindlich sind.

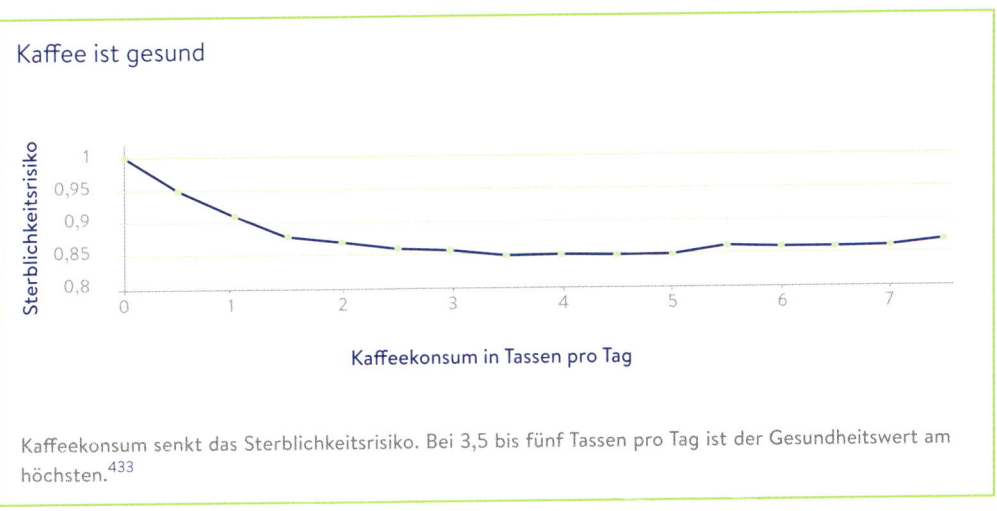

Kaffee ist gesund

Kaffeekonsum senkt das Sterblichkeitsrisiko. Bei 3,5 bis fünf Tassen pro Tag ist der Gesundheitswert am höchsten.[433]

Schwangere sollte gar keinen oder nur wenig Kaffee trinken. Jedenfalls nicht mehr als ein bis zwei kleine Tassen pro Tag.[439] Studien zeigten, dass Kaffeekonsum in der Schwangerschaft das Risiko für ein niedriges Geburtsgewicht und eine Fehlgeburt erhöhen können. Wobei dies vor allem dem Koffein und nicht anderen Substanzen des Kaffees zugeschrieben wird. Daher ist der Genuss von entkoffeiniertem Kaffee in Ordnung.[434]

Tee

Tee ist ein Aufgussgetränk aus Pflanzenteilen. Im engeren Sinne wird Tee nur aus der Teepflanze (Camellia sinensis) gewonnen und ist als schwarzer oder grüner Tee bekannt. Umgangssprachlich werden aber auch Aufgussgetränke aus anderen Pflanzen als Tee bezeichnet, so zum Beispiel Kräutertee aus Pfefferminze oder Früchtetee aus Hagebutten.

Grüner und schwarzer Tee stammen also von der gleichen Pflanze. Grüner Tee wird lediglich getrocknet, während bei der Herstellung von schwarzem Tee die Blätter gerollt werden. Dadurch brechen die Zellwände auf und Sauerstoffmoleküle aus der Luft können sich an die Enzyme der Zellsäfte binden. Durch diesen Oxidationsprozess werden die Teeblätter dunkler, allerdings sinkt auch ihr Polyphenolgehalt. Polyphenole sind sekundäre Pflanzenstoffe, die entzündungshemmend wirken. Nur als kleine Anmerkung sei hier erwähnt, dass man oft liest, schwarzer Tee sei fermentiert. Das ist allerdings nicht ganz richtig. Es handelt sich um eine Oxidation, wie eben beschrieben.

Weltweit werden jährlich drei Milliarden Kilogramm Tee aufgegossen, davon rund 80 Prozent schwarzer Tee. Er enthält zwei- bis dreimal mehr Koffein im Vergleich zu grünem Tee, aber viermal weniger als Kaffee.[440] Zudem liegt das Koffein in Tee in gebundener Form vor und wird daher langsamer freigegeben als bei Kaffee. Es wirkt später, aber dafür länger.

Die einzigartige Kombination aus sekundären Pflanzenstoffen macht grünen Tee zu einem der gesündesten Getränke. Wirksam sind vor allem die Catechine und deren Komponente EGCG (Epigallocatechingallat). Studien zeigen, dass Tee, besonders grüner Tee, den Blutdruck, den Cholesterin- und den Blutzuckerspiegel sowie das Risiko von Krebs und Herz-Kreislauf-Erkrankungen senkt.[441, 440]

Anders als in vielen asiatischen Ländern trinkt man in Deutschland gerne Kräutertees. Ungesüßte Kräuter- und Früchtetees sind gesund und gehören neben Wasser und grünem Tee zu den empfehlenswerten Getränken. Wir trinken in unserer Familie abends Tee und wechseln zwischen Pfefferminz-, Salbei-, Fenchel- und Kräuterteemischungen ab. Bei der Wahl des Tees gilt zunächst das Prinzip: Trinken Sie den Tee, der Ihnen schmeckt und der Ihnen guttut.

In der Naturheilkunde werden Kräutertees zur Linderung von Beschwerden eingesetzt. Hier einige Beispiele: Salbei- und Kamillentee bei Halsbeschwerden; Kamillentee bei Magenproblemen und innerer Unruhe; Salbeitee bei Husten; Pfefferminztee bei Darmkrämpfen; Fenchel- oder Anis-Kümmel-Fencheltee bei Blähungen; Schachtelhalm- und Brennnesseltee bei Nieren- und Blasenerkrankungen und Weidenröschentee bei Entzündungen der Prostata. Zwar ist die Gefahr, durch eine Überdosis Tee gesundheitliche Nachteile zu erleiden, grundsätzlich eher gering, Sie sind aber auf der sicheren Seite, wenn Sie die Teesorten öfter variieren. Falls Sie bestimmte Teesorten über einen längeren Zeitraum (mehr als drei Wochen) zur Behandlung von gesundheitlichen Beschwerden einsetzen möchten, besprechen Sie das mit Ihrem Arzt. Denn über lange Zeiträume können Tees auch Nebenwirkungen oder negative Wechselwirkungen mit Medikamenten haben.

Wie viel Tee sollten wir trinken?

Auch beim Tee kommt es auf die Dosis an. Zwei bis drei Tassen grüner oder schwarzer Tee pro Tag sind der Gesundheit zuträglich.[136] Grüner Tee in größeren Mengen (mehr als drei Tassen) kann die Aufnahme von Eisen und Folsäure behindern. Gut zu wissen: Wenn Sie grünen Tee mit bis zu 60 °C heißem Wasser aufgießen und nur 2 Minuten ziehen lassen, wird der Gerbstoff Tannin, der für die Aufnahmebehinderung überwiegend verantwortlich ist, nur in geringem Maß freigesetzt. Trinken Sie grünen Tee nicht zum Essen, sondern eher zwischendurch. Nehmen Sie Tee wegen seines Koffeingehalts bevorzugt in der ersten Tageshälfte zu sich. Kräutertees – am besten ungesüßt – können Sie über den ganzen Tag verteilt trinken.

Limonaden, Fruchtsäfte und Smoothies

Limonaden wie Cola, Orangen- und Zitronenlimo enthalten sehr viel Zucker oder Süßstoff. Regelmäßiger Konsum hat negative Folgen für die Gesundheit.[382, 442] Fruchtsäfte enthalten – viele wissen das nicht – natürlicherweise genauso viel Zucker wie Limonaden. Damit ist leider auch der in unserer Familie früher häufig getrunkene naturtrübe Bio-Apfelsaft ungesund.

Smoothies – Säfte aus püriertem Obst oder Gemüse – gelten als besonders gesund. Aber auch sie enthalten oft mehr Zucker als Limonaden – besonders die aus dem Supermarkt. Wir sind deswegen keine Smoothie-Fans, denn gesünder ist es, das Obst und Gemüse als Ganzes und nicht zerkleinert zu essen. Falls Sie Smoothies gerne trinken, bereiten Sie sie möglichst selbst zu. Zum Beispiel aus zuckerarmen Beeren, Blattgemüse wie Grünkohl oder Spinat sowie 1 Esslöffel Haferflocken oder Nussmus und 1 Teelöffel Leinöl. Dadurch verbessert sich die Zusammensetzung erheblich.

Viele Experten vermuten, dass unser enorm hoher Konsum an zuckerhaltigen Erfrischungsgetränken maßgeblich zur weltweiten Übergewichts- und Diabetespandemie beiträgt. Auch die großen Gesundheitsorganisationen warnen inzwischen eindringlich vor Limonaden und Co.[380, 443] In manchen Ländern gibt es bereits die von der *Weltgesundheitsorganisation* empfohlene „Zuckersteuer" auf gesüßte Getränke. Sehen Sie Limonaden, Fruchtsäfte und Smoothies als seltene Genussmittel, aber keinesfalls als dauerhafte Durstlöscher, schon gar nicht für Kinder.

Alkohol

Das Trinken von Alkohol ist tief in unserer Kultur verankert und mit Entspannung, Feiern, Ausgelassenheit und Spaß assoziiert. Ein größeres Fest ohne Alkohol ist undenkbar. Alkoholkonsum ist aber auch ein erheblicher Risikofaktor für unsere Gesundheit.[444] Dass große Mengen Alkohol ungesund sind, dürfte wohl allgemein bekannt sein. Es gibt aber eine heftige

Debatte um die Frage, ob „moderater Alkoholkonsum" aus gesundheitlicher Sicht nicht zumindest als neutral bewertet werden kann. Diskutiert wird, ob zwischen Alkohol und Gesundheitsbeeinträchtigungen ein J- oder sogar U-förmiger Zusammenhang bestehen könnte.[445] Das hieße, im ersten Fall würde Alkohol in kleinen Mengen nicht schaden und im zweiten Fall wären moderate Mengen sogar gesund. Schließlich gibt es Studien, die zeigen, dass Alkohol, besonders Rotwein, gut fürs Herz sei. Dass Alkohol in Maßen gesund ist, muss inzwischen endgültig als Mythos eingestuft werden.[444] Denn obwohl bestimmte gesunde Inhaltsstoffe in Rotwein (zum Beispiel Resveratrol) vermutlich einen positiven Einfluss auf die Herzgesundheit haben, hat Alkohol insgesamt so viele negative Effekte, dass aus gesundheitlicher Sicht von jeglichem Alkoholkonsum abzuraten ist.

Eine sehr große Studie, die *Global Burden of Disease Study 2016*, in der Daten von 28 Millionen Menschen zusammengefasst wurden, zeigte dementsprechend, dass sich bereits geringe Mengen Alkohol negativ auf die Gesundheit auswirken.[444] Alkoholkonsum erhöht das Risiko, früher zu sterben, zum Beispiel durch Unfälle, aber auch durch chronische Erkrankungen wie Krebs und Diabetes. Auch wichtige Gehirnstrukturen wie der Hippocampus werden von Alkohol angegriffen und beeinträchtigen die Gedächtnisleistung.[446] Das Risiko, früher zu sterben, gilt auch für kleinste Mengen Alkohol und erhöht sich immer weiter mit zunehmendem Konsum.

Wie viel Alkohol sollte es maximal sein?

Die *Deutsche Gesellschaft für Ernährung* gibt als Richtwert für eine maximal tolerierbare Alkoholzufuhr 10 Gramm pro Tag für gesunde Frauen und 20 Gramm pro Tag für gesunde Männer an. Dabei entsprechen 20 Gramm Alkohol ca. 0,5 Liter Bier oder 0,25 Liter Wein.[447] Hierbei handelt es sich aber natürlich nicht um eine Empfehlung, Alkohol zu trinken.

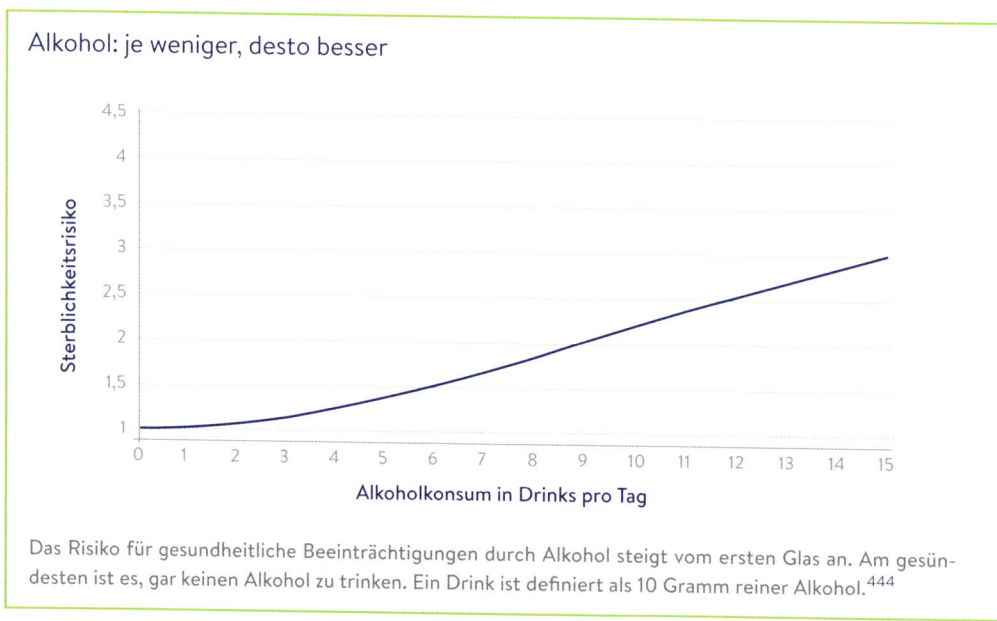

Alkohol: je weniger, desto besser

Das Risiko für gesundheitliche Beeinträchtigungen durch Alkohol steigt vom ersten Glas an. Am gesündesten ist es, gar keinen Alkohol zu trinken. Ein Drink ist definiert als 10 Gramm reiner Alkohol.[444]

Wasser

- ▸ Trinken Sie 2 Liter Wasser pro Tag. Stellen Sie sich ein Getränk in Reichweite (zum Beispiel bei der Arbeit, beim Lesen oder beim Fernsehen). Wenigtrinker können sich mithilfe eines Trinkweckers oder einer Trink-App erinnern lassen.
- ▸ Peppen Sie Wasser mit Minze, Zitronen oder Ingwer auf.
- ▸ Das Trinken von 0,5 Liter Wasser morgens nach dem Aufstehen kurbelt den Stoffwechsel an und erhöht den Energieumsatz.
- ▸ Lassen Sie Leitungswasser erst kurz ablaufen, bevor Sie es verwenden, damit Keime, die sich in stehendem Wasser bilden, aus der Leitung „geschwemmt" werden.
- ▸ Helfen Sie mit, die Qualität unseres Leitungswassers zu bewahren. Werfen Sie keine Medikamente ins Wasser. Diese lassen sich nur schwer wieder herausfiltern.
- ▸ Falls Sie Mineralwasser aus Flaschen kaufen: Nehmen Sie Glasmehrwegflaschen. Plastikflaschen enthalten schädliche Weichmacher und sind schlecht für die Umwelt.
- ▸ Kochen Sie Trinkwasser für die Zubereitung von Babynahrung ab oder verwenden Sie spezielles Wasser, das für die Säuglingsernährung geeignet ist.

Kaffee

- ▸ Kaffee gilt heute als gesund. Mit drei bis fünf Tassen (à 125 ml) Kaffee am Tag tun Sie Ihrer Gesundheit sogar einen Gefallen. Bei Espresso und Mokka besser etwas weniger konsumieren.
- ▸ Kaffee möglichst ohne oder mit nur wenig Zucker trinken.
- ▸ Schwangere sollten nur wenig oder gar keinen Kaffee zu sich nehmen und am besten zu entkoffeiniertem Kaffee greifen.

Tee

- ▸ Besonders grüner Tee ist sehr gesund. Er kann dazu beitragen, den Blutdruck, den Cholesterin- und den Blutzuckerspiegel zu senken.
- ▸ Die optimale Dosis sind zwei bis drei Tassen grüner oder schwarzer Tee täglich. Von ungesüßten Kräutertees können Sie problemlos 1 Liter täglich trinken.
- ▸ Trinken Sie Tee am besten ohne Süßungsmittel.

Limonaden, Fruchtsäfte und Smoothies

- ▸ Zuckerhaltige Getränke und Säfte sollten seltene Genussmittel sein.

Alkohol

- ▸ Trinken Sie Alkohol möglichst selten und nur in kleinen Mengen. Ganz darauf zu verzichten, ist aus gesundheitlicher Sicht noch besser.

Gesunde Lebensmittel – unsere Lieblinge

In diesem Kapitel haben Sie die „echten" Lebensmittel und deren Gesundheitswert kennengelernt. Wir haben Ihnen hier als Inspiration unsere zwölf persönlichen Superfoods zusammengestellt. Sie stärken das Immunsystem und wirken antientzündlich. Damit beugen Sie vorzeitiger Alterung und chronischen Erkrankungen vor.

Essen und trinken Sie viel von diesen unverarbeiteten Lebensmitteln:

▶ Brokkoli
▶ grünes Blattgemüse (Spinat, Mangold, Pak Choi, Kopfsalat, Feldsalat)
▶ dunkle Beeren (Blaubeeren, Brombeeren)
▶ Vollkornprodukte (Brot, Nudeln)
▶ Linsen
▶ Nüsse (Walnüsse, Mandeln)
▶ Leinsamen
▶ Öle (Raps-, Lein-, Olivenöl)
▶ Joghurt
▶ Lachs
▶ Kräuter und Gewürze (Petersilie, Salbei, Rosmarin, Basilikum, Minze)
▶ Leitungswasser

Meiden Sie möglichst alle hoch verarbeiteten Lebensmittel wie Tiefkühlgerichte, Frühstückscerealien, Wurst und Fischnuggets.

Im Kapitel „Woraus bestehen unsere Lebensmittel?" haben wir die Nährstoffe unserer Ernährung beschrieben. Die gesättigten Fettsäuren in der Ernährung sollten nicht mehr als ein Drittel des Gesamtfettkonsums ausmachen (ungefähr 25 Gramm pro Tag). Die gesunden Omega-3-Fettsäuren wie die Alpha-Linolensäure sollten um die 1,5 Prozent zum Gesamtfettkonsum beitragen (ca. 1,1 Gramm pro Tag)[448] (▶ Seite 63). Für eine ausreichende Versorgung mit Eiweiß gilt es, täglich pro Kilogramm Körpergewicht 0,8 Gramm Eiweiß zu sich nehmen. Bei einem Körpergewicht von 65 Kilogramm sind das 52 Gramm Eiweiß. Eine gesunde Ernährung sollte zudem mindestens 30 Gramm Ballaststoffe pro Tag enthalten (▶ Seite 76). Wenn Sie unseren Speiseplan auf Seite 197 beachten, nehmen Sie die Lebensmittel automatisch in der richtigen Zusammensetzung auf. In der Abbildung rechts sehen Sie die Nährstoffzusammensetzung unserer Superfoods.

Aus Platzgründen können wir an dieser Stelle nur eine kleine Auswahl an Lebensmitteln aufführen. Aber bedenken Sie, dass die Vielfalt in der Ernährung besonders wichtig ist! Ernährungs-Doc Matthias Riedl empfiehlt, dass wir 25 verschiedene Pflanzen pro Woche essen sollten, um optimal mit Vitaminen, Mineralien und sekundären Pflanzenstoffen versorgt zu sein.[228] Nehmen Sie das als Richtwert. Der ist schneller erreicht, als Sie vielleicht denken. Wir kochen unsere Wokpfanne (▶ Seite 201) oft mit acht oder mehr Gemüsen (zum Beispiel mit Brokkoli, Blumenkohl, Bohnen, Spinat, Spitzkohl, Möhren, Auberginen, Pilzen) und streuen nach dem Kochen noch frische Kräuter wie Petersilie, Salbei oder Rosmarin über das Gericht. Mit einem solchen einfach und schnell zubereiteten Essen haben Sie bereits bei einer Mahlzeit mehr als zehn pflanzliche Lebensmittel aufgenommen und sind optimal mit Nährstoffen versorgt.

Neben der Vielfalt ist es ein wichtiges Prinzip der gesunden Ernährung, in Maßen und regelmäßig zu essen. Unsere heutige Ernährung enthält meistens zu viel Energie. Wenn Sie vor allem unverarbeitete Lebensmittel essen und Ihren Teller bei Hauptmahlzeiten immer halb mit Gemüse füllen, machen Sie schon viel richtig. Außerdem sollten Sie auf ausreichende Essenspausen achten und kleine Portionsgrößen zum neuen Standard machen (▶ Seite 211ff.).

Unser Fazit lautet daher: Essen Sie überwiegend pflanzlich, mit großer Vielfalt, maßvoll und vor allem „echte" Lebensmittel.

Die Zusammensetzung von Lebensmitteln (in g/100 g)

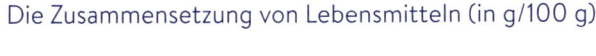

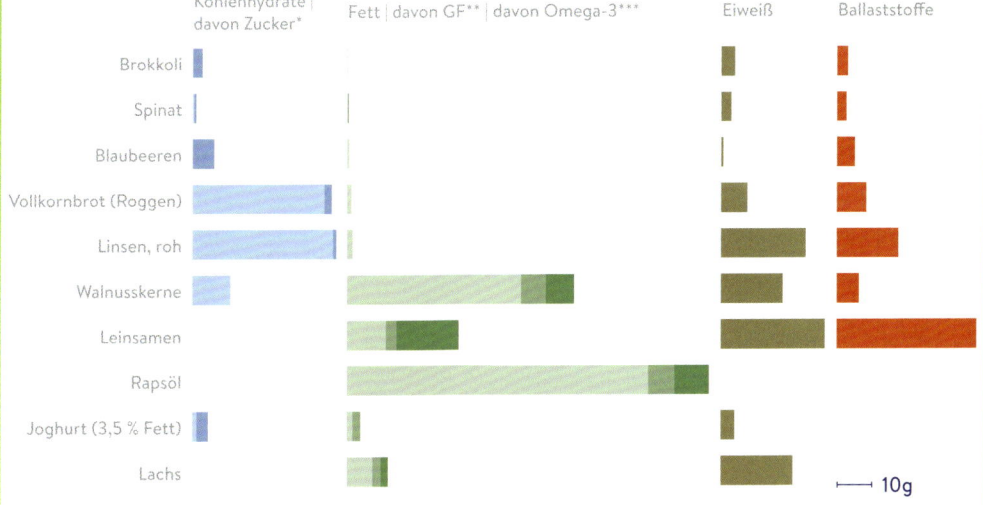

* Zucker: Summe aus Glukose, Fuktose, Laktose und Saccharose

** GF: gesättigte Fettsäuren

*** Omega-3: Summe aus Alpha-Linolensäure, EPA und DHA

Lebensmittel bestehen aus unterschiedlichen Nährstoffen. Die drei Hauptnährstoffe sind Kohlenhydrate, Fette und Eiweiße. Ballaststoffe und Omega-3-Fettsäuren haben einen hohen Gesundheitswert. Gesättigte Fettsäuren und Zucker sollten wir dagegen reduzieren, das gilt insbesondere für verarbeitete Lebensmittel. Die Abbildung zeigt die Nährstoffzusammensetzung von zehn gesunden Lebensmitteln.[369]

5

Der optimale Speiseplan

Gerichte kombinieren und dabei unseren Geschmack, unsere Vorlieben und eventuelle Unverträglichkeiten berücksichtigen? Lernen Sie hier unseren gesunden Speiseplan kennen – mit ganz konkreten Angaben und Beispielen für den täglichen Verzehr.

Gesundheit auf dem Teller

Wie kombiniere ich Lebensmittel zu einem gesunden Speiseplan?

Was sind „echte" Lebensmittel?

Warum ist die Vielfalt wichtig?

Welche Mengen soll ich von welchem Lebensmittel essen?

Inwieweit stimmt unsere heute übliche Ernährung mit einer gesunden und nachhaltigen Ernährungsweise überein?

Als Ziel für eine gesunde Ernährung gilt, dass diese ausgewogen sein sollte. Aber was heißt das eigentlich genau? Es bedeutet, dass uns alle Lebensmittel, die wir essen, optimal mit Nährstoffen versorgen. Wie sich das praktisch umsetzen lässt, darüber streiten Ernährungswissenschaftler schon so lange, wie es sie gibt. Führen wir uns nochmals vor Augen, was wir aus dem Kapitel über die Ernährung in den Blue Zones wissen (▶ Seite 28ff.). In den Teilen der Erde, in denen die Menschen besonders gesund alt werden, liegt der Eiweißanteil bei 14 bis 17 Prozent,[136] während die Anteile von Fetten und Kohlenhydraten erheblich variieren. Zum Beispiel ist die Mittelmeerkost äußerst fettreich, während sich die Menschen im japanischen Okinawa sehr kohlenhydratlastig ernähren. Trotz dieser großen Unterschiede werden beide Gruppen besonders alt und bleiben dabei lange gesund.

In Deutschland ist die *Deutsche Gesellschaft für Ernährung* für die Empfehlungen von Verzehrmengen für Nährstoffen zuständig. Sie empfiehlt derzeit folgende Anteile für die drei Makronährstoffe in unserer Ernährung:[449, 155]

▶ mindestens 50 Prozent Kohlenhydrate
▶ 30 bis 35 Prozent Fett
▶ 0,8 Gramm Eiweiß pro Kilogramm Körpergewicht (ca. 15 Prozent)

Um diese Empfehlungen gibt es viele Diskussionen und Meinungsverschiedenheiten. In den vergangenen Jahren wurde besonders debattiert, ob der Fettanteil in den Ernährungsempfehlungen erhöht werden sollte.[450] Richtig Fahrt kam in die Debatte, als 2018 die Ergebnisse aus der *PURE-Studie* veröffentlicht wurden.[450] In der Studie wurden Daten von 135.335 Probanden aus 18 Ländern ausgewertet und in der renommierten Fachzeitschrift *The Lancet* veröffentlicht.[67] Die Ergebnisse zeigten, dass die Kohlenhydrate in der Ernährung mit chronischen Erkrankungen assoziiert waren, während die Fette das Risiko senkten. Die Autoren empfehlen daher, die Ernährungsrichtlinien vieler Ländern entsprechend zu ändern, also die Kohlenhydratzufuhr zu reduzieren und die Fettzufuhr zu erhöhen. Auch in der *Deutschen Gesellschaft für Ernährung* wurde die Studie kritisch diskutiert. Die Schlagzeilen mit Forderungen nach mehr Fett wurden als unnötige Verunsicherung und als „vorschnell" eingestuft.[450] Die Experten kamen zu der Einschätzung, dass die Empfehlungen nicht verändert werden müssen: „Wichtiger als eine Diskussion über Nährstoffrelationen ist aus Sicht der *Deutschen Gesellschaft für Ernährung* eine generell zu hohe Energiezufuhr und eine unzureichende Qualität der Ernährung, das heißt der zu geringe Verzehr von ballaststoffreichen Lebensmitteln und der zu hohe Verzehr von zugesetztem Zucker und raffinierter Stärke."[450]

Die jahrzehntelange Diskussion um die richtigen Anteile von Fetten und Kohlenhydraten hat uns nicht weitergebracht. Übergewicht nimmt zu, die Menschheit ist dicker als jemals zuvor. Wir müssen uns vor allem auf die Qualität in der Ernährung konzentrieren, wenn wir Adipositas, Diabetes Typ 2 und andere ernährungsbedingte chronische Krankheiten reduzieren wollen. Dieser Ansatz wird auch von einer wichtigen Forschungsarbeit der *Stanford University* gestützt, die wir bereits auf Seite 64 beschrieben haben. In dieser wissenschaftlich hochwertigen prospektiven Studie wurden 609 übergewichtige Personen nach dem Zufallsprinzip in zwei Gruppen eingeteilt.[127] Über zwölf Monate aß die eine Gruppe eine fettreduzierte und die andere Gruppe eine kohlenhydratreduzierte Diät. Dabei wurden die Untersuchungsteilnehmer aufwendig von Diätassistenten unterstützt. Beide Gruppen wurden angehalten, sich gesund zu ernähren und zugesetzte Zucker, raffinierte Mehle sowie Transfette zu meiden und, wann immer möglich, unverarbeitete Lebensmittel zu essen. Die Ergebnisse zeigten: Nach zwölf Monaten waren beide Gruppen etwa gleich gesund und hat gleich viel abgenommen (▶ Seite 64).[127] Diese Studie stützt die These, dass es vor allem auf die Qualität der Lebensmittel und viel weniger auf den „richtigen" Anteil von Fetten oder Kohlenhydraten ankommt.

Vielleicht ist die Antwort auf die Fragen, welche Nährstoffe der Körper braucht, um optimal versorgt zu sein, viel einfacher, als Ernährungsexperten in den letzten Jahrzehnten gedacht haben. Der Ernährungswissenschaftler Prof. David Ludwig von der *Harvard Medical School* fasst es so zusammen: „Der Körper braucht täglich eine gewisse Menge Proteine, um Gewebe zu reparieren und die biochemischen Reaktionen im Stoffwechsel aufrechtzuerhalten. Er braucht auch ein paar Gramm essenzielle Fettsäuren (Omega-3- und Omega-6-Fettsäuren) für die Zellmembranen und die Kommunikation zwischen den Zellen. Abgesehen von diesen Mindestanforderungen lässt sich unser Energiebedarf mit den Hauptnährstoffen in nahezu beliebiger Kombination decken."[451]

Die richtige Kombination von Lebensmitteln zu erreichen, ist also viel einfacher, als es die komplizierten Diskussionen oft vermuten lassen. Wenn Sie unseren Speiseplan auf Seite 197 befolgen, haben Sie automatisch eine gesunde, ausgewogene Ernährung und brauchen sich über Kalorien und Nährwerte keine Gedanken zu machen.

„Echte" Lebensmittel

Eine gesunde Ernährung besteht also aus Lebensmitteln, die eine hohe Qualität haben. Was für Lebensmittel sind das? Zunächst einmal geht es dabei nicht um teure Feinkostdelikatessen, sondern um Nahrungsmittel, die möglichst wenig verarbeitet, regional erzeugt und idealerweise bio sind. Daran sind wir seit Jahrtausenden evolutionär angepasst.[122]

Gesunde Inhaltsstoffe wie Vitamine und sekundäre Pflanzenstoffe aus Obst und Gemüse haben die höchste Konzentration, wenn sie regional, das heißt ohne lange Lieferwege möglichst frisch und dadurch saisonal auf den Teller kommen. Auch für die Umwelt und das Klima ist das vorteilhaft. Die beste Kontrolle über die Inhaltsstoffe in Ihrem Essen haben Sie, wenn Sie aus frischen und unverarbeiteten Lebensmitteln selbst kochen. Und das tun viele Deutsche auch: Nach dem *Ernährungsbericht der Bundesregierung* von 2021 kochen 77 Prozent der Deutschen gern – quer durch alle Altersgruppen. Rund die Hälfte der Befragten (52 Prozent) kocht nahezu jeden Tag.[224] Die Corona-Krise hat den Trend zum gesunden Koch- und Essverhalten noch verstärkt. Knapp jeder dritte Deutsche kocht häufiger als vor der Krise selbst zubereitete Mahlzeiten.[452]

Wann immer es möglich ist, sollten Sie hoch verarbeitete Lebensmittel meiden. Das müssen Sie allerdings ganz gezielt und bewusst tun, denn 80 bis 90 Prozent der Produkte im Supermarkt fallen in diese Kategorie. Sie werden auch als Fertigprodukte, Convenience-Food, Fast Food oder sogar Junkfood, also Müll-Essen, bezeichnet. Frühstückscerealien, Snacks, Eiscreme, gesüßte Getränke, Pommes, Chips, Burger, Hotdogs, Wurst, Geflügel- oder Fischnuggets, vorgefertigte Tiefkühlgerichte und Instantprodukte wie Pizza und Lasagne gehören ebenfalls dazu. Sie enthalten typischerweise viel Zucker und Salz, ungesunde Fette und wenig Ballaststoffe, Proteine, Vitamine und Mineralstoffe.

Diese haltbaren Erzeugnisse sind für den Verbraucher bequem und für den Hersteller profitabel. Darin stecken meist nur noch Auszüge aus vollständigen Lebensmitteln und billige Grundsubstanzen, die mit Zucker, Salz, Farbstoffen und Geschmacksverstärkern aufgepeppt werden. Solche hoch verarbeiteten Lebensmittel machen inzwischen in vielen westlichen Ländern mehr als die Hälfte der aufgenommenen Nahrung aus.[453] Auch in vielen Restaurants wird nicht mehr frisch gekocht, sondern nur noch Convenience-Produkte aufgewärmt.

Immer mehr Studien belegen, dass Menschen, die viel davon essen, ein höheres Risiko für Übergewicht und chronische Krankheiten haben. In der französischen *NutriNet-Santé-Studie* mit 105.159 Untersuchungsteilnehmern wiesen Epidemiologen den Zusammenhang von hoch verarbeiteten Lebensmitteln und Herz-Kreislauf-Erkrankungen nach. In der Gruppe mit dem höchsten Konsum an Fertiggerichten war die Rate für Herzinfarkt und Schlaganfälle um 20 Prozent erhöht.[454]

Viele Länder reagieren inzwischen auf solche Ergebnisse und wollen den Anteil an hoch verarbeiteten Lebensmitteln in der Ernährung der Bevölkerung reduzieren. In Deutschland will die Bundesregierung mit der *Nationalen Reduktions- und Innovationsstrategie für Zucker, Fette und Salz in Fertigprodukten* die Gesundheit der Bevölkerung, vor allem auch die von Kindern, besser schützen.[412]

Ergreifen Sie selbst die Initiative und kaufen Sie keine hoch verarbeiteten Lebensmittel mehr. Nutzen Sie im Supermarkt für Ihren Einkauf vor allem die Gemüse- und Obstabteilung und kaufen Sie unverarbeitete Hülsenfrüchte, Nüsse und Vollkornerzeugnisse. Inzwischen gibt es auch in vielen Regionen die Möglichkeiten, sich eine Bio-Kiste nach Hause liefern zu lassen – gerade auch für Berufstätige eine tolle Gelegenheit, an frische und saisonale hochwertige Lebensmittel zu kommen. Außerdem ist es ein Beitrag zum Klima- und Artenschutz und eine Unterstützung für die Landwirte aus der Region.

Bio-Lebensmittel – warum sie auf unseren Teller gehören

Es gibt viele gute Gründe, bio zu essen. Der ökologische Landbau verfolgt mehrere Ziele. Um möglichst im Einklang mit der Natur zu wirtschaften, soll die Bodenfruchtbarkeit gefördert und auf anorganische Düngung, Gentechnik und Antibiotika verzichtet werden. Artgerechte Tierhaltung gehört ebenfalls zu den Hauptgedanken des ökologischen Landbaus. Außerdem dürfen Bio-Produkte nur 49 von insgesamt 320 zugelassenen Zusatzstoffen enthalten. Ein Produkt muss mindestens zu 95 Prozent aus Bio-Lebensmitteln bestehen, um das EU-Bio-Siegel (Blatt aus Eurosternen) zu erhalten. Dieses wird seit Juli 2010 für vorverpackte Bio-Lebensmittel vergeben, die in einem EU-Mitgliedstaat hergestellt worden sind.

Darüber hinaus gibt es in Deutschland das sechseckige Bio-Siegel, das bereits 2001 eingeführt wurde. Es kann heute auf freiwilliger Basis zusätzlich zum verpflichtenden EU-Logo genutzt werden. 93.143 Produkte wurden schon in der Bio-Datenbank des *Bundesministeriums für Ernährung und Landwirtschaft* registriert (Stand: Juni 2021).

Neben den staatlichen Siegeln gibt es noch viele andere Bio-Siegel. Zu den anerkanntesten gehören *Demeter*, *Bioland* und *Naturland*. Vorsicht ist bei Produkten geboten, die kein anerkanntes Siegel tragen und mit Begriffen wie „umweltgerecht", „unbehandelt" oder „kontrollierter Anbau" beworben werden. Denn diese Begriffe sind nicht geschützt.

Bio-Lebensmittel sind nicht nur besser für die Umwelt, sondern auch gesünder. Sie haben höhere Mengen an wertvollen Inhaltsstoffen wie Antioxidantien[250] und weniger krank machende Pestizide als herkömmliche Lebensmittel.[251] In einer Studie wurden in 44 Prozent der konventionell produzierten Lebensmittelproben Pestizide nachgewiesen, während nur 7 Prozent der Bio-Lebensmittelproben messbare Rückstände enthielten.[455] In einer der bislang größten Beobachtungsstudien zum Thema Bio-Produkte mit 68.946 Teilnehmern fanden französische Forscher heraus, dass der häufige Verzehr von Bio-Lebensmitteln mit einem reduzierten Krebsrisiko einhergeht.[456] Die Studie liefert bisher „nur" eine signifikante Korrelation, das heißt, sie weist einen Zusammenhang zwischen Pestiziden und Krebs nach, sodass Kritiker zu Recht darauf hinweisen, dass der Zusammenhang auch durch andere Variablen erklärbar sein könnte. Sollten sich die Hinweise in weiteren Studien erhärten, müsste man die Grenzwerte für Pestizide, die derzeit als sicher angesehen werden, neu bewerten.[455, 457] Auch Bio-Lebensmittel sollten vorsichtshalber vor dem Verzehr immer gewaschen werden. Sie sind zwar weniger mit Pestiziden belastet, können aber zum Beispiel Schimmelsporen aufweisen.

Lebensmittel aus ökologischer Landwirtschaft haben eine deutlich bessere Ökobilanz als herkömmlich erzeugte Produkte. Denn Bio-Landwirtschaft heißt immer auch Boden-, Arten-, Gewässer- und Tierschutz. Allerdings ist die Klimabilanz, also wie viel klimaschädliche Gase bei der Herstellung erzeugt werden, von Bio-Produkten oft sogar schlechter als die von herkömmlich erzeugten. Das liegt vor allem daran, dass die Effizienz der Bio-Landwirtschaft geringer ist. Wir brauchen daher neben Bio-Landbau auch weitere für den Verbraucher klar identifizierbare Formen der nachhaltigen Landwirtschaft.[201] Denn ohne Zweifel muss die Produktivität der nachhaltigen Landwirtschaft gesteigert werden, wenn wir die Weltbevölkerung satt kriegen und gleichzeitig die Erde vor dem ökologischen Kollaps schützen wollen.[19]

BIO IN ZAHLEN

▸ Im *Ökobarometer 2020* der Bundesregierung geben 37 Prozent der Befragten an, häufig oder ausschließlich Bio-Lebensmittel zu kaufen. Dieser Anteil lag 2018 noch bei 28 Prozent.[458]

▸ Zu den Produkten, die am häufigsten in Bio-Qualität gekauft werden, gehören Eier, Obst und Gemüse, gefolgt von Kartoffeln, Milchprodukten und Fleisch-, Wurst- sowie Brotwaren. Der Gesamtmarktanteil liegt bei 5,7 Prozent.[459]

▸ Mit 15 Milliarden Euro Umsatz im Jahr 2020 ist Deutschland der größte Markt für Bio-Lebensmittel in Europa.[460]

▸ Ende 2019 wurden etwa 9 Prozent der gesamten landwirtschaftlichen Nutzfläche in Deutschland für ökologischen Anbau genutzt. In ihrer Nachhaltigkeitsstrategie hat sich die Bundesregierung zum Ziel gesetzt, den Anteil der ökologischen Anbaufläche bis 2030 auf 20 Prozent auszuweiten.[461]

Die biologische Lebensmittelproduktion ist um einiges aufwendiger als die konventionelle. Sie braucht mehr Zeit, mehr Platz pro Ertrag und oft händische Arbeitsschritte. Deswegen sind Bio-Lebensmittel teurer als herkömmliche. Das kann und will sich nicht jeder leisten. Allerdings sind die herkömmlichen Lebensmittel vor allem so billig, weil wir nicht ihren wahren Preis zahlen. Die ökologischen und gesundheitlichen Folgekosten werden derzeit nicht in die Preisbildung für Lebensmittel einbezogen. Jedoch wird irgendjemand diese Kosten tragen müssen. Im Moment werden sie auf die Allgemeinheit abgewälzt. Und diese Kosten sind erheblich, wie Studien zeigen.

Wissenschaftler der *Universität Augsburg* haben berechnet, wie teuer Lebensmittel sein müssten, wenn die Folgekosten durch den Ausstoß von Treibhausgasemissionen, Energieverbrauch und Stickstoffdünger im Preis enthalten wären.[462] Nach ihren Berechnungen müssten tierische Lebensmittel aus konventioneller Landwirtschaft deutlich teurer sein als Bio-Produkte, mindestens dreimal so teuer wie aktuell. Die Auswirkungen von Antibiotika- oder Pestizideinsatz sind in der Studie noch nicht einmal berücksichtigt.

Wir brauchen dringend wirtschaftspolitische Maßnahmen, die dazu führen, dass Lebensmittel ihren wahren Preis kosten und gesundheitsfördliche Lebensmittel preislich attraktiver werden. Das qualitativ schlechteste Essen gibt es momentan in Schulen, Kitas und Krankenhäusern. Hier gesundes Essen aus Bio-Lebensmitteln einzuführen, wäre eine gute Investition in die Gesundheit der Bevölkerung.[201]

Verzehren Sie Bio-Erzeugnisse, wann immer es möglich ist. Insbesondere tierische Lebensmittel sollten möglichst nur in Bio-Qualität gegessen werden. Kaufen Sie lieber weniger Fleisch, aber dafür in besserer Qualität. Damit schützen Sie Ihre eigene Gesundheit und die des Planeten (▸ Seite 139/248). Fordern Sie zudem von der Politik einen höheren Anteil an nachhaltiger Landwirtschaft, der deutlich über die geplanten 20 Prozent bis 2030 hinausgeht (▸ Seite 252).

Clean Eating – was steckt hinter dem Trend?

Clean Eating ist der Name für eine angesagte Ernährungsweise mit Bio-Lebensmitteln. Das „saubere Essen" gehört sowohl in den USA als auch in Deutschland zu den aktuellen Ernährungs-Megatrends.[463] Das kanadische Fitnessmodel Tosca Reno führte das Konzept 2007 mit ihrem Buch *„Die Eat-Clean Diät"* ein, das sich daraufhin rasant verbreitete. Bei Google generiert der Begriff in 0,6 Sekunden 37 Millionen Einträge (Stand: Juli 2021).

Auch wenn Sie noch nie davon gehört haben, wird Ihnen das Konzept vielleicht bekannt vorkommen. Der Trend verpackt im Grunde die Ideen der Vollwertküche Instagram-tauglich neu: Frischkornmüsli heißt „Overnight Oats" und vegane Gerichte „plant-based". Wer clean isst, bereitet sich frische, naturbelassene Lebensmittel am besten selbst schonend zu. „Clean" bedeutet also, vor allem, „echte" unverarbeitete Lebensmittel wie frisches Gemüse, Obst, Hülsenfrüchte, Nüsse, Vollkorn- und Milchprodukte sowie Fisch und Fleisch zu essen. Auf raffinierte Zucker, Geschmacksverstärker, Konservierungsmittel und Farbstoffe wird verzichtet. Möglichst alle hoch verarbeiteten Produkte werden vom Speiseplan gestrichen. Als Faustregel gilt: Kaufen Sie kein Produkt, in dem laut Zutatenliste mehr als fünf Inhaltsstoffe stecken.

Die Speisen sind häufig vegetarisch oder vegan, können aber auch Bio-Fisch oder -Fleisch enthalten. Die Auslegung der Ernährung kann dabei unterschiedlich ausfallen. Manche verzichten komplett auf Getreide- oder Milchprodukte, andere gänzlich auf Fleisch. Eine typische Darreichungsform ist die Bowl, also eine Schüssel, in der zum Beispiel Quinoa, Hirse oder Linsen mit einer bunten Mischung aus geschnittenem Gemüse und Obst angerichtet werden.

Ein ausgewogenes, gesundes Frühstück hat in der Clean-Eating-Philosophie einen hohen Stellenwert, soll den Stoffwechsel anregen und Heißhungerattacken vorbeugen.[464] Außerdem empfiehlt Begründerin Reno, sechs kleinere Mahlzeiten über den Tag verteilt zu essen, um Blutzuckerspitzen zu vermeiden.[464] Dafür, dass dies die beste Mahlzeitenfrequenz sei, gibt es allerdings bisher keine ausreichenden wissenschaftlichen Belege (▶ Seite 212f.).

Clean Eating ist keine Diät, sondern eine langfristige Ernährungsweise, die vor chronischen Krankheiten und Übergewicht schützen soll und Vitalität, Leistungsfähigkeit und Wohlbefinden verspricht. Wissenschaftlich überprüft ist das allerdings bisher nicht.

Für viele geht es beim Clean Eating auch um die Selbstdarstellung auf sozialen Kanälen. Die perfekte Bowl wird mit makellos manikürten Händen aufwendig präsentiert. Außerdem wird das Konzept manchmal extrem und ideologisch ausgelegt. Experten warnen vor einer Schwarz-Weiß-Einteilung von Lebensmitteln in „gut" und „böse" sowie übermäßiger und zwanghafter Beschäftigung mit gesundem Essenverhalten (Orthorexia nervosa).[465] Bei Clean Eating beruht der Rat, regionale Bio-Produkte zu kaufen, vor allem auf Überlegungen zur Steigerung des persönlichen Gesundheitswertes.[464] Da dachte die Vollwertküche der 1980er-Jahre bereits weiter und ganzheitlicher. Wünschenswert wäre daher, dass auch die Clean-Eating-Bewegung ihre Konzepte noch stärker auf die Umwelt bezieht und Klimaschutz, Fairtrade und Verpackungsvermeidung bewusster in den Blick nimmt.

Davon abgesehen, ist der Trend begrüßenswert. Es gibt viele Gemeinsamkeiten mit den Empfehlungen, die wir in diesem Buch aus wissenschaftlichen Studien abgeleitet haben. Eine

Ernährung, bestehend aus „echten" Lebensmitteln ist nachweislich besonders gesund und schützt vor chronischen Krankheiten wie Herz-Kreislauf-Erkrankungen und Diabetes.

Die Vielfalt der Lebensmittel ist entscheidend

„Eat the Rainbow" oder die Vielfalt in der Ernährung ist wichtiger, als die meisten denken. Von den bis zu 250.000 bekannten essbaren Pflanzen verzehren Menschen nur etwa 150 verschiedene Gemüse.[214] Unsere heutige Ernährung besteht sogar zu 75 Prozent aus nur zwölf pflanzlichen und fünf tierischen Arten. Reis, Weizen, Mais und Hirse liefern weltweit 60 Prozent der Ernährungsenergie.[278] In den letzten 50 Jahren hat unsere Ernährung immer mehr an Vielfalt verloren. Dabei ist diese besonders wichtig, um unseren Körper optimal mit Nährstoffen zu versorgen. Wer sich vielfältig ernährt, muss sich über die Versorgung mit Mikronährstoffen wie Vitaminen und Spurenelementen keine Gedanken machen. Variieren Sie nicht nur die Lebensmittel, sondern auch die Zubereitungsarten. Studien zeigen, dass manche Inhaltsstoffe zum Beispiel besser aus gekochten, andere besser aus rohem Gemüse aufgenommen werden.[253] Auch die für unsere Gesundheit so wichtige Vielfalt der Bakterien im Mikrobiom steht in direktem Zusammenhang mit der Vielfalt der Nährstoffe in unseren Lebensmitteln. Eine Reduktion an Diversität im Mikrobiom ist mit verschiedenen chronischen Krankheiten verbunden (▶ Seite 95).[214] Das Gewohnheitstier in uns isst am liebsten immer das Gleiche. Bemühen Sie sich daher zumindest hin und wieder, neue Lebensmittel in Ihren Speiseplan aufzunehmen und zum Beispiel einmal im Monat ein neues Rezept auszuprobieren.

Der Speiseplan für eine gesunde, nachhaltige Ernährung

Eine gesunde Ernährung zeichnet sich also durch Vielfalt und „echte" Lebensmittel aus. Aber was bedeutet das ganz konkret? Wie sieht ein gesunder Speiseplan genau aus? Und welche Lebensmittel sollten in welchen Mengen täglich auf den Teller kommen?

Diese für den Alltag so wichtigen Fragen sind schwer konkret zu beantworten. Der Gegenstand ist so komplex, dass einzelne Experten an der Beantwortung scheitern müssen. Wie wir beschrieben haben, bestehen Lebensmittel häufig aus Hunderten Inhaltsstoffen, die auf vielfältige Weise unseren Körper beeinflussen. Diese Komplexität ist schwer zu erfassen und einer der Hauptgründe, warum so viele widersprüchliche und zu kurz greifende Ernährungstipps kursieren. Außerdem muss ein gesunder Speiseplan heute nachhaltig erzeugt werden. Denn gesunde Menschen brauchen schließlich auch einen gesunden Planeten, auf dem sie leben können (▶ Seite 242ff.).

Die zentrale Frage lautet also: Wie sieht ein konkreter Speiseplan aus, der die Gesundheit des Menschen fördert und gleichzeitig zur ökologischen Nachhaltigkeit beiträgt? Um das zu klären, haben sich 37 hochkarätige Ernährungs- und Klimaexperten aus 16 Ländern unter der Leitung von Walter Willett (*Harvard University*), dem wahrscheinlich renommiertesten Ernährungswissenschaftler weltweit, *in der EAT-Lancet-Kommission* zusammengeschlossen. Drei Jahre lang haben die Experten die verfügbaren wissenschaftlichen Informationen aus der Gesundheitsforschung, aus der klinischen Forschung und aus etablierten Ernährungsempfeh-

Gemüse Brokkoli, Möhren, Lauch, Salat	300 (200–600)***	3 Portionen pro Tag
Stärkehaltiges Gemüse Kartoffeln, Kürbis	50 (0–100)	2 Portionen pro Woche
Obst Blaubeeren, Äpfel	200 (100–300)	2 Portionen pro Tag
Vollkorngetreide Brot, Nudeln, Reis	230 (max. 60 % der Gesamtenergie)	z. B. 1 Vollkornmüsli + 1 Portion Vollkornnudeln + 2 Scheiben Vollkornbrot
Hülsenfrüchte* Linsen, Bohnen	75 (0–100)	1 Portion pro Tag
Nüsse & Samen Walnüsse, Leinsamen	50 (0–75)	1 Handvoll Nüsse + 1 EL Samen pro Tag
Pflanzliche Öle** Lein-, Raps-, Olivenöl	50 (20–90)	2–4 EL pro Tag
Kräuter & Gewürze Rosmarin, Minze	5 (0–8)	1–2 EL Kräuter, 1 TL Gewürze
Milchprodukte Milch, Joghurt, Käse	250 (0–500)	z. B. 1 Naturjoghurt + 2 Scheiben Käse pro Tag
Eier	15 (0–25)	2 Eier (Größe M) pro Woche
Fisch Lachs, Hering	30 (0–100)	1–2 Portion(en) pro Woche
Geflügel Huhn, Pute	30 (0–60)	1–2 Portion(en) pro Woche
Rotes Fleisch Rind, Schwein	15 (0–30)	z. B. 1 Burger pro Woche oder 2 Steaks à 220 g pro Monat
Zucker	25 (0–50)	2 EL pro Tag
Salz	< 6 (1,4–6)	1 TL pro Tag
Wasser	2 l	8 Gläser pro Tag

* getrocknete Hülsenfrüchte ** davon mind. zwei Drittel ungesättigte Fettsäuren
*** In Klammern ist die gesundheitsverträgliche Spanne der Verzehrmengen angegeben

lungen zusammengetragen und analysiert. Eine solche umfassende Analyse ist nur möglich, wenn die geballte Kraft führender Wissenschaftler, hinter denen große Institute und renommierte Universitäten stehen, gebündelt wird. Anfang 2019 wurden die Ergebnisse im exzellenten Fachblatt *The Lancet* veröffentlicht. Die Experten legen darin einen konkreten Speiseplan vor, die *Planetary Health Diet*, der die Gesundheit des Menschen und die des Planeten gleichermaßen schützt und fördert.[13, 19]

Der vorgeschlagene Speiseplan enthält konkrete Empfehlungen darüber, was wir täglich essen sollten. Gleichzeitig ist er flexibel und lässt sich an fast alle Ernährungsstile, kulturellen Traditionen und individuellen Vorlieben anpassen. Den Hauptteil der Ernährungsweise stellen pflanzliche Lebensmittel dar, also Gemüse, Obst, Hülsenfrüchte, Vollkornprodukte und Nüsse. Auf tierische Lebensmittel muss nicht verzichtet werden. Aber Eier, Geflügel, Fisch und Milchprodukte sollte man nur in Maßen verzehren. Rotes Fleisch von Rind und Schwein sowie Zucker sollten gegenüber der jetzigen Standardernährung deutlich reduziert werden.

In den Empfehlungen sind gesundheitsverträgliche Spannen der Verzehrmengen in Klammern angegeben. So lässt sich der Speiseplan flexibel anpassen (▶ Tabelle Seite 197). Wenn Sie die Empfehlungen aus dem Speiseplan beachten, müssen Sie keine Kalorien zählen und keine Richtwerte für einzelne Nährstoffe berücksichtigen. Denn eine ausreichende Nährstoffversorgung ist in einer solchen Ernährungsweise inklusive. Diese pflanzenbasierte Ernährung ist äußerst einfach umzusetzen und verzichtet auf starre Regeln, mit denen sich viele Menschen jahrzehntelang im Rahmen von Diäten gequält haben. Der Speiseplan kann für Kinder ab 24 Monaten eingesetzt werden, allerdings müssen die Mengen an das Alter angepasst werden.

Der Speiseplan der *EAT-Lancet-Kommission* steht auch weitgehend im Einklang mit den Regeln der *Deutschen Gesellschaft für Ernährung*.[273] Der Hauptunterschied besteht darin, dass er geringere Verzehrmengen an tierischen Lebensmitteln, vor allem Fleisch, vorsieht. Weniger tierische Lebensmittel zu konsumieren, ist gesünder und nachhaltiger. Viele fordern von der *Deutschen Gesellschaft für Ernährung* seit Jahren, Nachhaltigkeitskriterien stärker zu berücksichtigen. Schließlich hängt die Gesundheit des Menschen maßgeblich von der Gesundheit des Planeten ab.

Auch wenn es immer noch Kritiker der pflanzenbetonten Ernährungsweise gibt, raten heute die angesehensten Ernährungsexperten der Welt dazu. Neben dem renommierten Prof. Walter Willett (*„Eat, Drink, and be Healthy"*) von der *Harvard Medical School* zum Beispiel auch Dr. Michael Greger (*„How Not to Die"*), amerikanischer Arzt und Ernährungswissenschaftler, der die bekannte, nicht kommerzielle Ernährungsplattform *NutritionFacts.org* betreibt. Dazu kommen der Langlebigkeitsforscher und Professor für Genetik an der *Harvard Medical School*, Prof. David A. Sinclair (*„Das Ende des Alterns"*), der Alters- und Fastenforscher Prof. Valter Longo (*„Iss dich jung"*) von der *University of Southern California* in Los Angeles sowie viele führende deutsche Ernährungsexperten wie Dr. Matthias Riedl (*„Mein Weg zur gesunden Ernährung"*), Prof. Andreas Michalsen (*„Mit Ernährung heilen"*), Dr. Petra Bracht und Prof. Claus Leitzmann (*„Klartext Ernährung"*) sowie Dr. Markus Keller, der weltweit erste Professor für vegane Ernährung.

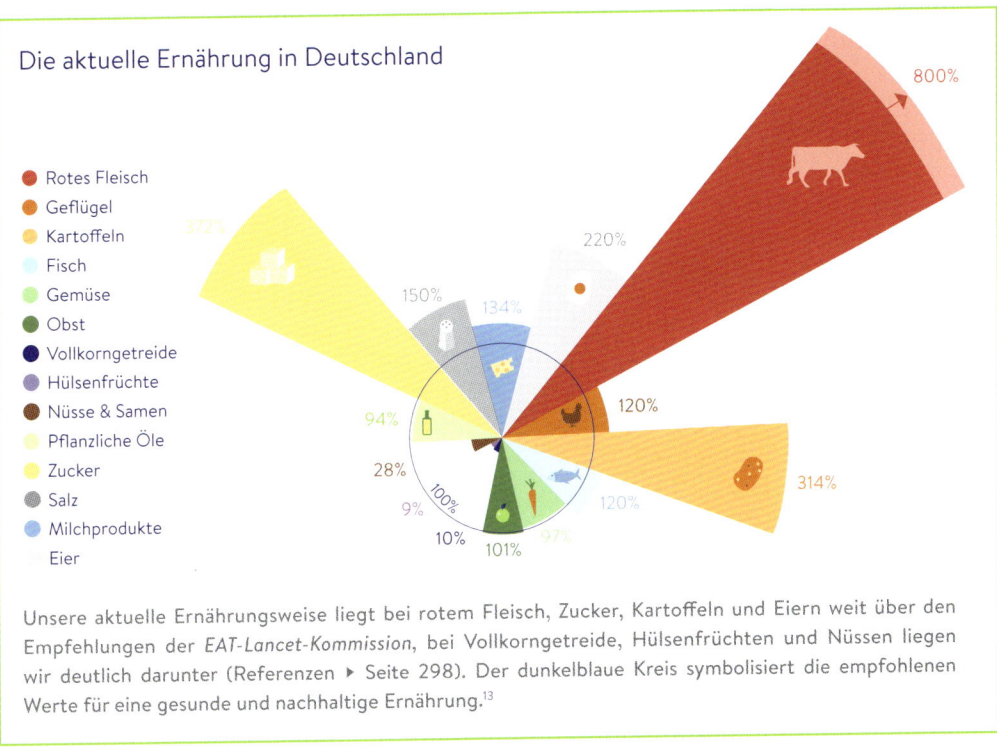

Die aktuelle Ernährung in Deutschland

- ● Rotes Fleisch
- ● Geflügel
- ● Kartoffeln
- ● Fisch
- ● Gemüse
- ● Obst
- ● Vollkorngetreide
- ● Hülsenfrüchte
- ● Nüsse & Samen
- ● Pflanzliche Öle
- ● Zucker
- ● Salz
- ● Milchprodukte
-   Eier

800%

220%

150%

134%

532%

94%

28%

100%

9%

10%

101%

97%

120%

120%

314%

120%

Unsere aktuelle Ernährungsweise liegt bei rotem Fleisch, Zucker, Kartoffeln und Eiern weit über den Empfehlungen der *EAT-Lancet-Kommission*, bei Vollkorngetreide, Hülsenfrüchten und Nüssen liegen wir deutlich darunter (Referenzen ▸ Seite 298). Der dunkelblaue Kreis symbolisiert die empfohlenen Werte für eine gesunde und nachhaltige Ernährung.[13]

Eine überwiegend pflanzliche Ernährung reduziert das Risiko für chronische Krankheiten erheblich. Analysen der *EAT-Lancet-Kommission* zeigen, dass diese Ernährungsweise weltweit pro Jahr 11 Millionen Menschenleben retten könnte.[13, 9] Das sind 22 Prozent der weltweiten Todesfälle von Erwachsenen. Eine groß angelegte Studie belegt jetzt, welche Ernährungsaspekte vor allem zum vorzeitigen Tod durch Herz-Kreislauf-Erkrankung und Diabetes beitragen: viel Salz (9,5 Prozent), wenig Nüsse und Samen (8,5 Prozent), viel verarbeitetes Fleisch (8,2 Prozent), wenig Omega-3-Fette aus Fisch (7,8 Prozent), wenig Gemüse (7,6 Prozent), wenig Obst (7,5 Prozent) und viele gesüßte Getränke (7,4 Prozent).[3] Wer den vorgeschlagenen Speiseplan umsetzt, vermeidet alle diese Ernährungsrisiken.

Von dieser gesunden und nachhaltigen Ernährungsweise sind wir aktuell allerdings noch sehr weit entfernt. Die durchschnittliche Ernährung der Deutschen weicht drastisch von den Empfehlungen der *EAT-Lancet-Kommission* ab (dunkelblau gestrichelter Kreis in der Abbildung oben). Unser Konsum an tierischen Lebensmitteln, insbesondere von rotem Fleisch, aber auch von Eiern, Milchprodukten und Geflügel liegt deutlich oberhalb der Grenzwerte. Bei Hülsenfrüchten, Vollkorngetreide und Nüssen liegen wir dagegen weit unter den Empfehlungen. Hierzulande müssen wir unseren Verzehr von rotem Fleisch durchschnittlich auf ein Achtel, von Zucker auf ein Viertel, von Kartoffeln auf ein Drittel und von Eiern auf die Hälfte unseres jetzigen Konsums senken. Bei Vollkornprodukten und Hülsenfrüchten sollten wir den Verbrauch dagegen auf das rund Zehnfache, bei Nüssen auf das Dreifache steigern.

Diese großen Veränderungen in unserer Ernährung herbeizuführen, ist eine Herausforderung. Es reicht nicht, wenn wenige Idealisten ihre Ernährung umstellen, sondern es muss einen breiten gesellschaftlichen Wandel geben. Unser Ernährungsverhalten ist stark von Gewohnheiten bestimmt und Menschen fällt es in der Regel schwer, ihre Gewohnheiten zu ändern. Ab Seite 223 geben wir Ihnen konkrete Anregungen, wie Sie Ihre Ernährung erfolgreich langfristig umstellen können. Und ab Seite 247 beschreiben wir zudem, was Sie neben einer überwiegend pflanzlichen Ernährung noch tun können, um dazu beizutragen, Ihre Ernährungsweise nachhaltiger zu machen.

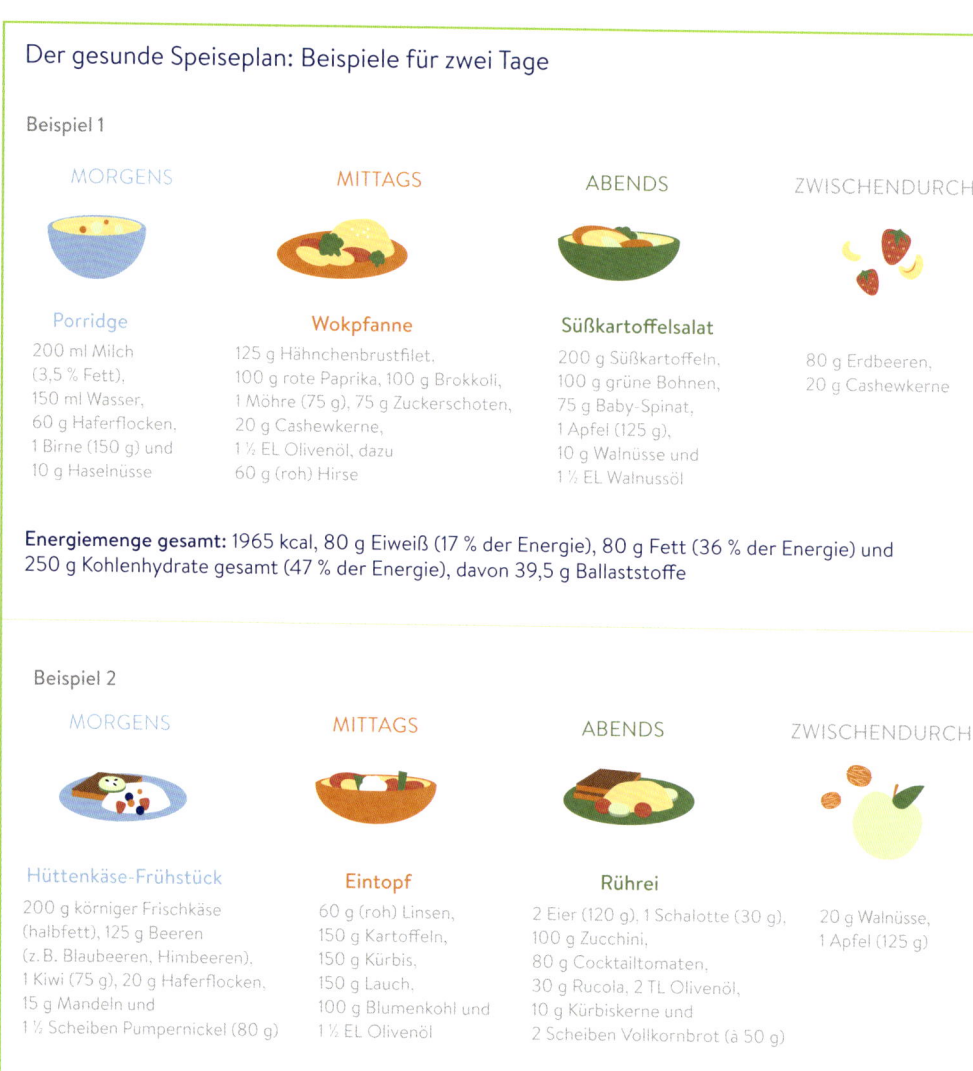

Der gesunde Speiseplan: Beispiele für zwei Tage

Beispiel 1

MORGENS	MITTAGS	ABENDS	ZWISCHENDURCH
Porridge	**Wokpfanne**	**Süßkartoffelsalat**	
200 ml Milch (3,5 % Fett), 150 ml Wasser, 60 g Haferflocken, 1 Birne (150 g) und 10 g Haselnüsse	125 g Hähnchenbrustfilet, 100 g rote Paprika, 100 g Brokkoli, 1 Möhre (75 g), 75 g Zuckerschoten, 20 g Cashewkerne, 1 ½ EL Olivenöl, dazu 60 g (roh) Hirse	200 g Süßkartoffeln, 100 g grüne Bohnen, 75 g Baby-Spinat, 1 Apfel (125 g), 10 g Walnüsse und 1 ½ EL Walnussöl	80 g Erdbeeren, 20 g Cashewkerne

Energiemenge gesamt: 1965 kcal, 80 g Eiweiß (17 % der Energie), 80 g Fett (36 % der Energie) und 250 g Kohlenhydrate gesamt (47 % der Energie), davon 39,5 g Ballaststoffe

Beispiel 2

MORGENS	MITTAGS	ABENDS	ZWISCHENDURCH
Hüttenkäse-Frühstück	**Eintopf**	**Rührei**	
200 g körniger Frischkäse (halbfett), 125 g Beeren (z. B. Blaubeeren, Himbeeren), 1 Kiwi (75 g), 20 g Haferflocken, 15 g Mandeln und 1 ½ Scheiben Pumpernickel (80 g)	60 g (roh) Linsen, 150 g Kartoffeln, 150 g Kürbis, 150 g Lauch, 100 g Blumenkohl und 1 ½ EL Olivenöl	2 Eier (120 g), 1 Schalotte (30 g), 100 g Zucchini, 80 g Cocktailtomaten, 30 g Rucola, 2 TL Olivenöl, 10 g Kürbiskerne und 2 Scheiben Vollkornbrot (à 50 g)	20 g Walnüsse, 1 Apfel (125 g)

Energiemenge gesamt: 1990 kcal, 93 g Eiweiß (19 % der Energie), 79 g Fett (35 % der Energie) und 249 g Kohlenhydrate (45 % der Energie), davon 53 g Ballaststoffe

Der Speiseplan in der Praxis

Es gibt unzählige Möglichkeiten, Gerichte zusammenzustellen, die den dargestellten Regeln für eine gesunde und nachhaltige Ernährung entsprechen. Viele Ernährungstrends wie eine vegetarische, vegane, Paleo oder Sirtfood-Ernährungsweise lassen sich im Rahmen der Empfehlungen umsetzen.

Das wichtigste Kriterium dabei ist, dass Sie Ihren Teller bei Hauptmahlzeiten immer halb mit Gemüse und Obst auffüllen und auf einen ausreichenden Anteil gesunder Proteine achten (ungefähr ein Viertel des Tellers). Alles andere sind Feinheiten. Ihren Anteil gesunder Proteine beziehen Sie aus Hülsenfrüchten wie Linsen, Erbsen und Bohnen, Nüssen, Tofu, Haferflocken, Eiern, Milchprodukten, Fisch und Geflügel sowie aus geringen Mengen roten Fleischs (▸ Tabelle Seite 71).

Die Wokpfanne – der Allrounder für eine gesunde Ernährung

Die Empfehlungen des Speiseplans lassen sich auch gut mit einer Wokpfanne umsetzen. Mehrere Tage in der Woche gibt es in unserer Familie ein gesundes, flexibles und superschnelles Wokpfannengericht. Unsere Wokpfanne ist eine der besten Anschaffungen der letzten Jahre.

Und so einfach geht es: Schneiden Sie so viel Gemüse klein, dass Sie später mindestens den Teller jedes Essers halb damit füllen können. Das sind zwischen 800 und 1000 Gramm für vier Personen. Nehmen Sie verschiedene Gemüse pro Mahlzeit, besonders geeignet sind zum Beispiel Brokkoli, Spinat, Möhren, Blumenkohl, Lauch, Bohnen, Pastinake, Zucchini, Aubergine und Süßkartoffeln. Geben Sie 100 Milliliter Wasser und das Gemüse in die Wokpfanne. Dann verschließen Sie die Pfanne mit dem Deckel und bringen den Inhalt zum Kochen. Sobald das Wasser kocht, reduzieren Sie auf mittlere Hitze und garen den Inhalt etwa 10 bis 15 Minuten, bis das Gemüse weich ist.

Ab und zu können Sie Fisch (bei uns ein- bis zweimal pro Woche) oder Geflügel (bei uns einmal pro Woche) direkt mit in die Pfanne geben. Würzen Sie nach Herzenslust, zum Beispiel mit Kurkuma, Pfeffer, Salz und Chili.

Verfeinern Sie das Gericht – der Fantasie sind hier keine Grenzen gesetzt:

- Geben Sie nach dem Garen über Ihr Gericht 1 bis 2 Esslöffel kalt gepresstes gesundes Pflanzenöl wie Olivenöl-, Raps- oder Leinöl.
- Hacken Sie frische Kräuter wie Rosmarin, Petersilie oder Schnittlauch und streuen Sie diese über Ihr Gericht.
- Würzen Sie mit Ingwer, Chili, frisch gemahlenem Pfeffer und allem, was der Gewürzschrank hergibt. Erweitern Sie gegebenenfalls Ihren Gewürzbestand.
- Streuen Sie Nüsse, Kerne oder Käse über Ihr Gericht.
- Träufeln Sie frisch gepressten Zitronensaft oder Sojasauce darüber.

Servieren Sie das Wokpfannengericht abwechselnd mit Linsen, Hirse, Quinoa, Naturreis oder Vollkornnudeln. Und dann heißt es: Guten Appetit!

Personalized Nutrition – wie lässt sich der Speiseplan individuell anpassen?

Genetik, Stoffwechsel und Mikrobiom sind bei jedem Menschen einzigartig. Daher gibt es schon lange den Traum von „personalisierten Ernährungsempfehlungen", die genetische Informationen, Gesundheitszustand, Lebensstil und persönliche Vorlieben berücksichtigen und dem individuellen Erkrankungsrisiko eines Menschen gezielt entgegenwirken.[466] Ernährung kann nicht direkt die Gene verändern, hat aber Einfluss darauf, ob ein Gen abgelesen wird oder nicht. Dass Menschen in vielen ernährungsrelevanten Aspekten äußerst unterschiedlich sind, gilt als erwiesen. Mancher kann essen, was er will, ohne zuzunehmen, während bei anderen jedes Stück Kuchen direkt auf der Hüfte landet. Ob jemand Milch verträgt, wie der Blutzuckerspiegel auf bestimmte Lebensmittel reagiert oder ob unser Blutdruck sensibel auf Salz anspricht, all das hängt wesentlich von den Genen ab. Das Zusammenspiel der Gene und der Zusammenhang zwischen Ernährung und Erbgut ist hochkomplex. Zwar kennt man immer mehr Genvarianten, die bei Menschen mit chronischen Krankheiten wie Krebs oder Alzheimer gehäuft auftreten, jedoch ist es derzeit nicht seriös möglich, gesunden Menschen mithilfe von genetischen Analysen eine optimale Ernährung vorzuschlagen.

Die technischen Voraussetzungen für die personalisierte Ernährung bestehen aus DNA-Sequenzierung, kombiniert mit digitalen Tools (Biotracking) und künstlicher Intelligenz. DNATests sind inzwischen vergleichsweise kostengünstig und erfordern nur einen Tropfen Blut oder einen Abstrich der Mundschleimhaut. Die Herausforderung besteht also nicht in der Durchführung, sondern vor allem darin, aus den gewonnenen Daten sinnvolle gesundheitsrelevante Schlüsse zu ziehen. Obwohl der aktuelle Stand der Nutrigenetik dies noch nicht zulässt, steigt das Angebot solcher Tests rasant. Oft kombiniert mit geschicktem Marketing, werden Menschen in Ernährungstypen unterteilt und ihnen werden angeblich perfekt passende Nahrungsergänzungsmittel angeboten. Das ist unseriös und entbehrt aktuell jeder wissenschaftlichen Grundlage.[467] Neben den inhaltlichen Fragen sind auch ethische Aspekte rund um die DNA-Tests bisher ungeklärt. Zum Beispiel die Frage der Datensicherheit oder in welchem Umfang Betroffene über ihre genetischen Risiken aufgeklärt werden sollten.

Neben diesen Herausforderungen bietet die personalisierte Ernährung große Chancen und wird in den nächsten 20 Jahren unsere Ernährung revolutionieren. Denn einen Speiseplan, der für alle Menschen gleichermaßen gilt, gibt es nicht. Die Erfahrung zeigt deswegen immer wieder, dass die Ernährungsempfehlungen, die aktuell auf Durchschnittswerten basieren, für zahlreiche Menschen nicht funktionieren. Solange es noch keine fundierte Ernährungsberatung auf der Basis von genetischen Informationen gibt, sollten wir unsere Ernährung mit den heutigen Mitteln personalisieren und an unsere individuellen Vorlieben, Unverträglichkeiten und Bedürfnisse anpassen. Das bedeutet vor allem, dass Sie selbst experimentieren und gegebenenfalls eine Beratung in Anspruch nehmen. Eine Blutuntersuchung gibt Auskunft über Ihre Nährstoffversorgung und ein Arzt oder Ökotrophologe kann mit Ihnen aufgrund Ihrer Familienanamnese und Vorerkrankungen individuelle Strategien für eine optimierte Ernährung entwickeln. Schwerpunktpraxen für Ernährungsmedizin finden Sie unter www.bdem.de, Ernährungsberater auf der Website des *BerufsVerbands Oecotrophologie* (www.vdoe.de).

DER OPTIMALE SPEISEPLAN SETZT SICH WIE FOLGT ZUSAMMEN

Der Hauptteil – pflanzliche Lebensmittel

- Gemüse ▸ der Teller sollte bei Hauptmahlzeiten halb mit Gemüse gefüllt sein
- Obst
- Vollkornprodukte wie Brot, Nudeln, Reis
- Hülsenfrüchte
- Samen und Nüsse
- pflanzliche Öle mit reichlich Omega-3-Anteil wie Leinöl und Rapsöl sowie Olivenöl
- pflanzliche Milch wie Hafermilch
- Kräuter und Gewürze

- Trinken Sie 2 Liter pro Tag, vor allem Wasser und ungesüßte Tees. Auch ungesüßter Kaffee ist gesund.

In Maßen – tierische Lebensmittel und Salz

- fetter Seefisch (Lachs, Sardinen, Makrele, Hering) – ein- bis zweimal die Woche
- Geflügelfleisch aus artgerechter Haltung – ein- bis zweimal die Woche
- Eier (2 Eier pro Woche)
- Milchprodukte, vor allem fermentierte Milchprodukte wie Joghurt und Quark
- Salz (maximal 6 Gramm pro Tag)

Möglichst wenig – Zucker, Wurst und verarbeitete Lebensmittel

- so wenig „freie" Zucker wie möglich (maximal 25 Gramm am Tag – das gilt auch für Honig, Agavendicksaft und Co); Weißmehlprodukte bestehen ebenfalls fast nur aus Zucker und sollten gemieden werden
- wenig rotes Fleisch, Wurst möglichst ganz meiden
- Reduzieren Sie verarbeitete Lebensmittel, zum Beispiel Pizza, Pommes, Fertigsaucen,
- panierten Fisch, so weit wie möglich
- keine Transfette

- Achten Sie auf die Qualität der Lebensmittel. Bevorzugen Sie frische, regionale und vor allem unverarbeitete Lebensmittel, idealerweise in Bio-Qualität.
- Betonen Sie die Vielfalt in Ihrer Ernährung, um eine optimale Versorgung mit Mikronährstoffen, das heißt mit Vitaminen, Mineralstoffen und sekundären Pflanzenstoffen, zu gewährleisten.

6

Maßhalten für die Gesundheit

Verzicht, der sich langfristig auszahlt: In diesem Kapitel erfahren Sie, zu welchen Tageszeiten, wie oft und wie viel wir essen sollten, um lange gesund zu leben. Außerdem lesen Sie, warum dauerndes Snacken schlecht ist, wie sinnvoll Diäten sind und warum Fasten, speziell Intervallfasten, wie ein Jungbrunnen auf den Körper wirken kann.

Genuss in Maßen

Wie viel Energie braucht der Mensch?

Wann und wie oft sollte ich essen?

Wie viel Abstand sollte zwischen einzelnen Mahlzeiten sein?

Ist Fasten gesund?

Nach welcher Methode sollte ich fasten?

Darf ich snacken?

Neben der Frage, was wir essen, hat es auch einen großen Einfluss auf die Gesundheit, wann und wie viel Nahrung wir zu uns nehmen. Entwicklungsgeschichtlich gesehen, haben Menschen erst seit Kurzem die Möglichkeit, fortwährend zu essen. In seiner Evolution war der Mensch immer mit längeren Phasen ohne Nahrungsaufnahme konfrontiert und ist daher biologisch an Fastenzeiten bestens angepasst. Immer mehr Studien weisen nach, dass unser Körper Zeiten des Nichtessens sogar regelrecht braucht, um sich zu regenerieren.[468, 469]

In der modernen Überflussgesellschaft ist es aber eine große Herausforderung, ein gesundes Gleichgewicht zwischen dem Satt-Zustand (hoher Insulinspiegel) und dem Fasten-Zustand (niedriger Insulinzustand) herzustellen. Noch bis in die 1970er-Jahre aß auch der typische US-Amerikaner täglich nur drei Mahlzeiten.[136] Heute essen wir ständig – bis zu elfmal am Tag.[470] Zwischen den Mahlzeiten liegen oft nur kurze Pausen von 1 bis 2 Stunden. Durchschnittlich essen wir täglich über 15 Stunden verteilt.[470] Viele von uns nehmen einen Großteil der Kalorien nach 18 Uhr zu sich und fasten nur während des Schlafens.[470] Wir essen und snacken also von morgens früh bis spätabends. Das hat einen großen Einfluss auf unseren Stoffwechsel. Und so weisen inzwischen immer mehr Ärzte, Gesundheits- und Ernährungswissenschaftler darauf hin, dass die Pandemien Übergewicht und Diabetes vor allem auch mit unserem veränderten Essensrhythmus zusammenhängen.[471]

Wie viel Energie benötigt der Körper?

Wie viel sollte der Mensch idealerweise essen? Mit dieser Frage schlagen sich Wissenschaftler und Diättreibende gleichermaßen herum. Jeder Körper benötigt fortwährend Energie, den größten Teil davon für seinen Grundumsatz, also für Atmung, Herzschlag und Stoffwechsel. Der Grundumsatz ist die Energie, die wir bräuchten, wenn wir 24 Stunden regungslos im Bett liegen würden. Er hängt von Alter und Geschlecht ab, aber auch von Umgebungstemperatur, Körpergewicht und Gesundheitszustand.

Die gängigen Einheiten für Energie aus Lebensmitteln sind Kilokalorien (kcal; 1 kcal = 1000 Kalorien) und Megajoule. Eine Kalorie ist die Wärmemenge, die erforderlich ist, um 1 Gramm Wasser um 1 °C zu erwärmen. Angaben zur Energiemenge finden Sie auf jedem verpackten Lebensmittel. Die Nährstoffe haben unterschiedliche Energiegehalte pro Gramm: Kohlenhydrate 4 Kalorien (17 Kilojoule), Fett 9 Kalorien (37 Kilojoule), Protein 4 Kalorien (17 Kilojoule), Alkohol 7 Kalorien (29 Kilojoule) und Ballaststoffe 2 Kalorien (8 Kilojoule). Neben dem Grundumsatz bestimmt vor allem unsere körperliche Aktivität, wie viel Kalorien wir benötigen. Der Energieverbrauch kann sich daher um bis zu 1900 Kalorien pro Tag unterscheiden – je nach Berufstätigkeit, Sportverhalten und unbewussten Bewegungen (zum Beispiel zappeln).[472]

Es gibt mathematische Formeln, mit denen sich berechnen lässt, wie viel Energie ein Mensch täglich benötigt. Sie berücksichtigen Alter, Geschlecht, Gewicht und körperliche Aktivitäten (PAL-Wert). Nach Angaben der *Deutschen Gesellschaft für Ernährung* brauchen normalgewichtige Menschen, die sich wenig bewegen (sitzende Tätigkeit mit wenig oder keiner anstrengenden Freizeitaktivität) durchschnittlich ungefähr 2000 Kalorien pro Tag (Männer: 2300, Frauen: 1800 Kalorien). Wie viel Kalorien man aufgenommen hat, lässt sich zum Beispiel mithilfe einer App berechnen, in die jede Speise eingetragen wird.

Wir halten das nicht für nötig. Wer unseren Speiseplan mit viel Gemüse, Hülsenfrüchten und Nüssen beachtet (▶ Seite 197) und einen gesunden Lebensstil mit ausreichend Bewegung pflegt (▶ Seite 234ff.), muss keine Kalorien zählen. Die einzige Ausnahme sind stark Übergewichtige (BMI > 30). Sie sollten eine Ernährungsberatung aufsuchen und die Kalorienmenge kontrollieren, die sie täglich zu sich nehmen.

Nicht zu viel zu essen, scheint wesentlich für unsere Gesundheit zu sein.[473] So rät der Biologe Prof. David A. Sinclair von der *Harvard Medical School:* „Nachdem ich seit 25 Jahren die Alterung erforsche und Tausende von wissenschaftlichen Fachartikeln gelesen habe, kann ich zumindest einen Rat geben und einen bombensicheren Weg nennen, um länger gesund zu bleiben; es ist ein Tipp, den jeder sofort umsetzen kann, um seine Lebensdauer so weit wie möglich zu verlängern: Essen Sie weniger."[194] Das scheint auch eines der Langlebigkeits-

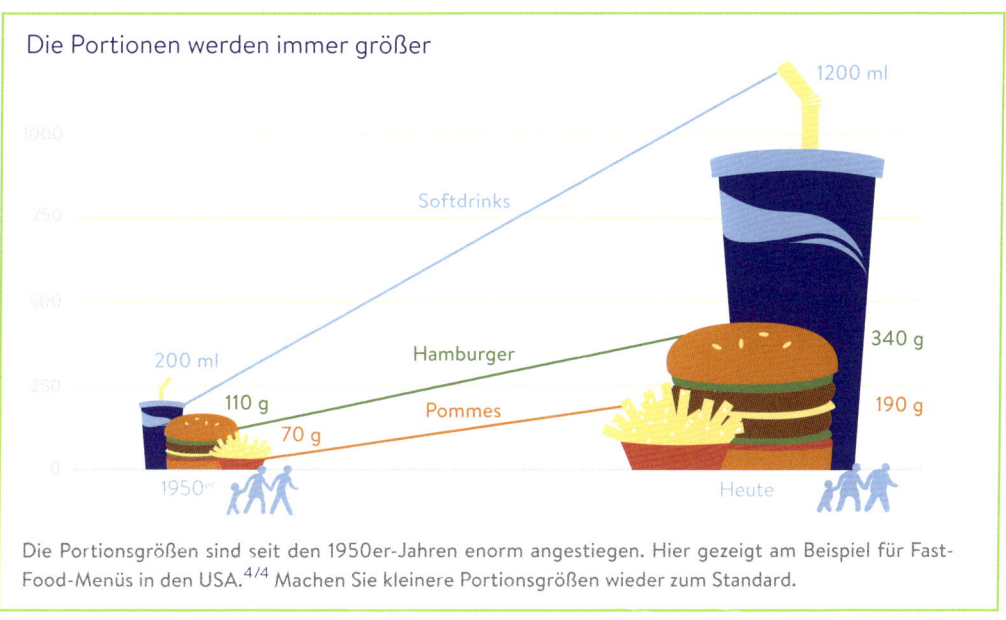

Die Portionsgrößen sind seit den 1950er-Jahren enorm angestiegen. Hier gezeigt am Beispiel für Fast-Food-Menüs in den USA.[4/4] Machen Sie kleinere Portionsgrößen wieder zum Standard.

geheimnisse der Menschen zu sein, die auf der japanischen Insel Okinawa besonders alt werden. Vor jeder Mahlzeit rezitieren sie die alte Phrase „Hara hachi bu"[38] („Iss in Maßen").

In den letzten 70 Jahren sind unsere Portionen im Gegensatz zu diesen Empfehlungen immer größer geworden. Und zwar sehr viel größer, wie die Abbildung auf Seite 207 verdeutlicht. Gestalten Sie Ihre Portionsgrößen maßvoll. Machen Sie sich zum Beispiel einen einfachen Trick zunutze und verwenden Sie kleinere Teller. Portionen werden größer wahrgenommen, wenn sie auf kleineren Tellern serviert werden („Delboeuf-Illusion"). Trinken Sie zum Essen ein Glas Wasser. Und essen Sie langsamer und in Ruhe, das heißt ohne Ablenkung wie Fernsehen. Denn die Sättigungssignale aus unserem Gehirn setzen erst nach 10 bis 15 Minuten ein. Wer langsamer isst, kommt meist mit weniger aus.

Sind Diäten sinnvoll?

Viele Menschen wollen abnehmen. Laut *Statista* sind es 30 Millionen Deutsche. Und da über 50 Prozent der Deutschen übergewichtig sind, wäre das für viele Menschen auch durchaus gesundheitsfördernd. Diäten, also kurzfristige Ernährungsprogramme, die sich von der üblichen Ernährung durch reduzierte Menge und/oder andere Zusammensetzung unterscheiden, sind seit Jahrzehnten ein Megatrend und sollen Abhilfe schaffen. Das ist nicht neu. Schon seit Jahrhunderten versprechen Wässerchen, Pülverchen und Tabletten oder auch Apparaturen und Techniken Menschen eine tolle Figur, Gesundheit und ein langes Leben. Fast immer sind sie vor allem ein grandioses Geschäft und nur selten bringen sie langfristig etwas.

Zum Beispiel verbreitete der amerikanische Arzt William Hay Anfang des 20. Jahrhunderts, dass der Körper Kohlenhydrate und Eiweiße nicht gleichzeitig verdauen könne und dass jemand, der das trotzdem macht, dick würde. Er brachte die Trennkost auf den Markt. Obwohl seine Annahmen längst widerlegt sind, gibt es bis heute viele Anhänger. Eine weitere Blütezeit erlebten die Diäten in den 1960er-Jahren. Nachdem die Entbehrungen der Kriege überstanden waren, beschäftigten sich immer mehr Frauen mit Wohlbefinden, Gesundheit, Mode und Aussehen. Die Zeitschrift *Brigitte* brachte 1969 erstmalig ihre eigene Diät heraus. Diättrends wurden in den aufkommenden Massenmedien Fernsehen, Radio und Zeitschriften stark verbreitet. Um das Interesse nicht abreißen zu lassen, denkt sich die Diätindustrie fortwährend neue Konzepte aus. Detox-Smoothies, hCG-Diät oder Keto-Diät sind nur einige Beispiele. Oder die Sirtfood-Diät, mit der die Erfolgssängerin Adele innerhalb von zwei Jahren 45 Kilo abgenommen haben soll – und zwar trotz Rotwein und Bitterschokolade. Sirtuine sind zwar ein interessantes Thema (▶ siehe rechts), bisher wissen wir darüber aber viel zu wenig, um daraus ein wirksame Diät ableiten zu können. Zu den Dauertrends gehören außerdem Mono-Diäten wie die Kohl-, Eier- oder Reis-Diät. Wir raten grundsätzlich davon ab, denn die Nährstoffversorgung ist bei einer einseitigen Ernährung nicht garantiert. Auch Formula-Diäten, bei denen angeblich optimal zusammengestellte Nährstoffpulver den Abnehmerfolg bringen sollen, halten wir nicht für sinnvoll, außer in speziellen Krankheitssituationen wie Adipositas oder Fettleber unter ärztlicher Aufsicht. Die meisten Diäten überzeugen vor allem durch gutes Marketing und beruhen nicht ausreichend auf wissenschaftlichen Daten. Die langfristigen

Effekte sind meist überhaupt nicht untersucht. Zu den aktuell am häufigsten in Deutschland durchgeführten Diätprogrammen gehören nach Angaben von *Statista*: Low Carb (also möglichst wenig Kohlenhydrate), Clean Eating (▸ Seite 195) und Low Fat (möglichst wenig Fett).

Studien zeigen, dass die Unterschiede in der Gewichtreduktion zwischen den einzelnen Methoden überraschend klein und langfristig kaum der Rede wert sind.[475] Mit vielen Diäten lässt sich zwar kurzfristig tatsächlich erfolgreich Gewicht reduzieren. Leider bringen sie aber langfristig meist nichts. Bereits nach zwölf Monaten haben Diättreibende in der Regel ihr ursprüngliches Gewicht wiedererlangt[475] – und oft deutlich mehr. Das liegt an dem berüchtigten

SIRTUINE FÜR EIN LANGES LEBEN

Bereits in den 1990er-Jahren entdeckte der Langlebigkeitsforscher David A. Sinclair an der *Harvard Medical School* ein Gen in Hefepilzen, das bestimmte Enzyme, die Sirtuine, aktiviert. Diese konnten bei Nahrungsknappheit das Leben der Hefen auf spektakuläre Weise verlängern. Heute ist Sirtfood zum Trendthema geworden. Was steckt dahinter?

Sirtuine sind Enzyme, die sich in jeder Körperzelle befinden. Sie können den Stoffwechsel ankurbeln und Zellenreparaturprogramme aktivieren. Dadurch beugen sie vorzeitiger Alterung und chronischen Krankheiten vor[194] und werden deshalb auch oft als „Langlebigkeitsenzyme" bezeichnet. Bei Menschen sind inzwischen sieben verschiedene Sirtuine entdeckt worden, die aber erst aktiviert werden müssen, bevor sie ihre heilsame Wirkung entfalten können. Das geht zum Beispiel durch Kalorienrestriktion. Fasten wir, löst der Kalorienmangel mithilfe des Sirtuinsystems physiologische Reaktionen aus, durch die freie Radikale besser abgefangen und DNA-Schäden verstärkt repariert werden. (▸ Seite 216). Das geht auch mit sekundären Pflanzenstoffen. Diese dienen Pflanzen als Abwehr gegen Fressfeinde oder Bakterien und aktivieren in unserem Körper die Sirtuine und mit deren Hilfe die Zellreparaturprogramme. Zu den gut untersuchten sekundären Pflanzenstoffen gehören Resveratrol (zum Beispiel in roten Trauben), Sulforaphan (zum Beispiel in Brokkoli), Quercetin (zum Beispiel in Äpfeln oder roten Zwiebeln) oder das Curcumin aus Gelbwurz. Unverarbeitete pflanzliche Lebensmittel aus nachhaltiger Landwirtschaft enthalten besonders viele der Sirtuin-aktivierenden Substanzen. Dazu gehören auch noch Grünkohl, Beeren, Kräuter, Kakao, Zitrusfrüchte, Nüsse und grüner Tee.[476]

Prof. Sinclair geht davon aus, dass Alterung und chronische Krankheiten auf grundlegenden zellulären Prozessen beruhen, die durch das Sirtuinsystem beeinflusst werden können.[194] Der Biologe versucht mit seinem Team, diese Prozesse besser zu verstehen und für uns nutzbar zu machen, damit wir länger und gesünder leben können. Noch stehen sie am Anfang, aber die spannenden Ergebnisse aus der Sirtuinforschung liefern bereits jetzt Erklärungen, warum pflanzliche Lebensmittel und Fasten so gesund sind.

Jo-Jo-Effekt. Wir sind mit biologischen Programmen ausgestattet, die bei Kalorienreduktion unseren Stoffwechsel verändern, sodass wir die wenige zugeführte Energie besser verwerten.[477] Essen wir nach einer Diät wieder wie vorher, bringen wir schnell noch mehr Kilos auf die Waage. Diäten verändern auch unser Hungergefühl. Studien zeigen, dass Übergewichtige, die mit einer kalorienreduzierten Diät viel Gewicht verloren haben, noch Jahre später ein verstärktes Hungergefühl haben.[478] Diäten funktionieren auch deswegen nicht, weil kaum ein Mensch dauerhaften Hunger aushalten kann. Zudem macht Hungern missmutig und gereizt.

Deswegen ist eine langfristig umsetzbare gesunde Ernährungsweise wie unser Speiseplan, kombiniert mit ausreichend Bewegung, der deutlich Erfolg versprechendere Weg. Gemüse und Obst enthalten viel Wasser und füllen den Magen. Ein hoher Ballaststoffanteil aus Gemüse, Hülsenfrüchten, Nüssen, Samen und Vollkorngetreide reguliert den Blutzuckerstoffwechsel. Gesunde Fette aus Nüssen und pflanzlichen Ölen sowie gesunde Eiweiße aus Nüssen und Hülsenfrüchten halten lange satt (▸ Seite 197).

Für die erfolgreiche Gewichtsregulation sollte ein solcher Speiseplan mit ausreichend Bewegung, Schlaf und Erholung kombiniert werden (▸ Seite 234ff.). Versuchen Sie, möglichst viel Bewegung in Ihren Alltag zu integrieren. Achten Sie außerdem darauf, dass Sie das Zeitfenster, in dem Sie essen, auf unter 12 Stunden begrenzen. Das Ziel sollte sein, einen lebenslang praktizierbaren gesunden Lebensstil zu entwickeln, der Wohlbefinden in den

ZWÖLF TIPPS – WIE SIE ABNEHMEN UND IHR GEWICHT HALTEN

- ▸ Essen Sie viel Gemüse, das füllt den Magen.
- ▸ Essen Sie ballaststoffreiche Lebensmittel wie Vollkornprodukte und Hülsenfrüchte. Ballaststoffe regulieren den Blutzuckerstoffwechsel.
- ▸ Essen Sie eine Handvoll Nüsse pro Tag, diese halten lange satt.
- ▸ Trinken Sie ausreichend (2 Liter am Tag). Oft wird Hunger mit Durst verwechselt. Trinken Sie daher vor dem Essen ein Glas Wasser. Das wirkt sättigend.
- ▸ Essen Sie kleinere Portionen.
- ▸ Setzen Sie Bitterstoffe bei Heißhungerattacken ein.
- ▸ Verzichten Sie möglichst auf Süßigkeiten, Softdrinks und Säfte.
- ▸ Meiden Sie stark verarbeitete Lebensmittel. Diese haben häufig eine hohe Kaloriendichte.
- ▸ Verzichten Sie weitgehend auf Alkohol. Er enthält viel Energie.
- ▸ Begrenzen Sie das tägliche Intervall, in dem Sie essen, auf unter 12 Stunden (Intervallfasten). Zusätzlich können zwei bis vier Scheinfastenkuren pro Jahr einen positiven Effekt auf das Gewicht haben.
- ▸ Machen Sie regelmäßig Sport und Spaziergänge.
- ▸ Achten Sie auf regelmäßigen und ausreichenden Schlaf. Schlafmangel verstärkt das Verlangen nach kalorienreichen Lebensmitteln.

Fokus rückt ohne ständiges Geißeln, Verzichten und Hungern. Die einzige Gruppe, für die eine Diät unter medizinischer Aufsicht sinnvoll ist, sind stark übergewichtige Menschen. Im Anschluss an eine Diät sollte man für dauerhaften Erfolg immer ein medizinisch begleitetes Programm zur langfristigen Ernährungs- und Lebensstilumstellung absolvieren.

Zu welchen Tageszeiten sollten wir essen?

Warten Sie nach dem Aufstehen möglichst 1 Stunde ab, bevor Sie frühstücken. Erst danach sinkt der Spiegel des Schlafhormons Melatonin ab, das die Insulinausschüttung behindert.[136] Dann aber gilt, dass in der ersten Tageshälfte die Insulinempfindlichkeit am höchsten ist. Deshalb können große, kohlenhydratreiche Mahlzeiten dann besonders gut verstoffwechselt werden.[479] Gegen ein ausführliches Frühstück spricht also nichts. In einer Studie zeigte sich, dass übergewichtige Patienten mehr Gewicht verloren, wenn sie den größten Teil der Kalorien in der ersten Tageshälfte aßen.[480] Außerdem scheint ein gutes Frühstück impulsivem Snacken vorzubeugen.[481] Auch bei Kindern wirkt sich eine gesunde Morgenmahlzeit, kombiniert mit dem Weglassen von ungesunden Snacks, positiv auf die Blutzuckerregulation aus.[482]

Vermutlich ist es für den Stoffwechsel am besten, die größte, kalorienreichste Mahlzeit des Tages mittags zu sich zu nehmen, rät Prof. Michalsen von der *Charité* insbesondere Übergewichtigen.[136] Die Deutschen essen die meisten Kalorien am Abend,[483] auch weil mittags viele von uns in Büro und Schule sind. Studien weisen darauf hin, dass große Mahlzeiten am Abend mit höherem Blutdruck, Übergewicht und metabolischem Syndrom zusammenhängen können.[483] Essen Sie abends daher mehr gedünstetes Gemüse und Hülsenfrüchte und weniger Kartoffeln, Nudeln und Fleisch. Die letzte Mahlzeit am Tag sollte 2 bis 3 Stunden vor dem Schlafengehen eingenommen werden. Abends beginnt die Ausschüttung des Schlafhormons Melatonin, das die Insulinausschüttung reduziert.[484] Kohlenhydrate können dann nicht mehr gut verarbeitet werden. Also besser kein „Betthupferl" und auch keine Chips und kein Bier vorm Schlafengehen. Insbesondere wer Probleme mit dem Zucker- und Insulinstoffwechsel hat, sollte große kohlenhydratreiche Mahlzeiten am Abend meiden. Das gilt vor allem bei Insulinresistenz, Fettleber, Übergewicht und Diabetes.[479]

Der Entdecker der biologischen inneren Uhr (auch Schlaf-wach-Rhythmus oder zirkadianer Rhythmus), Satchin Panda, stellte in einer Studie fest, dass erschreckend wenige Menschen einen regelmäßigen Essensrhythmus haben[470] – mit fatalen Folgen für ihren Stoffwechsel. Essen Sie möglichst immer zu denselben Zeiten über den Tag. Viele Studien sprechen dafür, dass es von großem Gesundheitswert ist, die Zeit, in der wir essen, auf unter 12 Stunden pro Tag zu reduzieren (▶ Seite 214).

Wie oft sollten wir essen?

Wir wissen nicht genau, wie viele Mahlzeiten die Menschen in der Steinzeit zu sich nahmen, und auch nicht, wann der Mensch Frühstück, Mittag- und Abendessen erfand. Ob die klassischen drei Mahlzeiten ideal für uns sind, ist ebenfalls unbekannt. Fest steht aber, dass wir heute viel häufiger essen als jemals zuvor.

Viel wird darüber debattiert, wie viele Mahlzeiten ideal für den Menschen sind und wie groß der richtige Abstand zwischen diesen Mahlzeiten sein soll. In der Diskussion geht es vor allem um die Frage, welche Rolle die Anzahl der Mahlzeiten für die Regulation des Blutzuckerspiegels spielt. Durch die Glukose aus den Kohlenhydraten in der Nahrung steigt der Zuckergehalt im Blut (▸ Seite 38). Die Bauchspeicheldrüse schüttet daraufhin Insulin aus, um den Zucker als Energiequelle für die Körperzellen bereitzustellen. Die Insulinsekretion erreicht ihren Peak innerhalb der ersten Stunde und nimmt dann über die folgenden 4 Stunden wieder ab – der genaue Verlauf hängt dabei maßgeblich von der Zusammensetzung der Mahlzeit ab.[485]

Durch permanentes Essen ist fortwährend viel Insulin im Blut. Das kann langfristig dazu führen, dass die Zellen für Insulin unempfindlich werden. In der Folge entsteht eine sogenannte Insulinresistenz, eine Vorstufe von Diabetes. Experten streiten darüber, was das für die Häufigkeit von Mahlzeiten bedeutet.

Einige Experten raten dazu, 4- bis 5-stündige Abstände zwischen den Mahlzeiten einzuhalten, während andere für regelmäßige kleine Mahlzeiten plädieren, die starke Spitzen im Blutzucker vermeiden sollen. Große Diskussion gibt es in diesem Zusammenhang auch immer

BITTERSTOFFE – DIE HUNGERBREMSE

Wiederentdeckt wurden in den letzten Jahren die Bitterstoffe als wirksames und gesundes Mittel zur Hungerregulation. Wenn Sie mal wieder der Heißhunger auf Süßes oder Salzig-Fettiges überkommt, können Bitterstoffe die Gelüste wirksam reduzieren. Erfahrungen aus der Ernährungsmedizin zeigen, dass Patienten mit der Hilfe von Bitterstoffen ihren Jieper auf Süßigkeiten vermindern und so ihr Gewicht erfolgreich reduzieren konnten. Die Forschung zu dem Thema steht zwar noch am Anfang, aber Studien weisen darauf hin, dass Bitterstoffe den Glukosestoffwechsel positiv beeinflussen und den Appetit regulieren.[486] Die genauen biologischen Mechanismen müssen aber noch besser verstanden werden. Bitterstoffe sind aus vielen Lebensmitteln systematisch herausgezüchtet worden und kommen zum Beispiel natürlicherweise in Linsen, Kohlrabi, Kaffee, Artischocken, Pampelmusen und Chicorée vor. Die Konzentration in diesen Lebensmitteln reicht allerdings meist nicht aus, um die Lust auf Süßes einzudämmen. Verwenden Sie daher bei Bedarf Bitterstoffe in konzentrierter Form. Sie sind in Apotheken und auch immer mehr Drogerien erhältlich. Viel Aufmerksamkeit hat das Thema durch zwei junge Gründer in der VOX-Show *Die Höhle der Löwen* erhalten. Ihre Bitterstofftropfen *BitterLiebe* aus 15 erlesenen Kräutern und Wurzeln gibt es inzwischen in vielen deutschen Drogeriemärkten. Inspiriert von der gemeinsamen Schwiegermutter in spe, einer Heilpraktikerin, die nach dem Essen regelmäßig auf altbewährte Bitterstoffe zurückgriff, verfolgen die beiden Gründer die Mission, den Geschmack „bitter" wieder positiv zu besetzen und in das Bewusstsein der Menschen zurückzubringen. Bittertropfen nach dem Essen – besser als jeder Schnaps oder Espresso.

wieder darüber, ob Mini-Mahlzeiten zwischendurch, sogenannte Snacks, gut oder schlecht für die Gesundheit sind. Als Snack wird jedes Lebensmittel bezeichnet, das wir zwischen den Hauptmahlzeiten essen. Einigkeit herrscht darüber, dass auf ungesunde Snacks wie Kekse, Süßigkeiten und Chips möglichst ganz verzichtet werden sollte.

Auch beim Snacken kommt es also auf die Qualität der Lebensmittel an. Gesunde Snacks wie Nüsse, klein geschnittenes Gemüse, Obst oder ungesüßter Joghurt können einen Beitrag zu einer gesunden Ernährung leisten. Gegen zwei bis drei solcher Snacks pro Tag ist aus gesundheitlicher Sicht nichts einzuwenden. Vielmehr kann dadurch sogar die Aufnahme von wichtigen Vitaminen und Nährstoffen aus Gemüse und Obst optimiert werden.[487] Klar Position bei dem Thema bezieht die Diabetologin Hana Kahleova. Sie wies in Studien nach, dass Menschen, die seltener essen, seltener snacken und die größte Mahlzeit morgens zu sich nehmen, weniger Übergewicht haben.[488] In einer Studie mit Typ-2-Diabetikern konnte sie zeigen, dass diese bei zwei ausgiebigen Mahlzeiten pro Tag (Frühstück und Mittagessen) verbesserte Zuckerwerte, einen Rückgang der Fettleber und niedrigere Blutfettwerte im Vergleich zu Diabetikern aufwiesen, die sechs kleine Mahlzeiten pro Tag zu sich genommen hatten.[489]

Auch der Altersforscher Valter Longo empfiehlt gesunden normalgewichtigen Menschen, täglich außer dem Frühstück nur noch eine weitere Mahlzeit – mittags oder abends – und einen kalorienarmen, aber nährstoffreichen Snack zu sich zu nehmen.[490] Die *Deutsche Gesellschaft für Ernährung* macht wegen der fehlenden Evidenz keine Aussage zur Mahlzeitenfrequenz,[491] rät aber, auf die Energiebilanz und Qualität der Ernährung zu achten.

Machen Sie Ihre Essenszeiten auch von Ihren individuellen Bedürfnissen abhängig. Wichtiger als die Anzahl der Mahlzeiten scheint es für die Gesundheit zu sein, dass Sie maßvoll essen und längere Intervalle des Nichtessens einhalten, zum Beispiel, indem Sie das Nachtfasten ausweiten (▶ Seite 214).

Fasten – Jungbrunnen für den Körper

Im Jahr 2012 veröffentlichte der Biologe Satchin Panda vom *Salk Institute for Biological Studies* in Kalifornien in der angesehenen Fachzeitschrift *Cell Metabolism* spektakuläre Daten aus einem Experiment mit Mäusen.[492]

Das Foto zweier schwarzer Mäuse, die eine fett und übergewichtig, die andere fit und schlank, ging um die Welt. Denn beide Mäuse waren gleich alt, genetisch identisch und hatten immer exakt die gleiche Menge an Futter bekommen. Der einzige Unterschied war, dass die eine Maus rund um die Uhr Zugang zu ihren Fressnäpfen hatte, während der anderen täglich eine 16-stündige Essenspause verordnet wurde. Der erstaunliche Effekt hat also nichts mit der Kalorienmenge zu tun, sondern ist allein durch das Timing des Essens zu erklären. Andere Studien bestätigen dieses Ergebnis: Mäuse, die dauernd essen, werden dick, träge und entwickelten Fettlebern, Entzündungen und Diabetes, während Mäuse, die 16 Stunden pro Tag fasten, fitter und dynamischer sind und keine Krankheitsanzeichen haben.[493] Mäuse, die bereits zu Beginn des Experiments übergewichtig waren, wurden durch das Intervallfasten wieder schlank.[494]

Solche Ergebnisse haben das Interesse am Fasten in den letzten Jahren explodieren lassen. Der Nahrungsverzicht auf Zeit wird seit Jahrhunderten praktiziert, aber erst seit Kurzem systematisch untersucht. Zahlreiche in den letzten zehn Jahren veröffentlichte Studien belegen inzwischen, dass Fasten vor Krankheiten schützt und sogar das Leben verlängern kann.[495, 496] Es scheint so zu sein, dass Selbstreinigungsmechanismen auf Zellebene nur dann ablaufen, wenn wir keine Nahrung zu uns nehmen und der Insulinspiegel niedrig ist. Wer sein Leben und seine Gesundheitsspanne verlängern möchte, sollte die Zeit, in der er täglich Nahrung aufnimmt, begrenzen.[490, 194]

Fastenmethoden

Es gibt viele verschiedene Fastenarten, bei denen stundenweise, tageweise oder wochenweise auf Nahrung verzichtet wird.[136] Zu den sichersten und am besten untersuchten gehören das Intervallfasten [494, 496] und das Scheinfasten.[497, 146]

Intervallfasten

Intervallfasten (auch zeitbegrenztes Essen), wie es Satchin Panda bei den Mäusen untersucht hat, gehört zu den bekanntesten, einfachsten und praktikabelsten Varianten. Dabei wird das natürliche Fasten über Nacht verlängert.[496]

Verschiedene Methoden werden als Intervallfasten bezeichnet. Zum Beispiel gibt es Varianten, bei denen an zwei Tagen in der Woche (5:2-Methode) oder jeden zweiten Tag auf Nahrung verzichtet wird (Alternate Day Fasting). Die Methoden wirken aber möglicherweise unterschiedlich. So beklagen viele Experten, dass bei dem Trendthema Fasten oft viel zu undifferenziert berichtet wird. Wir bezeichnen in diesem Buch mit Intervallfasten die Methode, bei der das tägliche Nachtfasten verlängert wird. Im englischen Sprachraum ist die Variante unter dem Namen Time-Restricted Eating bekannt.

Dabei werden verschiedene zeitliche Kombinationen von Fasten- und Essensphasen über 24 Stunden praktiziert – Fastenphasen von 12, 14 oder 16 Stunden sind üblich. Man frühstückt zum Beispiel erst um 10 Uhr und isst das letzte Mal gegen 18 Uhr. Tägliche Essenspausen von 14 bis 16 Stunden gelten als optimal.[136]

Jedes Organ und jede Zelle hat ihre eigene biologische innere Uhr, die an den Tag-Nacht Rhythmus angepasst ist. Denn nicht alle Körperfunktionen können gleichzeitig ablaufen. Fein aufeinander abgestimmt, arbeiten die Zellen zusammen, um die drei wesentlichen Rhythmen eines Tages zu erzeugen: Wachen und Schlafen, Essen und Verdauen sowie Bewegen und Regenerieren. 2017 ging der Nobelpreis für Medizin an drei Wissenschaftler für ihren Beitrag zum Verständnis der inneren Uhr und des Biorhythmus von Lebewesen. Die biologische Uhr unserer Organe wird sehr wesentlich durch unsere Essenszeiten beeinflusst. Satchin Pandas Arbeitsgruppe hat in vielen Studien gezeigt, dass Intervallfasten dazu beitragen kann, die oft aus dem Gleichgewicht geratene biologische Uhr wieder in Balance zu bringen.[493] Die Regeln für Intervallfasten sind denkbar einfach:

- Während der Fastenphase sind nur Wasser oder ungesüßte Getränke wie Kaffee oder Tee erlaubt. Der Körper holt sich in dieser Zeit alles, was er braucht, aus seinen Reserven.
- Während der Essensphase dürfen Sie ganz normal essen. Natürlich ist es dabei sinnvoll, die Grundregeln für eine gesunde Ernährung zu beachten – also viel Gemüse, Obst, Hülsenfrüchte, Nüsse und Vollkornprodukte sowie wenig Zucker, Fertiggerichte und verarbeitetes Fleisch.

Experimentieren Sie und probieren Sie aus, welches Zeitintervall am besten zu Ihren Gewohnheiten und Ihrem Sozialleben passt.

Immer mehr Studien belegen, dass sich zeitbegrenztes Essen positiv auf Gewicht und viele andere Gesundheitsaspekte auswirkt.[496] Beim Intervallfasten müssen keine Kalorien reduziert werden, sondern nur die Zeit, in der diese aufgenommen werden. Bei vielen Menschen hat das aber auch den Nebeneffekt, dass sie – ohne es zu beabsichtigen – 20 Prozent weniger Kalorien zu sich nehmen.[496]

Beim Intervallfasten benötigt der Körper häufig eine Umstellungsphase. Bilanzieren Sie nach vier Wochen. Fühlen Sie sich gesünder und fitter? Wie ist Ihr Schlaf? Hat sich Ihr Gewicht verändert? Es gibt beim Intervallfasten keine zeitliche Begrenzung. Sie können es lebenslang durchführen.[498]

5-Tage-Fasten (Scheinfasten)

Das Scheinfasten (auch Fasting Mimicking Diet) ist eine Fastenmethode, die der renommierte Altersforscher Valter Longo von der *University of Southern California* in Los Angeles entwickelt hat. Dabei isst man fünf Tage lang kalorien-, protein- und zuckerarme Mahlzeiten. Der Körper wird in einen Fastenzustand versetzt, erhält aber – anders als beim Heilfasten – wichtige Nährstoffe über kleine Mahlzeiten. Deswegen der Name „Scheinfasten". Die Methode gilt als besonders sicher und verträglich. Am ersten Tag gibt es 1100 Kalorien. Vom zweiten bis zum fünften stehen 800 Kalorien aus komplexen Kohlenhydraten (zum Beispiel Brokkoli, Tomaten, Möhren, Kürbis, Pilze) und gesunde Fette (Walnüsse, Mandeln, Haselnüsse, Olivenöl) auf dem Programm. Ergänzt wird das Ganze mit einem Multivitamin- beziehungsweise Mineralstoffpräparat und kalorienfreien Getränken (drei bis vier Tassen ungesüßtem Tee pro Tag und Wasser nach Belieben).[490] Alle Lebensmittel sind rein pflanzlich. Eine Beschreibung finden Sie in Valter Longos Buch *„Iss dich jung: Wissenschaftlich erprobte Ernährung für ein gesundes und langes Leben – Die Longevità-Diät"*.

Neben Intervall- und Scheinfasten gibt es noch das klassische Heilfasten, bei dem man zwischen fünf und 28 Tage auf Nahrung verzichtet und nur Wasser, Tee, Brühe und Saft trinkt (ca. 250 bis 400 Kalorien pro Tag). Mehr dazu erfahren Sie in dem Buch *„Mit Ernährung heilen. Besser essen – einfach fasten – länger leben. Neuestes Wissen aus Forschung und Praxis"* von Andreas Michalsen, einem der renommiertesten Fastenexperten Deutschlands und Professor an der Berliner *Charité*. Fastenkuren, die zur Behandlung von chronischen Krankheiten eingesetzt werden, sollten Sie nur unter ärztlicher Aufsicht durchführen.

Warum ist Fasten so gesund?

Inzwischen belegen unzählige Studien, dass Fasten positiv auf viele biologische Funktionen des Körpers wirkt. Der Biochemiker und Fastenforscher Frank Madeo konnte zeigen, dass längere Essenspausen dazu führen, dass die sogenannte Autophagie, das Reparaturprogramm in unseren Zellen, einsetzt.[499] In Körperzellen sammeln sich fortwährend Abfallprodukte aus Stoffwechselprozessen. Bei Nahrungsreduktion wird die Autophagie (griechisch für „Selbst-Essen"), ein Selbstverdauungsprogramm, in Gang gesetzt. Die Zellen ernähren sich dann von Zellmaterial und verwerten als Erstes den „Müll", also defekte Eiweißteile, die mit einer Membran ummantelt und zu sogenannten Autophagosomen umgebaut werden. Alte Zellteile werden zerlegt und zum Aufbau neuer Proteine verwendet. Der japanische Zellbiologe Yoshinori Ohsumi erhielt 2016 für seine Forschungen zur Autophagie den Medizinnobelpreis.

Wenn wir nicht essen, wird auch das Sirtuinsystem aktiviert, mit dessen Hilfe freie Radikale besser abgefangen und DNA-Schäden repariert werden können (▸ Seite 209).[194] Fasten wirkt sich zudem positiv auf den Zuckerstoffwechel aus und führt zu Fettabbau.[218, 500] Durch das Fasten wird der Insulinspiegel über einen längeren Zeitraum gesenkt, weil der Körper in dieser Zeit keine Kohlenhydrate mehr bekommt. Sobald die Glykogenspeicher leer sind, bezieht er die benötigte Energie aus seinen Fettreserven. Bei diesem Vorgang wird Fett in sogenannte Ketone umgewandelt (▸ Seite 46). Sie dienen dann als Energie. Ihnen wird eine günstige Wirkung auf die Gesundheit insgesamt und auf das Gehirn insbesondere zugesprochen.[468] Als Erstes wird das Bauchfett abgebaut, also das ungesunde viszerale Fett, von dem wir wissen, dass es chronische Entzündungen begünstigt (▸ Seite 50).[490] Die exakten Zeitfenster für den Beginn des Fettabbaus sind noch nicht bekannt. Fastenexperten wie Prof. Andreas Michalsen gehen davon aus, dass die Glykogenreserven nach ungefähr 12 bis 18 Stunden ohne Nahrung aufgebraucht sind[136] und dass der Anstieg von Ketonen nach 12 bis 14 Stunden Fasten beginnt. Bei Frauen etwas früher als bei Männern, weil sie geringere Glykogenspeicher haben. Ob während des täglichen Intervallfastens nennenswert auf Ketose umgestellt wird, ist umstritten. Deswegen empfehlen manche Experten, das Intervallfasten durch gelegentliches mehrtägiges (Schein-)Fasten zu ergänzen.

Außerdem hat Fasten einen positiven Effekt auf das Mikrobiom (▸ Seite 96). Es erhöht die Anzahl und Vielfalt von gesundheitsfördernden Bakterien in der Darmflora und unterstützt die guten Bakterien.[218] Auch auf das Immunsystem wirkt sich Fasten positiv aus. So werden zum Beispiel neue Immunzellen wie T-Zellen gebildet und Entzündungsmarker reduziert. Auf diese Weise kann Fasten die Symptome vieler Autoimmunerkrankungen wie Multiple Sklerose lindern.[501] Valter Longo konnte nachweisen, dass Scheinfasten bei Mäusen nicht nur die Multipler Sklerose abschwächte, sondern bei einem Teil der Tiere dazu führte, dass in bereits fortgeschrittenem Krankheitsstadium die Symptome vollständig verschwanden.[490]

Fasten zeigt zudem erstaunliche lebensverlängernde und verjüngende Effekte.[495] Valter Longo und sein Team haben dokumentiert, dass durch Nahrungsrestriktion die Lebenserwartung von verschiedenen einfachen Organismen, aber auch von Nagetieren um 30 bis 50 Prozent gesteigert werden kann.[473] Das ist spektakulär. In welchem Umfang diese Ergebnisse auf den

Menschen übertragbar sind, muss noch genauer untersucht werden. Zum Langlebigkeitseffekt scheint beizutragen, dass Fasten die Wachstumsfaktoren IGF-1 und mTOR reduziert, die in Zusammenhang mit vorzeitiger Alterung und Krebs gebracht werden (▶ Seite 68).[502] Fasten vermindert nicht nur das Risiko, Krebs zu entwickeln, sondern wird auch erfolgreich in Kombination mit klassischen Therapieverfahren zur Behandlung eingesetzt.[503] Momentan laufen mehrere klinische Studien, die diese vielversprechenden Effekte näher untersuchen.

Die enorme Anzahl an Büchern und Beiträgen über Fasten sollte aber nicht darüber hinwegtäuschen, dass die meisten Ergebnisse, die wir heute zu dem Thema haben, aus Studien mit Tieren stammen. Inwieweit sich diese Erfolge auf Menschen übertragen lassen, wird derzeit in zahlreichen Studien überprüft, sodass wir auf spannende Ergebnisse hoffen dürfen.

Wie oft sollten wir fasten?

Der Fastenexperte Valter Longo empfiehlt Gesunden verlängertes Nachtfasten von mindestens 12 Stunden, kombiniert mit zwei bis vier Scheinfastenkuren pro Jahr. Wer Fasten zur Behandlung von chronischen Krankheiten einsetzen möchte, kann auch von häufigeren oder längeren Kuren profitieren. Diese sollten aber nur unter ärztlicher Aufsicht erfolgen, zum Beispiel in einer Fastenfachklinik. Schwangere, stillende Mütter, Kinder und Jugendliche sollten nicht fasten, Gleiches gilt auch für Menschen mit Essstörungen und Untergewicht.[490]

> ▶▶▶ AUF EINEN BLICK **MAHLZEITEN-TIMING UND FASTEN**

In Maßen zu essen und nicht zu viel Energie aufzunehmen, wirken sich positiv auf Gesundheit und Langlebigkeit aus.

- ▶ Viele Menschen fragen sich, wie viel sie pro Tag essen sollten. Wenn Sie ich nach unserem Speiseplan richten (▶ Seite 197), haben Sie einen guten Leitfaden und brauchen keine Kalorien zu zählen.
- ▶ Essen Sie möglichst nicht mehr als drei Mahlzeiten pro Tag.
- ▶ Die Insulinempfindlichkeit ist in der ersten Tageshälfte am größten. Vermutlich ist es für den Stoffwechsel am günstigsten, die kalorienreichste Mahlzeit morgens oder mittags zu essen.
- ▶ Die letzte Mahlzeit am Tag sollte 2 bis 3 Stunden vor dem Schlafengehen eingenommen werden.
- ▶ Verringern Sie die Zeitspanne, innerhalb derer Sie essen, und begrenzen Sie die Nahrungsaufnahme auf einen Zeitraum von höchstens 12 Stunden.
- ▶ Zusätzlich können Sie zwei- bis viermal im Jahr fünftägige Scheinfastenkuren mit kalorien-, protein- und zuckerarmen Mahlzeiten machen.
- ▶ Schwangere, Stillende, Kinder und Menschen mit Untergewicht oder Essstörungen sollten nicht fasten.

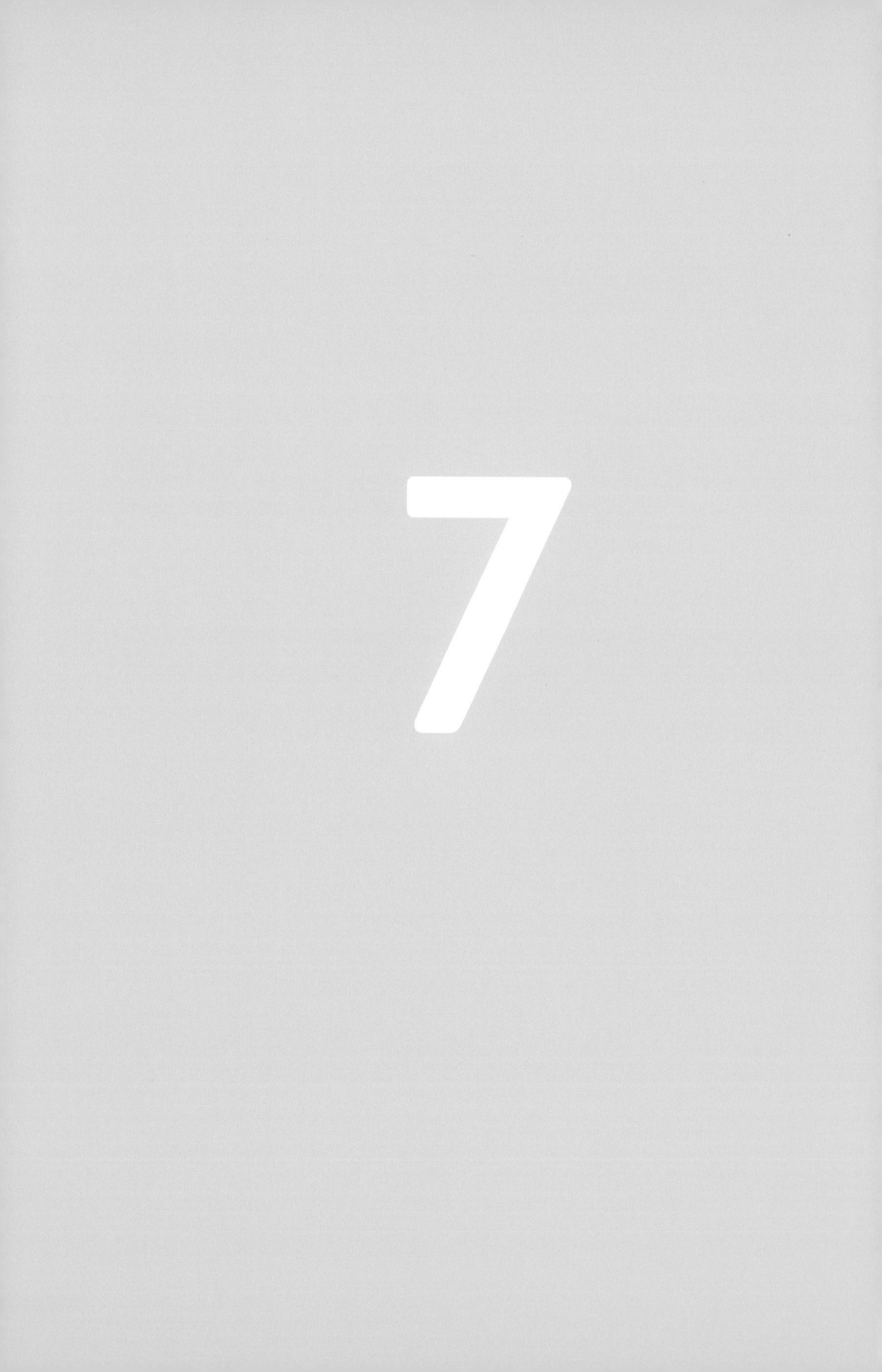

7

Die Macht der Gewohnheiten

Ernährungsverhalten besteht zum großen Teil aus Gewohnheiten, die wir uns oft unbewusst angeeignet haben. In diesem Kapitel beschreiben wir Werkzeuge, die Ihnen helfen, sich Ihr Ernährungsverhalten zunächst bewusst zu machen. Im zweiten Schritt finden Sie Techniken, die Sie dabei unterstützen sollen, Ihr Verhalten nach und nach zu verändern.

Warum fällt uns eine gesunde Ernährung so schwer?

**Warum ernähren wir uns nicht gesund, obwohl wir wissen,
dass das besser für uns wäre?
Warum fallen uns schlechte Gewohnheiten oft leichter als gute?
Wie setzen wir uns effektive Ziele für eine gesunde Ernährungsweise?
Welche Techniken gibt es für eine Verhaltensänderung?
Welche Aspekte gehören neben Ernährung zu einem gesunden Lebensstil?**

Die Vorteile einer gesunden Ernährung sind uns meist völlig klar: Wir haben mehr Energie, unsere Leistungsfähigkeit und Gesundheit verbessern sich, wir sind ausgeglichener, werden weniger dick und wir reduzieren das Risiko für chronische Krankheiten. Und trotzdem fällt es uns schwer, uns gesund zu ernähren. Woran liegt das? Diese Frage wird in Ernährungsratgebern oft vergessen. Dabei ist sie von essenzieller Bedeutung. Was nützt uns das Wissen über eine gesunde Ernährung, wenn wir es nicht umsetzen können? Wir brauchen also auch Wissen über Strategien, wie wir unser Verhalten nachhaltig ändern können.

Was sind Gewohnheiten?

Unser Ernährungsverhalten besteht zu einem großen Teil aus Gewohnheiten.[504] Eine Gewohnheit ist ein Verhalten, das so oft wiederholt wurde, dass wir es automatisch ausführen. Gewohnheiten sind ungemein nützlich, weil sie uns helfen, Alltagsprobleme mit wenig Energie und Aufwand zu lösen. Nach Schätzungen führen wir täglich 40 bis 50 Prozent aller Handlungen gewohnheitsmäßig aus.[505] Die meisten laufen völlig automatisch und unbewusst ab. Auch unser Essverhalten, unsere Gelüste und Aversionen sind zum großen Teil solche automatischen Prozesse. Zu welchen Lebensmitteln wir im Supermarkt greifen und was bei uns auf dem Teller landet – alles Routine. Unsere Essgewohnheiten haben wir uns im Laufe des Lebens angeeignet. Sie unterscheiden sich daher von Mensch zu Mensch und erzählen viel über unsere Ernährungsbiografie.[122] Für das Problem „Hunger am späteren Vormittag" holt sich der eine ein Schokocroissant auf dem Weg ins Büro, der andere nimmt sich einen Apfel mit. Gute Gewohnheiten sind von großer Bedeutung für unsere Gesundheit. Daher ist es sehr sinnvoll, diese sorgfältig und bewusst zu analysieren und gegebenenfalls zu ändern.

Vom Reiz zur Routine

Die Idee, dass wir zwischen unserer Umwelt und unserem Verhalten Verbindungen schaffen, hat bereits der russische Physiologe Iwan Pawlow vor mehr als 100 Jahren in seinen berühmten Experimenten mit Hunden nachgewiesen. Pawlow ließ in der Nähe der Hunde eine Glocke läuten. Das unbekannte Geräusch hatte keinerlei Bedeutung für die Vierbeiner. Dann ließ er die Glocke für einige Tage kurz vor der Fütterung klingeln. Nach kurzer Zeit reichte das Geräusch der Glocke aus, um den Speichelfluss der Hunde anzuregen. Für die Entdeckung erhielt Pawlow 1904 den Nobelpreis. Durch solche Reiz-Reaktions-Assoziationen lernen auch wir fortwährend. Ein Auslösereiz veranlasst uns dazu, eine bestimmte Handlung auszuführen, und diese erzeugt kurzfristig ein wohliges Gefühl (Belohnung). Bei schlechter Laune (Auslösereiz) greifen wir zu Schokolade (Routinehandlung), um uns wieder besser zu fühlen (Belohnung). Diesen Mechanismus bezeichnen Psychologen als klassisches Lernen.

Die Wechselwirkung zwischen auslösendem Reiz, Routinehandlung und Belohnung manifestieren sich auch in den Synapsen unseres Gehirns und sind buchstäblich neuronale Verdrahtungen nach dem Prinzip „what fires together wires together" (was zusammen brennt, verbindet sich).[506] Wir sehen einen Burger. Unser Gehirn signalisiert „Kalorien = überleben". Wir probieren ihn und er schmeckt herrlich. Es setzt ein Lernprozess ein. Gerade bei kalorienreichen, zucker- und fetthaltigen Lebensmitteln wird das neuronale Signal gesendet „Merk dir, was du isst und wo du es gefunden hast".[507] Wir speichern eine kontextabhängige Erinnerung ab. Das nächste Mal, wenn wir einen Burger sehen – es reicht auch ein Foto oder der Geruch –, wird eine physiologische Reaktion ausgelöst, die ein Verlangen erzeugt: Auslöser ▸ Verlangen ▸ Verhalten ▸ Belohnung. Schnell entsteht die beschriebene automatisch ablaufende Reaktionskette, die wir nur schwer willentlich durchbrechen können. Wir sind zwar in der Lage, durch bewusste Vorsätze unser Verhalten zu bestimmen, aber das erfordert sehr viel Energie. Sobald wir unsere Aufmerksamkeit auf etwas anderes richten oder gestresst sind, geben wir viele Vorsätze auf und greifen auf alte Routinen zurück.

Dopamin – das Belohnungshormon

Warum lieben wir eigentlich Junkfood wie Burger, Chips und Schokoriegel so sehr? Die Antwort liegt in unserem Gehirn. Es hat sich über Jahrmillionen so entwickelt, dass es Fett, Salz und Zucker bevorzugt. Diese Substanzen bringen die Belohnungszentren in unserem Gehirn zum Tanzen. Solche Nahrung war in der Steinzeit äußerst selten. Wenn sie doch einmal verfügbar war, war es ein klarer Überlebensvorteil, diese möglichst schnell in sich hineinzuschaufeln. Wir sind also darauf programmiert, solche Nahrung zu suchen und schnell zu verdrücken. In der modernen Lebensmittelumwelt, wo kalorienreiche Lebensmittel ständig verfügbar sind, hat das fatale gesundheitliche Folgen.

In unserem Gehirn gibt es verschiedene Botenstoffe, sogenannte Neurotransmitter, die Verhalten und Motivation regulieren. Sie spielen zum Beispiel bei Glücksgefühlen, Entspannung, Schmerzregulation und Stress eine wichtige Rolle. Einer dieser wichtigen Botenstoffe ist Dopamin. Es wird oft auch als „Glückshormon" bezeichnet, weil wir ein belohnendes Zufriedenheitsgefühl erleben, wenn es ausgeschüttet wird. Evolutionär war es äußerst sinnvoll, dass wir ein Glücksgefühl für Verhalten erlebten, das Reproduktion, Fitness und Überleben sicherte. Heute gefährden kalorienreiche Lebensmittel im Überfluss unsere Fitness und Gesundheit, aber der alte evolutionäre Mechanismus läuft noch genauso ab wie damals – und daher lösen Chips, Schokolade und Co. in uns ein wohliges und zufriedenes Gefühl aus.

Es kommt oft relativ schnell zu einem „Gewöhnungseffekt". Das heißt, der Körper verlangt nach immer mehr ungesundem Essen, um den Glückslevel auf einem konstanten Niveau halten zu können. So beginnt eine Teufelsspirale, die sich mittelfristig auch auf der Waage bemerkbar machen wird. Die Dopaminempfindlichkeit von Menschen ist unterschiedlich,[508] sodass es nicht verwundert, dass manche von uns anfälliger für das Suchtpotenzial von Junkfood sind als andere.

DIE GIER NACH DOPAMIN

Unser Gehirn giert regelrecht nach Belohnung durch eine Dopaminausschüttung, wie amerikanische Wissenschaftler bereits 1954 entdeckten.[509] Sie hatten Elektroden in die Lustzentren von Rattengehirnen eingesetzt. Immer wenn eine Ratte einen Knopf betätigte, wurde eine Dopaminausschüttung ausgelöst. Die Nager wurden regelrecht süchtig danach. Sie betätigten den Knopf alle paar Sekunden und vergaßen dabei zu trinken und zu fressen. Das machten sie so lange, bis sie erschöpft zusammenbrachen. Wenn die Forscher dagegen die Ausschüttung von Dopamin im Gehirn der Tiere blockierten, verloren diese jegliche Lebenslust. Sie fraßen nicht, sie tranken nicht und sie paarten sich nicht mehr. Ein paar Tage später starben alle Ratten an Dehydrierung.[510] Es ist also wissenschaftlich gut zu erklären, warum Pommes, Pizza und Eiscreme in uns tatsächlich eine suchtähnliche Verhaltensweise erzeugen.

Die permanente Verführung

Die Lebensmittelindustrie hat die Mechanismen natürlich auch erkannt und unzählige Produkte kreiert, die genau die beschriebenen Belohnungssysteme in unserem Gehirn anschalten sollen. Der größte Teil der Produkte im Supermarkt ist so hergestellt, dass sie in uns ein permanentes Verlangen nach mehr erzeugen. Fatal, da Lebensmittel 24 Stunden am Tag zu haben sind. Kein Wunder also, dass wir dicker und dicker werden. Unfair ist, dass häufig dem Einzelnen die Schuld an seinem Übergewicht gegeben wird, ganz nach dem Motto „Dicke haben einfach nicht genug Willen". Wer sich ein bisschen mit den eben angerissenen biochemischen Prozessen beschäftigt, versteht schnell, wie mächtig diese sind und welche Herausforderungen es für den Einzelnen bedeutet, sich gegen seine „Natur" zu stellen. Auch der Rat „Du musst nur in dich hineinhören" ist hier kontraproduktiv.

Ganz besonders gefährlich ist die Kombination aus ständig verfügbarem Junkfood und Stress. Menschen greifen unter Stress verstärkt zu zuckrigen und fettigen Lebensmitteln, um sich besser zu fühlen.[511, 512] Chronischer Stress beeinträchtigt zudem die evolutionär neueren Hirnstrukturen wie den präfrontalen Kortex, mit denen wir Verhalten willentlich steuern können, besonders stark.[513] Unter Stress ist es für uns also noch schwerer, unsere Gelüste zu kontrollieren und dem starken Verlangen nach Chips, Pizza, Gummibärchen und Schokolade zu widerstehen.

Gute Gewohnheiten zahlen sich langfristig aus

Das Belohnungserleben zwischen guten und schlechten Gewohnheiten ist ungleich verteilt. Gute Gewohnheiten bezahlen wir in der Gegenwart, schlechte oft erst viel später in der fernen Zukunft.[514] Schlechte Gewohnheiten fühlen sich im momentanen Erleben oft toll an. Ein Donut schmeckt herrlich süß, eine Cola prickelt erfrischend, ein Burger macht uns glücklich. Dauerhaft und langfristig konsumiert, führen sie – oft erst Jahre oder Jahrzehnte später – zu Übergewicht, Diabetes und Herz-Kreislauf-Erkrankungen. Den Zusammenhang nehmen wir meist gar nicht wahr.

Bei guten Gewohnheiten ist es genau umgekehrt. Wenn wir jetzt lernen, sparen oder auf die Schokoladentorte verzichten, fühlt sich das erst mal nicht besonders gut an. Langfristig werden wir aber mit einem guten Abschluss, einer höheren Rente oder einer besseren Gesundheit belohnt. Das Problem dabei ist: Unser Gehirn ist auf direkte Belohnung programmiert.

Um aus dieser Falle zu entkommen, sollten wir bei guten Gewohnheiten unsere Aufmerksamkeit auf deren direkten Lustgewinn legen, der durchaus vorhanden ist. Wenn wir genussvoll und achtsam essen, merken wir, wie großartig eine Blaubeere schmeckt und wie gut wir uns nach einem vollwertigen Essen fühlen. Dieses genussvolle Erleben führt nämlich auch zu einem Dopaminausstoß. Wir sollten versuchen, mit den Mechanismen unseres Gehirns zu arbeiten und nicht gegen sie. Denn das ist einer der Hauptgründe, warum reiner Wille und Verbote oft nicht funktionieren.[507]

Zwei Strategien zur Verhaltensanalyse

Jede Verhaltensänderung beginnt immer mit Selbstreflektion. „Viele Menschen meinen, dass ihnen die Motivation fehlt – dabei mangelt es ihnen in Wirklichkeit an Klarheit", schreibt James Clear, der 2020 ein grandioses Buch über Gewohnheitsdesign veröffentlicht hat.[514] Um eine Gewohnheit zu ändern, müssen wir uns erst klarwerden, wann, wie und wo wir sie ausführen. Das ist deswegen so schwierig, weil Gewohnheiten automatisch ablaufen und uns oft gar nicht bewusst sind. Ohne Übung fällt es vielen Menschen schwer, diese unbewussten Handlungen überhaupt wahrzunehmen und zu beschreiben.

Achtsamkeit und Meditation

Achtsamkeit und Aufmerksamkeit sind die wesentlichen Werkzeuge, um Gewohnheiten zu erkennen und zu analysieren. Studien zeigen zum Beispiel, dass Menschen durch Achtsamkeitstrainings Suchtverhalten wie Rauchen deutlich besser aufgeben können.[515] Versuchen Sie, Ihr Verhalten möglichst wachsam und aufmerksam wahrzunehmen. Wenn Sie das nächste Mal den Drang verspüren, eine Tüte Chips aufzureißen, erkennen Sie diesen Drang, halten Sie einen Moment inne und beobachten Sie, was in Ihrem Körper passiert. Fühlen Sie die Freude, wenn es Ihnen gelingt, dem Drang zu widerstehen und eine ungesunde Gewohnheit zu unterbrechen. Setzen Sie sich stattdessen einen Tee auf, lassen Sie sich ein Bad ein oder gehen Sie spazieren. Genießen Sie dabei das Loslassen eines alten Zwangs und wiederholen Sie den Vorgang beim nächsten Mal.[516] Sie sind dabei, eine neue (gesunde) Routine zu etablieren.

Meditation ist eine hilfreiche und wirksame Möglichkeit, um Achtsamkeit, Reflexionsfähigkeit und Selbstregulation zu verbessern. Es geht dabei um das bewusste Wahrnehmen des aktuellen Moments. Versuchen Sie, Gedanken, Emotionen, Sinneseindrücke und körperliche Vorgänge möglichst wertfrei wahrzunehmen. Früher hatten Achtsamkeitsübungen einen esoterischen Touch, aber heute ist ihre Wirksamkeit wissenschaftlich nachgewiesen.[517] Meditation wird von Hochleistungsperformern aus allen Bereichen angewendet.[518] Sie kann nachweislich Gelüste, Frustfressen und Heißhungerattacken reduzieren.[519]

Es gibt viele verschiedene Meditationstechniken. Häufig steht im Mittelpunkt, dass Sie sich auf etwas konzentrieren, zum Beispiel auf Ihren Atem. Probieren Sie doch mal eine Meditations-App aus. Viele Menschen berichten, dass sie durch Meditation einerseits besser entspannen und einschlafen und andererseits aufmerksamer und fokussierter sind.

Ernährungstagebuch führen

Um sich die eigenen Gewohnheiten und das eigene Essverhalten klarzumachen, kann es sehr hilfreich sein, ein Ernährungstagebuch zu führen. Notieren Sie in einem Notizbuch, was, wie viel und wann Sie essen und trinken. Dies eignet sich besonders für eine Bestandsaufnahme zu Beginn einer Ernährungsumstellung. Meist reichen 14 Tage, um bereits ein deutliches Muster in der eigenen Ernährung zu erkennen. Welche ungesunden Lebensmittel nehmen Sie häufig zu sich? Zu welchen Tageszeiten essen Sie? Was und wie viel trinken Sie?

Datum _17. Mai_

Uhrzeit	Essen	Trinken	Bewegung
7:00 9:00	1 Tasse Haferflocken mit Blaubeeren, 1 EL Leinöl, Walnüssen, Hafermilch 1 Apfel	1 Glas Wasser 1 Becher schwarzer Kaffee 1 l Wasser (Karaffe auf Schreibtisch) 1 Glas Wasser	20 Minuten Yoga
13:00	1 Tasse Brokkoli, Lachs (100 g), Quinoa (60 g)	1 Tasse schwarzer Kaffee	
15:00 17:00	Nüsse (30 g) 2 Scheiben Vollkornbrot, Frischkäse, Käse, Paprika, Tomaten	1 Becher Tee	
18:00		1 Glas Wasser	Spaziergang

Schlaf

23 Uhr zu Bett gegangen. Gut geschlafen. 1 Mal aufgewacht.

Beschwerden/Besonderheiten

Mit T. zum Spaziergang getroffen

Dokumentieren Sie in Ihrem Tagebuch auch einzelne Verhaltensweisen, die Sie ändern wollen. So lassen sich die Fortschritte gut überprüfen und Erfolge werden messbar. Für viele Menschen ist es sehr motivierend, schwarz auf weiß zu sehen, was sie geschafft haben. Es ist befriedigend, Fortschritte zu erkennen, und führt zudem zu einem kleinen Dopaminausstoß.

Kreuzen Sie die Tage an, an denen es Ihnen gelungen ist, die neue Gewohnheit umzusetzen. Falls es Tage oder Wochen gab, an denen es noch nicht geklappt hat, versuchen Sie, aufmerksam zu erkennen, woran das lag. Haben Sie sich zu viel vorgenommen? Hatten Sie Stress? Oder haben Sie es einfach vergessen? Machen Sie sich keine Vorwürfe, sondern versuchen Sie, die Hindernisse aus dem Weg zu räumen, und probieren Sie es erneut. Wenn es Ihnen gelungen ist, freuen Sie sich bewusst über diesen Erfolg und bleiben Sie dran.

Woche ___KW 40___

Kein Zucker in den Kaffee	~~Mo.~~	Di.	~~Mi.~~	~~Do.~~	~~Fr.~~	~~Sa.~~	~~So.~~
	~~Mo.~~	Di.	~~Mi.~~	~~Do.~~	~~Fr.~~	~~Sa.~~	~~So.~~
	~~Mo.~~	Di.	~~Mi.~~	~~Do.~~	Fr.	~~Sa.~~	~~So.~~
	~~Mo.~~	~~Di.~~	~~Mi.~~	~~Do.~~	~~Fr.~~	~~Sa.~~	~~So.~~
Montag- und Freitagabend kochen	~~Mo.~~				~~Fr.~~		
	~~Mo.~~				Fr.		
	Mo.				~~Fr.~~		
	~~Mo.~~				~~Fr.~~		

Legen Sie dabei den Fokus auf die Verhaltensänderung und nicht auf das Ergebnis. Es sind nicht unsere Ziele, die uns ausmachen, sondern das, was wir tatsächlich tun. Statt „Ich möchte 10 Kilo abnehmen" fokussieren Sie sich auf „Ich esse jeden Tag 500 Gramm Gemüse". Wenn es Ihnen gelingt, Ihre Gewohnheiten nachhaltig zu ändern, erreichen Sie die gewünschten Ziele wie von selbst.

„Think positive!" reicht nämlich nicht, wie die Motivationspsychologin Gabriele Oettingen in vielen Studien gezeigt hat.[520] Fantasieren Sie nicht darüber, wie schlank und gesund Sie in Zukunft sein werden, sondern fokussieren Sie sich darauf, neue, gesunde Verhaltensweisen ganz bewusst zu designen und umzusetzen. Dabei geht es vor allem auch darum zu erkennen, welche Hindernisse dem Erreichen Ihrer Ziele im Weg stehen, und diese auszuräumen. Durch ausreichende Wiederholung werden die Verhaltensweisen zu neuen Gewohnheiten.

Weil unsere Gewohnheiten uns zu dem machen, was wir sind, gehen echte Gewohnheitsänderungen auch immer mit einer Änderung der Identität einher.[514] Das anvisierte Ziel besteht also nicht darin, Zucker wegzulassen, sondern ein Mensch mit einer gesunden Lebensweise zu werden.

Fünf Strategien zur Verhaltensänderung

Was können wir tun, um gesunde Verhaltensweisen zu Gewohnheiten werden zu lassen? Die Kunst der Verhaltensänderung liegt vor allem darin, Wissen über nützliche Strategien zu sammeln und diese auszuprobieren. Deswegen ist der folgende Abschnitt einer der wichtigsten in unserem ganzen Buch.

Tiny Habits – kleine Veränderungen, großer Effekt

Ein gesunder Lebensstil setzt sich aus vielen Elementen zusammen. Dazu gehören eine ausgewogene Ernährung, ausreichend Bewegung und Sport, ein gesundes Schlafverhalten und gutes Stressmanagement. Das kann erschlagend wirken. Versuchen Sie nicht, alles auf einmal zu ändern. Der Schlüssel zum Erfolg liegt in kleinen Veränderungen. Nehmen Sie sich nicht zu viel auf einmal vor. Kleine Schritte sind auf Dauer meistens effektiver. Setzt man sich zu hohe oder zu viele Ziele zugleich, ist das Risiko des Scheiterns größer und es kann leicht zu einem frustrierenden Jo-Jo-Effekt kommen.[514]

Nehmen Sie sich ein oder zwei kleine Verhaltensänderungen vor. Schreiben Sie diese in Ihr Tagebuch. Nachdem Sie das zwei Monate durchgehalten haben, fügen Sie zwei weitere Veränderungen dazu. So kommen über die Zeit viele kleine Schritte zusammen. Durch diese minimalen Veränderungen können Sie auf Dauer Großes erreichen, denn diese summieren sich auf und entwickeln langfristig einen großen Effekt. Die Nutzung des Zinseszinseffekts ist eine der wichtigsten Strategien bei der Vermögensbildung. Genauso entwickeln auch gute Gewohnheiten ihren Effekt vor allem über die Zeit – sie sind sozusagen der Zinseszins der Verhaltensänderung.[514]

Wenn sich jemand zum Mittagessen einen Salat statt eines Burger bestellt, machen die paar Hundert Kalorien in dem Moment keinen besonders großen Unterschied. Über längere Zeit allerdings schon. Wenn Tage zu Wochen und Jahren werden, summiert sich dieser kleine Unterschied enorm auf. Das Gleiche gilt natürlich auch umgekehrt. Schlechte Gewohnheiten addieren sich über die Zeit zu gesundheitsgefährdenden Ergebnissen auf. Entdecken Sie daher die Kraft der winzigen Gewohnheiten, der Tiny Habits.

Designen Sie Ihre kleinen neuen Gewohnheiten ganz bewusst. Möglichst konkret, einfach und messbar sollten sie sein.[521, 514] Das Ziel „Ich möchte mich gesünder ernähren" ist zwar löblich, aber viel zu unkonkret und abstrakt. Versuchen Sie, es in kleine und konkrete Verhaltenseinheiten herunterzubrechen. Zum Beispiel „Ich fülle meinen Teller bei jeder warmen Mahlzeit halb mit Gemüse" oder „Ich esse zweimal die Woche Linsen" oder „Ich trinke meinen Kaffee ohne Zucker". Gestalten Sie auch die Durchführung von neuen Gewohnheiten so einfach wie möglich. Ein typischer Fehler ist es zum Beispiel, sich motiviert viel zu komplizierte Rezepte zum Kochen heraussuchen. Das Scheitern ist in einem hektischen Alltag vorprogrammiert. Das ist frustrierend und die Gefahr groß, dass das Kochen ganz aufgegeben wird. Suchen Sie sich gerade zu Beginn simple und schnelle Rezepte. Wir können hier nur wieder empfehlen: Legen Sie sich eine Wokpfanne zu. Einfacher und schneller lässt sich gesund kaum kochen (▶ Seite 201).

Wenn-Dann-Pläne

Die beiden Professoren Gabriele Oettingen und Peter Gollwitzer lehren an der *New York University* und haben ihr ganzes Leben erforscht, wie man sich erfolgreich Ziele setzt und diese auch erreicht. Sie haben in unzähligen Experimenten nachgewiesen, dass Wenn-Dann-Pläne zum Erfolg führen.[522] Menschen haben damit Gewicht verloren, mehr Sport getrieben, ihre Schlafqualität verbessert, Ängste reduziert, Feedback besser für kreative Lösungen genutzt und mehr soziale Verantwortung übernommen.[523, 524]

Das Prinzip ist denkbar einfach: „Wenn X passiert, werde ich Y tun." Zum Beispiel: „Wenn ich mich gestresst fühle, atme ich dreimal tief durch" oder „Wenn ich einkaufen gehe, dann fahre ich mit meinem Einkaufswagen am Süßigkeitenregal vorbei und kaufe Obst und Gemüse." Wenn-Dann-Pläne helfen uns in spezifischen Situationen, Handlungen zu planen. Diese Wenn-Dann-Verknüpfungen werden zu Assoziationen in unserem Gehirn und damit zu neuen Gewohnheiten. Je öfter wir sie wiederholen, desto stärker wird die Verknüpfung.[525] Unser Tipp: Schreiben Sie drei Wenn-Dann-Pläne in Ihr Ernährungstagebuch und versuchen Sie, diese über zwei Monate durchzuhalten.

Sehr hilfreich kann es sein, eine neue Gewohnheit an eine alte, bereits in Ihren Alltag integrierte zu koppeln. Dadurch wird es Ihnen leichter fallen, die neue Gewohnheit auszuführen und beizubehalten. Ein lustiges Beispiel dafür lieferte ein angehender Ingenieur aus Irland. Er war Netflix-Junkie und konnte sich nie aufraffen, Sport zu treiben. Daher schrieb er ein Programm, das sein Fahrradergometer mit seinem Fernseher verknüpfte. Nun konnte er nur noch Netflix gucken, wenn er eine bestimmte Geschwindigkeit mit dem Fitnessgerät erreichte. So verknüpfte er eine ihm angenehme Gewohnheit mit dem nützlichen Sport.[516] Wenn Sie Ihren morgendlichen Kaffee lieben, verknüpfen Sie eine neue „gesunde" Gewohnheit damit. Zum Beispiel „Bevor ich morgens eine Tasse Kaffee trinke, meditiere ich 5 Minuten". Nach diesem Muster lassen sich ganze Morgenroutinen entwickeln.

Erfolgsautor Tim Ferriss plädiert ebenfalls für Morgenroutinen und hat in den vergangenen zehn Jahren Hunderte von erfolgreichen Menschen dazu befragt. Seine eigene besteht aus fünf Elementen: Bett machen (weniger als 3 Minuten), meditieren (20 Minuten), Körperaktivierung durch ein paar Push-Ups (weniger als 1 Minute), Zubereitung von grünem Tee (2 bis 3 Minuten) und Tagebuch schreiben (5 bis 10 Minuten).[518] Entwickeln Sie eine eigene Morgen- und/oder Abendroutine. Probieren Sie dabei verschiedene Dinge und Abfolgen aus. Solche Routinen aus gesundheitsfördernden Elementen tun gut und strukturieren unseren oft hektischen Alltag. Langfristig entfalten sie ein enormes Gesundheitspotenzial.

Die Umgebung anpassen

Meistens denken wir, gesünderes Essverhalten ist vor allem eine Frage von Motivation und Willensstärke. Dabei spielt unsere Umgebung eine viel größere Rolle, als wir oft glauben.[514] Unser Verhalten wird nämlich stark durch Umgebungsreize ausgelöst. Anne Thorndike, eine Ärztin aus Boston, wollte die Essgewohnheiten ihrer Patienten im Krankhaus verbessern, ohne dass diese etwas dafür tun mussten. Dafür ließ sie die Krankenhaus-Cafeteria umgestalten.

SO SCHAFFEN SIE EINE GESUNDE UMGEBUNG

▸ Platzieren Sie eine Schale mit Obst auf dem Tisch. Das sieht schön aus und animiert dazu, zwischendurch einen Apfel oder eine Aprikose zu essen.

▸ Stellen Sie sich morgens eine Karaffe mit 1 Liter Wasser auf den Schreibtisch.

▸ Füllen Sie Ihren Kühlschrank mit Gemüse auf.

▸ Verbannen Sie Zuckerstreuer, Ketchup und Nuss-Nougat-Creme an schwer erreichbare Stellen oder kaufen Sie sie erst gar nicht.

▸ Schaffen Sie die Utensilien an, die Sie für die Zubereitung von gesunden Mahlzeiten brauchen. Kaufen Sie sich zum Beispiel eine Wokpfanne, sodass Sie große Mengen Gemüse einfach und schonend zubereiten können (▸ Seite 201).

▸ Legen Sie sich Ihr Ernährungstagebuch neben Ihr Bett und schreiben Sie immer abends kurz auf, was sie gegessen haben.

Vorher standen an der Kasse mehrere Kühlschränke mit zuckerhaltigen Limonaden. Sie ließ diese in den hinteren Teil der Cafeteria umstellen und platzierte neben der Kasse nur noch Mineralwasser. In den darauffolgenden drei Monaten stieg der Verkauf von Mineralwasser um 25 Prozent.[527] Gehen Sie in Ihrem eigenen Haushalt ähnlich vor. Stellen Sie gesunde Lebensmittel nach vorn auf die sichtbaren Plätze in Kühl- und Küchenschrank. Verbannen Sie alles Ungesunde auf schwer erreichbare Plätze.

Der Einkauf ist der erste Schritt zu einer gesunden Ernährung. Wählen Sie nur gesunde Lebensmittel aus – zum Beispiel Gemüse, Vollkornnudeln, Vollkornbrot, ungesüßte Milchprodukte, Nüsse, Fisch und etwas Fleisch. Kaufen Sie keine Fertiggerichte, keine Saucen, keine Softdrinks und keine Süßigkeiten. Wenn Sie diese Dinge nicht zu Hause haben, wird sich Ihr Konsum automatisch drastisch reduzieren. Reflektieren und analysieren Sie Ihr Kaufverhalten. Sollte es Ihnen schwerfallen, im Supermarkt an den ungesunden Lebensmitteln vorbeizuziehen, kaufen Sie zum Beispiel mehr auf einem Markt ein oder lassen Sie sich eine Bio-Kiste nach Hause liefern.

Visuelle Reize, aber auch Gerüche haben einen großen Einfluss auf unser Einkaufsverhalten. Zum Beispiel kann der Geruch von gegrilltem Hühnerfleisch dazu führen, dass wir Fleischsnacks kaufen.[528] Sollte es Ihnen regelmäßig passieren, dass Sie andere Dinge eingekauft haben, als Sie eigentlich wollten, versuchen Sie, sich Ihr Verhalten möglichst detailliert bewusst zu machen. Um welche Lebensmittel handelt es sich? Wie hungrig waren Sie während des Einkaufs? Waren Sie gestresst? Überlegen Sie sich dann mit der Hilfe von konkreten Wenn-Dann-Plänen, was Sie tun können, damit es Ihnen beim nächsten Einkauf nicht wieder passiert. Schreiben Sie sich eine Einkaufsliste und kaufen Sie nur ein, was darauf steht.

Wir haben in unserer Familie während der Corona-Hochphase begonnen, Lebensmittel online zu bestellen und dies seither beibehalten. Immer freitagvormittags kommt der Einkauf. Die Liefergebühr beträgt 3 Euro. Auf der Website des Supermarkts haben wir zwei Listen mit Lebensmitteln abgespeichert, eine mit Lebensmitteln, die wir wöchentlich brauchen, und eine mit den Dingen, die wir unregelmäßig kaufen – zum Beispiel mit Olivenöl, Essig, Gewürzen, Spülmittel und Waschmittel. Die wöchentliche Liste lässt sich direkt in den virtuellen Einkaufswagen übertragen, die andere Liste gehen wir schnell durch und bestellen, was wir zusätzlich brauchen. Der wöchentliche Einkauf dauert so nur noch 3 Minuten. Wir haben immer frisches Gemüse im Haus und laufen nicht Gefahr, im Supermarkt doch noch schnell einen Topf Eiscreme oder eine Tüte Chips in den Wagen zu legen. Ungesunde Sachen haben wir einfach nicht im Haus. Wenn uns doch Mal der unbändige Drang nach Lakritz oder Eiscreme überkommt, müssen wir extra losgehen. Das kommt auch durchaus vor, nur eben viel, viel seltener.

Regelmäßige Essenszeiten

Viel zu wenige Menschen haben einen regelmäßigen Essensrhythmus.[470] Heißhungerattacken entstehen oft dann, wenn wir unser Hungergefühl zu spät bemerken. Regelmäßige Mahlzeiten beugen solchen Attacken vor und regulieren unser Hungergefühl.[529]

GESUNDE ERNÄHRUNG AM ARBEITSPLATZ

Gesundes und regelmäßiges Essen während der Arbeit kann eine regelrechte Herausforderung sein. Deswegen haben wir hier ein paar Tipps zusammengestellt:

- Stellen Sie sich eine Flasche Wasser in Sichtweite auf den Schreibtisch und füllen Sie regelmäßig ein Glas damit.
- Füllen Sie sich in der Kantine immer den Teller halb mit Gemüse. Nehmen Sie sich Zeit fürs Essen.
- In vielen Büros gibt es weder eine Kantine noch eine Küche. Betreiben Sie „Meal-Prep": Bereiten Sie sich am Tag zuvor beispielsweise einen Bulgursalat vor, den können Sie gut in einer Lunchbox mit ins Büro nehmen. Oder essen Sie zum Beispiel mittags ein belegtes Vollkornbrot mit Salat und kochen Sie abends in Ihrem Wok ein einfaches und schnelles Gericht mit viel Gemüse (▶ Seite 201).
- Organisieren Sie sich gesunde kleine Zwischenmahlzeiten wie etwas Obst oder Gemüse, einen Joghurt oder ein kleines belegtes Vollkornbrot.

Arbeitgeber können gesundes Essverhalten Ihrer Mitarbeiter fördern, zum Beispiel durch kostenlose Obstkörbe. Mehrere Studien zeigen, dass sich allein durch das Angebot und den Zugang zu gesundem Essen das Ernährungsverhalten positiv beeinflussen lässt.[530] Eine gute Investition auch aus Arbeitgebersicht, denn durch gesundes Essverhalten lässt sich die Produktivität steigern und die Zahl der Fehltage reduzieren.[531]

Etablieren Sie einen möglichst gleichbleibenden Rhythmus für Ihre Mahlzeiten, zum Beispiel 8 Uhr Frühstück, 11 Uhr gesunder Snack, 13 Uhr Mittagessen, 15 Uhr Kaffee und gesunder Snack und 19 Uhr Abendessen. Schreiben Sie sich diese Zeiten auf und bleiben Sie mindestens zwei Monate dran. Hat sich Ihr Körper erst mal an den Essensrhythmus gewöhnt, wird sich Ihr Hungergefühl regulieren und daran anpassen. Wahrscheinlich sind die Essenszeiten für Sie Routine geworden und es wird Ihnen leichtfallen, sie einzuhalten.

Familie und Freunde einbeziehen

Wir orientieren uns mit unserem Verhalten stark an anderen Menschen. Der Mensch ist ein Herdentier und hat ein ausgeprägtes Bedürfnis, sich den Normen seiner sozialen Gruppe anzupassen. Wir neigen dazu, die Gewohnheiten der Nahestehenden (Familie und Freunde), der Mehrheit (Stamm) und der Mächtigen (Menschen mit Status und Prestige) nachzuahmen.[514] Sich gegen die Normen zu stellen, erfordert enorme Anstrengungen. Eine Ernährungsumstellung, die vom sozialen Umfeld sabotiert wird, ist ein schwieriges Unterfangen. Versuchen Sie daher, Ihre Angehörigen mit an Bord zu holen,[514] indem Sie ihnen Ihr Vorhaben genau erklären. Am einfachsten ist es, wenn alle in Ihrem Haushalt mitmachen. Ansonsten vereinbaren Sie klare Regeln zu Ihrer Unterstützung. Suchen Sie sich darüber hinaus Vorbilder, die Ihre angestrebten Essgewohnheiten praktizieren. Solche Vorbilder können äußerst motivierend sein und machen die neuen Gewohnheiten noch attraktiver. Suchen Sie aktiv nach Menschen in Ihrem Umfeld, für die Ihr angestrebtes Verhalten bereits normal ist, zum Beispiel eine Yoga-Gruppe, eine Kollegin oder andere Eltern auf dem Spielplatz. Auch ein Buchclub zu Gesundheitsthemen oder eine Kochgruppe mit einem Fokus auf gesunder Ernährung kann viel Spaß machen und Sie auf Ihrem Weg unterstützen.

Wie lange dauern Veränderungen?

Viele stellen sich die Frage, wie viele Wiederholungen nötig sind, damit eine Gewohnheit sich automatisiert. Leider gibt es keine allgemeingültige magische Grenze. Denn die nötige Anzahl der Wiederholungen hängt von vielen Faktoren ab. Dazu gehören die Persönlichkeit, die Gewohnheit selbst und das Umfeld. Manche Veränderungen werden Ihnen leichtfallen, bei anderen kommt es immer wieder zu frustrierenden Rückschlägen.

Studien zeigen, dass es im Durchschnitt zwei Monate dauert, bis ein neues Ernährungsverhalten zur Gewohnheit wird.[532] Die Unterschiede zwischen einzelnen Menschen sind dabei beträchtlich. Manche brauchen nur drei Wochen, andere bis zu acht Monate.[532] Geben Sie sich also für eine nachhaltige Umstellung ausreichend Zeit.

Mit Stress und Rückschlägen umgehen

Ausrutscher von einem neu gefassten Ernährungsplan passieren jedem. Gerade wenn wir müde und gestresst sind, verfallen wir schnell in alte Routinen. Plötzlich sitzen wir doch wieder mit der Tafel Schokolade vorm Fernseher oder stehen am Imbiss. Akzeptieren Sie, dass Rückschläge normal sind und dazugehören. Lassen Sie sich nicht frustrieren und machen Sie einfach am nächsten Tag mit Ihrem Ernährungsplan weiter. Schreiben Sie aber durchaus auch die Ausrutscher in Ihr Ernährungstagebuch. So erkennen Sie bestimmte Muster und können sich Strategien zu deren Vermeidung überlegen.

Nehmen Sie sich vor, Ausrutscher niemals zweimal hintereinander zu machen. Einmal Aussetzen ist eine Ausnahme, zweimal Aussetzen ist der Beginn einer neuen „schlechten" Gewohnheit. Denn zu viele Ausnahmen untergraben Ihr Vorhaben. Wenn Sie merken, dass Sie gerade eine große Portion Eis essen, obwohl Sie sich das abgewöhnen wollten, genießen Sie es. Sorgen Sie dafür, dass Sie am nächsten Tag wieder ohne Eisbecher auskommen. Eine Studie wies nach, dass die Wahrscheinlichkeit, eine Gewohnheit langfristig zu entwickeln und beizubehalten, kaum unter einmaligen Ausrutschern leidet, sofern man schnell wieder in die Spur kommt.[532]

Es kann sein, dass es Ihnen sehr schwerfällt, Ihre angestrebten Verhaltensänderungen beizubehalten, und Sie schnell in alte Muster verfallen. Meist steckt dahinter ein Grund, der tiefer reicht, als dass Ihnen die Motivation oder Willenskraft fehlt. Versuchen Sie, die wahre Ursache zu ermitteln. Um sich den Grund bewusst zu machen, empfehlen wir wie auf Seite 223 beschrieben Meditations- und Achtsamkeitsübungen sowie das Führen eines Tagebuchs. Vielleicht stellen Sie fest, dass Sie Heißhungerattacken überkommen, wenn Sie Ärger mit Ihrem Chef hatten oder Probleme in Ihrer Partnerschaft. Wir alle kennen solche Situationen. Stress, Kummer und Ärger führen dazu, dass wir etablierte Routinen bevorzugen und ein starkes Verlangen nach einer dopamingesteuerten „Belohnung" durch Chips oder Schokolade verspüren. Lernen Sie Techniken, die Ihnen helfen, mit Stress und Belastungen besser umzugehen. Das können zum Beispiel einfache Atemtechniken oder Bewegung an der frischen Luft sein. Auch eine Ernährungsberatung oder Psychotherapie sollten Sie in Erwägung ziehen, wenn Sie dauerhaft Stress, Kummer und Ängste mit Essen behandeln. Sobald es Ihnen gelingt, besser mit dem wahren stressauslösenden Grund umzugehen, werden Sie auch die Ernährungsziele, die Sie sich gesteckt haben, erreichen.

Esskultur – mit Genuss schmeckt alles besser

Unsere Esskultur, also die Art und Weise, wie wir essen – unsere Tischsitten, Angewohnheiten, bevorzugten Speisen und so weiter –, besteht aus unzähligen Gewohnheiten, die wir uns bereits als Kinder oder auch später über unser soziales und kulturelles Umfeld angeeignet haben. Wir haben uns bereits damit beschäftigt, was, wie viel und wann wir essen sollten, aber auch, *wie* wir essen, hat eine große Bedeutung für unsere Gesundheit. Ob in Japan, im Mittelmeerraum oder bei den Adventisten – in vielen traditionellen Esskulturen gibt es Rituale, die Dankbarkeit, Geselligkeit und Genuss während einer Mahlzeit fördern. Mahlzeiten in Ruhe einzunehmen, ist ein weiteres Merkmal einer gesundheitsfördernden Esskultur.

Mit Ruhe genießen

Wir essen heute oft schnell und zwischendurch – mittags ein Brötchen auf die Hand und abends ein aufgewärmtes Fertiggericht vor dem Fernseher. Unser Alltag ist durchgetaktet und hektisch. Die durchschnittliche Mahlzeit dauert nur wenige Minuten[470] und oft essen wir, während wir gleichzeitig noch andere Dinge tun. Bei vielen gehört das Handy inzwischen fast schon zum Besteck.

In Ruhe zu essen, ist für unsere Gesundheit essenziell. Planen Sie mindestens 30 Minuten ein. Gönnen Sie sich bewusst eine Pause von Ihrem Alltag. Studien zeigen, wer langsam und bedacht isst, nimmt weniger zu sich[533] und bleibt schlanker.[534] Unser Gehirn registriert erst nach ca. 15 Minuten, dass wir satt sind. Wer zu schnell isst, verpasst den Sättigungspunkt. Genussvolles und langsames Essen ist für den Insulinstoffwechsel, das Sättigungsgefühl und die Verdauung von zentraler Bedeutung. Auch die Freude am Geschmack ist vielen abhandengekommen und kann durch bewusstes und langsames Essen von gesunden, „echten" Lebensmitteln (wieder-)entdeckt werden. Zum Beispiel können frische Kräuter ein einfaches Gericht zu einem wahren Geschmackserlebnis machen.

Auch gutes Kauen lässt uns Lebensmittel intensiver schmecken und ist eine Art erster Verdauungsschritt. Ein Enzym aus dem Speichel, die Amylase, spaltet im Mund Mehrfachzucker in Einfachzucker und erledigt damit schon bis zu 30 Prozent der Zuckerverdauung. Durch das gründliche Kauen kann der Körper auch die Nährstoffe aus den Lebensmitteln besser aufnehmen. Manche Experten raten, dass jeder Bissen 20-mal gekaut werden sollte. Dies ist aber nur als grober Richtwert zu verstehen. Zählen Sie nicht die Kaubewegungen, das führt nur wieder zu Stress. Es geht darum, wirklich in Ruhe zu essen. Wir wissen, wie schwierig das in einem herausfordernden Alltag sein kann. Aber langfristig sparen Sie durch eine bessere Gesundheit und Entspannung sogar Zeit.

Geselligkeit bevorzugen

Gemeinsame Mahlzeiten mit Familie und Freunden gehören seit jeher zum sozialen Miteinander von Menschen. Dabei geht es nicht nur um gemeinsame Nahrungsaufnahme, sondern vor allem um das Pflegen von Beziehungen, um Austausch und Wissensvermittlung. Das war schon in der Steinzeit am Lagerfeuer so. Gemeinsames Essen stabilisiert unsere Beziehungen und ist von großer Bedeutung für das Erleben von sozialer Einbettung eines Menschen.

Heute essen viele von uns allein.[535] Der Anteil der Singlehaushalte liegt nach Angaben des *Statistischen Bundesamtes* in Deutschland bei 42 Prozent. Neuere Konzepte, die Menschen zum Essen zusammenbringen – wie zum Beispiel „Social Dining", bei dem sich bis dahin fremde Menschen zum gemeinsamen Kochen und Essen treffen –, müssen nach der Corona-Krise erst wieder reaktiviert werden.

Familien mit Kindern sollten mindestens eine Mahlzeit pro Tag gemeinsam einnehmen. Solche Familienmahlzeiten sind ein wichtiges Ritual und verbessern nachweislich die Gesundheit und das Wohlbefinden von Kindern und der gesamten Familie.[536, 537] Stellen Sie Fernseher und Handys aus. Ernstere Themen oder auch Konflikte sollten nicht während des Essens besprochen werden. Planen Sie sich dafür separate Zeiten ein.

Zelebrieren Sie Essen regelmäßig mit Freunden oder der Familie. Unser Erlebnis- und Erwartungsdruck kann dazu führen, dass Einladungen mit Stress assoziiert sind. Wir sollten zurückfinden zum unkomplizierten, alltäglichen Beisammensein ohne großen Aufwand. Eine Runde entspannter Menschen gehört zum Schönsten und Fröhlichsten, was wir erleben. Kontraproduktiv wäre in diesem Sinne auch, wenn neue Einsichten über eine gesunde Ernährung dazu führen würden, dass Einladungen lieber nicht mehr angenommen werden. Niemand sollte auf Bekannte und Freunde verzichten, nur um sein gesundes Ernährungsprogramm durchzuziehen. Machen Sie einfach eine Ausnahme und essen Sie ruhig einmal ein Würstchen oder eine deftige Mahlzeit nach 22 Uhr. Denn es ist wissenschaftlich eindeutig nachgewiesen, dass uns enge, gute Beziehungen gesund halten (▶ Seite 237).

Den Genuss in den Fokus rücken

Während der Beschäftigung mit Ernährung verlagert sich der Fokus schnell auf Verzicht und Verbote. Die Gedanken kreisen vor allem um die Dinge, die wir meiden sollten, wie Zucker, Salz, Wurst und Weißmehl. Dabei bleibt der Genuss manchmal auf der Strecke. Das kann ein Grund dafür sein, warum eine Ernährungsumstellung langfristig nicht gelingt.

Legen Sie daher Ihren Fokus mehr auf Genuss und weniger auf Verbote. Eine Ernährung aus vollwertigen, frischen und vielseitigen Lebensmitteln lässt sich glücklicherweise auch besonders gut genießen. Versuchen Sie, den Geschmack (süß, sauer, salzig, bitter und aromatisch/herzhaft (umami)), den Geruch, die Farbe und die Textur von Lebensmitteln bewusst wahrzunehmen. Kauen Sie ausgiebig, um das Erleben zu intensivieren. Genießen Sie mit allen Sinnen.

Auch das Auge isst mit – richten Sie Ihre Mahlzeiten schön an und decken Sie den Tisch liebevoll. Dekorieren Sie das Gericht mit Kräutern, stellen Sie Blumen auf die Tafel und zünden Sie, wenn Sie mögen, eine Kerze an. Kombiniert mit Ruhe und ausreichend Zeit, kann eine solche Mahlzeit Genuss und Wohlbefinden ungemein erhöhen. Zelebrieren Sie bestimmte Mahlzeiten oder Lebensmittel ganz bewusst. Schließen Sie zum Beispiel die Augen und beißen Sie in einen Apfel, als wäre es das erste Mal. Sie werden dadurch Feinheiten und Unterschiede erleben, die Ihnen früher nie aufgefallen sind. Zum Beispiel wie unterschiedlich verschiedene Arten von Äpfeln schmecken. Suchen Sie sich ein neues Rezept heraus und zelebrieren Sie die Zubereitung und die Mahlzeit. Vielleicht kommen Ihnen auch Ideen für neue Kombinationen von Lebensmitteln. Genussvolles Essen ist ein sehr wirkungsvolles Mittel gegen Stress und Unzufriedenheit. Auch wenn Sie glauben, dass Sie die Zeit dafür nicht haben, probieren Sie es zumindest einmal in der Woche.

Das richtige Maß finden

Grundsätzlich gilt für jeden, der sich mit Ernährungsthemen beschäftigt: Übertreiben Sie nicht. Manche Menschen beschäftigen sich so stark mit gesundem Essen, dass Experten diskutieren, ob dafür eine eigene psychische Störung (Orthorexia nervosa) eingeführt werden sollte.[538] Die Betroffenen stehen unter Zwang und Druck, gesund essen zu müssen. Sie beschäftigen sich übermäßig mit dem Thema, können fast nur noch darüber sprechen, meiden andere, die sich weniger ausführlich damit auseinandersetzen, und haben extreme Schuld- und Schamgefühle bei Verstößen gegen die eigenen Essensregeln. Das ist sicherlich extrem, aber vermutlich kann jeder, der sich mit Gesundheit beschäftigt, gelegentlich solche Tendenzen bei sich beobachten. Bleiben Sie aufmerksam und steuern Sie bewusst gegen, wenn Sie solche Züge an sich bemerken. Gute Gegenmaßnahmen bestehen darin, dass Sie bei den Mahlzeiten auf Genuss und Gesellichkeit achten.

Was ist ein gesunder Lebenstil?

Uns Autoren ist es besonders wichtig, deutlich zu machen, dass Ernährung nur ein Baustein einer gesunden Lebensweise ist und dass dazu auch ausreichend Bewegung, Schlaf, Erholung sowie gute Beziehungen zu anderen Menschen gehören. Pflegen Sie also auch diese Aspekte, wenn Sie ein gesundes und langes Leben führen möchten. Für eine solche Lebensweise sind wir gemacht, denn diese Bereiche gehören seit jeher zum Leben von Menschen dazu.

Bewegung – warum Sitzen das neue Rauchen ist

Wer gesund sein möchte, muss sich bewegen – unzählige Studien belegen dies. Neben einer ungesunden Ernährung gilt Bewegungsmangel als eine der wesentlichen Ursachen für die Zunahme an chronischen Erkrankungen wie Übergewicht, Diabetes und Herz-Kreislauf-Erkrankungen. Eine Studie im renommierten Fachjournal *The Lancet* wies nach, dass weltweit rund fünf Millionen Menschen jedes Jahr vorzeitig sterben, weil sie in ihrem Leben Bewegungs-

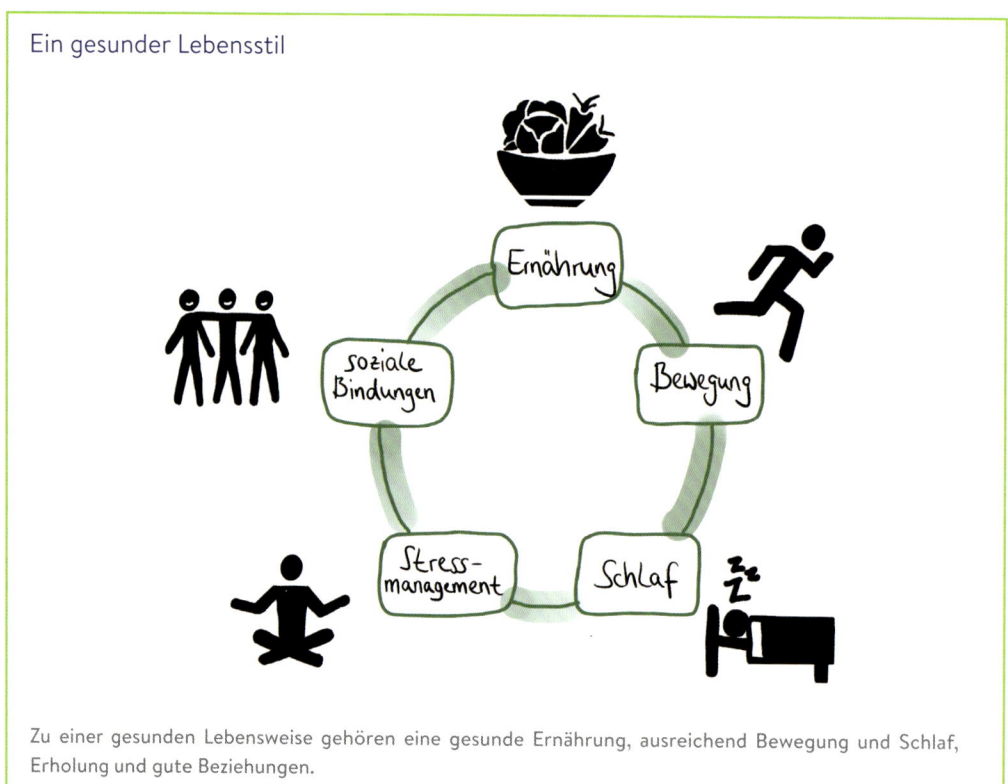

Ein gesunder Lebensstil

Zu einer gesunden Lebensweise gehören eine gesunde Ernährung, ausreichend Bewegung und Schlaf, Erholung und gute Beziehungen.

muffel waren.[539] Menschen, die mehr als 10 Stunden täglich sitzen, haben ein um 34 Prozent höheres Risiko, vorzeitig zu sterben.[540] „Sitzen ist das neue Rauchen" warnen immer mehr Gesundheitsexperten.

Integrieren Sie daher möglichst viel Bewegung in Ihren Alltag. Nehmen Sie zum Beispiel die Treppe oder lassen Sie das Auto stehen und laufen Sie wann immer möglich zu Fuß. Darüber hinaus sollten Sie mehrmals in der Woche Sport treiben.

▸ **Alltagsbewegung:** möglichst 10.000 Schritte pro Tag
▸ **Ausdaueraktivitäten:** 2,5 Stunden pro Woche sportliche Ausdaueraktivitäten, die mindestens mäßig anstrengend sind, wie Joggen, Schwimmen, Rudern, Fahrradfahren oder Fußball
▸ **Muskelkräftigung:** zweimal pro Woche, mindestens 20 Minuten

---

Sollten Sie das nicht schaffen, sind Sie nicht allein. Trotz des Wissens um die Bedeutung von Sport erreichen nach Daten des *Robert Koch-Instituts* nur 21 Prozent der Frauen und 25 Prozent der Männer die empfohlenen Bewegungszeiten pro Woche.[541] Wer bisher keinen oder wenig Sport gemacht hat, dem mögen die beschriebenen Empfehlungen als unerreichbar erscheinen und der damit verbundene zeitliche Aufwand als unrealistisch. Fangen Sie langsam an, jede Minute Bewegung ist ein Schritt in die richtige Richtung und lohnt sich. Versuchen Sie zunächst, kurze Trainingseinheiten von wenigen Minuten zur Routine werden zu lassen, und integrieren Sie diese fest in Ihren Alltag. Dann können Sie beginnen, die Einheit zu verlängern und zu intensivieren. Und suchen Sie sich Gleichgesinnte, mit denen Sie sich zum gemeinsamen Training verabreden. Das motiviert zusätzlich.

Auch Kinder bewegen sich viel zu wenig. Die *Weltgesundheitsorganisation* empfiehlt, dass sie im Alter von fünf bis 17 Jahre täglich mindestens 60 Minuten körperlich aktiv sein sollten, am besten draußen. Drei Viertel erreichen dies in Deutschland nicht.[542] Experten sprechen von einer Pandemie des Bewegungsmangels und rufen Eltern, Schulen, Sportvereine und die Politik dazu auf, dieser entgegenzuwirken.[543]

Schlaf – seine Bedeutung wird of unterschätzt

Ausnahmslos jede bislang untersuchte Tierspezies schläft oder zeigt schlafähnliches Verhalten.[438] Dass sich die Evolution lange Schlafphasen für den Menschen geleistet hat, beweist, wie bedeutsam Schlaf ist. Er gehört zu den oft völlig unterschätzten Aspekten eines gesunden und langen Lebens. Der renommierte Schlafexperte Matthew Walker, Professor für Neurowissenschaften und Psychologie an der *University of California* in Berkeley, hat ein brillantes Buch darüber geschrieben: *„Das große Buch vom Schlaf. Beste Vorbeugung gegen Alzheimer, Krebs, Herzinfarkt und vieles mehr"*. Eindrucksvoll beschreibt der Schlafexperte darin, wie wichtig der Schlaf für fast alles in unserem Leben ist. Zum Beispiel für unsere Lernfähigkeit und das Immunsystem, aber auch für den Stoffwechsel, das Mikrobiom und unser psychisches Wohlbefinden. Schlafmangel spielt durch verschiedene Mechanismen eine zentrale Rolle für den Energiestoffwechsel. Zum Beispiel produziert die Bauchspeicheldrüse weniger Insulin und weniger des Sättigungshormons Leptin.[438] Menschen, die schlecht geschlafen haben, essen 200 bis 300 zusätzliche Kalorien pro Mahlzeit. Sie haben ein stärkeres Verlangen nach kalorienreichen Lebensmitteln und snacken mehr als Menschen, die ausreichend schlafen.

TIPPS FÜR EINEN GESUNDEN SCHLAF

▸ Schlafen Sie zwischen 7 und 9 Stunden pro Nacht.

▸ Achten Sie darauf, dass es im Schlafzimmer dunkel und kühl ist (optimal sind 18 °C).

▸ Verbannen Sie am besten alle Geräte aus dem Schlafzimmer, vor allem Handys und Laptops. Benutzen Sie einen Oldschool-Wecker, der nur die Uhrzeit anzeigen und wecken kann.

▸ Verzichten Sie, wenn Sie koffeinempfindlich sind, ab 16 Uhr auf Kaffee oder andere koffeinhaltige Getränke. Die Wirkung von Koffein lässt oft erst nach 8 Stunden nach.

▸ Essen Sie 2 bis 3 Stunden vor dem Schlafengehen nichts mehr.

▸ Vermeiden Sie alkoholische Getränke, bevor Sie ins Bett gehen. Alkohol mag vielleicht beim Einschlafen helfen, behindert aber das Durchschlafen.

▸ Sport ist wichtig, aber bitte nicht mehr in den letzten 2 Stunden vor dem Schlafengehen.

▸ Stellen Sie sich einen Wecker auf 30 Minuten vor der angestrebten Bettzeit und kommen Sie ab diesem Zeitpunkt bewusst zur Ruhe.

Die Voraussetzung für gesunden Schlaf ist ein regelmäßiger und ausgewogener Tag-Nacht-Rhythmus. Unsere modernen Lichtverhältnisse torpedieren das: Tagsüber bekommen wir in geschlossenen Räumen zu wenig Licht und abends in beleuchteten Räumen zu viel. Das körpereigene Schlafhormon Melatonin steuert den Schlaf-wach-Rhythmus und wird überwiegend abends und nachts ausgeschüttet, damit der Körper sich auf Erholung einstellt. Zu viel Licht verzögert und reduziert die Freisetzung von Melatonin. Daher können Sie Ihre Schlafqualität erheblich verbessern, wenn Sie abends Lichtquellen reduzieren und in vollkommener Dunkelheit schlafen.[438]

Beachten Sie auch, dass Kaffee und Alkohol regelrechte Schlaffeinde sind. Eine Tasse Kaffee am Abend kann die erholsamen Tiefschlafphasen um 20 Prozent reduzieren. Alkoholkonsum fragmentiert den Schlaf und reduziert die Traumphasen (REM-Schlaf), in denen wir Informationen verarbeiten.[544]

Etwa ein Drittel der Deutschen hat relevante Ein- oder Durchschlafstörungen.[545] Dauerhafter Schlafmangel begünstigt die Entstehung von zahlreichen chronischen Krankheiten. „Je kürzer man schläft, desto kürzer lebt man", warnt Prof. Walker in seinem Schlafbuch.

Stressmanagement – mit Stress besser umgehen

Stress ist zunächst eine normale und wichtige Reaktion auf Reize und Belastungen. Er erhöht die Aufmerksamkeit und verstärkt die Durchblutung des Gehirns und der Muskeln. Dauerhafter Stress aber wird zu einem erheblichen Gesundheitsrisiko.[546] 10 Prozent der Deutschen berichten von einer starken chronischen Stressbelastung.[547] In einer Studie der *Techniker Krankenkasse* gaben 30 Prozent der 40- bis 59-Jährigen an, dass sie die Belastungen durch Stress schon an den Rand des Erträglichen gebracht haben.[548] Stressbedingte Erkrankungen gehören zu den häufigsten Gründen für Arbeitsunfähigkeitstage. Ein wichtiges Werkzeug der Gesundheitsförderung besteht darin, Kompetenzen im Umgang mit Stress zu entwickeln.

Gesunde Mahlzeiten in Ruhe und mit Genuss, ausreichend Bewegung und genügend Schlaf können dazu beitragen, den Stresslevel signifikant zu senken. Es gibt aber auch noch viele weitere Methoden, von denen wir zwei hervorheben möchten:

Über die erste Methode, die Meditation, konnten Sie schon weiter vorn lesen (▶ Seite 223). Wir wissen aus vielen wissenschaftlichen Studien, dass mentale Übungen einen positiven Einfluss auf Gesundheit, Gehirn und Leistungsfähigkeit haben können.[549] Spezielles Training für die Verbesserung der Aufmerksamkeit, Entspannung und emotionalen Selbstregulation ist zu einer weitverbreiteten Methode der Stressreduktion geworden. Auch wir empfehlen jedem regelmäßig, am besten täglich mindestens 10 Minuten zu meditieren. Zum Beispiel gleich morgens nach dem Aufstehen oder abends vor dem Zubettgehen. Hilfreich können geführte Meditationen aus inzwischen weitverbreiteten Apps wie „Headspace" sein.

Eine andere Möglichkeit, Stress zu reduzieren, ist es, ins Grüne zu gehen. Wir Menschen haben 99,9 Prozent unserer Entwicklungsgeschichte in der Natur gelebt.[550] Kein Wunder also, dass sich viele vom modernen Großstadtleben gestresst fühlen und in einer natürlichen Umgebung besonders schnell regenerieren können.[551] Bereits 20 Minuten im Grünen pro Tag reichen aus, um den Level an Stresshormonen deutlich zu senken.[552] In Japan ist das „Waldbaden" sogar Teil der staatlichen Gesundheitsvorsorge und wird an Universitäten beforscht.[550] Es konnte nachgewiesen werden, dass Waldspaziergänge den Blutzuckerspiegel und den Stresshormonspiegel absenken. Auch ein Kräutergärtchen auf dem Balkon oder der Fensterbank oder Zimmerpflanzen können dazu beitragen, Stress zu reduzieren.

Beziehungen – Freunde verlängern das Leben

Menschen sind soziale Lebewesen. Damit wir uns glücklich und gesund fühlen, brauchen wir enge Beziehungen zu anderen.[553] Wir leben seit jeher in kleinen Gruppen zusammen und auch die Lebensweisen in den Blue Zones zeichnen sich durch enge soziale Bindungen aus. Einsamkeit macht Menschen reizbar, depressiv und egozentrisch, beeinträchtigt den Schlaf sowie die physische und psychische Gesundheit.[554]

In einer seit über 80 Jahren andauernden Langzeitstudie der *Harvard University* geht es um die Frage: Was ist ein gutes Leben? Alle zwei Jahre werden die Teilnehmer in einem Fragebogen zu Ehe, Familie, Freunden, Arbeit, Hobbys und vielen weiteren Themen befragt sowie alle fünf Jahre umfassend medizinisch untersucht. Die wichtigste Erkenntnis aus der Studie:

„Ein gutes Leben besteht aus guten Beziehungen", sagt Studienleiter Robert Waldinger in seinem TED Talk. Menschen, die mit anderen Menschen aus Familie, Freundeskreis, Stadtteil oder Sportverein eng verbunden sind, leben glücklicher, gesünder und länger.

Dabei kommt es nicht darauf an, wie viele Freunde man hat oder ob man mit einem festen Partner an seiner Seite durchs Leben geht. Es ist die Qualität der nahen Beziehungen, die zählt. Gute Beziehungen müssen dabei nicht konfliktfrei verlaufen. Das Gefühl, auf den anderen zählen zu können, ist der entscheidende Faktor.[555]

Etwa ein Drittel der Menschen in westlichen Ländern fühlt sich einsam.[556] Viele Faktoren wie das Streben nach Individualismus, Veränderungen in der Arbeitswelt und den Familienstrukturen, die digitale Revolution und der demografische Wandel tragen dazu bei. Wer einsam ist, hat ein um 26 Prozent erhöhtes Risiko für einen frühzeitigen Tod.[556] Der Sozialpsychologe John Cacioppo von der *University of Chicago* gilt als einer der wichtigsten Einsamkeitsforscher. Er wies nach, dass Einsamkeit den Körper in einen dauerhaften Alarmzustand versetzt und Betroffene davon abhält, sich ausreichend zu entspannen und zu erholen.[557] Und so verwundert es nicht, dass Einsamkeit in Studien als Risikofaktor für Herz-Kreislauf-Erkrankungen nachgewiesen werden konnte.[558] Die Bedeutung von Einsamkeit wird im Gesundheitswesen zu oft ignoriert. Großbritannien hat reagiert, indem es 2018 ein Ministerium für Einsamkeit eingerichtet hat.

Investieren Sie also in Ihre Beziehungen – die Möglichkeiten sind praktisch unbegrenzt. Ersetzen Sie einen Fernsehabend durch ein Abendessen mit Freunden, verabreden Sie sich zu einem Spaziergang oder rufen Sie jemanden an, mit dem Sie lange nicht gesprochen haben.

Oft fällt es uns schwer, uns gesund zu ernähren. Der Grund liegt in unserem Gehirn. Es ist seit Jahrmillionen darauf programmiert, kalorienreiche, fettige und zuckerhaltige Nahrungsmittel zu bevorzugen. Wir leben heute mit einem Überangebot an ungesunden Lebensmitteln, die uns rund um die Uhr zugänglich sind. Unter Stress fällt es uns noch schwerer, diesen Versuchungen zu widerstehen. Durch automatisiertes Gewohnheitsverhalten tappen wir immer wieder in die gleichen Fallen. Machen Sie sich Ihr Verhalten bewusst und lernen Sie Strategien zur Verhaltensänderung.

2 Strategien zur Verhaltensanalyse
Jede Verhaltensänderung beginnt immer mit Bewusstsein und Selbstreflektion.
- ▸ Durch Meditation schulen Sie Ihre Achtsamkeit, Reflexionsfähigkeit und Selbstregulation.
- ▸ Durch das Führen eines Ernährungstagebuchs (am besten über einen Zeitraum von ca. 14 Tagen) werden Ihnen Ihre Verhaltensweisen klar.

5 Strategien zur Verhaltensänderung
- ▸ Ändern Sie Ihr Verhalten in kleinen Schritten (Tiny Habits). Diese haben auf Dauer einen großen Effekt und lassen sich besser durchhalten. Neue Gewohnheiten sollten möglichst konkret und einfach sein.
- ▸ Formulieren Sie Wenn-Dann-Pläne. Koppeln Sie neue Verhaltensweisen an bereits etablierte Gewohnheiten.
- ▸ Gestalten Sie Ihre Umwelt – zu Hause und im Büro – so um, dass Ihnen gute Verhaltensweisen leichtfallen und schlechte Gewohnheiten schwer. Gesunde Ernährung beginnt beim Einkaufen: Wählen Sie nur gesunde Lebensmittel aus.
- ▸ Halten Sie sich an regelmäßige Essenszeiten. Dadurch reguliert sich Ihr Hungergefühl und Heißhungerattacken werden vermieden.
- ▸ Beziehen Sie Freunde und Familie in Ihre Ernährungsumstellung mit ein. Suchen Sie sich Menschen, für die Ihr angestrebtes Verhalten bereits normal ist.

Eine neue Ernährungsgewohnheit braucht durchschnittlich zwei Monate, bis sie zur Routine geworden ist. Geben Sie sich Zeit, es lohnt sich. Lassen Sie sich durch Ausrutscher nicht verunsichern, sondern machen Sie einfach am nächsten Tag weiter.

Esskultur und Lebensstil
- ▸ Achten Sie bei Ihren Mahlzeiten auf Ruhe und Genuss und darauf, regelmäßig gemeinsame Mahlzeiten mit Familie oder Freunden einzunehmen.
- ▸ Kultivieren Sie einen gesunden Lebensstil mit ausreichend Bewegung, Schlaf, Erholung und sozialen Bindungen.

8

Ernährung und Nachhaltigkeit

Der Klimawandel gehört zu den größten Herausforderungen unserer Zeit. Die Erzeugung von Lebensmitteln ist dabei ein wesentlicher Treiber. Eine gesunde und gleichzeitig nachhaltige Ernährung ist kein Zielkonflikt, sondern folgt in fast allen Punkten den gleichen Grundsätzen. Wir zeigen auf, welchen Beitrag jeder Einzelne bei Konsum und Ernährung leisten kann.

Food for Future

Gibt es einen menschengemachten Klimawandel?
Welche Rolle spielt die Lebensmittelproduktion für unsere Umwelt?
Welche Lebensmittel sind besonders klimaschädlich?
Was kann jeder ganz konkret beitragen?
Wie sieht ein klimafreundlicher Speiseplan aus?
Ist es schon zu spät, um das Klima noch zu retten?

Im Sommer 2018 begann die 15-jährige Greta Thunberg jeden Freitag vor dem schwedischen Parlament zu demonstrieren, mit einem Schild auf dem Schoß: „Schulstreik für das Klima". Das Mädchen mit den zwei Zöpfen ist seitdem zur Ikone einer weltweiten Protestbewegung geworden. Jugendliche auf der ganzen Welt fordern schnelle und effiziente Klimaschutzmaßnahmen für ihre Zukunft auf diesem Planeten. Unterstützung bekommt die Jugendbewegung *Fridays for Future* aus der Wissenschaft – allein im deutschsprachigen Raum von 26.800 Wissenschaftlern.[559]

Der Klimawandel bedroht die Existenz von Millionen Menschen. Nicht in ferner Zukunft, sondern bereits jetzt und von Jahr zu Jahr mehr[560] – durch Überschwemmungen, Dürre, Stürme, Waldbrände und immer mehr auch durch Krieg, Hunger, Flucht und Pandemien.[561] Die Zukunft genau vorherzusagen, war schon immer ein schwieriges Unterfangen. Im Detail gibt es zum Klimawandel viele unterschiedliche Meinungen. Experten sind sich aber darin einig, dass ein menschengemachter Klimawandel unsere Welt bedroht und wir nur noch wenig Zeit zum Handeln haben.[16] Die Zustimmung zu dieser Einschätzung ist umso höher, je mehr Wissen jemand zu dem Thema hat.[562] Im Bericht *Zur Lage der Welt*, der jährlich vom *World Economic Forum* veröffentlicht wird, hatten 2020 erstmals alle fünf globalen Hauptrisiken etwas mit dem Klimawandel zu tun.[563] Als größtes Risiko für die Welt sehen die Experten unsere Inaktivität bei Klimafragen.

Der 2007 mit dem Friedensnobelpreis ausgezeichnete *Weltklimarat IPCC* (Intergovernmental Panel on Climate Change) der Vereinten Nationen fasst regelmäßig den aktuellen Kenntnisstand zum Thema Klimawandel für die Öffentlichkeit und Politik zusammen. Die Erderwärmung darf nicht über 1,5 °C steigen – das ist die zentrale Forderung des Klimarats und des *Pariser Klimaschutzabkommens* geworden.[564] Denn sonst drohen Systeme zu kippen und die Auswirkungen sind nur noch schwer zu kontrollieren und aufzuhalten. Wie bei der menschlichen Körpertemperatur können ein paar Grad den Unterschied zwischen Gesundheit und Notfall ausmachen. Weltweit ist die Durchschnittstemperatur bereits jetzt um etwa 1 °C angestiegen (verglichen zur vorindustriellen Zeit von 1850 bis 1900). Rund die Hälfte des Anstiegs erfolgte in den letzten 30 Jahren.[559] Nach Angaben der *NASA* waren 2015 bis 2020 die heißesten Jahre seit Beginn der weltweiten Wetteraufzeichnungen im Jahr 1880.[565] Extreme Wetterlagen haben überall auf der Welt zugenommen.

Trotzdem erscheint uns der Klimawandel oft abstrakt und in ferner Zukunft. Wer nicht am Meer wohnt, wiegt sich in Sicherheit. Und wir glauben, dass uns technische Innovationen schon irgendwie retten werden. Aber neuere Berechnungen zeigen, dass der Wandel viel schneller kommen wird, als die meisten denken.[560] Die Auswirkungen werden bereits in den nächsten 30 Jahren überall deutlich spürbar werden. Wer nicht direkt von Überschwemmung und Dürre betroffen ist, wird von den Folgen von zunehmender Ungleichheit, Gewalt, Nahrungsmittelunsicherheit, Flüchtlingsströmen, Pandemien und politischer Instabilität betroffen sein.[561]

Der Klimawandel ist das drängendste Problem unserer Zeit und unsere Kinder werden uns fragen, was wir dagegen getan haben. Wir werden uns nicht damit herausreden können, dass wir es nicht gewusst hätten. Wir sollten angesichts der Bedrohung nicht den Kopf in den Sand stecken oder das Problem ignorieren. Denn so wie die Zerstörung menschengemacht ist, können wir durch unser Verhalten auch alles ins Positive verändern. Allerdings müssen diese Veränderungen schnell und drastisch sein.

Die vier wirksamsten Handlungen gegen den Klimawandel, die auf der individuellen Ebene umgesetzt werden können, sind: ein Kind weniger bekommen, autofrei leben, der Verzicht auf Flugreisen und eine pflanzliche Ernährung.[566] Auch Leitungswasser trinken, Ökostrom nutzen, nachhaltig produzierte Kleidung kaufen und Wohnfläche pro Kopf reduzieren, mehr Fahrrad fahren sowie insgesamt mehr tauschen, leihen und reparieren sind Schlüsselfaktoren des umweltbewussten Konsums.

Gefahr für das Klima: die Lebensmittelproduktion

Die weltweite Lebensmittelproduktion gehört zu den größten Treibern des Klimawandels.[19] Sie bedroht durch den Verbrauch von Ressourcen, Verschmutzungen von Meer und Land und immer stärkerer Ausdehnung von Agrarflächen die natürlichen Ökosysteme unserer Erde. Deswegen ist es von großer Bedeutung, die Lebensmittelerzeugung inklusive der Landwirtschaft nachhaltig und emissionsarm zu gestalten. Es sind vor allem fünf Bereiche, in denen die Veränderungen maßgeblich stattfinden müssen:[343, 19]

- ▶ Emission von Treibhausgasen
- ▶ Frischwasserverbrauch
- ▶ Ausdehnung von landwirtschaftlichen Nutzflächen
- ▶ Artensterben (Verlust an Biodiversität)
- ▶ Verschmutzung der Böden und Meere durch Plastikteilchen, Düngemittel (Stickstoff, Phosphor) und Pestizide

Emission von Treibhausgasen

Der Gesamtkomplex Landwirtschaft und Landnutzung ist weltweit für 24 Prozent der Treibhausgasemissionen verantwortlich.[567, 201] Tierische Lebensmittel haben die mit Abstand schlechtesten Klimabilanzen[19] und verursachen 75 Prozent aller agrarbezogenen Emissionen, vor allem die Erzeugung von Rindfleisch und Milch.[343] Wiederkäuende Tiere wie Rinder, Ziegen und Schafe setzen während ihrer Verdauung Methan frei. Dieses wirkt sich besonders negativ auf das Klima aus: Methan ist 25-fach klimaschädlicher als Kohlendioxid.[568] Wenn Rinder eine Nation wären, stünden sie in Sachen Treibhausgasausstoß an zweiter Stelle hinter China (▶ Abbildung unten).[569] Damit gehört die Kuh zu den größten Klimakillern.

Frischwasserverbrauch

Die Lebensmittelproduktion macht 70 Prozent des globalen Frischwasserverbrauchs aus.[19] Die Erzeugung von Rindfleisch spielt auch hier eine große Rolle. Um 1 Kilogramm Rindfleisch zu produzieren, werden 20.000 Liter Wasser benötigt, für die gleiche Menge Kartoffeln nur 100 Liter (▶ Abbildung Seite 140).[200] Analysen des *Instituts für Energie- und Umweltforschung Heidelberg* zeigen, dass neben Fleischerzeugnissen auch Olivenöl, Nüsse, Linsen, Reis und Blaubeeren einen besonders hohen Wasserverbrauch verursachen (▶ Tabelle Seite 249).[200]

Ausdehnung von landwirtschaftlichen Nutzflächen

Die Lebensmittelproduktion beansprucht 40 Prozent der eisfreien Landfläche der Erde.[19] Landwirtschaftliche Nutzflächen werden durch Abholzung und Brandrodung immer weiter ausgedehnt. In Brasilien, dem Kongo und Indonesien werden pro Jahr Millionen Hektar Regenwald für Weideland und Futterpflanzen gerodet. Nur noch 51 Prozent der weltweiten Landoberfläche bestehen aus intakten Ökosystemen[19] und die weltweite Waldfläche beträgt nur noch 68 Prozent im Vergleich zum vorindustriellen Zeitalter.[570] Rindfleisch hat einen besonders hohen Flächen-Fußabdruck (▶ Tabelle Seite 249). Unfassbare 40 Prozent des weltweit geernteten Getreides werden als Futtermittel verwendet, hauptsächlich für Rinder.[571]

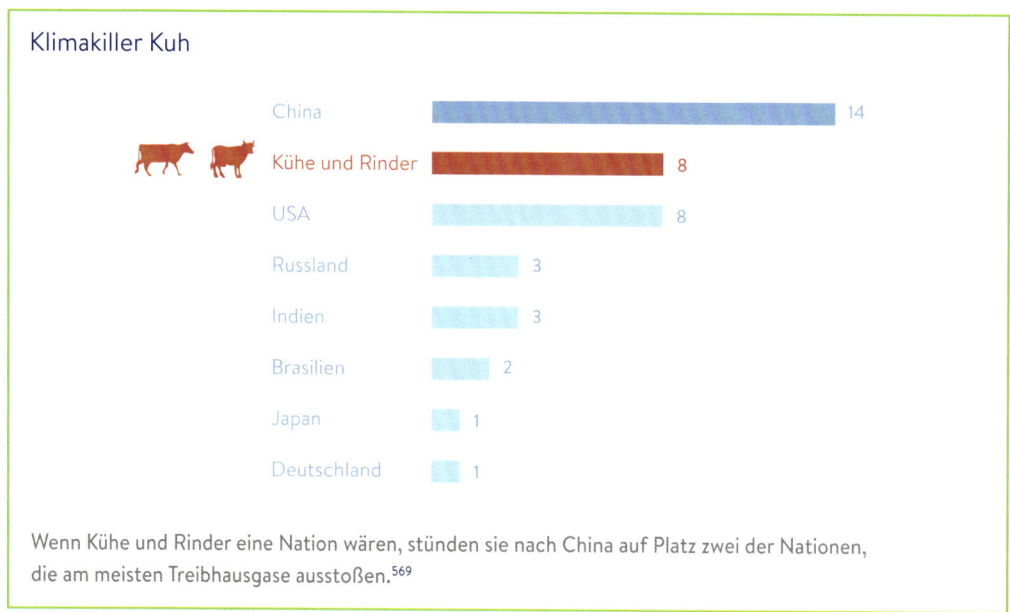

Klimakiller Kuh

China	14
Kühe und Rinder	8
USA	8
Russland	3
Indien	3
Brasilien	2
Japan	1
Deutschland	1

Wenn Kühe und Rinder eine Nation wären, stünden sie nach China auf Platz zwei der Nationen, die am meisten Treibhausgase ausstoßen.[569]

Artensterben

Der Artenreichtum (Biodiversität) von Lebewesen zu Wasser und auf dem Land erhält und stabilisiert die verschiedenen Ökosysteme unserer Erde.[19] Die Lebensmittelproduktion bedroht die Artenvielfalt. Inzwischen gibt es 14-mal mehr Nutztiere als wilde Säugetiere. [570] Bis zu eine Million Arten sind heute vom Aussterben bedroht.[572] Dieses Artensterben wirkt sich dramatisch aus. Bereits das Aussterben einer Art kann Auswirkungen auf ganze Systeme haben. Das Massensterben von Bienen und Schmetterlingen droht zum Desaster für die Bestäubung von Wild- und Nutzpflanzen zu werden. Experten sind sich darin einig, dass die planetare Grenze gerade in diesem Bereich bereits heute um ein Vielfaches überschritten ist (▸ Seite 19).

Verschmutzung der Böden und Meere

Unzähligen Arten wird durch den massiven Einsatz von Pflanzenschutz- und Düngemitteln in der intensiven Landwirtschaft die Lebensgrundlage entzogen. Besonders negativ wirken sich Stickstoff/Nitrat und Phosphor aus. Sie kommen natürlicherweise im Boden vor, werden aber durch Düngemittel in hohen Dosierungen auf die landwirtschaftlichen Flächen gebracht, um den Ertrag zu steigern. Das macht die Böden sauer, das Grundwasser schmutzig und setzt Unmengen Klimagase frei.[19] Gedüngte Böden setzen mehr Lachgas frei – ein 300-mal stärkeres Treibhausgas als Kohlendioxid. Außerdem verseucht der hohe Nitratgehalt in den Ausscheidungen der Tiere, die als Gülle und Jauche zum Düngen auf die Felder verteilt werden, die Böden und Gewässer. Nitrat und Phosphor zerstören die Balancen in vielen Ökosystemen (Eutrophierung) und führen in Gewässern zum Beispiel zu einer extremen Steigerung des Algenwuchses. Dadurch kann nicht mehr genug Sauerstoff ins Wasser gelangen. Die Fische sterben. In den Meeren entstehen sogenannte Dead Zones, in denen nichts mehr lebt. Bereits 2008 gab es über 400 solcher Zonen, die mehr als 245.000 Quadratkilometer umfassen.[573] 2019 wurden bereits 700 tote Meereszonen gezählt.[574] Eine wachsende Weltbevölkerung wird ohne ertragssteigerndes Düngen nicht satt werden,[19] aber wir brauchen strenge Vorgaben, durch die der Balanceakt zwischen Ertragssteigerung und Umweltschutz besser politisch gesteuert wird.

Bereits heute sind die planetaren Grenzen in vier der fünf beschriebenen Bereichen überschritten – bei Klimawandel, Landnutzungsänderungen, Artensterben sowie Phosphor- und Stickstoffkreisläufen (▸ Abbildung Seite 19).[15] Es ist also dringender Handlungsbedarf geboten, wenn wir die dramatischen Folgen, die Klimawandel und Umweltzerstörung für künftige Generationen haben werden, einigermaßen begrenzen wollen.

Zehn Millarden Menschen im Jahr 2050

Wenn wir nicht massiv gegensteuern, werden sich die Umweltprobleme in den nächsten Jahrzehnten auch verschärfen, weil es immer mehr Menschen auf der Erde gibt. Nach Schätzungen der *Vereinten Nationen* wird die Weltbevölkerung bis 2050 um ein weiteres Drittel auf ca. zehn Milliarden Menschen anwachsen.[575] Außerdem steigen immer mehr Menschen aus der Armut auf, vor allem in Asien.[343] Diese Menschen werden ihre Essgewohnheiten ändern und deutlich mehr Fleisch konsumieren wollen.[576] Der zunehmende Verbrauch vor allem an tierischen Lebensmitteln durch Bevölkerungs- und Einkommenswachstum wird die Belastungsgrenzen unserer Erde in allen gemessenen Bereichen deutlich überschreiten.[343] Wir sollten dabei aber nicht vergessen, dass der mit Abstand höchste Pro-Kopf-Verbrauch an Ressourcen in den reichen Ländern des Westens stattfindet. Wir müssen also die Ersten sein, die ihr Konsumverhalten ändern.

Die Ernährungswende - mehr Gesundheit und Nachhaltigkeit

Wir brauchen eine große Ernährungswende hin zu mehr Gesundheit und Nachhaltigkeit. Ernährung ist der größte Hebel, um gleichzeitig die menschliche Gesundheit und die ökologische Nachhaltigkeit zu verbessern.[13] Die erforderlichen Veränderungen betreffen die Produktion und den Konsum von Lebensmitteln.[201, 577]

Die Experten der *EAT-Lancet-Kommission*, die den gesunden und nachhaltigen Speiseplan entwickelten (▶ Seite 197), haben auch für die beschriebenen Bereiche CO_2-Ausstoß, Artenschutz, Wasser-, Landflächen- und Düngemittelverbrauch Grenzwerte definiert. Diese müssen eingehalten werden, wenn wir eine nachhaltige Lebensmittelproduktion betreiben wollen, die zehn Milliarden Menschen satt machen kann.

Die Arbeit der Kommission ist auch in diesem Aspekt herausragend, weil sie nicht nur Grenzen definiert und warnt, sondern weil sie auch hier ganz konkret Empfehlungen ausgearbeitet hat, was auf allen Ebenen der Gesellschaft getan werden muss, um diese Grenzen einzuhalten.[19] Vor allem in diesen fünf Bereichen müssen die Veränderungen erfolgen:

▸ überwiegend pflanzliche Ernährung
▸ Verbesserung von Qualität und Vielfalt in der Landwirtschaft
▸ Steigerung der Produktivität der Landwirtschaft auf nachhaltige Weise
▸ Einhaltung strenger ökologischer Vorgaben für die Nutzung von Land und Meer
▸ Halbierung von Lebensmittelabfällen

Für eine gesamtgesellschaftliche „große Transformation" hin zu mehr Nachhaltigkeit und Gesundheit brauchen wir die Konsumentscheidungen jedes Einzelnen sowie Veränderungen in der Lebensmittelproduktion und Landwirtschaft, aber vor allem brauchen wir den mutigen Einsatz der Politik. Ohne Gesetze und verbindliche Rahmenbedingungen wird es nicht gehen. Wir benötigen eine Politik, die dafür sorgt, dass die Ernährungsproduktion weitgehend emissionsfrei erfolgt, keine weiteren Agrarfläche mehr erschlossen werden, der Einsatz von Nitrat und Phosphor drastisch gesenkt wird und Lebensmittelpreise die wahren Kosten berücksichtigen, auch die für die gesundheitlichen und umweltbezogenen Folgen.

In Deutschland fordert der *Wissenschaftliche Beirat für Agrarpolitik, Ernährung und gesundheitlichen Verbraucherschutz*, der das Bundesministerium für Ernährung und Landwirtschaft berät, weitreichende Veränderungen. Auf über 800 Seiten legen die Experten dar, wie die Ernährungswende in Deutschland gelingen könnte.[201] Zu den empfohlenen Maßnahmen gehören:

- Förderung des Ökolandbaus
- Programm zur Reduktion des Konsums tierischer Lebensmittel
- Abschaffung des reduzierten Mehrwertsteuersatzes für tierische Erzeugnisse
- Subvention von gesunden Lebensmitteln wie Obst, Gemüse und Hülsenfrüchten
- Verbrauchersteuer auf zuckerhaltige Getränke
- effiziente Reduktion von Lebensmittelabfällen
- Nachhaltigkeitssteuer für alle Lebensmittel („wahre" Kosten)
- verpflichtendes Klimalabel für alle Lebensmittel
- gesunde Ernährung als „New Normal"
  - kleinere Portionsgrößen zum Standard machen
  - mehr öffentliche Trinkwasserbrunnen installieren
- gesunde, beitragsfreie Verpflegung in Kitas und Schulen

Was kann jeder tun?

Jeder von uns kann verschiedene, konkrete Dinge tun, um seine Ernährungsweise nachhaltiger zu gestalten. Oft haben wir den Eindruck, dass unsere kleinen Beiträge nichts bringen. Was nützen schon ein paar eingesparte Plastikflaschen und ein paar Einkaufsfahrten mit dem Fahrrad, wenn die anderen mit dem SUV kommen? Dabei ist jeder noch so kleine Beitrag ein Schritt in die richtige Richtung und lohnt sich. Oft unterschätzen wir, welche Dynamik bereits kleine Veränderungen entfalten können. Unsere Kinder, Freunde und Nachbarn lassen sich vielleicht anstecken und irgendwann entsteht aus kleinen Einzelbeiträgen eine Bewegung.

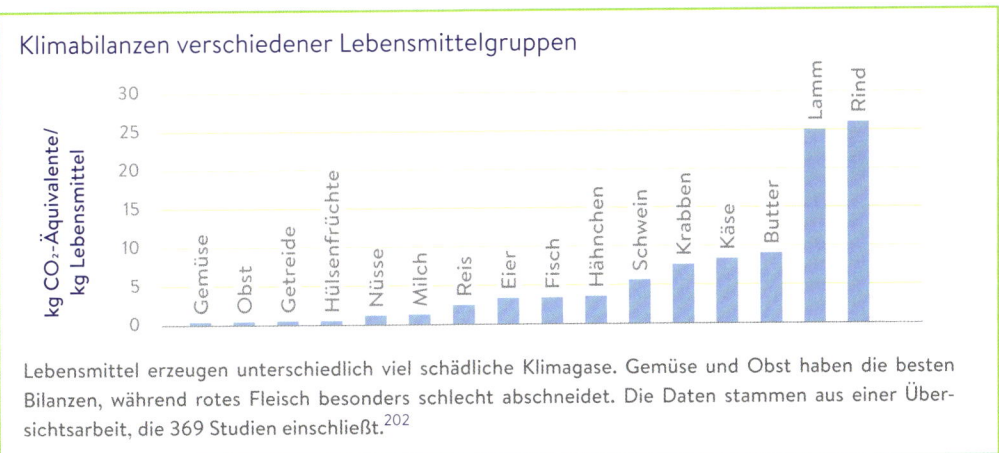

Klimabilanzen verschiedener Lebensmittelgruppen

Lebensmittel erzeugen unterschiedlich viel schädliche Klimagase. Gemüse und Obst haben die besten Bilanzen, während rotes Fleisch besonders schlecht abschneidet. Die Daten stammen aus einer Übersichtsarbeit, die 369 Studien einschließt.[202]

Überwiegend pflanzlich essen

Die Produktion der einzelnen Lebensmittel wirkt sich unterschiedlich stark auf Klima und Umwelt aus. Pflanzliche Lebensmittel wie Gemüse, Obst, Vollkorngetreide und Hülsenfrüchte haben die mit Abstand besten Klimabilanzen,[202, 578] insbesondere wenn es sich um regionale *und* saisonale Erzeugnisse handelt. Mit der Klimabilanz (auch CO_2-Bilanz oder CO_2-Fußabdruck) eines Lebensmittels wird der Gesamtbetrag an Treibhausgasen bezeichnet, die bei der Erzeugung entstehen (▶ Seite 88). Rotes und verarbeitetes Fleisch haben eine besonders schlechte Klimabilanz.[202, 343] Aber auch Geflügel, Fisch, Eier und Milchprodukte weisen im Vergleich zu pflanzlichen Lebensmitteln deutlich schlechtere Werte auf. Essen Sie daher idealerweise nicht mehr als 100 Gramm rotes Fleisch pro Woche und 250 Gramm Milchprodukte pro Tag (▶ Seite 197).

Ernähren Sie sich überwiegend pflanzlich. Das ist die wirksamste Maßnahme zum Klimaschutz im Bereich Ernährung. Werden Sie also Klimatarier! Einen Klimarechner für die verschiedenen Lebensmittel gibt es auf der Website www.klimatarier.com.

Neben den Emissionen haben Lebensmittel weitere Umwelteinflüsse, zum Beispiel verbrauchen sie unterschiedlich viel Agrarflächen, Wasser und Energie. Außerdem werden bei ihrer Erzeugung unterschiedliche Mengen an Düngemitteln und Pestiziden eingesetzt. Berücksichtigt man neben den Emissionen weitere Umwelteinflüsse – zum Beispiel Flächen-, Wasser- und Phosphatverbrauch –, sprechen wir von Ökobilanz (auch ökologischer Fußabdruck) eines Lebensmittels. Die Berechnungen sind entsprechend komplexer und daher selten. Das *Institut für Energie- und Umweltforschung Heidelberg* ist ein bedeutendes unabhängiges und gemeinnütziges Forschungsinstitut, das solche komplexen Analysen durchführt. In der Tabelle rechts sehen Sie die ökologischen Fußabdrücke für 24 Lebensmittel.

Abfall reduzieren

Ein Drittel aller Lebensmittel landet in Deutschland in der Tonne.[579] Wir müssen uns klarmachen, dass auch diese Lebensmittel erzeugt, transportiert, verarbeitet, gekühlt, zubereitet und dann auch noch wieder entsorgt werden müssen. Um sie zu transportieren, wären 480.000 Sattelschlepper notwendig. In eine Reihe gestellt, ergibt das die Strecke von Lissabon nach Sankt Petersburg.[580]

Die Hälfte dieser Abfälle entsteht in privaten Haushalten.[581] Jeder kann also zum Einsparen von Abfall beitragen. Kaufen Sie nur das ein, was Sie wirklich brauchen. Üben Sie sich darin, die richtigen Mengen zu kochen, und seien Sie kreativ in der Resteverwertung. Das schont auch Ihren Geldbeutel.

Bio bevorzugen

Wir entscheiden an der Supermarktkasse, welche Form der Landwirtschaft wir unterstützen. Die heutige intensive Landwirtschaft gilt als größte Bedrohung für die Vielfalt der Tier- und Pflanzenwelt,[566] während die Bio-Landwirtschaft die Artenvielfalt fördert und sich für den Schutz von Böden und Gewässern einsetzt.[199] Der Kauf von Bio-Produkten ist daher immer auch eine Investition in eine nachhaltigere Landwirtschaft.

Allerdings ist die Produktivität in der Bio-Landwirtschaft niedriger als in der konventionellen. Deswegen haben Bio-Produkte nicht selten sogar eine schlechtere Klimabilanz als herkömmliche, denn der Ertrag pro Fläche spielt in einer Welt der globalen Flächenknappheit eine zentrale Rolle für den CO_2-Fußabdruck. Um eine wachsende Weltbevölkerung zu

DIE ÖKOBILANZEN VON LEBENSMITTELN

Lebensmittel	CO₂-Fußabdruck [kg CO₂-Äq./kg LM]	Phosphat-Fußabdruck [g Phosphatgestein-Äq./kg LM]	Flächen-Fußabdruck [m²×a Naturflächenbelegung/kg LM]	Wasser-Fußabdruck [L Wasser-Äq./kg LM]	Energiebedarf [kWh Primärenergie-Äq./kg LM]
Pflanzliche Lebensmittel					
Apfel	0,3	1	0,1	1500	0,8
Blaubeeren, frisch	3,9	15	0,8	60.000	15
Brokkoli, frisch	0,3	6	0,1	5000	2
Tomaten, frisch	0,8	2	0,1	1000	1,5
Kartoffeln, frisch	0,2	6	0,1	100	2
Brot, Mischbrot	0,6	30	0,3	600	2
Nudeln	0,7	40	0,4	600	2
Tofu	1	3	0,5	7000	3
Linsen, getrocknet	1,2	100	3	220.000	2
Reis	3,1	30	0,7	60.000	5
Walnusskerne, naturbelassen	0,9	50	2	470.000	2,5
Mandelkerne, naturbelassen	2,2	120	1,5	390.000	4,5
Rapsöl, Glaseinwegflasche	3,3	150	2	800	5
Olivenöl, Glaseinwegflasche	3,2	300	3	900.000	10
Milchersatz, Hafermilch	0,3	8	0,2	300	3
Tierische Lebensmittel					
Milch, Vollmilch, Verbundkarton	1,4	20	0,5	2000	2
Quark (40 % Fett)	3,3	30	0,8	3000	6
Käse	5,7	60	1,5	6000	8
Butter	9	100	3	10.000	10
Ei	3	10	3	900	6
Fisch, Wildfang, Massenware, gefroren	2,4	1	0	80	10
Fisch, Aquakultur	5,1	20	3	15.000	15
Hähnchen	5,5	60	4	20.000	10
Rindfleisch	13,6	70	7	20.000	8

ernähren, brauchen wir eine effiziente nachhaltige Landwirtschaft. Dies ist auch deswegen so wichtig, weil wir keine Wälder in landwirtschaftliche Flächen mehr umwandeln dürfen. Die Erde besteht aktuell noch zu etwa 50 Prozent aus intakten Ökosystemen.[13] Diese brauchen wir unbedingt, um das Klima zu stabilisieren und die verbliebenen Arten zu erhalten. Landwirtschaftliche Methoden müssen den besten Kompromiss zwischen Effizienz und Nachhaltigkeit finden. Man sollte Innovationen fördern, die beides noch besser integrieren. Wir brauchen verschiedene für den Verbraucher klar identifizierbare Formen der nachhaltigen Landwirtschaft.[201] Die Schweizer machen es vor: Sie haben ein Nachhaltigkeitssegment im Angebot, das zwischen bio und konventionell liegt und mit einem Marienkäfer (IP-Suisse – Integrierte Produktion) gekennzeichnet ist.

Regional UND saisonal bevorzugen

Welche Tomate ist die klimafreundlichste? Eine aus Spanien, den Niederlanden oder die regionale Tomate aus Niedersachsen? Die Antwort ist nicht so einfach, wie viele denken, und hängt von der Jahreszeit, den Produktionsbedingungen, dem Transport und der Verpackung ab. Frisches und regional angebautes Obst und Gemüse sind in der Saison deutlich klimafreundlicher als importierte Lebensmittel aus fernen Ländern.[200] Zum Beispiel ein Apfel aus Deutschland in der Zeit von August bis November. Den Rest des Jahres hat er nicht per se eine bessere Bilanz. Monatelange Lagerung im Kühlhaus benötigt viel Energie und verursacht CO_2-Emissionen. Deswegen kann sogar ein importierter Apfel außerhalb der Saison klimafreundlicher sein – allerdings nur, wenn er nicht mit dem Flugzeug nach Deutschland gekommen ist.

Und bei der Tomate? Die Mehrheit der Verbraucher hält die lokalen Tomaten für die beste Wahl. Das stimmt in der Saison von Juni bis September. Danach kommen die Tomaten mit hoher Wahrscheinlichkeit aus einem mit fossilen Brennstoffen beheiztem Gewächshaus mit miserabler Klimabilanz.[583] Da schneidet eine Freilandtomate aus Spanien oft besser ab. Stammt das Gemüse allerdings aus einem Gewächshaus, das mit erneuerbaren Energien beheizt wurde, sieht die Bilanz gleich schon wieder viel günstiger aus. Regional ist also nicht immer besser, aber regional UND saisonal schon. Es fehlt in Deutschland ein einheitliches Klimasiegel, dass die verschiedenen Faktoren berücksichtigt. Aktuell erhält der Verbraucher zu den genannten Aspekten meistens keine Informationen. Jeder von uns sollte sich daher Wissen aneignen, um einschätzen zu können, wann Obst und Gemüse Saison haben. Dafür gibt es inzwischen viele tolle Saisonkalender.

Verpackungen vermeiden

Fast alles, was wir täglich konsumieren, ist auf irgendeine Weise verpackt. Seit seiner Erfindung wurden weltweit acht Milliarden Tonnen Plastik produziert. Davon landeten knapp 80 Prozent in Deponien oder in der Umwelt. Ungefähr 9 Prozent wurden recycelt und 12 Prozent verbrannt.[584] Das Thema hat in jüngerer Zeit durch die Mikroplastikproblematik wieder verstärkt Schlagzeilen gemacht. Obwohl die Thematik gerade in Deutschland vergleichsweise viel Aufmerksamkeit bekommt, konnte insgesamt keine Reduktion des Verpackungsmülls erzielt werden. Im Gegenteil, in den letzten 20 Jahren ist das Gesamtverpackungsaufkommen in Deutschland um fast 30 Prozent gestiegen, die Menge an Kunststoffverpackungen hat sich verdoppelt.[201] Deutschland ist von einer Kreislaufwirtschaft, die unser Ziel sein muss, noch meilenweit entfernt.[201] Versuchen Sie, Verpackungen, wo immer möglich, zu reduzieren und zu vermeiden. Gerade bei Getränken machen sie einen erheblichen Anteil an der Gesamtbelastung des Lebensmittels aus (▸ Abbildung unten). Wir empfehlen daher, dass Sie bevorzugt Leitungswasser trinken. Auch brauchen wir dringend mehr öffentliche Trinkwasserbrunnen, besonders in Schulen und öffentlichen Einrichtungen.

Im Vergleich zur Produktion machen die Verpackungen aber einen eher kleineren Anteil des CO_2-Fußabdrucks eines Lebensmittels aus. Es ist viel wichtiger, weniger tierische Lebensmittel zu essen, als mit dem Jutebeutel einkaufen zu gehen. Deshalb sollten Sie Letzteres natürlich nicht lassen.

Transportwege reduzieren

Die Einkaufsfahrt mit dem Auto kann die gesamte Klimabilanz verhageln – gerade wenn wenige Artikel eingekauft werden. Einkäufe zu Fuß oder mit dem Fahrrad sind die viel besseren Alternativen.[585] Außerdem ist der Kauf von Lebensmitteln aus dem Umland direkt vom Erzeuger ohne gekühlte Lagerung und Zwischenhandel, zum Beispiel über einen Wochenmarkt, sehr empfehlenswert. Fliegen sollten Lebensmittel nicht.[583] Eine Ananas, die mit dem Flugzeug nach Deutschland gelieferte wurde, hat eine 25-mal schlechtere Klimabilanz als die gleiche Frucht, die per Schiff gekommen ist.[199]

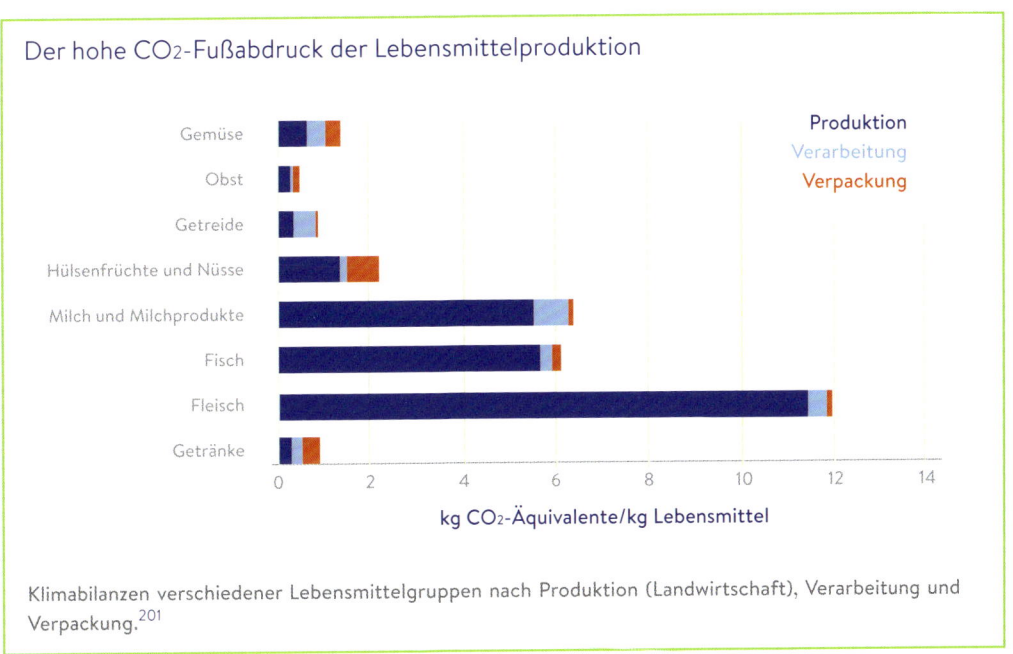

Klimabilanzen verschiedener Lebensmittelgruppen nach Produktion (Landwirtschaft), Verarbeitung und Verpackung.[201]

Engagieren Sie sich politisch und gehen Sie wählen
Viele Menschen unterschätzen die Bedeutung ihres politischen Einflusses.

Gehen Sie wählen
Bio-Produkte zu essen ist gut, aber wer das Klima retten will, muss eine Politik einfordern und wählen, die Nachhaltigkeit und Gesundheit ganz oben auf ihrer Agenda hat. Volksvertreter werden sich um Nachhaltigkeitsthemen kümmern, wenn ihre Wähler das von ihnen verlangen. Starten Sie Aufrufe, schreiben Sie Briefe, gehen Sie zu Bürgerversammlungen.[586]

Fordern Sie ein verbindliches staatliches Nachhaltigkeitssiegel
Wie wir beschrieben haben, hängt die Ökobilanz eines Lebensmittels von vielen Faktoren ab, über die Verbraucher keine Informationen erhalten. Wir brauchen dringend ein einheitliches und transparentes staatliches Nachhaltigkeitssiegel. Dieses sollte neben der Klimabilanz möglichst weitere Umweltwirkungskategorien berücksichtigen (zum Beispiel Wasser-, Phosphor-, Flächen-Fußabdruck). Wünschenswert wäre ein einfaches Siegel ähnlich dem „Nutri-Score" mit einer mehrstufigen Farbskala (rot bis grün), die auf einen Blick anzeigt, wie problematisch ein Produkt für das Klima und die Umwelt ist.

Ein gutes Nachhaltigkeitssiegel umzusetzen, ist nicht einfach, denn die erforderlichen Analysen über die gesamte Wertschöpfungskette hinweg sind komplex. Durchschnittswerte für einzelne Lebensmittel existieren zwar, aber wie eine Analyse von Lebensmitteln in der Fachzeitschrift *Science* zeigt, unterscheiden sich allein die Emissionsbilanzen von ein und demselben Produkt je nach Hersteller massiv bis um das 50-Fache.[18]

Es gibt diverse Vorschläge, wie man trotz des komplexen Sachverhalts ein gutes Nachhaltigkeitssiegel gestalten könnte. Auch der *Wissenschaftliche Beirat für Agrarpolitik, Ernährung und gesundheitlichen Verbraucherschutz* fordert ein staatliches Klimalabel,[201] denn zuverlässige Informationen sind eine wichtige Voraussetzung für einen nachhaltigeren Konsum.

Fordern Sie mehr ökologischen Landbau
In ihrer Nachhaltigkeitsstrategie hat sich die Bundesregierung zum Ziel gesetzt, den Anteil der ökologischen Anbaufläche bis 2030 auf 20 Prozent der gesamten landwirtschaftlichen Fläche auszuweiten. Das ist zu wenig, wir brauchen einen deutlich höheren Anteil nachhaltig erzeugter Lebensmittel in Deutschland.

Fordern Sie „wahre" Preise für Lebensmittel
Fleisch und zuckerhaltige Getränke sollten teurer werden. Lebensmittel müssen ihren wahren Preis kosten, der auch die Gesundheits- und Umweltkosten berücksichtigt, die aktuell auf die gesamte Gesellschaft abgewälzt werden.[588] Absurderweise werden tierische Produkte, die hohe ökologische und gesundheitliche Kosten erzeugen, durch einen reduzierten Mehrwertsteuersatz subventioniert. Das gehört dringend abgeschafft.[201]

Eine pflanzenbasierte Ernährung ist gesund und nachhaltig. Es gibt dazu keine Alternative. Aktuell sind wir weit davon entfernt, die ökologischen Grenzen unseres Planeten einzuhalten. Veränderungen in der Ernährung können maßgeblich dazu beitragen, dass wir die *Nachhaltigkeitsziele der Vereinten Nationen* und die *Klimaziele von Paris* erreichen können. Tragen Sie dazu bei.

▸ Essen Sie überwiegend pflanzliche Lebensmittel wie Gemüse, Obst, Vollkorngetreide, Hülsenfrüchte und Nüsse.
▸ Die wichtigste individuelle Entscheidung für eine gesunde und nachhaltige Ernährung ist es, weniger tierische Produkte zu essen. Reduzieren Sie daher den Konsum insbesondere von rotem Fleisch (Rind, Schwein) und Milchprodukten. Ersetzen Sie Kuhmilch durch pflanzliche Produkte, zum Beispiel Hafermilch.
▸ Reduzieren Sie Lebensmittelabfälle. Kaufen Sie nur, was Sie brauchen, und verwerten Sie Reste.
▸ Bevorzugen Sie Bio-Produkte. Dadurch unterstützen Sie eine nachhaltige Landwirtschaft mit weniger Pestizideinsatz, höherer Naturschutzleistung und mehr Tierwohl.
▸ Regionale *und* saisonale Lebensmittel sind am klimafreundlichsten. Dadurch werden lange Transportwege und energieintensive Kühllagerungen vermieden.
▸ Verzichten Sie auf eingeflogene Waren und Produkte aus fossil beheizten Gewächshäusern. Leider ist das oft schwer zu erkennen.
▸ Fordern Sie ein einheitliches und transparentes Nachhaltigkeitssiegel von der Politik. Der Verbraucher erhält aktuell zu wenig Informationen, um nachhaltige Kaufentscheidungen treffen zu können.
▸ Gehen Sie zu Fuß oder mit dem Fahrrad einkaufen. Vermeiden Sie Einkaufstouren mit dem Auto, gerade für wenig Artikel.
▸ Gehen Sie wählen. Politische Maßnahmen für Nachhaltigkeit und Gesundheit sind der größte Hebel, um Veränderungen herbeizuführen.

In einem Interview wurde die berühmte Primatenforscherin
und Umweltschützerin Dr. Jane Goodall gefragt,
was sie als Botschaft an alle Menschen richten möchten:
„Denken Sie immer daran, dass Sie jeden Tag einen Unterschied machen.“

9

Zehn Regeln für eine gesunde Ernährung

Gesund essen ist viel einfacher, als es oft angenommen wird. Wir haben die Quintessenz aus diesem Buch in zehn Regeln zusammengefasst, die Ihnen den Einstieg in eine gesunde und nachhaltige Ernährung erleichtern. Wenn Sie diese möglichst oft beachten, haben Sie es geschafft. Die Regeln sind aus der wissenschaftlichen Literatur abgeleitet und entsprechen dem, was auch wir für richtig halten.

Gesund und nachhaltig ernähren – so gelingt es ganz einfach!

Die in diesem Buch beschriebene Ernährungsweise hat folgende Eigenschaften: Sie ist ausgewogen, pflanzenbasiert, vielfältig, ballaststoffreich, antientzündlich, immunabwehrstärkend, mikrobiomfördernd und klimaschonend. Sie fördert Leistungsfähigkeit und Wohlbefinden, schützt vor Übergewicht und chronischen Krankheiten. Dabei ist die Ernährungsweise einfach und basiert auf nur zehn Empfehlungen. Sie sind aus der wissenschaftlichen Literatur abgeleitet und stehen im Einklang mit den Regeln der *Deutschen Gesellschaft für Ernährung*.[273]

1 Ernähren Sie sich **überwiegend pflanzlich**

Eine gesunde Ernährung sollte überwiegend pflanzlich sein und einen hohen Anteil an Gemüse, Obst, Vollkornprodukten, Hülsenfrüchten, Nüssen, Ölen und Kräutern haben. Füllen Sie Ihren Teller immer halb mit Gemüse auf! Ergänzen Sie mit moderaten Mengen an Fisch. So nehmen Sie die drei Superhelden der Ernährung ausreichend auf: Ballaststoffe, Omega-3-Fettsäuren und sekundäre Pflanzenstoffe.

2 Achten Sie **auf Vielfalt**

Essen Sie viele verschiedene Lebensmittel. Die Vielfalt in der Ernährung ist viel wichtiger, als die meisten denken. Essen Sie möglichst 25 verschiedene pflanzliche Lebensmittel pro Woche. Dadurch stellen Sie sicher, dass Sie ausreichend mit allen wichtigen Nährstoffen versorgt sind.

3 Essen Sie **in Maßen**

Wer weniger isst, erhöht seine Wahrscheinlichkeit auf ein gesundes und langes Leben. Reduzieren Sie die Zeit, in der Sie Nahrung aufnehmen auf unter 12 Stunden pro Tag (Intervallfasten) und essen Sie kleinere Portionen, zum Beispiel, indem Sie kleinere Teller verwenden. Die Selbstreinigungsprogramme in unseren Zellen werden dann aktiviert, wenn wir nicht essen.

4 Essen Sie möglichst **„echte" Lebensmittel**

Essen Sie möglichst „echte" Lebensmittel, also solche, die lose verkauft werden oder mit sehr kurzen Zutatenliste auskommen. Anders formuliert bedeutet das: Meiden

Sie verarbeitete Produkte, die die Bezeichnung „Lebensmittel" meistens nicht verdienen. Sie enthalten typischerweise viel Zucker, Salz und ungesunde Fette sowie wenig Ballaststoffe, Proteine, Vitamine und Mineralstoffe. Kochen Sie so oft wie möglich selbst.

5 Reduzieren Sie **Fleisch**

Essen Sie nur wenig rotes Fleisch und insbesondere wenig verarbeitetes Fleisch wie Wurst. Andere tierische Produkte wie Fisch, Milch, Eier und Geflügel sind gesünder, sollten aber auch nur in Maßen gegessen werden.

6 Reduzieren Sie **Zucker**

Verwenden Sie wenig Zucker und andere süßende Substanzen wie Honig. Trinken Sie nur in Ausnahmefällen Softdrinks, Limonaden oder Fruchtsäfte und essen Sie möglichst wenig Süßigkeiten. Auch alle Weißmehlprodukte enthalten sehr viel Stärke, also leicht verdauliche Zucker, und sollten durch Vollkornvarianten ersetzt werden.

7 Trinken Sie **Wasser**

Trinken Sie vor allem Wasser, etwa 2 Liter pro Tag. Auch ungesüßter Tee und Kaffee sind empfehlenswert. Stellen Sie sich tagsüber immer eine Karaffe mit Wasser in Reichweite. Zuckerhaltige Getränke und Alkohol sollten dagegen seltene Genussmittel sein.

8 Achten Sie auf **Nachhaltigkeit**

Ernähren Sie sich überwiegend pflanzlich (▸ Regel #1) und reduzieren Sie Lebensmittelabfälle auf ein Mindestmaß. Kaufen Sie möglichst regionale *und* saisonale Bio-Lebensmittel. Fordern Sie von der Politik ein transparentes CO_2-Siegel und mehr ökologischen Landbau.
.

9 Achten Sie auf **regelmäßige Mahlzeiten** mit **Ruhe** und **Genuss**

Essen Sie regelmäßig, das beugt Heißhungerattacken vor. Außerdem sind Genuss und Ruhe wichtige Zutaten für jede gute Mahlzeit. Es ist für unsere Gesundheit nicht nur von zentraler Bedeutung, was wir essen, sondern auch, *wie* wir es tun.

10 Achten Sie auf ausreichend **Bewegung** und **Schlaf**

Neben der Ernährung sind ausreichend Bewegung und Schlaf wichtige Komponenten einer gesunden Lebensweise und beugen Krankheiten vor. Bewegen Sie sich 30 bis 60 Minuten täglich und schlafen Sie zwischen 7 und 9 Stunden pro Nacht.

Unser Appell

Von den zehn Regeln ist die erste die wichtigste. Wenn Sie sich überwiegend pflanzlich ernähren, machen Sie schon sehr viel richtig und fördern Ihre eigene Gesundheit und die des Planeten. Oft wird uns suggeriert, eine gesunde Ernährung sei kompliziert. Das ist eine Täuschung, denn das Gegenteil ist wahr. Wenn Sie die ersten vier Regeln beachten, also überwiegend pflanzlich, mit großer Vielfalt, maßvoll und vor allem „echte" Lebensmittel essen, haben Sie die in diesem Buch beschriebene gesunde und nachhaltige Ernährungsweise bereits weitgehend umgesetzt. Das Beste dabei ist, dass Gesundheit und Nachhaltigkeit in der Ernährung kein Zielkonflikt sind, sondern die gleichen Handlungen erfordern.

Obwohl die Regeln einfach sind, ist es ihre Umsetzung im Alltag oft nicht. Gewohnheiten zu ändern, ist eine Herausforderung. Setzen Sie Veränderungen in Ihrer Ernährung daher Schritt für Schritt um. Eine gesunde Ernährung beginnt bereits beim Einkaufen. Wählen Sie am besten nur „echte" Lebensmittel und lassen Sie Softdrinks und Süßigkeiten gleich im Laden.

Verzetteln Sie sich nicht in Details. Es ist schlicht unmöglich, alles richtig zu machen, allein schon deswegen, weil wir in vielen Aspekten viel zu wenig wissen. Das „richtige Maß" zu finden, ist daher entscheidend. Essen ist ein komplexes Thema. Jeder, der sich damit beschäftigt, muss eine Balance finden zwischen Wissen und Unsicherheit, zwischen Alltag und Ideal und zwischen Mäßigung und Genuss. Wir Menschen neigen dazu, in die eine oder andere Richtung zu übertreiben. Versuchen Sie, Ihre Ernährungsweise immer wieder bewusst zu reflektieren und den Kurs gegebenenfalls anzupassen.

Bleiben Sie langfristig am Thema Ernährung dran. Prüfen Sie immer die Qualität von Informationsquellen und machen Sie keine größeren Veränderungen in Ihrer Ernährung nur auf der Basis einer Meldung – schon gar nicht, wenn Sie deren Qualität nicht bewerten können. Für Essen und Informationen gilt dasselbe: lieber weniger, aber dafür hochwertig.

Jeder kann viel für seine eigene Gesundheit und die des Planeten tun. Aber es liegt nicht alles in unserer Macht. Essen Sie vor allem auch mit Vergnügen und Genuss.

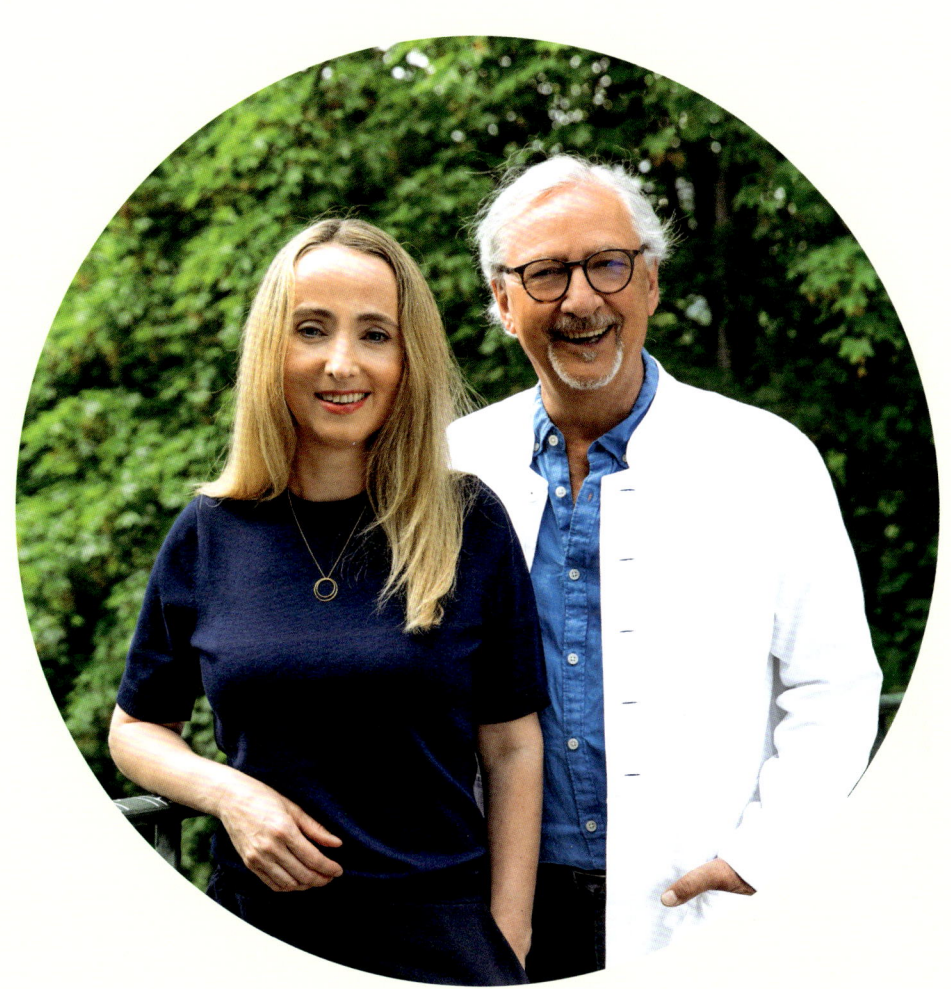

Stichwortverzeichnis

Literatur

1 Pollan, M (2007). Unhappy Meals. *New York Times Magazine*. Abgerufen von https://www.nytimes.com/2007/01/28/magazine/28nutritionism.t.html?auth=login-email&login=email

2 Plass, D et al. (2014). Trends in disease burden in Germany: Results, implications and limitations of the Global Burden of Disease study. *Deutsches Ärzteblatt international, 111*(38), 629-638.

3 Micha, R et al. (2017). Association Between Dietary Factors and Mortality From Heart Disease, Stroke, and Type 2 Diabetes in the United States. *JAMA, 317*(9), 912-924.

4 World Health Organization (2018). Obesity and overweight. Abgerufen von https://www.who.int/news-room/fact-sheets/detail/obesity-and-overweight

5 Yang, L & Colditz, GA (2015). Prevalence of Overweight and Obesity in the United States, 2007-2012. *JAMA Internal Medicine, 175*(8), 1412-1413.

6 Schienkiewitz, A et al. (2017). Übergewicht und Adipositas bei Erwachsenen in Deutschland. *Journal of Health Monitoring, 2*(2), 21-28.

7 Heidemann, C & Scheidt-Nave, C (2017). Prävalenz, Inzidenz und Mortalität von Diabetes mellitus bei Erwachsenen in Deutschland – Bestandsaufnahme zur Diabetes-Surveillance. *Journal of Health Monitoring, 2*(3).

8 Schmidt, C et al. (2019). Diabetes im Blick – Nationale Diabetes-Surveillance. *Der Diabetologe, 15*(2), 120-127.

9 Afshin, A et al. (2019). Health effects of dietary risks in 195 countries, 1990-2017: A systematic analysis for the Global Burden of Disease Study 2017. *The Lancet, 393*(10184), 1958-1972.

10 World Health Organization. (2020). *World health statistics 2020: Monitoring health for the SDGs.* Geneva: WHO.

11 World Economic Forum (2019). Länder mit der höchsten Erwartung gesunder Lebensjahre bei Geburt weltweit im Jahr 2018. Abgerufen von https://de.statista.com/statistik/daten/studie/1030497/umfrage/laender-mit-der-hoechsten-erwartung-gesunder-lebensjahre-bei-geburt/

12 Willett, W & Skerrett, PJ. (2017). *Eat, Drink, and be Healthy: The Harvard Medical School Guide to Healthy Eating.* New York: Simon and Schuster.

13 EAT-Lancet Commission (2019). Food Planet Health. Summary Report. Abgerufen von https://eatforum.org/eat-lancet-commission/eat-lancet-commission-summary-report/

14 Rockström, J et al. (2009). A safe operating space for humanity. *Nature, 461*(7263), 472-475.

15 Steffen, W et al. (2015). Planetary boundaries: Guiding human development on a changing planet. *Science, 347*(6223), 1259855.

16 Cook, J et al. (2016). Consensus on consensus: A synthesis of consensus estimates on human-caused global warming. *Environmental Research Letters, 11*(4), 048002.

17 Lenton, TM et al. (2019). Climate tipping points – too risky to bet against. *Nature, 575*(7784), 592-595.

18 Poore, J & Nemecek, T (2018). Reducing food's environmental impacts through producers and consumers. *Science, 360*(6392), 987-992.

19 Willett, W et al. (2019). Food in the Anthropocene: the EAT-Lancet Commission on healthy diets from sustainable food systems. *Lancet, 393*(10170), 447-492.

20 Cordain, L et al. (2005). Origins and evolution of the Western diet: Health implications for the 21st century. *American Journal of Clinical Nutrition, 81*(2), 341-354.

21 Ströhle, A et al. (2016). Alternative Ernährungsformen, Teil 2: Paleo-Ernährung - Naturgeschichte trifft moderne Stoffwechselforschung. *Aktuelle Ernährungsmedizin, 41*(2), 120-138.

22 Eaton, SB & Konner, M (1985). Paleolithic Nutrition. *New England Journal of Medicine, 312*(5), 283-289.

23 Cordain, L et al. (2002). The paradoxical nature of hunter-gatherer diets: Meat-based, yet nonatherogenic. *European Journal of Clinical Nutrition, 56*(1), S42-S52.

24 Eaton, SB et al. (1997). Review Paleolithic nutrition revisited: A twelve-year retrospective on its nature and implications. *European Journal of Clinical Nutrition, 51*(4), 207-216.

25 Buettner, D. (2005). The Secrets of a Long Life. *National Geographic*, 2-26.

26 Riedl, M. (2019). *Artgerechte Ernährung*. München: Gräfe und Unzer Verlag.

27 Miller, LJ & Lu, W (2019). These Are The World's Healthiest Nations. Abgerufen von https://www.bloomberg.com/news/articles/2019-02-24/spain-tops-italy-as-world-s-healthiest-nation-while-u-s-slips

28 Martínez-González, MA et al. (2015). Benefits of the Mediterranean Diet: Insights From the PREDIMED Study. *Progress in Cardiovascular Diseases, 58*(1), 50-60.

29 Schwingshackl, L et al. (2020). Mediterranean diet and health status: Active ingredients and pharmacological mechanisms. *British Journal of Pharmacology, 177*(6), 1241-1257.

30 Schwingshackl, L et al. (2014). Adherence to a Mediterranean diet and risk of diabetes: a systematic review and meta-analysis. *Public Health Nutrition, 18*(7), 1292-1299.

31 Estruch, R et al. (2013). Primary Prevention of Cardiovascular Disease with a Mediterranean Diet. *New England Journal of Medicine, 368*(14), 1279-1290.

32 Liyanage, T et al. (2016). Effects of the Mediterranean Diet on Cardiovascular Outcomes – A Systematic Review and Meta-Analysis. *PloS One, 11*(8), e0159252.

33 Toledo, E et al. (2015). Mediterranean Diet and Invasive Breast Cancer Risk Among Women at High Cardiovascular Risk in the PREDIMED Trial: A Randomized Clinical Trial. *JAMA Internal Medicine, 175*(11), 1752-1760.

34 Dinu, M et al. (2018). Mediterranean diet and multiple health outcomes: an umbrella review of meta-analyses of observational studies and randomised trials. *European Journal of Clinical Nutrition, 72*(1), 30-43.

35 Estruch, R et al. (2019). Effect of a high-fat Mediterranean diet on bodyweight and waist circumference: aprespecified secondary outcomes analysis of the PREDIMED randomised controlled trial. *Lancet Diabetes & Endocrinology, 7*(5), e6-17.

36 Trichopoulou, A & Benetou, V. (2019). Impact of Mediterranean Diet on Longevity. In C Caruso (Hrsg.), *Centenarians: An Example of Positive Biology* (S. 161-168). Cham: Springer International Publishing.

37 Willcox, DC et al. (2014). Healthy aging diets other than the Mediterranean: A focus on the Okinawan diet. *Mechanisms of Ageing and Development, 136-137*, 148-162.

38 Buettner, D. (2015). *The Blue Zones Solution: Eating and Living Like the World's Healthiest People*. Washington: National Geographic Books.

39 Martínez-González, MA et al. (2012). A 14-item Mediterranean diet assessment tool and obesity indexes among high-risk subjects: The PREDIMED trial. *PloS One, 7*(8), e43134.

40 Orlich, MJ et al. (2013). Vegetarian dietary patterns and mortality in Adventist Health Study 2. *JAMA Internal Medicine, 173*(13), 1230-1238.

41 Olsen, A et al. (2011). Healthy Aspects of the Nordic Diet Are Related to Lower Total Mortality. *The Journal of Nutrition, 141*(4), 639-644.

42 Lankinen, M et al. (2019). Nordic Diet and Inflammation - A Review of Observational and Intervention Studies. *Nutrients, 11*(6), 1369.

43 Ramezani-Jolfaie, N et al. (2019). The effect of healthy Nordic diet on cardio-metabolic markers: A systematic review and meta-analysis of randomized controlled clinical trials. *European Journal of Nutrition, 58*(6), 2159-2174.

44 Kaplan, H et al. (2017). Coronary atherosclerosis in indigenous South American Tsimane: A cross-sectional cohort study. *Lancet, 389*(10080), 1730-1739.

45 Gurven, M et al. (2017). The Tsimane Health and Life History Project: Integrating anthropology and biomedicine. *Evolutionary Anthropology, 26*(2), 54-73.

46 Kraft, TS et al. (2018). Nutrition transition in 2 lowland Bolivian subsistence populations. *The American Journal of Clinical Nutrition, 108*(6), 1183-1195.

47 Biesalski, HK et al. (2010). *Ernährungsmedizin. Nach dem neuen Curriculum Ernährungsmedizin der Bundesärztekammer* (4. Aufl.). Stuttgart: Thieme.

48 Hall, KD (2017). A review of the carbohydrate–insulin model of obesity. *European Journal of Clinical Nutrition, 71*(3), 323-326.

49 Ludwig, DS & Ebbeling, CB (2018). The Carbohydrate-Insulin Model of Obesity: Beyond "Calories In, Calories Out". *JAMA Internal Medicine, 178*(8), 1098-1103.

50 Jensen, T et al. (2018). Fructose and sugar: A major mediator of non-alcoholic fatty liver disease. *Journal of Hepatology, 68*(5), 1063-1075.

51 Stefan, N & Roden, M (2019). Diabetes und Fettleber. *Diabetologie und Stoffwechsel, 14*(S 02), S222-S225.

52 Schäfer, C et al. (2010). Fruktosemalabsorption. *Allergo Journal, 19*, 66-69.

53 Peters, SAE et al. (2019). Sex Differences in the Prevalence of, and Trends in, Cardiovascular Risk Factors, Treatment, and Control in the United States, 2001 to 2016. *Circulation, 139*(8), 1025-1035.

54 Cornier, M-A et al. (2008). The metabolic syndrome. *Endocrine Reviews, 29*(7), 777-822.

55 Lee, S-J et al. (2009). Glucose Shortens the Life Span of C. elegans by Downregulating DAF-16/FOXO Activity and Aquaporin Gene Expression. *Cell Metabolism, 10*(5), 379-391.

56 Süddeutsche Zeitung (2010). Süßer Tod. Abgerufen von www.sz.de/1.133148

57 Lean, ME et al. (2018). Primary care-led weight management for remission of type 2 diabetes (DiRECT): An open-label, cluster-randomised trial. *Lancet, 391*(10120), 541-551.

58 Jenkins, DJ et al. (1981). Glycemic index of foods: a physiological basis for carbohydrate exchange. *The American Journal of Clinical Nutrition, 34*(3), 362-366.

59 Atkinson, FS et al. (2008). International Tables of Glycemic Index and Glycemic Load Values: 2008. *Diabetes Care, 31*(12), 2281.

60 Strohm, D (2013). Glykämischer Index und glykämische Last – ein für die Ernährungspraxis des Gesunden relevantes Konzept? *Ernährungs Umschau, 1*, 26-38.

61 Guyenet, S. (2019). References for my debate with Gary Taubes. Abgerufen von http://www.stephanphanguyenet.com/?s=Sugar+consumption

62 Biesalski, HK et al. (2020). *Taschenatlas Ernährung*. Stuttgart: Thieme.

63 Juanola-Falgarona, M et al. (2014). Effect of the glycemic index of the diet on weight loss, modulation of satiety, inflammation, and other metabolic risk factors: A randomized controlled trial. *The American Journal of Clinical Nutrition, 100*(1), 27-35.

64 Seidelmann, SB et al. (2018). Dietary carbohydrate intake and mortality: a prospective cohort study and meta-analysis. *The Lancet Public Health, 3*(9), e419-e428.

65 Europäische Behörde für Lebensmittelsicherheit (2010). Scientific Opinion on Dietary Reference Values for carbohydrates and dietary fibre. *EFSA Journal, 8*(3), 1-77.

66 Deutsche Gesellschaft für Ernährung. (2011). *Evidenzbasierte Leitlinie: Kohlenhydratzufuhr und Prävention ausgewählter ernährungsmitbedingter Krankheiten*. Bonn: DGE.

67 Dehghan, M et al. (2017). Associations of fats and carbohydrate intake with cardiovascular disease and mortality in 18 countries from five continents (PURE): aprospective cohort study. *The Lancet, 390*(10107), 2050-2062.

68 Hujer, M (2010). Milliardenspiel mit Kalorien. *Süddeutsche Zeitung*. Abgerufen von https://www.sueddeutsche.de/panorama/weniger-kohlenhydrate-milliardenspiel-mit-kalorien-1.537571

69 Roberts, MN et al. (2017). A Ketogenic Diet Extends Longevity and Healthspan in Adult Mice. *Cell Metabolism, 26*(3), 539-546.e535.

70 Bueno, NB et al. (2013). Very-low-carbohydrate ketogenic diet v. low-fat diet for long-term weight loss: A meta-analysis of randomised controlled trials. *British Journal of Nutrition, 110*(7), 1178-1187.

71 Rho, J & Stafstrom, C (2012). The ketogenic diet as a treatment paradigm for diverse neurological disorders. *Frontiers in Pharmacology, 3*(59), 1-8.

72 Wollrab, A. (2014). *Organische Chemie* (4. Aufl.). Berlin: Springer.

73 Nagy, K & Tiuca, I-D (2017). Importance of Fatty Acids in Physiopathology of Human Body. In A Catala (Hrsg.), *Fatty acids.* London: IntechOpen. Aufgerufen von https://www.intechopen.com/books/fatty-acids/importance-of-fatty-acids-in-physiopathology-of-human-body

74 Oteng, A-B & Kersten, S (2019). Mechanisms of Action of trans Fatty Acids. *Advances in Nutrition, 11*(3), 697-708.

75 Mozaffarian, D et al. (2006). Trans fatty acids and cardiovascular disease. *New England Journal of Medicine, 354*(15), 1601-1613.

76 Item, F & Konrad, D (2012). Visceral fat and metabolic inflammation: The portal theory revisited. *Obesity Reviews, 13*(S2), 30-39.

77 Keys, A (1970). Coronary heart disease in seven countries. *Circulation, 41*(S1), 118-139.

78 Hyman, M. (2018). *Iss Fett, werde schlank: Warum wir Fett essen müssen, um abzunehmen und gesund zu bleiben.* München: Riva.

79 Wang, DD & Hu, FB (2017). Dietary Fat and Risk of Cardiovascular Disease: Recent Controversies and Advances. *Annual Review of Nutrition, 37,* 423-446.

80 Hales, CM et al. (2018). Trends in Obesity and Severe Obesity Prevalence in US Youth and Adults by Sex and Age, 2007-2008 to 2015-2016. *JAMA, 319*(16), 1723-1725.

81 World Health Organization (2017). Cardiovascular diseases (CVDs). Abgerufen von https://www.who.int/en/news-room/fact-sheets/detail/cardiovascular-diseases-(cvds)

82 Hu, FB (2010). Are refined carbohydrates worse than saturated fat? *American Journal of Clinical Nutrition, 91*(6), 1541-1542.

83 Yang, Q et al. (2014). Added sugar intake and cardiovascular siseases mortality among US adults. *JAMA Internal Medicine, 174*(4), 516-524.

84 U.S. Department of Health and Human Services & U.S. Department of Agriculture (2015). *2015–2020 Dietary Guidelines for Americans* Band 8th Edition. Abgerufen von http://health.gov/dietaryguidelines/2015/guidelines/

85 Wang, DD et al. (2016). Association of Specific Dietary Fats With Total and Cause-Specific Mortality. *JAMA internal medicine, 176*(8), 1134-1145.

86 Shahidi, F & Ambigaipalan, P (2018). Omega-3 Polyunsaturated Fatty Acids and Their Health Benefits. *Annual Review of Food Science and Technology, 9*(1), 345-381.

87 von Schacky, C (2019). Verwirrung um die Wirkung von Omega-3-Fettsäuren. *Der Internist, 60*(12), 1319-1327.

88 Calder, PC (2016). Docosahexaenoic Acid. *Annals of Nutrition and Metabolism, 69*(Suppl. 1), 8-21.

89 Filipovic, MG et al. (2018). Whole blood omega-3 fatty acid concentrations are inversely associated with blood pressure in young, healthy adults. *Journal of Hypertension, 36*(7), 1548-1554.

90 Mozaffarian, D & Wu, JH (2011). Omega-3 fatty acids and cardiovascular disease: Effects on risk factors, molecular pathways, and clinical events. *Journal of the American College of Cardiology, 58*(20), 2047-2067.

91 Kleber, ME et al. (2016). Omega-3 fatty acids and mortality in patients referred for coronary angiography. The Ludwigshafen Risk and Cardiovascular Health Study. *Atherosclerosis, 252,* 175-181.

92 Messamore, E et al. (2017). Polyunsaturated fatty acids and recurrent mood disorders: Phenomenology, mechanisms, and clinical application. *Progress in Lipid Research, 66,* 1-13.

93 Markhus, MW et al. (2013). Low omega-3 index in pregnancy is a possible biological risk factor for postpartum depression. *PloS One, 8*(7), e67617.

94 Calder, PC (2011). Fatty acids and inflammation: The cutting edge between food and pharma. *European Journal of Pharmacology, 668,* S50-S58.

95 Fachgesellschaft für Ernährungstherapie und Prävention (2021). Omega-3-Fettsäuren. Abgerufen von https://fet-ev.eu/omega-3-fettsaeuren/

96 Simopoulos, AP (2016). An Increase in the Omega-6/Omega-3 Fatty Acid Ratio Increases the Risk for Obesity. *Nutrients, 8*(3), 128.

97 Simopoulos, AP (2011). Evolutionary aspects of diet: The omega-6/omega-3 ratio and the brain. *Molecular Neurobiology, 44*(2), 203-215.

98 Deutsche Gesellschaft für Ernährung (o. D.). Referenzwerte für Fette. Abgerufen von https://www.dge.de/wissenschaft/referenzwerte/fett/

99 Manson, JE et al. (2019). Marine n-3 Fatty Acids and Prevention of Cardiovascular Disease and Cancer. *The New England journal of medicine, 380*(1), 23-32.

100 Aung, T et al. (2018). Associations of Omega-3 Fatty Acid Supplement Use With Cardiovascular Disease Risks: Meta-analysis of 10 Trials Involving 77 917 Individuals. *JAMA Cardiology, 3*(3), 225-233.

101 Bhatt, DL et al. (2019). Cardiovascular Risk Reduction with Icosapent Ethyl for Hypertriglyceridemia. *New England Journal of Medicine, 380*(1), 11-22.

102 Arbeitskreis Omega-3 (2002). Bedeutung und empfehlenswerte Höhe der Zufuhr langkettiger Omega-3-Fettsäuren. Ein Konsensus-Statement des Arbeitskreises Omega-3. *Ernährungs Umschau, 46,* 151-154.

103 Schwingshackl, L & Hoffmann, G (2014). Monounsaturated fatty acids, olive oil and health status: A systematic review and meta-analysis of cohort studies. *Lipids in Health and Disease, 13,* 154.

104 Rosqvist, F et al. (2014). Overfeeding polyunsaturated and saturated fat causes distinct effects on liver and visceral fat accumulation in humans. *Diabetes, 63*(7), 2356.

105 Deutsche Gesellschaft für Ernährung. (2015). *Evidenzbasierte Leitlinie: Fettzufuhr und Prävention ausgewählter ernährungsmitbedingter Krankheiten.* Bonn: DGE.

106 de Souza, RJ et al. (2015). Intake of saturated and trans unsaturated fatty acids and risk of all cause mortality, cardiovascular disease, and type 2 diabetes: Systematic review and meta-analysis of observational studies. *British Medical Journal, 351,* h3978.

107 Chowdhury, R et al. (2014). Association of dietary, circulating, and supplement fatty acids with coronary risk. *Annals of Internal Medicine, 160*(6), 398-406.

108 Ascherio, A et al. (1996). Dietary fat and risk of coronary heart disease in men: cohort follow up study in the United States. *BMJ, 313*(7049), 84.

109 Mumme, K & Stonehouse, W (2015). Effects of medium-chain triglycerides on weight loss and body composition: A meta-analysis of randomized controlled trials. *Journal of the Academy of Nutrition and Dietetics, 115*(2), 249-263.

110 Fatima, S et al. (2019). Palmitic acid is an intracellular signaling molecule involved in disease development. *Cellular and Molecular Life Sciences, 76*(13), 2547-2557.

111 Siri-Tarino, PW et al. (2010). Saturated fat, carbohydrate, and cardiovascular disease. *The American Journal of Clinical Nutrition, 91*(3), 502-509.

112 Dias, CB et al. (2014). Saturated fat consumption may not be the main cause of increased blood lipid levels. *Medical Hypotheses, 82*(2), 187-195.

113 Lichtenstein, AH (2014). Dietary trans fatty acids and cardiovascular disease risk: Past and present. *Current Atherosclerosis Reports, 16*(8), 433.

114 Wang, Q et al. (2016). Impact of Nonoptimal Intakes of Saturated, Polyunsaturated, and Trans Fat on Global Burdens of Coronary Heart Disease. *Journal of the American Heart Association, 5*(1), e002891.

115 Ruuth, M et al. (2018). Susceptibility of low-density lipoprotein particles to aggregate depends on particle lipidome, is modifiable, and associates with future cardiovascular deaths. *European Heart Journal, 39*(27), 2562-2573.

116 Laufs, U & Weingärtner, O (2018). Pathological phenotypes of LDL particles. *European Heart Journal, 39*(27), 2574-2576.

117 Lewington, S et al. (2007). Blood cholesterol and vascular mortality by age, sex, and blood pressure: A meta-analysis of individual data from 61 prospective studies with 55,000 vascular deaths. *Lancet, 370*(9602), 1829-1839.

118 Rong, Y et al. (2013). Egg consumption and risk of coronary heart disease and stroke: Dose-response meta-analysis of prospective cohort studies. *BMJ, 346,* e8539-e8539.

119 Damasceno, NRT et al. (2013). Mediterranean diet supplemented with nuts reduces waist circumference and shifts lipoprotein subfractions to a less atherogenic pattern in subjects at high cardiovascular risk. *Atherosclerosis, 230*(2), 347-353.

120 Hansson, GK (2005). Inflammation, Atherosclerosis, and Coronary Artery Disease. *New England Journal of Medicine, 352*(16), 1685-1695.

121 Lipid-Liga (o. D.). Empfehlungen zur Diagnostik und Therapie von Fettstoffwechselstörungen in der Ärztlichen Praxis. Abgerufen von https://www.lipid-liga.de/fuer-aertze/empfehlungen#1_3_1.

122 Biesalski, HK. (2017). *Unsere Ernährungsbiografie: Wer sie kennt, lebt gesünder.* München: Albrecht Knaus Verlag.

123 Matthäus, B (2014). Fette und Öle: Grundlagenwissen und praktische Verwendung. *Ernährungs Umschau, 3*(14), 162-170.

124 Johnston, BC et al. (2014). Comparison of weight loss among named diet programs in overweight and obese adults: A meta-analysis. *JAMA, 312*(9), 923-933.

125 Sacks, FM et al. (2009). Comparison of weight-loss diets with different compositions of fat, protein, and carbohydrates. *New England Journal of Medicine, 360*(9), 859-873.

126 Shai, I et al. (2008). weight loss with a low-carbohydrate, mediterranean, or low-fat diet. *New England Journal of Medicine, 359*(3), 229-241.

127 Gardner, CD et al. (2018). Effect of Low-Fat vs Low-Carbohydrate Diet on 12-Month Weight Loss in Overweight Adults and the Association With Genotype Pattern or Insulin Secretion: The DIETFITS Randomized Clinical Trial. *JAMA, 319*(7), 667-679.

128 World Health Organization (o. D.). Body mass index - BMI. Abgerufen von https://www.euro.who.int/en/health-topics/disease-prevention/nutrition/a-healthy-lifestyle/body-mass-index-bmi#

129 World Health Organization. (2008). *Waist circumference and waist-hip ratio: report of a WHO expert consultation.* Geneva: WHO.

130 Ashwell, M et al. (2012). Waist-to-height ratio is a better screening tool than waist circumference and BMI for adult cardiometabolic risk factors: Systematic review and meta-analysis. *Obesity Reviews, 13*(3), 275-286.

131 Gibson, S & Ashwell, M (2020). A simple cut-off for waist-to-height ratio (0·5) can act as an indicator for cardiometabolic risk: Recent data from adults in the Health Survey for England. *British Journal of Nutrition, 123*(6), 681-690.

132 Will, H. (2014). *Molekularbiologie kurz und bündig.* Berlin, Heidelberg: Springer-Verlag.

133 Bell, KJ et al. (2014). Estimating insulin demand for protein-containing foods using the food insulin index. *European Journal of Clinical Nutrition, 68*(9), 1055-1059.

134 Ford, ES & Dietz, WH (2013). Trends in energy intake among adults in the United States: Findings from NHANES. *American Journal of Clinical Nutrition, 97*(4), 848-853.

135 Lieberman, HR et al. (2020). Protein intake is more stable than carbohydrate or fat intake across various US demographic groups and international populations. *American Journal of Clinical Nutrition.*

136 Michalsen, A. (2019). *Mit Ernährung heilen. Besser essen – einfach fasten – länger leben. Neuestes Wissen aus Forschung und Praxis.* Berlin: Insel Verlag.

137 Simpson, SJ & Raubenheimer, D (2005). Obesity: The protein leverage hypothesis. *Obesity Reviews, 6*(2), 133-142.

138 Westerterp-Plantenga, MS et al. (2012). Dietary protein – its role in satiety, energetics, weight loss and health. *British Journal of Nutrition, 108*(S2), S105-S112.

139 Simpson, SJ & Raubenheimer, D (2014). Perspective: Tricks of the trade. *Nature, 508*(7496), S66-S66.

140 Due, A et al. (2004). Effect of normal-fat diets, either medium or high in protein, on body weight in overweight subjects: A randomised 1-year trial. *International Journal of Obesity and Related Metabolic Disorders, 28*(10), 1283-1290.

141 Levine, ME et al. (2014). Low Protein Intake Is Associated with a Major Reduction in IGF-1, Cancer, and Overall Mortality in the 65 and Younger but Not Older Population. *Cell Metabolism, 19*(3), 407-417.

142 Couzin-Frankel, J (2014). Diet studies challenge thinking on proteins versus carbs. *Science, 343*(6175), 1068.

143 Solon-Biet, S et al. (2014). The ratio of macronutrients, not caloric intake, dictates cardiometabolic health, aging, and longevity in ad libitum-fed mice. *Cell Metabolism, 19*(3), 418-430.

144 Zhou, X et al. (2017). Regulation of CHK1 by mTOR contributes to the evasion of DNA damage barrier of cancer cells. *Scientific Reports, 7*(1), 1535.

145 Bartke, A et al. (2003). Insulin-like growth factor 1 (IGF-1) and aging: Controversies and new insights. *Biogerontology, 4*(1), 1-8.

146 Wei, M et al. (2017). Fasting-mimicking diet and markers/risk factors for aging, diabetes, cancer, and cardiovascular disease. *Science Translational Medicine, 9*(377), 1-25.

147 Longo, VD et al. (2015). Interventions to Slow Aging in Humans: Are We Ready? *Aging Cell, 14*(4), 497-510.

148 Tazearslan, C et al. (2011). Impaired IGF1R signaling in cells expressing longevity-associated human IGF1R alleles. *Aging Cell, 10*(3), 551-554.

149 Sinclair, DA. (2019). *Das Ende des Alterns: Die revolutionäre Medizin von morgen (Lifespan)*: DUMONT Buchverlag.

150 Song, M et al. (2016). Association of Animal and Plant Protein Intake With All-Cause and Cause-Specific Mortality. *JAMA Intern Med, 176*(10), 1453-1463.

151 Lin, Y et al. (2015). Dietary animal and plant protein intakes and their associations with obesity and cardio-metabolic indicators in European adolescents: The HELENA cross-sectional study. *Nutrition Journal, 14*(1), 10.

152 Waldmann, A et al. (2003). Dietary intakes and lifestyle factors of a vegan population in Germany: results from the German Vegan Study. *European Journal of Clinical Nutrition, 57*(8), 947-955.

153 van Huis, A (2016). Edible insects are the future? *Proceedings of the Nutrition Society, 75*(3), 294-305.

154 Rempe, C. (2021). *Essbare Insekten: Vom Exoten auf dem Weg zur alltäglichen Kost?* Bonn: BZfE.

155 Richter, M et al. (2019). Revised Reference Values for the Intake of Protein. *Annals of Nutrition and Metabolism, 74*(3), 242-250.

156 Deutz, NEP et al. (2014). Protein intake and exercise for optimal muscle function with aging: Recommendations from the ESPEN Expert Group. *Clinical Nutrition, 33*(6), 929-936.

157 O'Keefe, SJ (2019). The association between dietary fibre deficiency and high-income lifestyle-associated diseases: Burkitt's hypothesis revisited. *The Lancet Gastroenterology & Hepatology, 4*(12), 984-996.

158 Deutsche Gesellschaft für Ernährung (2012). Mehr Ballaststoffe bitte! Abgerufen von https://www.dge.de/uploads/media/DGE-Pressemeldung-aktuell-06-2012-Mehr-Ballaststoffe.pdf

159 King, DE et al. (2012). Trends in dietary fiber intake in the United States, 1999-2008. *Journal of the Academy of Nutrition and Dietetics, 112*(5), 642-648.

160 Desai, MS et al. (2016). A Dietary Fiber-Deprived Gut Microbiota Degrades the Colonic Mucus Barrier and Enhances Pathogen Susceptibility. *Cell, 167*(5), 1339-1353.e1321.

161 Chuang, S-C et al. (2012). Fiber intake and total and cause-specific mortality in the European Prospective Investigation into Cancer and Nutrition cohort. *The American Journal of Clinical Nutrition, 96*(1), 164-174.

162 Park, Y et al. (2011). Dietary Fiber Intake and Mortality in the NIH-AARP Diet and Health Study. *Archives of Internal Medicine, 171*(12), 1061-1068.

163 Miketinas, DC et al. (2019). Fiber Intake Predicts Weight Loss and Dietary Adherence in Adults Consuming Calorie-Restricted Diets: The POUNDS Lost (Preventing Overweight Using Novel Dietary Strategies) Study. *The Journal of Nutrition, 149*(10), 1742-1748.

164 Koh, A et al. (2016). From Dietary Fiber to Host Physiology: Short-Chain Fatty Acids as Key Bacterial Metabolites. *Cell, 165*(6), 1332-1345.

165 McRae, MP (2018). Dietary Fiber Intake and Type 2 Diabetes Mellitus: An Umbrella Review of Meta-analyses. *Journal of Chiropractic Medicine, 17*(1), 44-53.

166 Kim, Y & Je, Y (2016). Dietary fibre intake and mortality from cardiovascular disease and all cancers: A meta-analysis of prospective cohort studies. *Archives of Cardiovascular Diseases, 109*(1), 39-54.

167 Kabisch, S et al. (2019). Obesity Does Not Modulate the Glycometabolic Benefit of Insoluble Cereal Fibre in Subjects with Prediabetes - A Stratified Post Hoc Analysis of the Optimal Fibre Trial (OptiFiT). *Nutrients, 11*(2726).

168 Anderson, JW et al. (2009). Health benefits of dietary fiber. *Nutrition Reviews, 67*(4), 188-205.

169 Deutsche Gesellschaft für Ernährung (2012). Sekundäre Pflanzenstoffe und ihre Wirkung auf die Gesundheit. Abgerufen von https://www.dge.de/wissenschaft/weitere-publikationen/fachinformationen/sekundaere-pflanzenstoffe-und-ihre-wirkung/

170 Leitzmann, C. (2010). Sekundäre Pflanzenstoffe in Lebensmitteln. In R Stange& C Leitzmann (Hrsg.), *Ernährung und Fasten als Therapie* (S. 49-59). Berlin, Heidelberg: Springer.

171 Chen, S et al. (2015). Resveratrol improves insulin resistance, glucose and lipid metabolism in patients with non-alcoholic fatty liver disease: A randomized controlled trial. *Digestive and Liver Disease, 47*(3), 226-232.

172 Lindsay, GC et al. (2014). Resveratrol and cancer: Focus on in vivo evidence. *Endocrine-Related Cancer, 21*(3), R209-R225.

173 Moussa, C et al. (2017). Resveratrol regulates neuro-inflammation and induces adaptive immunity in Alzheimer's disease. *Journal of Neuroinflammation, 14*(1), 1.

174 Bhullar, KS & Hubbard, BP (2015). Lifespan and healthspan extension by resveratrol. *Biochimica et Biophysica Acta (BBA) - Molecular Basis of Disease, 1852*(6), 1209-1218.

175 Carlsen, MH et al. (2010). The total antioxidant content of more than 3100 foods, beverages, spices, herbs and supplements used worldwide. *Nutrition Journal, 9*(3).

176 Biesalski, HK et al. (2016). *Hidden hunger: Malnutrition and the first 1,000 days of life: Causes, consequences and solutions* (Band 115). New York: Karger Medical and Scientific Publishers.

177 Max Rubner-Institut (2008). Ergebnisbericht Teil 2. Nationale Verzehrsstudie II - Die bundesweite Befragung zur Ernährung von Jugendlichen und Erwachsenen. Abgerufen von https://www.mri.bund.de/fileadmin/MRI/Institute/EV/NVSII_Abschlussbericht_Teil_2.pdf

178 Rabenberg, M et al. (2015). Vitamin D status among adults in Germany – results from the German Health Interview and Examination Survey for Adults (DEGS1). *BMC Public Health, 15*(1), 641.

179 Schwingshackl, L et al. (2017). Dietary Supplements and Risk of Cause-Specific Death, Cardiovascular Disease, and Cancer: A Systematic Review and Meta-Analysis of Primary Prevention Trials. *Advances in Nutrition, 8*(1), 27-39.

180 Richter, K et al. (2014). Influence of external, intrinsic and individual behaviour variables on serum 25(OH)D in a German survey. *Journal of Photochemistry and Photobiology B: Biology, 140*, 120-129.

181 Deutsche Gesellschaft für Ernährung (2012). Ausgewählte Fragen und Antworten zu Vitamin D. Gemeinsame FAQ des BfR, der DGE und des MRI. Abgerufen von https://www.dge.de/wissenschaft/weitere-publikationen/faqs/vitamin-d/

182 Wabitsch, M et al. (2011). Vitamin-D-Versorgung im Säuglings-, Kindes- und Jugendalter. *Monatsschrift Kinderheilkunde, 159*(8), 766-774.

183 Martineau, AR et al. (2017). Vitamin D supplementation to prevent acute respiratory tract infections: Systematic review and meta-analysis of individual participant data. *BMJ, 356*, i6583.

184 Chowdhury, R et al. (2014). Vitamin D and risk of cause specific death: Systematic review and meta-analysis of observational cohort and randomised intervention studies. *BMJ, 348*, g1903.

185 Mitri, J et al. (2011). Vitamin D and type 2 diabetes: A systematic review. *European Journal of Clinical Nutrition, 65*(9), 1005-1015.

186 Anglin, RES et al. (2018). Vitamin D deficiency and depression in adults: Systematic review and meta-analysis. *British Journal of Psychiatry, 202*(2), 100-107.

187 Ekwaru, JP et al. (2014). The importance of body weight for the dose response relationship of oral vitamin D supplementation and serum 25-hydroxyvitamin D in healthy volunteers. *PloS One, 9*(11), e111265.

188 Tripkovic, L et al. (2012). Comparison of vitamin D2 and vitamin D3 supplementation in raising serum 25-hydroxyvitamin D status: A systematic review and meta-analysis. *The American Journal of Clinical Nutrition, 95*(6), 1357-1364.

189 Bouillon, R (2017). Comparative analysis of nutritional guidelines for vitamin D. *Nature Reviews Endocrinology, 13*(8), 466-479.

190 Mulligan, GB & Licata, A (2010). Taking vitamin D with the largest meal improves absorption and results in higher serum levels of 25-hydroxyvitamin D. *Journal of Bone and Mineral Research, 25*(4), 928-930.

191 Panickar, KS & Jewell, DE (2015). The beneficial role of anti-inflammatory dietary ingredients in attenuating markers of chronic low-grade inflammation in aging. *Hormone Molecular Biology and Clinical Investigation, 23*(2), 59-70.

192 Arai, Y et al. (2015). Inflammation, But Not Telomere Length, Predicts Successful Ageing at Extreme Old Age: A Longitudinal Study of Semi-supercentenarians. *EBioMedicine, 2*(10), 1549-1558.

193 Tyrovolas, S et al. (2018). Anti-Inflammatory Nutrition and Successful Ageing in Elderly Individuals: The Multinational MEDIS Study. *Gerontology, 64*(1), 3-10.

194 Sinclair, D. (2019). *Das Ende des Alterns: Die revolutionäre Medizin von morgen (Lifespan)*. Köln: DuMont.

195 Richter, M (2016). Vegane Ernährung. Position der Deutschen Gesellschaft für Ernährung. *Ernährungs Umschau, 63*(4), 92-102.

196 Deutsche Gesellschaft für Ernährung (2018). Ausgewählte Fragen und Antworten zu Vitamin B12. Abgerufen von https://www.dge.de/fileadmin/public/doc/ws/faq/FAQs-VitaminB12.pdf

197 Green, R et al. (2017). Vitamin B12 deficiency. *Nature Reviews Disease Primers, 3*(1), 17040.

198 Pawlak, R et al. (2013). How prevalent is vitamin B(12) deficiency among vegetarians? *Nutrition Reviews, 71*(2), 110-117.

199 Institut für Energie- und Umweltforschung Heidelberg (2020). Ob Apfel oder Ananas: Transport und Verpackung entscheiden oft über die Klimabilanz unserer Lebensmitte. Pressemitteilung. Abgerufen von https://www.ifeu.de/wp-content/uploads/200519-ifeu-PM-Oekologischer-Fussabdruck-Lebensmittel.pdf

200 Reinhardt, G et al. (2020). Ökologische Fußabdrücke von Lebensmitteln und Gerichten in Deutschland. Institut für Energie- und Umweltforschung Heidelberg.

201 Wissenschaftlicher Beirat für Agrarpolitik, EugV (2020). Politik für eine nachhaltigere Ernährung. Abgerufen von https://www.bmel.de/DE/ministerium/organisation/beiraete/agr-organisation.html

202 Clune, S et al. (2017). Systematic review of greenhouse gas emissions for different fresh food categories. *Journal of Cleaner Production, 140*, 766-783.

203 Berufsverband Deutscher Internisten (o. D.). Magen & Darm - Das Verdauungssystem. Abgerufen von https://www.internisten-im-netz.de/fachgebiete/magen-darm/aufbau/duenndarm-aufbau-und-funktion.html

204 Helander, HF & Fändriks, L (2014). Surface area of the digestive tract – revisited. *Scandinavian Journal of Gastroenterology, 49*(6), 681-689.

205 Gekle, M. (2019). Funktion des Magen-Darm-Trakts, Energiehaushalt und Ernährung. In H-C Pape et al. (Hrsg.), *Physiologie* (9. Aufl.). Stuttgart: Georg Thieme Verlag.

206 Qin, J et al. (2010). A human gut microbial gene catalogue established by metagenomic sequencing. *Nature, 464*(7285), 59-65.

207 Gilbert, JA et al. (2018). Current understanding of the human microbiome. *Nature Medicine, 24*, 392.

208 Human Microbiome Project Consortium (2012). Structure, function and diversity of the healthy human microbiome. *Nature, 486*(7402), 207-214.

209 Clemente, Jose C et al. (2012). The Impact of the Gut Microbiota on Human Health: An Integrative View. *Cell, 148*(6), 1258-1270.

210 Fetissov, SO (2016). Role of the gut microbiota in host appetite control: Bacterial growth to animal feeding behaviour. *Nature Reviews Endocrinology, 13*, 11.

211 Yatsunenko, T et al. (2012). Human gut microbiome viewed across age and geography. *Nature, 486*(7402), 222-227.

212 Kelly, JR et al. (2016). Transferring the blues: Depression-associated gut microbiota induces neurobehavioural changes in the rat. *Journal of Psychiatric Research, 82*, 109-118.

213 David, LA et al. (2014). Diet rapidly and reproducibly alters the human gut microbiome. *Nature, 505*(7484), 559-563.

214 Heiman, ML & Greenway, FL (2016). A healthy gastrointestinal microbiome is dependent on dietary diversity. *Molecular metabolism, 5*(5), 317-320.

215 Gießelmann, K (2019). Probiotika: Nicht immer von Vorteil. *Deutsches Ärzteblatt international, 116*(33-34), A-1484.

216 Mailing, LJ et al. (2019). Exercise and the Gut Microbiome: A Review of the Evidence, Potential Mechanisms, and Implications for Human Health. *Exercise and Sport Sciences Reviews, 47*(2).

217 Cignarella, F et al. (2018). Intermittent Fasting Confers Protection in CNS Autoimmunity by Altering the Gut Microbiota. *Cell Metabolism, 27*(6), 1222-1235.e1226.

218 Patterson, RE & Sears, DD (2017). Metabolic Effects of Intermittent Fasting. *Annual Review of Nutrition, 37*, 371-393.

219 Kaczmarek, JL et al. (2017). Complex interactions of circadian rhythms, eating behaviors, and the gastrointestinal microbiota and their potential impact on health. *Nutrition Reviews, 75*(9), 673-682.

220 Palleja, A et al. (2018). Recovery of gut microbiota of healthy adults following antibiotic exposure. *Nature Microbiology, 3*(11), 1255-1265.

221 Guo, Q et al. (2019). Probiotics for the prevention of pediatric antibiotic associated diarrhea. *Cochrane Database of Systematic Reviews, 4*(4).

222 Ärzteblatt (2018). Fachgesellschaft rät von Bestimmung des Darm-Mikrobioms ab. Abgerufen von https://www.aerzteblatt.de/treffer?mode=s&wo=17&typ=1&nid=97788&s=dgvs&s=stuhlproben

223 Leri, M et al. (2020). Healthy Effects of Plant Polyphenols: Molecular Mechanisms. *International Journal of Molecular Sciences, 21*(4).

224 Bundesministerium für Ernährung und Landwirtschaft. (2021). *Deutschland, wie es isst. Der BMEL-Ernährungsreport 2021*. Berlin: BMEL.

225 Oyebode, O et al. (2014). Fruit and vegetable consumption and all-cause, cancer and CVD mortality: Analysis of Health Survey for England data. *Journal of Epidemiology and Community Health, 68*(9), 856-862.

226 Bhupathiraju, SN & Tucker, KL (2011). Greater variety in fruit and vegetable intake is associated with lower inflammation in Puerto Rican adults. *American Journal of Clinical Nutrition, 93*(1), 37-46.

227 Büchner, FL et al. (2010). Variety in fruit and vegetable consumption and the risk of lung cancer in the European prospective investigation into cancer and nutrition. *Cancer Epidemiology, Biomarkers and Prevention, 19*(9), 2278-2286.

228 Riedl, M. (2020). *Mein Weg zur gesunden Ernährung: Aktuelle Antworten auf die 100 wichtigsten Ernährungsfrage*. München: ZS Verlag.

229 Bertoia, ML et al. (2015). Changes in Intake of Fruits and Vegetables and Weight Change in United States Men and Women Followed for Up to 24 Years: Analysis from Three Prospective Cohort Studies. *PLoS Medicine, 12*(9), e1001878.

230 Mozaffarian, D et al. (2011). Changes in diet and lifestyle and long-term weight gain in women and men. *New England Journal of Medicine, 364*(25), 2392-2404.

231 Hung, HC et al. (2004). Fruit and vegetable intake and risk of major chronic disease. *Journal of the National Cancer Institute, 96*(21), 1577-1584.

232 Greger, M. (2016). *How Not to Die: Entdecken Sie Nahrungsmittel, die Ihr Leben verlängern und bewiesenermaßen Krankheiten vorbeugen und heilen*. Kandern: Narayana Verlag.

233 Cheng, HM et al. (2017). Tomato and lycopene supplementation and cardiovascular risk factors: A systematic review and meta-analysis. *Atherosclerosis, 257*, 100-108.

234 Hobbs, DA et al. (2012). Blood pressure-lowering effects of beetroot juice and novel beetroot-enriched bread products in normotensive male subjects. *British Journal of Nutrition, 108*(11), 2066-2074.

235 Murphy, M et al. (2012). Whole Beetroot Consumption Acutely Improves Running Performance. *Journal of the Academy of Nutrition and Dietetics, 112*, 548-552.

236 Nicastro, HL et al. (2015). Garlic and onions: Their cancer prevention properties. *Cancer Prevention Research, 8*(3), 181-189.

237 Kozarski, M et al. (2015). Antioxidants of Edible Mushrooms. *Molecules, 20*(10), 19489-19525.

238 Xu, T et al. (2012). The cancer preventive effects of edible mushrooms. *Anti-Cancer Agents in Medicinal Chemistry, 12*(10), 1255-1263.

239 Li, Y et al. (2010). Sulforaphane, a Dietary Component of Broccoli/Broccoli Sprouts, Inhibits Breast Cancer Stem Cells. *Clinical Cancer Research, 16*(9), 2580.

240 Axelsson, AS et al. (2017). Sulforaphane reduces hepatic glucose production and improves glucose control in patients with type 2 diabetes. *Science Translational Medicine, 9*(394), eaah4477.

241 Tarozzi, A et al. (2013). Sulforaphane as a potential protective phytochemical against neurodegenerative diseases. *Oxidative Medicine and Cellular Longevity, 2013*, 415078-415078.

242 Navarro, SL et al. (2014). Cruciferous Vegetables Have Variable Effects on Biomarkers of Systemic Inflammation in a Randomized Controlled Trial in Healthy Young Adults. *The Journal of Nutrition, 144*(11), 1850-1857.

243 Ferrarini, L et al. (2011). Anti-proliferative activity and chemoprotective effects towards DNA oxidative damage of fresh and cooked Brassicaceae. *British Journal of Nutrition, 107*(9), 1324-1332.

244 Dosz, EB & Jeffery, EH (2013). Modifying the Processing and Handling of Frozen Broccoli for Increased Sulforaphane Formation. *Journal of Food Science, 78*(9), H1459-H1463.

245 Visvanathan, R et al. (2016). Health-beneficial properties of potato and compounds of interest. *Journal of the Science of Food and Agriculture, 96*(15), 4850-4860.

246 Camire, ME et al. (2009). Potatoes and Human Health. *Critical Reviews in Food Science and Nutrition, 49*(10), 823-840.

247 Borgi, L et al. (2016). Potato intake and incidence of hypertension: Results from three prospective US cohort studies. *BMJ, 353*, i2351.

248 McGill, CR et al. (2013). The role of potatoes and potato components in cardiometabolic health: a review. *Annals of Medicine, 45*(7), 467-473.

249 Wang, S et al. (2016). Chemical constituents and health effects of sweet potato. *Food Research International, 89*, 90-116.

250 Barański, M et al. (2014). Higher antioxidant and lower cadmium concentrations and lower incidence of pesticide residues in organically grown crops: A systematic literature review and meta-analyses. *British Journal of Nutrition, 112*(5), 794-811.

251 Curl, CL et al. (2015). Estimating pesticide exposure from dietary intake and organic food choices: The Multi-Ethnic Study of Atherosclerosis (MESA). *Environmental Health Perspectives, 123*(5), 475-483.

252 Fabbri, ADT & Crosby, GA (2016). A review of the impact of preparation and cooking on the nutritional quality of vegetables and legumes. *International Journal of Gastronomy and Food Science, 3*, 2-11.

253 Ghavami, A et al. (2012). The effect of food preparation on the bioavailability of carotenoids from carrots using intrinsic labelling. *British Journal of Nutrition, 107*(9), 1350-1366.

254 Bouzari, A et al. (2015). Vitamin retention in eight fruits and vegetables: A comparison of refrigerated and frozen storage. *Journal of Agricultural and Food Chemistry, 63*(3), 957-962.

255 Bouzari, A et al. (2015). Mineral, fiber, and total phenolic retention in eight fruits and vegetables: A comparison of refrigerated and frozen storage. *Journal of Agricultural and Food Chemistry, 63*(3), 951-956.

256 Mensink, G et al. (2017). Fruit consumption among adults in Germany. *Journal of Health Monitoring, 2*(2), 43-49.

257 Wolfe, KL et al. (2008). Cellular antioxidant activity of common fruits. *Journal of Agricultural and Food Chemistry, 56*(18), 8418-8426.

258 Boeing, H et al. (2012). *Gemüse und Obst in der Prävention ausgewählter chronischer Krankheiten. DGE Stellungnahme.* Bonn: DGE.

259 Park, E et al. (2018). Avocado Fruit on Postprandial Markers of Cardio-Metabolic Risk: A Randomized Controlled Dose Response Trial in Overweight and Obese Men and Women. *Nutrients, 10*(9).

260 Wang, L et al. (2015). Effect of a Moderate Fat Diet With and Without Avocados on Lipoprotein Particle Number, Size and Subclasses in Overweight and Obese Adults: A Randomized, Controlled Trial. *Journal of the American Heart Association, 4*(1), e001355.

261 Gärtner, S & Reinhardt, G. (2020). *Wasser-Fußabdruck von Avocados aus verschiedenen Ländern und von unterschiedlichen Produktionsformen.* Institut für Energie- und Umweltforschung Heidelberg.

262 Sharma, SP et al. (2016). Paradoxical Effects of Fruit on Obesity. *Nutrients, 8*(10), 633.

263 Du, H et al. (2016). Fresh Fruit Consumption and Major Cardiovascular Disease in China. *New England Journal of Medicine, 374*(14), 1332-1343.

264 Sievenpiper, JL et al. (2012). 'Catalytic' doses of fructose may benefit glycaemic control without harming cardiometabolic risk factors: A small meta-analysis of randomised controlled feeding trials. *British Journal of Nutrition, 108*(3), 418-423.

265 Fachgesellschaft für Ernährungstherapie und Prävention (2020). Recherche-Tabellentool Glykämischer Index und glykämische Last von Nahrungsmitteln. Abgerufen von https://fet-ev.eu/glykaemischer-index-ballaststoff-index/2/

266 Hermann, K & Bordewick-Dell, U (2018). Fructose in different apple varieties. *Ernaehrungs Umschau international, 3,* 48-52.

267 Institut für Energie- und Umweltforschung Heidelberg (2020). Obst per Flieger? Abgerufen von https://www.ifeu.de/fileadmin/uploads/bilder/Allgemein/Leitlinien_Flugware.jpg

268 Igrejas, G et al. (2020). *Wheat Quality For Improving Processing And Human Health.* Cham, Schweiz: Springer.

269 Schuppan, D & Gisbert-Schuppan, K. (2018). Weizen, Gluten, ATI: Eine Einführung. In D Schuppan & K Gisbert-Schuppan (Hrsg.), *Tägliches Brot: Krank durch Weizen, Gluten und ATI* (S. 5-11). Berlin, Heidelberg: Springer.

270 Zong, G et al. (2016). Whole Grain Intake and Mortality From All Causes, Cardiovascular Disease, and Cancer. *Circulation, 133*(24), 2370-2380.

271 Sun, Q et al. (2010). White rice, brown rice, and risk of type 2 diabetes in US men and women. *Archives of Internal Medicine, 170*(11), 961-969.

272 World Health Organization (2015). Healthy diet. Fact sheet No 394. Abgerufen von https://www.who.int/nutrition/publications/nutrientrequirements/healthydiet_factsheet394.pdf

273 Deutsche Gesellschaft für Ernährung. (2017). *Vollwertig essen und trinken nach den 10 Regeln der DGE.* Bonn: DGE.

274 Tieri, M et al. (2020). Whole grain consumption and human health: An umbrella review of observational studies. *International Journal of Food Sciences and Nutrition, 71*(6), 668-677.

275 Aune, D et al. (2016). Whole grain consumption and risk of cardiovascular disease, cancer, and all cause and cause specific mortality: Systematic review and dose-response meta-analysis of prospective studies. *BMJ, 353,* i2716.

276 Zentralverband des Deutschen Bäckerhandwerkes e. V. nach Angaben des GfK ConsumerScans (2021). Ein Blick in den Einkaufskorb. Abgerufen von https://www.baeckerhandwerk.de/baeckerhandwerk/zahlen-fakten/brotverbrauch-und-brotkorb-der-deutschen/

277 Schuppan, D & Gisbert-Schuppan, K. (2018). *Tägliches Brot: Krank durch Weizen, Gluten und ATI.* Berlin, Heidelberg: Springer.

278 Longin, CFH & Würschum, T (2016). Back to the Future -Tapping into Ancient Grains for Food Diversity. *Trends in Plant Science, 21*(9), 731-737.

279 Kyrø, C & Tjønneland, A (2016). Whole grains and public health. *BMJ, 353,* i3046.

280 Lebwohl, B et al. (2015). Celiac disease and non-celiac gluten sensitivity. *British Medical Journal, 351,* h4347.

281 Khan, A et al. (2020). Nonceliac Gluten and Wheat Sensitivity. *Clinical Gastroenterology and Hepatology, 18*(9), 1913-1922.e1911.

282 Reese, I et al. (2018). Nicht-Zöliakie-Gluten-/Weizen-Sensitivität (NCGS) – ein bislang nicht definiertes Krankheitsbild mit fehlenden Diagnosekriterien und unbekannter Häufigkeit. *Aktuelle Ernährungsmedizin, 43*(06), 479-483.

283 Molina-Infante, J et al. (2015). Systematic review: Noncoeliac gluten sensitivity. *Alimentary Pharmacology and Therapeutics, 41*(9), 807-820.

284 Zevallos, VF et al. (2017). Nutritional Wheat Amylase-Trypsin Inhibitors Promote Intestinal Inflammation via Activation of Myeloid Cells. *Gastroenterology, 152*(5), 1100-1113.e1112.

285 Muir, JG et al. (2019). Gluten-free and low-FODMAP sourdoughs for patients with coeliac disease and irritable bowel syndrome: A clinical perspective. *International Journal of Food Microbiology, 290*, 237-246.

286 Skodje, GI et al. (2018). Fructan, Rather Than Gluten, Induces Symptoms in Patients With Self-Reported Non-Celiac Gluten Sensitivity. *Gastroenterology, 154*(3), 529-539.

287 Biesiekierski, JR et al. (2011). Quantification of fructans, galacto-oligosaccharides and other short-chain carbohydrates in processed grains and cereals. *Journal of Human Nutrition and Dietetics, 24*(2), 154-176.

288 Ispiryan, L et al. (2020). Characterization of the FODMAP-profile in cereal-product ingredients. *Journal of Cereal Science, 92*, 102916.

289 Varney, J et al. (2017). FODMAPs: Food composition, defining cutoff values and international application. *Journal of Gastroenterology and Hepatology, 32*(S1), 53-61.

290 Longin, CFH et al. (2020). Influence of wheat variety and dough preparation on FODMAP content in yeast-leavened wheat breads. *Journal of Cereal Science, 95*, 103021.

291 Ziegler, JU et al. (2016). Wheat and the irritable bowel syndrome – FODMAP levels of modern and ancient species and their retention during bread making. *Journal of Functional Foods, 25*, 257-266.

292 Fasano, A et al. (2015). Nonceliac Gluten Sensitivity. *Gastroenterology, 148*(6), 1195-1204.

293 Lebwohl, B et al. (2017). Long term gluten consumption in adults without celiac disease and risk of coronary heart disease: Prospective cohort study. *BMJ, 357*, j1892.

294 Bundesinstitut für Risikobewertung (2020). Fragen und Antworten zu Arsengehalten in Reis und Reisprodukten. Abgerufen von https://www.bfr.bund.de/cm/343/fragen-und-antworten-zu-arsengehalten-in-reis-und-reisprodukten.pdf

295 Karagas, MR et al. (2019). Rice Intake and Emerging Concerns on Arsenic in Rice: A Review of the Human Evidence and Methodologic Challenges. *Current Environmental Health Reports.*

296 Bundesinstitut für Risikobewertung (2015). Arsen in Reis und Reisprodukten. Stellungnahme Nr. 018/2015 vom 24.06.2014. Abgerufen von https://www.bfr.bund.de/cm/343/arsen-in-reis-und-reisprodukten.pdf

297 Martínez-Villaluenga, C & Peñas, E (2017). Health benefits of oat: Current evidence and molecular mechanisms. *Current Opinion in Food Science, 14*, 26-31.

298 Tang, Y & Tsao, R (2017). Phytochemicals in quinoa and amaranth grains and their antioxidant, anti-inflammatory, and potential health beneficial effects: A review. *Molecular Nutrition & Food Research, 61*(7), 1600767.

299 Deutsche Gesellschaft für Ernährung (2016). Beim BfR nachgefragt: Pseudogetreide in der Säuglings- und Kleinkindernährung. *DGEinfo*, 5-7.

300 Darmadi-Blackberry, I et al. (2004). Legumes: The most important dietary predictor of survival in older people of different ethnicities. *Asia Pacific Journal of Clinical Nutrition, 13*(2), 217-220.

301 Hermsdorff, HHM et al. (2011). A legume-based hypocaloric diet reduces proinflammatory status and improves metabolic features in overweight/obese subjects. *European Journal of Nutrition, 50*(1), 61-69.

302 Fernando, W et al. (2010). Diets supplemented with chickpea or its main oligosaccharide component raffinose modify faecal microbial composition in healthy adults. *Beneficial microbes, 1*(2), 197-207.

303 Jenkins, DJ et al. (1982). Slow release dietary carbohydrate improves second meal tolerance. *American Journal of Clinical Nutrition, 35*(6), 1339-1346.

304 Ferreira, H et al. (2020). Benefits of pulse consumption on metabolism and health: A systematic review of randomized controlled trials. *Critical Reviews in Food Science and Nutrition*, 1-12.

305 Mollard, RC et al. (2012). Regular consumption of pulses for 8 weeks reduces metabolic syndrome risk factors in overweight and obese adults. *British Journal of Nutrition, 108*, S111-122.

306 World Cancer Research Fund & American Institute for Cancer Research. (2007). *Food, Nutrition, Physical Activity, and the Prevention of Cancer: A Global Perspective*. Washington, D.C: American Institute for Cancer Research.

307 McEligot, AJ et al. (2002). High Dietary Fiber Consumption is Not Associated With Gastrointestinal Discomfort in a Diet Intervention Trial. *Journal of the Academy of Nutrition and Dietetics, 102*(4), 549-551.

308 Bundesministerium für Ernährung und Landwirtschaft (2020). Pro-Kopf-Konsum von Hülsenfrüchten in Deutschland in den Jahren 2008/09 bis 2016/2017. In Statista. Aufgerufen von https://de.statista.com/statistik/daten/studie/175416/umfrage/pro-kopf-verbrauch-von-huelsenfruechten-in-deutschland-seit-1935/

309 Aune, D et al. (2016). Nut consumption and risk of cardiovascular disease, total cancer, all-cause and cause-specific mortality: A systematic review and dose-response meta-analysis of prospective studies. *BMC Medicine, 14*(1), 207.

310 Bao, Y et al. (2013). Association of Nut Consumption with Total and Cause-Specific Mortality. *New England Journal of Medicine, 369*(21), 2001-2011.

311 Fraser, GE & Shavlik, DJ (2001). Ten Years of Life: Is It a Matter of Choice? *JAMA Internal Medicine, 161*(13), 1645-1652.

312 Freisling, H et al. (2018). Nut intake and 5-year changes in body weight and obesity risk in adults: Results from the EPIC-PANACEA study. *European Journal of Nutrition, 57*(7), 2399-2408.

313 Gärtner, S et al. (2021). Ökologische Fußabdrücke ausgewählter Lebensmittel für den consumer-Bereich. Institut für Energie- und Umweltforschung Heidelberg.

314 Verbraucherzentrale (2019). Superfood: Hype um Früchte und Samen. Abgerufen von https://www.verbraucherzentrale.de/wissen/lebensmittel/nahrungsergaenzungsmittel/superfood-hype-um-fruechte-und-samen-12292

315 Greenpeace (2012). Essen ohne Pestizide. Einkaufsratgeber für Obst und Gemüse. Abgerufen von https://www.halle.greenpeace.de/sites/www.halle.greenpeace.de/files/20120201-einkaufsratgeber-essen-ohne-pestizide.pdf

316 Rodriguez-Leyva, D et al. (2013). Potent Antihypertensive Action of Dietary Flaxseed in Hypertensive Patients. *Hypertension, 62*(6), 1081-1089.

317 Calado, A et al. (2018). The Effect of Flaxseed in Breast Cancer: A Literature Review. *Frontiers in Nutrition, 5*(4).

318 Yuan, S et al. (2017). Chocolate Consumption and Risk of Coronary Heart Disease, Stroke, and Diabetes: A Meta-Analysis of Prospective Studies. *Nutrients, 9*(7), 688.

319 Dinter, J et al. (2016). Fischverzehr und Prävention ausgewählter ernährungsbedingter Krankheiten. *Ernährungs Umschau, 63*(7), 148–154.

320 Levecke, B (2016). Wie gesund sind Algen? *Der Spiegel*. Abgerufen von https://www.spiegel.de

321 Deutsche Gesellschaft für Ernährung (o. D.). Referenzwerte für Jod. Abgerufen von https://www.dge.de/wissenschaft/referenzwerte/jod/

322 Adarme-Vega, TC et al. (2014). Towards sustainable sources for omega-3 fatty acids production. *Current Opinion in Biotechnology, 26*, 14-18.

323 World Health Organization (2015). Q&A on the carcinogenicity of the consumption of red meat and processed meat. Abgerufen von https://www.who.int/news-room/q-a-detail/cancer-carcinogenicity-of-the-consumption-of-red-meat-and-processed-meat

324 Bundesanstalt für Landwirtschaft und Ernährung (2021). Fleischverbrauch in Deutschland pro Kopf in den Jahren 1991 bis 2020. Abgerufen von https://de.statista.com/statistik/daten/studie/36573/umfrage/pro-kopf-verbrauch-von-fleisch-in-deutschland-seit-2000/

325 Mullee, A et al. (2017). Vegetarianism and meat consumption: A comparison of attitudes and beliefs between vegetarian, semi-vegetarian, and omnivorous subjects in Belgium. *Appetite, 114*, 299-305.

326 Wang, X et al. (2016). Red and processed meat consumption and mortality: Dose-response meta-analysis of prospective cohort studies. *Public Health Nutrition, 19*(5), 893-905.

327 Bouvard, V et al. (2015). Carcinogenicity of consumption of red and processed meat. *Lancet Oncology, 16*(16), 1599-1600.

328 Bouvard, V et al. (2015). Carcinogenicity of consumption of red and processed meat. *The Lancet Oncology, 16*(16), 1599-1600.

329 Larsson, SC & Orsini, N (2014). Red Meat and Processed Meat Consumption and All-Cause Mortality: A Meta-Analysis. *American Journal of Epidemiology, 179*(3), 282-289.

330 Pan, A et al. (2012). Red meat consumption and mortality: Results from 2 prospective cohort studies. *Archives of Internal Medicine, 172*(7), 555-563.

331 Guasch-Ferré, M et al. (2019). Meta-Analysis of Randomized Controlled Trials of Red Meat Consumption in Comparison With Various Comparison Diets on Cardiovascular Risk Factors. *Circulation, 139*(15), 1828-1845.

332 World Health Organization (2015). IARC Monographs evaluate consumption of red meat and processed meat. Press Release N° 240. Abgerufen von https://www.iarc.fr/wp-content/uploads/2018/07/pr240_E.pdf

333 Parker, HW & Vadiveloo, MK (2019). Diet quality of vegetarian diets compared with nonvegetarian diets: A systematic review. *Nutrition Reviews, 77*(3), 144-160.

334 Ströhle, A et al. (2016). Alternative Ernährungsformen, Teil 1: Allgemeine Aspekte und vegetarische Kostformen. *Aktuelle Ernährungsmedizin, 41*(1), 47-65.

335 World Health Organization (2021). IARC Monographs on the Identification of Carcinogenic Hazards to Humans. Abgerufen von https://monographs.iarc.who.int/agents-classified-by-the-iarc/

336 Johnston, BC et al. (2019). Unprocessed Red Meat and Processed Meat Consumption: Dietary Guideline Recommendations From the Nutritional Recommendations (NutriRECS) Consortium. *Annals of Internal Medicine, 171*(10), 756-764.

337 Bastide, NM et al. (2015). A Central Role for Heme Iron in Colon Carcinogenesis Associated with Red Meat Intake. *Cancer Research, 75*(5), 870.

338 Seiwert, N et al. (2020). Heme oxygenase 1 protects human colonocytes against ROS formation, oxidative DNA damage and cytotoxicity induced by heme iron, but not inorganic iron. *Cell Death & Disease, 11*(9), 787.

339 Wang, Z et al. (2019). Impact of chronic dietary red meat, white meat, or non-meat protein on trimethylamine N-oxide metabolism and renal excretion in healthy men and women. *European Heart Journal, 40*(7), 583-594.

340 Farhadian, A et al. (2010). Determination of polycyclic aromatic hydrocarbons in grilled meat. *Food Control, 21*(5), 606-610.

341 Heinrich-Böll-Stiftung. (2019). *Fleischatlas 2018. Daten und Fakten über Tiere als Nahrungsmittel.* Berlin: Heinrich-Böll-Stiftung, Bund für Umwelt und Naturschutz Deutschland, Le Monde Diplomatique.

342 Daley, CA et al. (2010). A review of fatty acid profiles and antioxidant content in grass-fed and grain-fed beef. *Nutrition Journal, 9*, 10.

343 Springmann, M et al. (2018). Options for keeping the food system within environmental limits. *Nature, 562*(7728), 519-525.

344 Heinrich-Böll-Stiftung. (2021). *Fleischatlas 2021. Daten und Fakten über Tiere als Nahrungsmittel.* Berlin: Heinrich-Böll-Stiftung, Bund für Umwelt und Naturschutz Deutschland, Le Monde Diplomatique.

345 Churchill, W (1931). Fifty Years Hence. Abgerufen von https://www.nationalchurchillmuseum.org/fifty-years-hence.html

346 Laestadius, LI & Caldwell, MA (2015). Is the future of meat palatable? Perceptions of in vitro meat as evidenced by online news comments. *Public Health Nutrition, 18*(13), 2457-2467.

347 Deutsche Akademie der Technikwissenschaften & Körber-Stiftung (2020). TechnikRadar 2020. Was die Deutschen über Technik denken. Abgerufen von https://www.acatech.de/publikation/technik-radar-2020/

348 Maretzke, F et al. (2020). Eierverzehr und kardiometabolische Erkrankungen: Eine Bestandsaufnahme. Teil 1. *Ernährungs Umschau, 67*(1), 11–17.

349 Maretzke, F et al. (2020). Eierverzehr und kardiometabolische Erkrankungen: Eine Bestandsaufnahme. Teil 2. *Ernährungs Umschau, 67*(2), 26–31.

350 Grashorn, MA (2017). Bio-Eier gewinnen Qualitätsrennen – mit Abstrichen. Abgerufen von

https://www.uni-hohenheim.de/pressemittei-lung?tx_ttnews%5Btt_news%5D=35427

351 Alexander, DD et al. (2016). Meta-analysis of Egg Consumption and Risk of Coronary Heart Disease and Stroke. *Journal of the American College of Nutrition, 35*(8), 704-716.

352 Keller, M & Leitzmann, C. (2011). *Vegetarische Ernährung: Eine Ernährungsweise mit Zukunft.* Gießen: Universitätsbibliothek.

353 Storhaug, CL et al. (2017). Country, regional, and global estimates for lactose malabsorption in adults: A systematic review and meta-analysis. *The Lancet Gastroenterology & Hepatology, 2*(10), 738-746.

354 Pimpin, L et al. (2016). Is Butter Back? A Systematic Review and Meta-Analysis of Butter Consumption and Risk of Cardiovascular Disease, Diabetes, and Total Mortality. *PloS One, 11*(6), e0158118.

355 Michaëlsson, K et al. (2014). Milk intake and risk of mortality and fractures in women and men: Cohort studies. *British Medical Journal, 349*, g6015.

356 Chen, M et al. (2014). Dairy consumption and risk of type 2 diabetes: 3 cohorts of US adults and an updated meta-analysis. *BMC Medicine, 12*(1), 215.

357 Willett, WC & Ludwig, DS (2020). Milk and Health. *New England Journal of Medicine, 382*(7), 644-654.

358 Lesser, LI et al. (2007). Relationship between Funding Source and Conclusion among Nutrition-Related Scientific Articles. *PLoS Medicine, 4*(1), e5.

359 Guo, J et al. (2017). Milk and dairy consumption and risk of cardiovascular diseases and all-cause mortality: Dose-response meta-analysis of prospective cohort studies. *European Journal of Epidemiology, 32*(4), 269-287.

360 Max Rubner-Institut. (2014). *Ernährungsphysiologische Bewertung von Milch und Milchprodukten und ihren Inhaltsstoffen.* Karlsruhe: MRI.

361 Chen, M et al. (2016). Dairy fat and risk of cardiovascular disease in 3 cohorts of US adults. *American Journal of Clinical Nutrition, 104*(5), 1209-1217.

362 Nilsson, LM et al. (2020). Dairy Products and Cancer Risk in a Northern Sweden Population. *Nutrition and Cancer, 72*(3), 409-420.

363 Chen, M et al. (2012). Effects of dairy intake on body weight and fat: A meta-analysis of randomized controlled trials. *American Journal of Clinical Nutrition, 96*(4), 735-747.

364 O'Sullivan, TA et al. (2020). Whole-Fat or Reduced-Fat Dairy Product Intake, Adiposity, and Cardiometabolic Health in Children: A Systematic Review. *Advances in Nutrition, 11*(4), 928-950.

365 Koletzko, S et al. (2009). Vorgehen bei Säuglingen mit Verdacht auf Kuhmilchproteinallergie. *Monatsschrift Kinderheilkunde, 157*(7), 687-691.

366 Kok, CR & Hutkins, R (2018). Yogurt and other fermented foods as sources of health-promoting bacteria. *Nutrition Reviews, 76*(Suppl 1), 4-15.

367 Sugasini, D & Lokesh, BR (2017). Curcumin and linseed oil co-delivered in phospholipid nanoemulsions enhances the levels of docosahexaenoic acid in serum and tissue lipids of rats. *Prostaglandins, Leukotrienes and Essential Fatty Acids, 119*, 45-52.

368 Hoffman, R & Gerber, M (2014). Can rapeseed oil replace olive oil as part of a Mediterranean-style diet? *British Journal of Nutrition, 112*(11), 1882-1895.

369 Souci, SW et al. (2016). *Die Zusammensetzung der Lebensmittel – Nährwert-Tabellen* (8. Aufl.). Stuttgart: Wissenschaftliche Verlagsgesellschaft.

370 Eyres, L et al. (2016). Coconut oil consumption and cardiovascular risk factors in humans. *Nutrition Reviews, 74*(4), 267-280.

371 Mancini, A et al. (2015). Biological and Nutritional Properties of Palm Oil and Palmitic Acid: Effects on Health. *Molecules, 20*(9).

372 Ismail, SR et al. (2018). Systematic review of palm oil consumption and the risk of cardiovascular disease. *PloS One, 13*(2), e0193533.

373 Rapp, H et al. (2020). Speisefette und -öle. Abgerufen von https://www.bzfe.de/lebensmittel/lebensmittelkunde/speisefette-und-oele/

374 Lämmerhirt, N (o. D.). Bratöle. Vorsicht: heiß und fettig! *UGB Forum spezial, 4*(01), 193-194.

375 Peng, C-Y et al. (2017). Effects of cooking method, cooking oil, and food type on aldehyde emissions in cooking oil fumes. *Journal of Hazardous Materials, 324*, 160 167.

376 Casal, S et al. (2010). Olive oil stability under deep-frying conditions. *Food and Chemical Toxicology, 48*(10), 2972-2979.

377 Benbrook, CM et al. (2018). Enhancing the fatty acid profile of milk through forage-based rations, with nutrition modeling of diet outcomes. *Food Science & Nutrition, 6*(3), 681-700.

378 Taubes, G (2018). What if sugar is worse than just empty calories? *BMJ, 360*, j5808.

379 Heuer, T (2018). Zuckerkonsum in Deutschland. *Aktuelle Ernährungsmedizin, 43*(S 01), S8-S11.

380 World Health Organization. (2015). *Guideline: Sugars intake for adults and children.* Genf: WHO.

381 Ernst, J et al. (2018). *Quantitative Empfehlung zur Zuckerzufuhr in Deutschland.* Abgerufen von https://www.dge.de/fileadmin/public/doc/ws/stellungnahme/Konsensuspapier_Zucker_DAG_DDG_DGE_2018.pdf

382 Malik Vasanti, S et al. (2019). Long-Term Consumption of Sugar-Sweetened and Artificially Sweetened Beverages and Risk of Mortality in US Adults. *Circulation, 139*(18), 2113-2125.

383 Kearns, CE et al. (2016). Sugar Industry and Coronary Heart Disease Research: A Historical Analysis of Internal Industry Documents. *JAMA Internal Medicine, 176*(11), 1680-1685.

384 Taubes, G. (2002). What if it's all been a big fat lie. *The New York Times Magazine.*

385 Taubes, G. (2018). *Der süße Tod: Warum Zucker süchtig macht, wie er die Diabetes-und Adipositas-Epidemie verursachte und was wir dagegen können.* München: Riva.

386 Malik, VS et al. (2010). Sugar-Sweetened Beverages and Risk of Metabolic Syndrome and Type 2 Diabetes. *Diabetes Care, 33*(11), 2477-2483.

387 Imamura, F et al. (2015). Consumption of sugar sweetened beverages, artificially sweetened beverages, and fruit juice and incidence of type 2 diabetes: Systematic review, meta-analysis, and estimation of population attributable fraction. *BMJ, 351*, h3576.

388 Tsilas, CS et al. (2017). Relation of total sugars, fructose and sucrose with incident type 2 diabetes: A systematic review and meta-analysis of pro-

spective cohort studies. *Canadian Medical Association Journal, 189*(20), E711-E720.

389 Chazelas, E et al. (2019). Sugary drink consumption and risk of cancer: Results from NutriNet-Santé prospective cohort. *BMJ, 366*, l2408.

390 Pase, MP et al. (2017). Sugary beverage intake and preclinical Alzheimer's disease in the community. *Alzheimer's & Dementia, 13*(9), 955-964.

391 O'Connor, A. (2015). Coca-Cola Funds Scientists Who Shift Blame for Obesity Away From Bad Diets. *New York Times.*

392 Stanhope, KL (2016). Sugar consumption, metabolic disease and obesity: The state of the controversy. *Critical Reviews in Clinical Laboratory Sciences, 53*(1), 52-67.

393 Teng, AM et al. (2019). Impact of sugar-sweetened beverage taxes on purchases and dietary intake: Systematic review and meta-analysis. *Obesity Reviews, 20*(9), 1187-1204.

394 Perrar, I et al. (2020). Age and time trends in sugar intake among children and adolescents: Results from the DONALD study. *European Journal of Nutrition, 59*(3), 1043-1054.

395 Schienkiewitz, A et al. (2018). Übergewicht und Adipositas im Kindes-und Jugendalter in Deutschland – Querschnittergebnisse aus KiGGS Welle 2 und Trends. *Journal of Health Monitoring, 3*(1), 16-23.

396 Avena, NM et al. (2008). Evidence for sugar addiction: Behavioral and neurochemical effects of intermittent, excessive sugar intake. *Neuroscience and Biobehavioral Reviews, 32*(1), 20-39.

397 Bartolotto, C (2015). Does Consuming Sugar and Artificial Sweeteners Change Taste Preferences? *The Permanente journal, 19*(3), 81-84.

398 Azad, MB et al. (2017). Nonnutritive sweeteners and cardiometabolic health: A systematic review and meta-analysis of randomized controlled trials and prospective cohort studies. *Canadian Medical Association Journal, 189*(28), E929.

399 Suez, J et al. (2014). Artificial sweeteners induce glucose intolerance by altering the gut microbiota. *Nature, 514*(7521), 181-186.

400 Jehle, PM et al. (2018). Kochsalz in der Ernährung. *Aktuelle Ernährungsmedizin, 43*(06), 488-504.

401 Deutsche Gesellschaft für Ernährung (2020). Ausgewählte Fragen und Antworten zu Speisesalz. Abgerufen von https://www.dge.de/fileadmin/public/doc/ws/faq/Speisesalz_FAQs.pdf

402 Bundesinstitut für Risikobewertung (2020). Jodversorgung in Deutschland wieder rückläufig - Tipps für eine gute Jodversorgung. Abgerufen von https://www.bfr.bund.de/de/jodversorgung_in_deutschland_wieder_ruecklaeufig___tipps_fuer_eine_gute_jodversorgung-128626.html

403 Aburto, NJ et al. (2013). Effect of lower sodium intake on health: Systematic review and meta-analyses. *British Medical Journal, 346,* f1326.

404 He, FJ et al. (2013). Effect of longer term modest salt reduction on blood pressure: Cochrane systematic review and meta-analysis of randomised trials. *British Medical Journal, 346,* f1325.

405 Oberleithner, H (2016). Salzsensitivität aus einem Tropfen Kapillarblut: Do it yourself. *Nephro-News, 4*(16).

406 Deutsche Gesellschaft für Ernährung (2017). DGE aktualisiert die Referenzwerte für Natrium, Chlorid und Kalium. Abgerufen von https://www.dge.de/presse/pm/dge-aktualisiert-die-referenzwerte-fuer-natrium-chlorid-und-kalium/

407 Neuhauser, HK et al. (2009). Prevalence of children with blood pressure measurements exceeding adult cutoffs for optimal blood pressure in Germany. *European Journal of Cardiovascular Prevention and Rehabilitation, 16*(2), 195-200.

408 Wilck, N et al. (2017). Salt-responsive gut commensal modulates TH17 axis and disease. *Nature, 551*(7682), 585-589.

409 Strohm, D et al. (2016). Speisesalzzufuhr in Deutschland, gesundheitliche Folgen und resultierende Handlungsempfehlung. *Ernaehrungs Umschau international, 63,* M146-M154.

410 Bundesinstitut für Risikobewertung (2008). BfR empfiehlt Maßnahmen zur Verringerung des Salzgehaltes in Lebensmitteln. Abgerufen von https://www.bfr.bund.de/cm/343/bfr_empfiehlt_massnahmen_zur_verringerung_des_salzgehaltes_in_lebensmitteln.pdf

411 He, FJ & MacGregor, GA (2008). A comprehensive review on salt and health and current experience of worldwide salt reduction programmes. *Journal of Human Hypertension, 23,* 363.

412 Bundesministerium für Ernährung und Landwirtschaft (2018). Nationale Reduktions- und Innovationsstrategie für Zucker, Fette und Salz in Fertigprodukten. Abgerufen von https://www.bmel.de/SharedDocs/Downloads/DE/Broschueren/NationaleReduktionsInnovationsstrategie-Layout.pdf?__blob=publicationFile&v=4

413 Bolhuis, DP et al. (2011). A Salt Reduction of 50% in Bread Does Not Decrease Bread Consumption or Increase Sodium Intake by the Choice of Sandwich Fillings. *The Journal of Nutrition, 141*(12), 2249-2255.

414 Shen, J et al. (2015). Mediterranean Dietary Patterns and Cardiovascular Health. *Annual Review of Nutrition, 35*(1), 425-449.

415 Xu, X-Y et al. (2018). Bioactivity, Health Benefits, and Related Molecular Mechanisms of Curcumin: Current Progress, Challenges, and Perspectives. *Nutrients, 10*(10), 1553.

416 Li, H et al. (2020). Curcumin, the golden spice in treating cardiovascular diseases. *Biotechnology Advances, 38*(107343).

417 Hewlings, JS & Kalman, SD (2017). Curcumin: A Review of Its' Effects on Human Health. *Foods, 6*(10).

418 Aggarwal, BB et al. (2013). Curcumin-free turmeric exhibits anti-inflammatory and anticancer activities: Identification of novel components of turmeric. *Molecular Nutrition & Food Research, 57*(9), 1529-1542.

419 Wang, Y et al. (2017). Evaluation of daily ginger consumption for the prevention of chronic diseases in adults: A cross-sectional study. *Nutrition, 36,* 79-84.

420 Maghbooli, M et al. (2014). Comparison Between the Efficacy of Ginger and Sumatriptan in the Ablative Treatment of the Common Migraine. *Phytotherapy Research, 28*(3), 412-415.

421 Alammar, N et al. (2019). The impact of peppermint oil on the irritable bowel syndrome: A meta-analysis of the pooled clinical data. *BMC Complementary and Alternative Medicine, 19*(1), 21.

422 Petiwala, S et al. (2013). Polyphenols from the Mediterranean herb rosemary (Rosmarinus officinalis) for prostate cancer. *Frontiers in Pharmacology, 4*(29).

423 Ferlemi, A-V et al. (2015). Rosemary tea consumption results to anxiolytic- and anti-depressant-like behavior of adult male mice and inhibits all cerebral area and liver cholinesterase activity; phytochemical investigation and in silico studies. *Chemico-Biological Interactions, 237*, 47-57.

424 Gunawardena, D et al. (2014). Determination of anti-inflammatory activities of standardised preparations of plant- and mushroom-based foods. *European Journal of Nutrition, 53*(1), 335-343.

425 Davis, PA & Yokoyama, W (2011). Cinnamon Intake Lowers Fasting Blood Glucose: Meta-Analysis. *Journal of Medicinal Food, 14*(9), 884-889.

426 Wickenberg, J et al. (2011). Ceylon cinnamon does not affect postprandial plasma glucose or insulin in subjects with impaired glucose tolerance. *British Journal of Nutrition, 107*(12), 1845-1849.

427 Techniker Krankenkasse. (2019). *Trink Was(ser), Deutschland! TK-Trinkstudie 2019.* Hamburg: Techniker Krankenkasse.

428 Deutsche Gesellschaft für Ernährung (o. D.). Referenzwerte für Wasser. Abgerufen von https://www.dge.de/wissenschaft/referenzwerte/wasser/

429 Wirtschaftsvereinigung Alkoholfreie Getränke (2021). Pro-Kopf-Konsum von Wasser in Deutschland bis 2020. In Statista. Aufgerufen von https://de.statista.com/statistik/daten/studie/172461/umfrage/wasser-pro-kopf-verbrauch-seit-2003

430 Verbraucherzentrale (2020). Wasserbehandlung im Haushalt: Wasserfilter und –filteranlagen. Abgerufen von https://www.verbraucherzentrale.de/wissen/umwelt-haushalt/wasser/wasserbehandlung-im-haushalt-wasserfilter-und-filteranlagen-5525

431 Gunter, MJ et al. (2017). Coffee Drinking and Mortality in 10 European Countries: A Multinational Cohort Study. *Annals of Internal Medicine, 167*(4), 236-247.

432 Grosso, G et al. (2016). Coffee consumption and risk of all-cause, cardiovascular, and cancer mortality in smokers and non-smokers: A dose-response meta-analysis. *European Journal of Epidemiology, 31*(12), 1191-1205.

433 Kim, Y et al. (2019). Coffee consumption and all-cause and cause-specific mortality: A meta-analysis by potential modifiers. *European Journal of Epidemiology, 34*(8), 731-752.

434 Grosso, G et al. (2017). Coffee, Caffeine, and Health Outcomes: An Umbrella Review. *Annual Review of Nutrition, 37*(1), 131-156.

435 Cai, L et al. (2012). The effect of coffee consumption on serum lipids: A meta-analysis of randomized controlled trials. *European Journal of Clinical Nutrition, 66*, 872.

436 Grioni, S et al. (2015). Espresso Coffee Consumption and Risk of Coronary Heart Disease in a Large Italian Cohort. *PloS One, 10*(5), e0126550.

437 Deutsche Gesellschaft für Ernährung (2018). Wasser trinken – fit bleiben. Abgerufen von https://www.dge-medienservice.de/wasser-trinken.html

438 Walker, M. (2018). *Das große Buch vom Schlaf. Die enorme Bedeutung des Schlafs. Beste Vorbeugung gegen Alzheimer, Krebs, Herzinfarkt und vieles mehr.* München: Goldmann Verlag.

439 Deutsche Gesellschaft für Ernährung (2018). *Einheitliche Handlungsempfehlungen für die Schwangerschaft aktualisiert und erweitert* Band DGEinfo. Abgerufen von https://www.dge.de/ernaehrungspraxis/bevoelkerungsgruppen/schwangere-stillende/handlungsempfehlungen-zur-ernaehrung-in-der-schwangerschaft/#c7121

440 Hayat, K et al. (2015). Tea and Its Consumption: Benefits and Risks. *Critical Reviews in Food Science and Nutrition, 55*(7), 939-954.

441 Liu, J et al. (2016). Association of green tea consumption with mortality from all-cause, cardiovascular disease and cancer in a Chinese cohort of 165,000 adult men. *European Journal of Epidemiology, 31*(9), 853-865.

442 Bray, GA & Popkin, BM (2014). Dietary sugar and body weight: Have we reached a crisis in the epidemic of obesity and diabetes? *Diabetes Care, 37*(4), 950-956.

443 U.S. Department of Health and Human Services and U.S. Department of Agriculture (2015). 2015 – 2020 Dietary Guidelines for Americans.

Abgerufen von https://health.gov/dietaryguidelines/2015/guidelines/

444 Griswold, MG et al. (2018). Alcohol use and burden for 195 countries and territories, 1990–2016: a systematic analysis for the Global Burden of Disease Study 2016. *The Lancet, 392*(10152), 1015-1035.

445 Fernández-Solà, J (2015). Cardiovascular risks and benefits of moderate and heavy alcohol consumption. *Nature Reviews Cardiology, 12*(10), 576-587.

446 Topiwala, A et al. (2017). Moderate alcohol consumption as risk factor for adverse brain outcomes and cognitive decline: Longitudinal cohort study. *BMJ, 357*, j2353-j2353.

447 Deutsche Gesellschaft für Ernährung (o. D.). Referenzwerte für Alkohol. Abgerufen von https://www.dge.de/wissenschaft/referenzwerte/alkohol/?L=

448 Krist, S. (2013). *Lexikon der pflanzlichen Fette und Öle* (Band 2. Aufl.): Springer-Verlag.

449 Deutsche Gesellschaft für Ernährung. (2011). *Richtwerte für die Energiezufuhr aus Kohlenhydraten und Fett*. Bonn: DGE.

450 Richter, M et al. (2018). Das PURE Desaster: Vorschnelle Schlagzeilen führen zu unnötiger Verunsicherung von Verbrauchern und Patienten. *Aktuelle Ernährungsmedizin, 43*(03), 173-177.

451 Ludwig, D. (2016). *Nimmersatt? – Warum wir Fett brauchen, um schlank zu werden*. München: Goldmann Verlag.

452 Bundesministerium für Ernährung und Landwirtschaft. (2020). *Deutschland, wie es isst. Der BMEL-Ernährungsreport 2020*. Berlin: BMEL.

453 Monteiro, CA et al. (2019). Ultra-processed foods: what they are and how to identify them. *Public Health Nutrition, 22*(5), 936-941.

454 Srour, B et al. (2019). Ultra-processed food intake and risk of cardiovascular disease: Prospective cohort study (NutriNet-Santé). *BMJ, 365*, l1451.

455 Backes, G (2019). Zusammenhang zwischen Verzehr von Biolebensmitteln und Krebsinzidenz. Abgerufen von https://www.dge.de/uploads/media/DGEinfo-03-2019-S34-36_02.pdf

456 Baudry, J et al. (2018). Association of Frequency of Organic Food Consumption With Cancer Risk: Findings From the NutriNet-Santé Prospective Cohort Study. *JAMA Intern Med, 178*(12), 1597-1606.

457 Hemler, EC et al. (2018). Organic Foods for Cancer Prevention-Worth the Investment? *JAMA Intern Med, 178*(12), 1606-1607.

458 Bundesministerium für Ernährung und Landwirtschaft (2021). Ökobarometer 2020. Abgerufen von https://www.oekolandbau.de/fileadmin/redaktion/dokumente/service/Zahlen/BMEL_Oekobarometer_2020.pdf

459 Statista (2020). Anteil von Bio-Lebensmitteln am Lebensmittelumsatz in Deutschland in den Jahren 2010 bis 2019. Abgerufen von https://de.statista.com/statistik/daten/studie/360581/umfrage/marktanteil-von-biolebensmitteln-in-deutschland/

460 Statista (2021). Umsatz mit Bio-Lebensmitteln in Deutschland in den Jahren 2000 bis 2020. Abgerufen von https://de.statista.com/statistik/daten/studie/4109/umfrage/bio-lebensmittel-umsatz-zeitreihe/

461 Bundesministerium für Ernährung und Landwirtschaft (2019). Zukunftsstrategie ökologischer Landbau. Impulse für mehr Nachhaltigkeit in Deutschland. Abgerufen von https://www.bmel.de/SharedDocs/Downloads/DE/Broschueren/ZukunftsstrategieOekologischerLandbau2019.pdf?__blob=publicationFile&v=4

462 Michalke, A et al. (2019). How much is the dish? Was kosten uns Lebensmittel wirklich? Abgerufen von http://orgprints.org

463 International Food Information Council. (2019). *2019 Food and Health Survey*. Washington, DC: International Food Information Council Foundation.

464 Fischer, J (2016). Clean Eating - Gesunder Lifestyle. *UGBforum, 5*(15), 256-257.

465 Ambwani, S et al. (2020). "It's Healthy Because It's Natural." Perceptions of "Clean" Eating among U.S. Adolescents and Emerging Adults. *Nutrients, 12*(6), 1708.

466 Bush, CL et al. (2020). Toward the Definition of Personalized Nutrition: A Proposal by The Ameri-

can Nutrition Association. *Journal of the American College of Nutrition, 39*(1), 5-15.

467 Drabsch, T & Holzapfel, C (2019). A Scientific Perspective of Personalised Gene-Based Dietary Recommendations for Weight Management. *Nutrients, 11*(3), 617.

468 Longo, VD & Panda, S (2016). Fasting, Circadian Rhythms, and Time-Restricted Feeding in Healthy Lifespan. *Cell Metabolism, 23*(6), 1048-1059.

469 Mattson, MP et al. (2014). Meal frequency and timing in health and disease. *Proceedings of the National Academy of Sciences, 111*(47), 16647-16653.

470 Gill, S & Panda, S (2015). A Smartphone App Reveals Erratic Diurnal Eating Patterns in Humans that Can Be Modulated for Health Benefits. *Cell Metabolism, 22*(5), 789-798.

471 Ng, M et al. (2014). Global, regional, and national prevalence of overweight and obesity in children and adults during 1980-2013: A systematic analysis for the Global Burden of Disease Study 2013. *The Lancet, 384*(9945), 766-781.

472 Deutsche Gesellschaft für Ernährung (2015). Ausgewählte Fragen und Antworten zur Energiezufuhr. Abgerufen von https://www.dge.de/fileadmin/public/doc/ws/faq/FAQs-Energie.pdf

473 Fontana, L et al. (2010). Extending Healthy Life Span - From Yeast to Humans. *Science, 328*(5976), 321-326.

474 Marteau, TM et al. (2015). Downsizing: Policy options to reduce portion sizes to help tackle obesity. *BMJ, 351*, h5863.

475 Ge, L et al. (2020). Comparison of dietary macronutrient patterns of 14 popular named dietary programmes for weight and cardiovascular risk factor reduction in adults: Systematic review and network meta-analysis of randomised trials. *BMJ, 369*, m696.

476 Rösch, R (2018). Sirtfood - Einfach abnehmen und jung bleiben. Abgerufen von https://www.bzfe.de/fileadmin/resources/import/pdf/eifonline_sirtfood_082018_final.pdf

477 Sumithran, P et al. (2011). Long-Term Persistence of Hormonal Adaptations to Weight Loss. *New England Journal of Medicine, 365*(17), 1597-1604.

478 Coutinho, SR et al. (2018). Impact of weight loss achieved through a multidisciplinary intervention on appetite in patients with severe obesity. *American Journal of Physiology-Endocrinology and Metabolism, 315*(1), E91-E98.

479 Kessler, K et al. (2017). The effect of diurnal distribution of carbohydrates and fat on glycaemic control in humans: A randomized controlled trial. *Scientific Reports, 7*(1), 44170.

480 Garaulet, M et al. (2013). Timing of food intake predicts weight loss effectiveness. *International Journal of Obesity (2005), 37*(4), 604-611.

481 St-Onge, M-P et al. (2017). Meal Timing and Frequency: Implications for Cardiovascular Disease Prevention: A Scientific Statement From the American Heart Association. *Circulation, 135*(9), e96-e121.

482 Karatzi, K et al. (2014). Dietary patterns and breakfast consumption in relation to insulin resistance in children. The Healthy Growth Study. *Public Health Nutrition, 17*(12), 2790-2797.

483 Wittig, F et al. (2017). Energy and macronutrient intake over the course of the day of German adults: A DEDIPAC-study. *Appetite, 114*, 125-136.

484 Peschke, E et al. (2013). Melatonin and Pancreatic Islets: Interrelationships between Melatonin, Insulin and Glucagon. *International Journal of Molecular Sciences, 14*(4).

485 Templeman, I et al. (2020). The role of intermittent fasting and meal timing in weight management and metabolic health. *Proceedings of the Nutrition Society, 79*(1), 76-87.

486 Mennella, I et al. (2016). Microencapsulated bitter compounds (from Gentiana lutea) reduce daily energy intakes in humans. *British Journal of Nutrition, 116*(10), 1841-1850.

487 Marangoni, F et al. (2019). Snacking in nutrition and health. *International Journal of Food Sciences and Nutrition, 70*(8), 909-923.

488 Kahleova, H et al. (2017). Meal Frequency and Timing Are Associated with Changes in Body Mass Index in Adventist Health Study 2. *The Journal of Nutrition, 147*(9), 1722-1728.

489 Kahleova, H et al. (2014). Eating two larger meals a day (breakfast and lunch) is more effective than

six smaller meals in a reduced-energy regimen for patients with type 2 diabetes: A randomised crossover study. *Diabetologia, 57*(8), 1552-1560.

490 Longo, V. (2018). *Iss dich jung. Wissenschaftlich erprobte Ernährung für ein gesundes und langes Leben - Die Longevità-Diät.* München: Goldmann Verlag.

491 Deutsche Gesellschaft für Ernährung (2012). Essenshäufigkeit und Gewichtsregulation bei Erwachsenen. Abgerufen von https://www.dge.de/fileadmin/public/doc/ws/fachinfo/DGEinfo-07-2012-Essenshaeufigkeit-Gewichtsregulation.pdf

492 Hatori, M et al. (2012). Time-Restricted Feeding without Reducing Caloric Intake Prevents Metabolic Diseases in Mice Fed a High-Fat Diet. *Cell Metabolism, 15*(6), 848-860.

493 Chaix, A et al. (2019). Time-Restricted Feeding Prevents Obesity and Metabolic Syndrome in Mice Lacking a Circadian Clock. *Cell Metabolism, 29*(2), 303-319.e304.

494 Chaix, A et al. (2014). Time-Restricted Feeding Is a Preventative and Therapeutic Intervention against Diverse Nutritional Challenges. *Cell Metabolism, 20*(6), 991-1005.

495 Longo, V D & Mattson, M P (2014). Fasting: Molecular Mechanisms and Clinical Applications. *Cell Metabolism, 19*(2), 181-192.

496 Adafer, R et al. (2020). Food Timing, Circadian Rhythm and Chrononutrition: A Systematic Review of Time-Restricted Eating's Effects on Human Health. *Nutrients, 12*(12), 3770.

497 Brandhorst, S et al. (2015). A Periodic Diet that Mimics Fasting Promotes Multi-System Regeneration, Enhanced Cognitive Performance, and Healthspan. *Cell Metabolism, 22*(1), 86-99.

498 Michalsen, A (2019). Chat-Protokoll: Intervallfasten. Abgerufen von https://www.ndr.de/ratgeber/gesundheit/Fragen-und-Antworten-zum-Intervallfasten,chatprotokoll548.html

499 Madeo, F et al. (2010). Can autophagy promote longevity? *Nature Cell Biology, 12*(9), 842-846.

500 Deutsche Gesellschaft für Ernährung (o. D.). Intervallfasten. Abgerufen von https://www.dge.de/ernaehrungspraxis/diaeten-fasten/intervallfasten/

501 Choi, In Y et al. (2016). A Diet Mimicking Fasting Promotes Regeneration and Reduces Autoimmunity and Multiple Sclerosis Symptoms. *Cell Reports, 15*(10), 2136-2146.

502 Mattson, MP et al. (2017). Impact of intermittent fasting on health and disease processes. *Ageing Research Reviews, 39*, 46-58.

503 Bauersfeld, SP et al. (2018). The effects of short-term fasting on quality of life and tolerance to chemotherapy in patients with breast and ovarian cancer: A randomized cross-over pilot study. *BMC Cancer, 18*(1), 476.

504 van't Riet, J et al. (2011). The importance of habits in eating behaviour. An overview and recommendations for future research. *Appetite, 57*(3), 585-596.

505 Quinn, JM & Wood, W (2005). Habits across the lifespan. *Unpublished manuscript, Duke University, Durham, NC.*

506 Hebb, DO. (1949). *The Organization of Behavior: A Neuropsychological Theory.* New York: J. Wiley; Chapman & Hall.

507 Brewer, J. (2018). *Das gierige Gehirn: Der achtsame Weg, Alltagssüchte loszuwerden.* Müchen: Kösel-Verlag.

508 Turton, R et al. (2017). Emotional Eating, Binge Eating and Animal Models of Binge-Type Eating Disorders. *Current Obesity Reports, 6*(2), 217-228.

509 Olds, J & Milner, P (1954). Positive reinforcement produced by electrical stimulation of septal area and other regions of rat brain. *Journal of Comparative and Physiological Psychology, 47*(6), 419-427.

510 Zhou, Q-Y & Palmiter, RD (1995). Dopamine-deficient mice are severely hypoactive, adipsic, and aphagic. *Cell, 83*(7), 1197-1209.

511 Zellner, DA et al. (2006). Food selection changes under stress. *Physiology and Behavior, 87*(4), 789-793.

512 Adam, TC & Epel, ES (2007). Stress, eating and the reward system. *Physiology and Behavior, 91*(4), 449-458.

513 Arnsten, AFT (2009). Stress signalling pathways that impair prefrontal cortex structure and function. *Nature Reviews Neuroscience, 10*(6), 410-422.

514 Clear, J. (2020). *Die 1%-Methode – Minimale Veränderung, maximale Wirkung: Mit kleinen Gewohnheiten jedes Ziel erreichen*. München: Goldmann Verlag.

515 Brewer, JA et al. (2011). Mindfulness training for smoking cessation: Results from a randomized controlled trial. *Drug and Alcohol Dependence, 119*(1), 72-80.

516 Brewer, J (2015). A simple way to break a bad habit. *TEDMED 2015*. Abgerufen von https://www.ted.com/talks/judson_brewer_a_simple_way_to_break_a_bad_habit/transcript?referrer=playlist-talks_to_form_better_habits#t-124963

517 Ludwig, DS & Kabat-Zinn, J (2008). Mindfulness in Medicine. *JAMA, 300*(11), 1350-1352.

518 Ferriss, T. (2016). *Tools of Titans: The Tactics, Routines, and Habits of Billionaires, Icons, and World-Class Performers*. Boston: Houghton Mifflin Harcourt.

519 Alberts, HJEM et al. (2012). Dealing with problematic eating behaviour. The effects of a mindfulness-based intervention on eating behaviour, food cravings, dichotomous thinking and body image concern. *Appetite, 58*(3), 847-851.

520 Oettingen, G (2012). Future thought and behaviour change. *European Review of Social Psychology, 23*(1), 1-63.

521 Doran, GT (1981). There is a S.M.A.R.T. way to write management's goals and objectives. *Management Review, 70*(11), 35-36.

522 Parks-Stamm, EJ et al. (2007). Action control by implementation intentions: Effective cue detection and efficient response initiation. *Social Cognition, 25*(2), 248-266.

523 Marquardt, MK et al. (2017). Mental contrasting with implementation intentions (MCII) improves physical activity and weight loss among stroke survivors over one year. *Rehabilitation Psychology, 62*(4), 580-590.

524 Oettingen, G. (2015). *Die Psychologie des Gelingens*. München: Droemer Knaur.

525 Gollwitzer, PM (2014). Weakness of the will: Is a quick fix possible? *Motivation and Emotion, 38*(3), 305-322.

526 Hackster Staff. (2017). Netflix and Cycle! Abgerufen von https://www.hackster.io/news/netflix-and-cycle-1734d0179deb

527 Thorndike, AN et al. (2012). A 2-phase labeling and choice architecture intervention to improve healthy food and beverage choices. *American Journal of Public Health, 102*(3), 527-533.

528 Papies, EK & Hamstra, P (2010). Goal priming and eating behavior: Enhancing self-regulation by environmental cues. *Health Psychology, 29*(4), 384.

529 Gupta, NJ et al. (2017). A camera-phone based study reveals erratic eating pattern and disrupted daily eating-fasting cycle among adults in India. *PloS One, 12*(3), e0172852.

530 Matson-Koffman, DM et al. (2005). A site-specific literature review of policy and environmental interventions that promote physical activity and nutrition for cardiovascular health: What works? *American Journal of Health Promotion, 19*(3), 167-193.

531 Initiative Gesundheit und Arbeit (2015). Wirksamkeit und Nutzen betrieblicher Prävention. *iga-Report 28*, 19-21.

532 Lally, P et al. (2010). How are habits formed: Modelling habit formation in the real world. *European Journal of Social Psychology, 40*(6), 998-1009.

533 Robinson, E et al. (2014). A systematic review and meta-analysis examining the effect of eating rate on energy intake and hunger. *American Journal of Clinical Nutrition, 100*(1), 123-151.

534 Ohkuma, T et al. (2015). Association between eating rate and obesity: A systematic review and meta-analysis. *International Journal of Obesity, 39*(11), 1589-1596.

535 Brombach, C (2011). Soziale Dimensionen des Ernährungsverhaltens. *Ernährungs Umschau, 2011*(6), 318-324.

536 Eisenberg, ME et al. (2004). Correlations Between Family Meals and Psychosocial Well-being Among Adolescents. *Archives of Pediatrics and Adolescent Medicine, 158*(8), 792-796.

537 Dallacker, M et al. (2018). The frequency of family meals and nutritional health in children: A meta-analysis. *Obesity Reviews, 19*(5), 638-653.

538 Dunn, TM & Bratman, S (2016). On orthorexia nervosa: A review of the literature and proposed diagnostic criteria. *Eating Behaviors, 21*, 11-17.

539 Lee, IM et al. (2012). Effect of physical inactivity on major non-communicable diseases worldwide: an analysis of burden of disease and life expectancy. *The Lancet, 380*(9838), 219-229.

540 Chau, JY et al. (2013). Daily Sitting Time and All-Cause Mortality: A Meta-Analysis. *PloS One, 8*(11), e80000.

541 Finger, JD et al. (2017). Gesundheitsfördernde körperliche Aktivität in der Freizeit bei Erwachsenen in Deutschland. *Journal of Health Monitoring, 2*(2), 37-44.

542 Manz, K et al. (2014). Körperlich-sportliche Aktivität und Nutzung elektronischer Medien im Kindes- und Jugendalter. *Bundesgesundheitsblatt, 57*, 840–848.

543 Kohl, HW, 3rd et al. (2012). The pandemic of physical inactivity: Global action for public health. *The Lancet, 380*(9838), 294-305.

544 Garcia, AN & Salloum, IM (2015). Polysomnographic sleep disturbances in nicotine, caffeine, alcohol, cocaine, opioid, and cannabis use: A focused review. *American Journal on Addictions, 24*(7), 590-598.

545 Schlack, R et al. (2013). Häufigkeit und Verteilung von Schlafproblemen und Insomnie in der deutschen Erwachsenenbevölkerung. *Bundesgesundheitsblatt, 56*(5-6), 740-748.

546 Keller, A et al. (2012). Does the perception that stress affects health matter? The association with health and mortality. *Health Psychology, 31*(5), 677-684.

547 Hapke, U et al. (2013). Chronischer Stress bei Erwachsenen in Deutschland. *Bundesgesundheitsblatt, 56*(5-6), 749-754.

548 Techniker Krankenkasse. (2016). *Entspann dich, Deutschland*. Hamburg: Techniker Krankenkasse.

549 Tang, Y-Y et al. (2015). The neuroscience of mindfulness meditation. *Nature Reviews Neuroscience, 16*(4), 213-225.

550 Hansen, MM et al. (2017). Shinrin-Yoku (Forest Bathing) and Nature Therapy: A State-of-the-Art Review. *International Journal of Environmental Research and Public Health, 14*(8), 851.

551 McMahan, EA & Estes, D (2015). The effect of contact with natural environments on positive and negative affect: A meta-analysis. *The Journal of Positive Psychology, 10*(6), 507-519.

552 Hunter, MR et al. (2019). Urban Nature Experiences Reduce Stress in the Context of Daily Life Based on Salivary Biomarkers. *Frontiers in Psychology, 10*(722).

553 Diener, E & Seligman, MEP (2002). Very Happy People. *Psychological Science, 13*(1), 81-84.

554 Cacioppo, JT & Cacioppo, S (2014). Social Relationships and Health: The Toxic Effects of Perceived Social Isolation. *Social and Personality Psychology Compass, 8*(2), 58-72.

555 Waldinger, R (2015). Was ist ein gutes Leben? Lehren aus der längsten Studie über Glück. *TEDxBeaconStreet*. Abgerufen von https://www.ted.com/talks/robert_waldinger_what_makes_a_good_life_lessons_from_the_longest_study_on_happiness?embed=true&language=de

556 Cacioppo, JT & Cacioppo, S (2018). The growing problem of loneliness. *Lancet, 391*, 426.

557 Miller, G (2011). Why Loneliness Is Hazardous to Your Health. *Science, 331*(6014), 138.

558 Holt-Lunstad, J & Smith, TB (2016). Loneliness and social isolation as risk factors for CVD: Implications for evidence-based patient care and scientific inquiry. *Heart, 102*(13), 987-989.

559 Hagedorn, G et al. (2019). The concerns of the young protesters are justified: A statement by Scientists for Future concerning the protests for more climate protection. *GAIA – Ecological Perspectives for Science and Society, 28*(2), 79-87.

560 Wallace-Wells, D. (2019). *Die unbewohnbare Erde. Leben nach der Erderwärmung*. München: Ludwig.

561 Watts, N et al. (2018). The 2018 report of the Lancet Countdown on health and climate change: Shaping the health of nations for centuries to come. *The Lancet, 392*(10163), 2479-2514.

562 Deutsches Klima-Konsortium (DKK) et al. (2020). Fakten aus der Wissenschaft. Zu aktuellen Debatten rund um den Klimawandel. Abgerufen von

https://www.scientists4future.org/2020/03/fakten-aus-der-wissenschaft/

563 World Economic Forum. (2020). *The Global Risks Report 2020*. Genf: The World Economic Forum.

564 Intergovernmental Panel on Climate Change (IPCC). (2019). Climate Change and Land. Summary for Policymakers. Abgerufen von https://www.ipcc.ch/srccl/

565 NASA (2021). 2020 Tied for Warmest Year on Record, NASA Analysis Shows. Abgerufen von https://www.nasa.gov/press-release/2020-tied-for-warmest-year-on-record-nasa-analysis-shows

566 Wynes, S & Nicholas, KA (2017). The climate mitigation gap: Education and government recommendations miss the most effective individual actions. *Environmental Research Letters, 12*(7), 074024.

567 Intergovernmental Panel on Climate Change (IPCC). (2014). *Climate Change 2014 Synthesis Report*. Genf: IPCC.

568 Umweltbundesamt (2020). Emissionsquellen. Abgerufen von https://www.umweltbundesamt.de/themen/klima-energie/treibhausgas-emissionen/emissionsquellen#abfall-und-abwasser

569 Ahmed, J et al. (2020). Agriculture and climate change. Reducing emissions through improved farming practices. Abgerufen von https://www.mckinsey.com/~/media/mckinsey/industries/agriculture/our%20insights/reducing%20agriculture%20emissions%20through%20improved%20farming%20practices/agriculture-and-climate-change.pdf

570 Helmholtz-Zentrum für Umweltforschung. (2019). *Das „Globale Assessment" des Weltbiodiversitätsrates IPBES*. Leipzig: Helmholtz-Zentrum für Umweltforschung.

571 The Food and Agriculture Organization (FAO) (2020). Verteilung des Getreideverbrauchs weltweit nach Verwendungsbereichen. Abgerufen von https://de.statista.com/statistik/daten/studie/198444/umfrage/vebrauchsanteil-von-getreide-weltweit/

572 Bar-On, YM et al. (2018). The biomass distribution on Earth. *Proceedings of the National Academy of Sciences, 115*(25), 6506.

573 Diaz, RJ & Rosenberg, R (2008). Spreading Dead Zones and Consequences for Marine Ecosystems. *Science, 321*(5891), 926.

574 United Nations (2021). The Second World Ocean Assessment. Volume I. Abgerufen von https://www.un.org/regularprocess/woa2launch

575 United Nations (2019). World Population Prospects 2019: Highlights. Abgerufen von https://population.un.org/wpp/Publications/Files/WPP2019_Highlights.pdf

576 Godfray, HCJ et al. (2018). Meat consumption, health, and the environment. *Science, 361*(6399), eaam5324.

577 Wissenschaftlicher Beirat der Bundesregierung Globale Umweltveränderungen (WBGU) (2011). Welt im Wandel Gesellschaftsvertrag für eine Große Transformation. Abgerufen von https://www.wbgu.de/fileadmin/user_upload/wbgu/publikationen/hauptgutachten/hg2011/pdf/wbgu_jg2011.pdf

578 Clark, MA et al. (2019). Multiple health and environmental impacts of foods. *Proceedings of the National Academy of Sciences, 116*(46), 23357.

579 Umweltbundesamtes (2020). Wider die Verschwendung. Abgerufen von https://www.umweltbundesamt.de/themen/wider-die-verschwendung

580 Verbraucherzentrale (2020). Lebensmittel: Zwischen Wertschätzung und Verschwendung. Abgerufen von https://www.verbraucherzentrale.de/wissen/lebensmittel/auswaehlen-zubereiten-aufbewahren/lebensmittel-zwischen-wertschaetzung-und-verschwendung-6462

581 Bundesministerium für Ernährung und Landwirtschaft (2019). Lebensmittelabfälle in Deutschland. Übersicht verschiedener Studienergebnisse. Abgerufen von https://www.bmel.de/DE/themen/ernaehrung/lebensmittelverschwendung/studie-lebensmittelabfaelle-deutschland.html

582 Heinrich-Böll-Stiftung. (2019). *Agrar-Atlas 2018. Daten und Fakten zur EU-Landwirtschaft*. Berlin: Heinrich-Böll-Stiftung, Bund für Umwelt und Naturschutz Deutschland, Le Monde Diplomatique.

583 Stoessel, F et al. (2012). Life Cycle Inventory and Carbon and Water FoodPrint of Fruits and Veg-

etables: Application to a Swiss Retailer. *Environmental Science & Technology, 46*(6), 3253-3262.

584 Geyer, R et al. (2017). Production, use, and fate of all plastics ever made. *Science Advances, 3*(7), e1700782.

585 Reinhardt, G et al. (2009). Ökologische Optimierung regional erzeugter Lebensmittel: Energie- und Klimagasbilanzen. Heidelberg: Institut für Energie- und Umweltforschung.

586 Gates, B. (2021). *Wie wir die Klimakatastrophe verhindern: Welche Lösungen es gibt und welche Fortschritte nötig sind*. München: Piper.

587 Muller, L et al. (2019). Environmental Labelling and Consumption Changes: A Food Choice Experiment. *Environmental and Resource Economics, 73*(3), 871-897.

588 Springmann, M et al. (2018). Health-motivated taxes on red and processed meat: A modelling study on optimal tax levels and associated health impacts. *PloS One, 13*(11), e0204139.

EMPFEHLUNGEN

Bleiben Sie am Thema Gesundheit auch langfristig dran. Bildung in Gesundheitsthemen und Wissen über praktische Strategien sind wichtige Voraussetzungen für einen gesunden Lebensstil. Unsere TOP-8-Bücher zu Ernährung, Schlaf und Verhaltensänderung sind im grün hinterlegten Kasten rechts aufgeführt. Außerdem haben wir für Sie auf den folgenden Seiten weitere Empfehlungen zu Büchern, Kurzvideos (TED Talks), Informationsplattformen und Anlaufstellen für Ernährungsberatungen zusammengetragen.

Bücher

Klartext Ernährung: Die Antworten auf alle wichtigen Fragen – Wie Lebensmittel vorbeugen und heilen von Claus Leitzmann & Petra Bracht (2020)

Die Ernährungs-Docs: Wie Sie mit der richtigen Ernährung Krankheiten vorbeugen und heilen von Matthias Riedl, Anne Fleck & Jörn Klasen (2018)

Die Ernährungs-Docs: So stärken Sie Ihr Immunsystem. Die besten Strategien und Rezepte gegen Viren und Infekte von Matthias Riedl, Anne Fleck & Jörn Klasen (2020)

Die Ernährungs-Docs: Diabetes heilen. Wie Sie mit der richtigen Ernährung Diabetes Typ 2 heilen und Typ 1 verbessern können von Matthias Riedl, Anne Fleck & Jörn Klasen (2019)

Runter mit dem Bluthochdruck: Wie Sie mit der richtigen Ernährung und einem gesunden Lebensstil den Blutdruck senken von Jörn Klasen (2019)

Darm mit Charme: Alles über ein unterschätztes Organ von Giulia Enders (2017)

Energy! Der gesunde Weg aus dem Müdigkeitslabyrinth. Mit 30-Tage-Selbsthilfeprogramm von Anne Fleck (2021)

Iss Fett, werde schlank: Warum wir Fett essen müssen, um abzunehmen und gesund zu bleiben von Mark Hyman (2018)

Die bittere Wahrheit über Zucker: Wie Übergewicht, Diabetes und andere chronische Krankheiten entstehen und wie wir sie besiegen können von Robert Lustig (2016)

Wir sind das Klima! Wie wir unseren Planeten schon beim Frühstück retten können von Jonathan Safran Foer (2019)

Der Ernährungskompass: Das Fazit aller wissenschaftlichen Studien zum Thema Ernährung von Bast Kast (2018)

Seit Erscheinen auf der Bestsellerliste: Der *Ernährungskompass* liefert wissenschaftlich fundierte Informationen und ist eine gute Orientierungshilfe im Dschungel der oft widersprüchlichen Ernährungsweisheiten.

Essen Sie nichts, was Ihre Großmutter nicht als Essen erkannt hätte: Goldene Regeln für gute Ernährung von Michael Pollan (2017)

Klar und verständlich: Dieses Büchlein ist besonders schön aufgemacht. Der amerikanische Journalist bringt die wichtigsten Regeln einer gesunden Ernährung besser auf den Punkt als jeder andere.

How Not To Die: Entdecken Sie Nahrungsmittel, die Ihr Leben verlängern und bewiesenermaßen Krankheiten vorbeugen und heilen von Michael Greger (2016)

Der Arzt und Ernährungswissenschaftler Dr. Michael Greger beschreibt in dem Buch, was eine gesunde Ernährungs- und Lebensweise ist und wie chronische Krankheiten verhindert werden können.

Mein Weg zur gesunden Ernährung: Aktuelle Antworten auf die 100 wichtigsten Ernährungsfragen von Matthias Riedl (2020)

Ernährungsexperte Dr. Matthias Riedl gibt Antworten auf die 100 meistgestellten Ernährungsfragen: praxisnah, verständlich und auf dem neuesten Stand der Forschung.

Mit Ernährung heilen. Besser essen – einfach fasten – länger leben. Neuestes Wissen aus Forschung und Praxis von Andreas Michalsen (2019)

Wie man Ernährung und Fasten kombiniert, beschreibt Fastenexperte Professor Andreas Michalsen in diesem lesenswerten Buch und erklärt dabei, warum das „Nicht-Essen" für unsere Gesundheit so wichtig ist.

Tiere essen von Jonathan Safran Foer (2012)

Eindrucksvoll schildert der amerikanische Bestsellerautor alle Aspekte des Fleischverzehrs inklusive der Lebensbedingungen, Transportwege und Schlachtmethoden sowie die inneren Konflikte und Verdrängungsmechanismen, die mit unserem Fleischkonsum einhergehen.

Das große Buch vom Schlaf: Die enorme Bedeutung des Schlafs – Beste Vorbeugung gegen Alzheimer, Krebs, Herzinfarkt und vieles mehr von Matthew Walker (2018)

Professor Matthew Walker veröffentlicht bahnbrechende Erkenntnisse zum Thema Schlaf, einem oft völlig unterschätzten Aspekt für unsere Gesundheit.

Die 1%-Methode – Minimale Veränderung, maximale Wirkung: Mit kleinen Gewohnheiten jedes Ziel erreichen von James Clear (2020)

Gute Gewohnheiten sind der Schlüssel zu einem gesunden Leben. James Clear gibt uns viele Werkzeuge an die Hand, wie wir uns gute Gewohnheiten aneignen und schlechte ablegen.

TED Talks

https://ww.ted.com
TED (Abkürzung für Technology, Entertainment, Design) – ursprünglich eine alljährliche Innovations-Konferenz in Kalifornien – ist inzwischen eine der wichtigsten Wissens-Plattformen, auf der Kurzvorträge der besten Experten als Videos kostenlos ins Netz gestellt werden. Die TED Talks sind auf Englisch, aber viele haben deutsche Untertitel.

How to live to be 100+ von Dan Buettner (2009)

What makes a good life? Lessons from the longest study on happiness
von Robert Waldinger (2015)

Debunking the paleo diet von Prof. Christina Warinner (2013),
TEDx abrufbar über YouTube.com

Experiments that hint of longer lives von Prof. Cynthia Kenyon (2011)

Teach every child about food von Jamie Oliver (2010)

Circadian code to extend longevity von Satchin Panda (2018),
TEDx abrufbar über YouTube.com

Fasting: Awakening the rejuvenation from within von Valter Longo (2016),
TEDx abrufbar über YouTube.com

A simple way to break a bad habit von Judson Brewer (2015)

Sleep is your superpower von Matthew Walker (2019)

6 tips for better sleep von Matthew Walker (2020)

How we could change the planet's climate future von David Wallace-Wells (2019)

How to transform apocalypse fatigue into action on global warming
von Per Espen Stoknes (2017)

10 years to transform the future of humanity – or destabilize the planet
von Johan Rockström (2020)

Institutionen und Plattformen

Deutsche Gesellschaft für Ernährung e.V. (DGE)

https://www.dge.de/

Die 1953 gegründete DGE ist zuständig für die Herausgabe der deutschen Referenzwerte für Nährstoffe. Das Ziel der DGE ist es, wissenschaftlich fundierte Aussagen zu Ernährungsfragen neutral, unabhängig und transparent zu erarbeiten.

Bundesministerium für Ernährung und Landwirtschaft (BMEL)

https://www.bmel.de

Hier finden Sie Publikationen und Statistiken zu Ernährungsfragen sowie Informationen zur aktuellen Ernährungspolitik in Deutschland.

Bundeszentrum für Ernährung (BZfE)

https://www.bzfe.de

Das BZfE ist ein wichtiges Kompetenz- und Kommunikationszentrum für Ernährungsfragen. Eingerichtet wurde es vom Bundesministerium für Ernährung und Landwirtschaft (BMEL) und der Bundesanstalt für Landwirtschaft und Ernährung (BLE).

Fachgesellschaft für Ernährungstherapie und Prävention (FET) e.V.

https://www.fet-ev.eu

Der Verein stellt fundierte Informationen für die professionelle Ernährungsberatung bereit. Wichtige Grundlagen werden übersichtlich aufbereitet und in informativen Grafiken dargestellt.

Eat Smarter

https://www.eatsmarter.de

Die deutschsprachige Online-Plattform liefert Rezepte und wissenswerte Artikel über einzelne Lebensmittel sowie zu Ernährungs- und Gesundheitsthemen.

NutritionFacts.org

https://www.nutritionfacts.org

Die Online-Plattform des amerikanischen Ernährungsexperten Dr. Michael Greger stellt evidenzbasierte Informationen zu allen Ernährungsfragen zur Verfügung. Die Studienlage wird in Videos, Podcasts und Blogartikeln zusammengefasst (die Videos haben zum Teil deutsche Untertitel).

Institut für Energie- und Umweltforschung Heidelberg (IFEU)

https://www.ifeu.de/themen/ernaehrung/

Das unabhängige Forschungsinstitut zu Umwelt- und Nachhaltigkeitsthemen stellt auf seiner Webseite viele hochwertige Informationen zur Verfügung. Zum Beispiel die „11 Leitlinien für eine nachhaltige Ernährung" oder die Klimabilanzen von 188 Lebensmitteln und die Ökobilanzen von 35 Lebensmitteln in der Publikation „Ökologische Fußabdrücke von Lebensmitteln und Gerichten in Deutschland" von Dr. Guido Reinhardt und Kollegen.

Werde Klimatarier

https://www.klimatarier.com/de/CO₂_Rechner

Auf dieser Webseite finden Sie einen CO2-Rechner für Lebensmittel, basierend auf Analysen des IFEU.
So können Sie die CO2-Bilanz Ihres Essens leicht selbst berechnen.

Wo finde ich eine kompetente Ernährungsberatung?

Schwerpunktpraxen für Ernährungsmedizin

Bundesverband Deutscher Ernährungsmediziner

http://www.bdem.de/

Ernährungsberater*innen

Berufsverband Oecotrophologie

https://www.vdoe.de/beruf/vdoe-expertensuche

Tabellennachweis

Fruktosegehalt verschiedener Lebensmittel, Seite 39
Kohlenhydratgehalt verschiedener Lebensmittel, Seite 45
Fettgehalt verschiedener Lebensmittel, Seite 63
Eiweißgehalt verschiedener Lebensmittel, Seite 71
Ballaststoffgehalt verschiedener Lebensmittel, Seite 76
Fruktose- und Glukosegehalt von ausgewählten Obstsorten pro 100 g, Seite 111
Omega-3-Gehalt (EPA und GHA) verschiedener Fischarten pro 100 g, Seite 134
Zuckergehalt verschiedener Lebensmittel, Seite 161
Salzgehalt verschiedener Lebensmittel, Seite 171
Daten aus: Souci, SW et al. (2016). Die Zusammensetzung der Lebensmittel – Nährwert-Tabellen (8. Aufl.). Stuttgart: Wissenschaftliche Verlagsgesellschaft.

Gehalt von Gluten, ATI und Fructanen in Getreide, Seite 119
ATI-Gehalte: Zevallos, VF et al. (2017). Nutritional Wheat Amylase-Trypsin Inhibitors Promote Intestinal Inflammation via Activation of Myeloid Cells. Gastroenterology, 152(5), 1100-1113.e1112.
Fructan-Gehalte: Ispiryan, L et al. (2020). Characterization of the FODMAP-profile in cereal-product ingredients. Journal of Cereal Science, 92, 102916.
Fructan-Gehalte für Emmer und Einkorn: Longin, F et al. (o. D.). Durch Teigführung und Rohstoffauswahl sind die Gehalte von FODMAPs im Brot gering. Abgerufen von https://www.uni-hohenheim.de/uploads/media/UniversitaetHohenheim_Studie_FODMAP_Teigfuehrung.pdf.

Der Speiseplan mit täglichen Verzehrmengen (in Gramm), Seite 197
Modifiziert nach: EAT-Lancet Commission (2019). Food Planet Health. Summary Report. Abgerufen von https://eatforum.org/eat-lancet-commission/eat-lancet-commission-summary-report
Willett, W et al. (2019). Food in the Anthropocene: The EAT-Lancet Commission on healthy diets from sustainable food systems. Lancet, 393(10170), 447-492.
Anmerkung: Die Werte haben wir gerundet. Die Angaben zu Zucker wurden angepasst und die zu Kräutern und Salz ergänzt.

Die Öko-Bilanz von Fetten und Ölen, Seite 158
Daten aus: Reinhardt, G et al. (2020). Ökologische Fußabdrücke von Lebensmitteln und Gerichten in Deutschland. Institut für Energie- und Umweltforschung Heidelberg.
Die Ökobilanzen von Lebensmitteln, Seite 249
Daten aus: Reinhardt, G et al. (2020). Ökologische Fußabdrücke von Lebensmitteln und Gerichten in Deutschland. Institut für Energie- und Umweltforschung Heidelberg.
Gärtner, S et al. (2021). Ökologische Fußabdrücke ausgewählter Lebensmittel für den consumer-Bereich. Institut für Energie- und Umweltforschung Heidelberg.
Anmerkung: Abbildung *Klimabilanzen verschiedener Lebensmittelgruppen* (Seite 147), Tabelle *Die Ökobilanzen von Lebensmitteln* (Seite 249) und Abbildung *Der hohe CO2-Fußabdruck der Lebensmittelproduktion* (Seite 251) zeigen übereinstimmend, dass pflanzliche Lebensmittel eine deutlich bessere Klimabilanz haben als tierische Lebensmittel. Die Abweichungen zwischen den Werten beruhen darauf, dass die Berechnungen aus unterschiedlichen Analysen stammen, die verschiedene Regionen und Lebensmittel berücksichtigen.

Abbildungsnachweis

Bei allen Abbildungen stehen die Referenzen direkt in den Bildunterschriften, außer:

Die aktuelle Ernährung in Deutschland, Seite 199
Daten zum aktuellen Verzehr aus:
Bundesministerium für Ernährung und Landwirtschaft (2021). Gemüsekonsum in Deutschland. In Statista. Aufgerufen von https://de.statista.com/statistik/studie/id/42820/dokument/gemuesekonsum-in-deutschland/
Landwirtschaft, BfEu (2021). Obstkonsum in Deutschland. In Statista. Aufgerufen von https://de.statista.com/statistik/studie/id/42803/dokument/obstkonsum-in-deutschland/
von Ruesten, A et al. (2013). Diet and risk of chronic diseases: results from the first 8 years of follow-up in the EPIC-Potsdam study. European Journal of Clinical Nutrition, 67(4), 412-419.
  Anmerkung: Diese Angaben beziehen sich nur auf den Konsum von Vollkornbrot und wurden in den Jahren 1994 bis 1998 erhoben. Es gibt unseres Wissens keine repräsentativen aktuellen Angaben zum Verzehr von Vollkornprodukten (Brot, Reis, Nudeln, Flocken usw.) in Deutschland.
Bundesministerium für Ernährung und Landwirtschaft (2020). Pro-Kopf-Konsum von Hülsenfrüchten in Deutschland in den Jahren 2008/09 bis 2016/2017. In Statista. Aufgerufen von https://de.statista.com/statistik/daten/studie/175416/umfrage/pro-kopf-verbrauch-von-huelsenfruechten-in-deutschland-seit-1935/
Bundesministerium für Ernährung und Landwirtschaft (2021). Pro-Kopf-Verbrauch von Nüssen und Schalenobst in Deutschland bis 2018/19. In Statista. Aufgerufen von https://de.statista.com/statistik/daten/studie/1090182/umfrage/pro-kopf-konsum-von-nuessen-und-schalenobst-in-deutschland/
Bundesministerium für Ernährung und Landwirtschaft (2021). Pro-Kopf-Konsum von Speiseöl in Deutschland bis 2019. In Statista. Aufgerufen von https://de.statista.com/statistik/daten/studie/318345/umfrage/pro-kopf-konsum-von-speiseoel-in-deutschland/
Bundesministerium für Ernährung und Landwirtschaft (2021). Pro-Kopf-Konsum von Kartoffeln in Deutschland bis 2019/2020. In Statista. Aufgerufen von https://de.statista.com/statistik/daten/studie/175422/umfrage/pro-kopf-verbrauch-von-kartoffeln-in-deutschland/
Bundesministerium für Ernährung und Landwirtschaft (2021). Konsum von Milch und Milchprodukten in Deutschland. In Statista. Aufgerufen von https://de.statista.com/statistik/studie/id/11867/dokument/milch-statista-dossier/
Bundesministerium für Ernährung und Landwirtschaft (2021). Pro-Kopf-Konsum von Eiern in Deutschland bis 2020. In Statista. Aufgerufen von https://de.statista.com/statistik/daten/studie/208591/umfrage/eier-nahrungsverbrauch-pro-kopf-seit-2004/
Bundesanstalt für Landwirtschaft und Ernährung (2020). Pro-Kopf-Konsum von Fisch in Deutschland bis 2019. In Statista. Aufgerufen von https://de.statista.com/statistik/daten/studie/1905/umfrage/entwicklung-des-pro-kopf-verbrauchs-an-fisch-in-deutschland/
Bundesanstalt für Landwirtschaft und Ernährung (2021). Pro-Kopf-Konsum von Geflügelfleisch in Deutschland bis 2020. In Statista. Aufgerufen von https://de.statista.com/statistik/daten/studie/186634/umfrage/pro-kopf-verbrauch-von-gefluegelfleisch-seit-2001/
Bundesanstalt für Landwirtschaft und Ernährung (2021). Konsum von Fleisch in Deutschland. In Statista. Aufgerufen von https://de.statista.com/statistik/studie/id/29857/dokument/konsum-von-fleisch-in-deutschland-statista-dossier/
Bundesanstalt für Landwirtschaft und Ernährung (2020). Zucker. In Statista. Aufgerufen von https://de.statista.com/statistik/studie/id/29537/dokument/zucker-statista-dossier/
Deutsche Gesellschaft für Ernährung (2020). Ausgewählte Fragen und Antworten zu Speisesalz. Abgerufen von https://www.dge.de/fileadmin/public/doc/ws/faq/Speisesalz_FAQs.pdf

Die Autoren

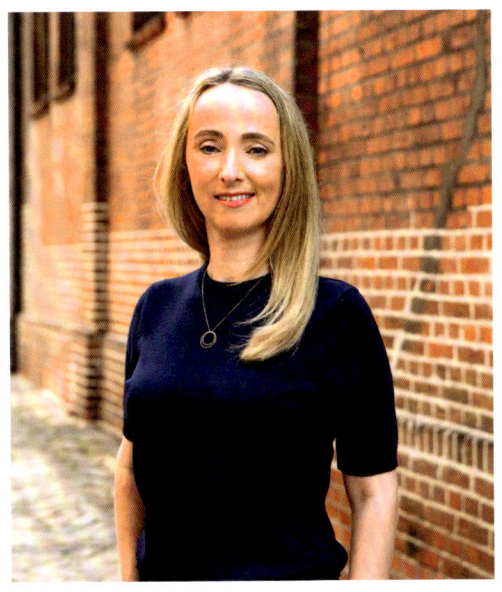

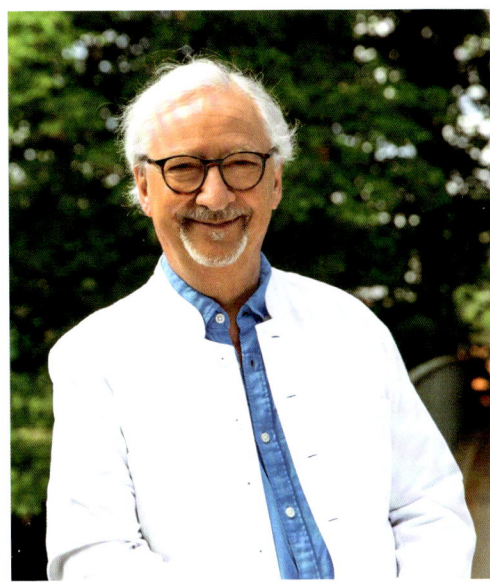

Dr. Fionna Zöllner

ist Psychologin und seit 17 Jahren als Wissenschaftlerin am Universitätsklinikum Ham-
burg-Eppendorf tätig. Sie hat viele wissenschaftliche Studien zu Themen im Bereich
Gesundheit und Lebensqualität selbst ausgewertet und veröffentlicht. Für sie ist es wichtig, dass alle Informationen, die die Gesundheit betreffen, evidenzbasiert sind. Fionna
Zöllner ist seit 15 Jahren Dozentin an der
Universität Hamburg. Sie ist habilitiert für
die Fachgebiete Gesundheitspsychologie und
Public Health. Außerdem hat sie sich jahrelang in Projekten für Kinder in Afrika enga-
giert. Fionna Zöllner lebt mit ihrem Mann
und ihren zwei Kindern in Hamburg.

Dr. med. Jörn Klasen

ist Facharzt für Innere Medizin mit Schwer-
punkt auf Magen-, Darm- und Lebererkran-
kungen, Ernährungsmediziner sowie Arzt für
anthroposophische Medizin und Naturheil-
verfahren. Über 15 Jahre war er Chefarzt und
zehn Jahre stellvertretender ärztlicher Direk-
tor am Asklepios Westklinikum Hamburg. Seit
2015 ist er am Medizinicum Hamburg tätig
und dort für den Bereich integrative Medizin
verantwortlich. Jörn Klasen ist ein ausgewie-
sener Experte für die Kombination von Schul-
medizin und Naturheilkunde. Einem breiten
TV-Publikum ist er als NDR-Ernährungs-Doc
bekannt. Er ist Bestseller-Autor und hat zahlreiche Bücher zu ernährungsmedizinischen
Themen veröffentlicht. Jörn Klasen lebt mit
seiner Partnerin bei Bremen auf dem Land.

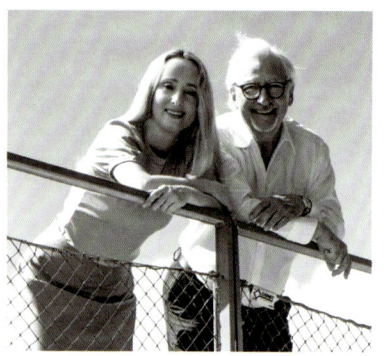

ZU DEN AUTOR*INNEN

In der Familie Klasen war Ernährung immer ein Thema: Tochter und Vater haben sich bei diesem Projekt mit ihrem Wissen perfekt ergänzt und bei der umfangreichen Recherche sowie beim Schreiben gegenseitig inspiriert und motiviert. Ihr gemeinsames Ziel: Wissenschaftliche Erkenntnisse leicht verständlich aufzubereiten und praktische Tipps für die Umsetzung im Alltag zu geben.

Danksagung

Unser herzlicher Dank gilt Kathrin Ullerich und Eva Hege für das sorgfältige und engagierte Lektorat. Außerdem danken die Autoren Dr. Jonas Klasen für die vielen hilfreichen Anregungen und Dr. Guido Reinhardt für die kompetente Beratung zu Nachhaltigkeitsfragen.

Weitere Bücher von Dr. Jörn Klasen bei ZS:

➡ Runter mit dem Bluthochdruck
➡ Gemeinsam gegen Rheuma (mit Dr. Keihan Ahmadi-Simab)
➡ Die Bücher der Ernährungs-Docs

IMPRESSUM

Hinter jedem tollen Buch steckt ein starkes Team

Projektleitung: *Kathrin Ullerich*
Lektorat: *Eva Hege*
Cover- und Layoutgestaltung:
bürosüd GmbH, München
Layout und Satz: *bürosüd, Katharina Fesl*
Coverillustration: *Julia Hollweck*
(unter Verwendung von Motiven von Shutterstock)
Illustrationen: *Pauline Karlson, Dr. Fionna Zöllner*
Porträtfotos: *Claudia Timmann*
Herstellung: *Frank Jansen*
Producing: *Jan Russok*
Druck & Bindung: *optimal media GmbH, Röbel*

1. Auflage 2021
© 2021 Edel Verlagsgruppe GmbH
Kaiserstraße 14 b
D–80801 München
ISBN: 978-3-96584-159-8

HINWEIS

Die Ratschläge in diesem Buch wurden mit größter Sorgfalt von Autoren und Verlag erarbeitet und geprüft. Eine Garantie kann jedoch nicht übernommen werden. Ebenso ist eine Haftung der Autorin bzw. des Verlags und seiner Beauftragten für Personen-, Sach- oder Vermögensschäden ausgeschlossen. Erkrankungen mit ernstem Hintergrund gehören in ärztliche Behandlung! Bei bereits bestehenden Beschwerden kann das Buch daher keinen fachärztlichen Rat ersetzen.

LIEBE LESER*INNEN

wie schön, dass Sie ein Buch von ZS in den Händen halten. „jetzt leben!" ist das Motto unseres Verlages. Es steht für Genuss und Inspiration, Unterstützung und Motivation. Ob Kulinarik oder Fitness, Gesundheit oder Lebenshilfe — seit über 30 Jahren bieten wir kompetente Ratgeber für (fast) alle Lebenslagen. Wir lieben Tradition genauso wie Innovation — sie treiben uns an. Unsere Autor*innen sind Menschen, die zu ihrem Thema wirklich etwas zu sagen und zu schreiben haben. Unsere Produkte sind erzählerisch, appetit-machend und als gedruckte Bücher haptisch echte Erlebnisse. Für Sie mit ganz viel Liebe gemacht! Entdecken Sie mehr aus unserer wunderbaren Welt!

UNSER VERLAGSHAUS

Mit Standorten in München, Hamburg und Berlin zählt die Edel Verlagsgruppe zu den größten unabhängigen Buchanbietern Deutschlands. Zur Edel Verlagsgruppe gehört unter anderem ZS mit seinen Lizenzmarken Dr. Oetker Verlag, Kochen & Genießen und Phaidon by ZS.

ZS – Ein Verlag der Edel Verlagsgruppe
www.zsverlag.de
www.facebook.com/zsverlag
www.instagram.com/zsverlag

FÜR DIE UMWELT

ZS unterstützt bei der Produktion dieses Buches das Projekt „Junge Riesen für die nächsten 100 Jahre" im Naturpark Nossentiner/Schwinzer Heide. Damit wird ein Anteil der unvermeidbaren CO_2-Emissionen im direkten Umfeld des Produktionsstandortes kompensiert.

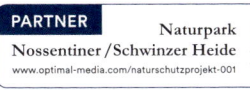

PARTNER
Naturpark
Nossentiner/Schwinzer Heide
www.optimal-media.com/naturschutzprojekt-001

NEWSLETTER

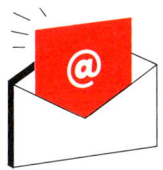

Ab sofort keine kulinarischen Trends mehr verpassen und gleichzeitig einen Kochkurs mit einem Spitzenkoch von ZS gewinnen?

Melden Sie sich jetzt beim ZS Newsletter an und bleiben über neue Bücher, Themen-schwerpunkte und News immer informiert.

Jetzt anmelden unter: ANMELDEN!
www.zsverlag.de/newsletter

GEWINNEN · Unter allen Neuabonnierenden verlosen wir jeden Monat *10 neue Bücher* und jährlich einen *Kochkurs* mit einem Spitzenkoch von ZS.

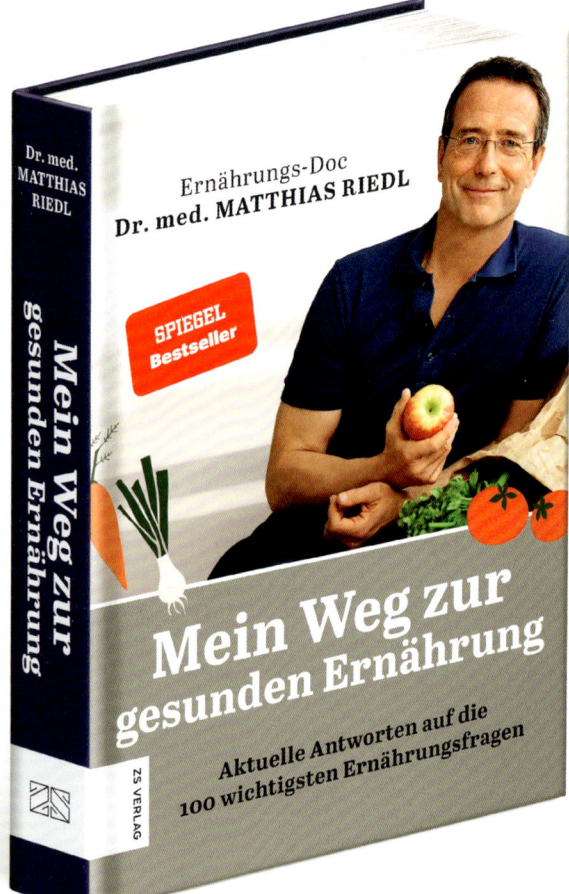